体育保健
与运动康复技术

牛映雪　鹿国晖　刘　杨　主编
矫　玮　宋　扬　主审

化学工业出版社
·北京·

《体育保健与运动康复技术》从体育保健基础知识、常用运动康复技术、常见伤病的运动康复三个方面对体育保健、体质测试与评价、运动性疲劳、运动性病症、运动损伤概述、运动损伤的诊断、康复的理论与基础、运动康复概论、常见慢性运动系统疾病的运动康复、常见慢性代谢综合征的运动康复、神经系统与智能障碍的运动康复、体格检查与体质测评方法以及急救、止血、包扎及搬运伤员方法和常用康复治疗技术和康复疗法等内容作了详尽的介绍。

《体育保健与运动康复技术》可作为高职院校社会体育、运动康复、运动训练、竞技体育等各专业学生教材，进而提高体育保健专业学生的专业素养，也可作为体育相关专业运动康复经验的借鉴与参考。

图书在版编目（CIP）数据

体育保健与运动康复技术/牛映雪，鹿国晖，刘杨主编．—北京：化学工业出版社，2016.3（2024.4重印）

ISBN 978-7-122-26208-0

Ⅰ.①体…　Ⅱ.①牛…②鹿…③刘…　Ⅲ.①体育保健学②康复训练　Ⅳ.①G804.3②R493

中国版本图书馆CIP数据核字（2016）第020088号

责任编辑：宋　薇　　文字编辑：赵爱萍
责任校对：程晓彤　　装帧设计：张　辉

出版发行：化学工业出版社（北京市东城区青年湖南街13号　邮政编码100011）
印　　装：北京盛通数码印刷有限公司
787mm×1092mm　1/16　印张19　字数488千字　2024年4月北京第1版第8次印刷

购书咨询：010-64518888　　售后服务：010-64518899
网　　址：http://www.cip.com.cn
凡购买本书，如有缺损质量问题，本社销售中心负责调换。

定　　价：78.00元

前言

体育保健与运动康复是体育高职院校运动康复专业的主干课程，《体育保健与运动康复技术》是课程之本，是体现教学内容和教学方法的知识载体，也是课程教学的主要依据和指南。本教材既是教师进行教学的蓝本和学生获得知识的渊薮，也是深化教育教学改革，全面推进素质教育、培养创新人才的重要保证。

本教材是依据高职教育运动康复专业方向的培养宗旨和人才培养模式的基本要求而编写的，以培养学生综合能力、特别是创新能力和实践能力为主线，兼顾学生今后的发展需要，着眼于培养学生的专业能力，确立体育保健与运动康复课程新架构及教学内容。

《体育保健与运动康复技术》共分三篇，分别是体育保健基础知识、常用运动康复技术介绍和常见伤病的运动康复。详尽介绍了体育保健概述、体质测试与评价、运动性疲劳、运动性病症、运动损伤概述、运动损伤的诊断、康复的理论与基础、运动康复概论、常见慢性运动系统疾病的运动康复、常见慢性代谢综合征的运动康复、神经系统与智能障碍的运动康复、体格检查与体质测评方法以及急救、止血、包扎及搬运伤员方法和常用康复治疗技术和康复疗法等内容。

本教材的编写在基本理论和基础知识的选择上以实用为目的，基础理论以“必需、够用”为度，服从培养能力的需要，突出针对性和实用性。全书由牛映雪、鹿国晖、刘杨任主编，矫玮、宋扬任主审。具体编写分工为：牛映雪、刘杨、牛群群编写第一篇，鹿国晖、王庆丰编写第二篇和第三篇。牛映雪承担全书的统稿工作。

限于写作时间，书中若有不妥之处，敬请广大读者批评指正。

编 者

2016 年1月

目录

第一篇　体育保健基础知识

第二篇　常用运动康复技术介绍

第三篇　常见伤病的运动康复

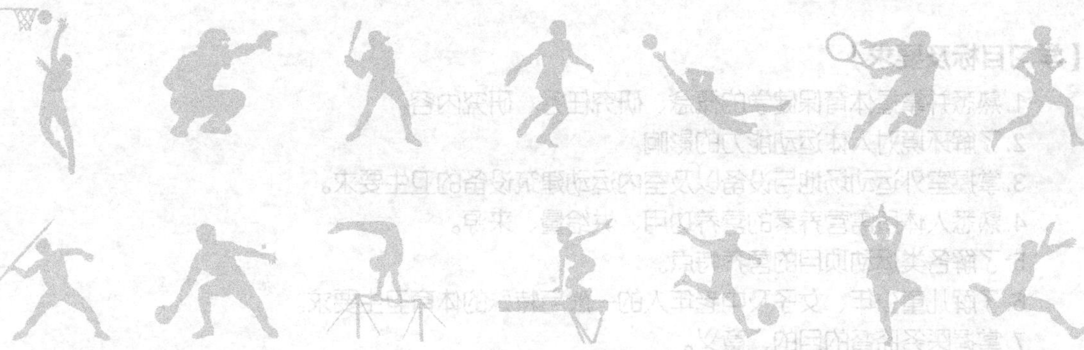

第一篇　体育保健基础知识

第一章　体育保健概述

【学习目标及要求】

1. 熟悉并掌握体育保健学的概念、研究任务、研究内容。
2. 了解环境对人体运动能力的影响。
3. 掌握室外运动场地与设备以及室内运动建筑设备的卫生要求。
4. 熟悉人体所需营养素的营养功用、供给量、来源。
5. 了解各类运动项目的营养特点。
6. 了解儿童少年、女子及中老年人的一般与特殊的体育卫生要求。
7. 掌握医务监督的目的、意义。
8. 熟悉和掌握自我监督的内容和意义、运动训练医务监督的常用指标及其意义。

体育保健学是研究人体在体育运动过程中保健规律与措施的一门新兴的综合应用科学。它是伴随着体育运动的发展并在体育运动与医疗保健相结合的进程中，逐渐发展起来的一门边缘交叉科学。

体育保健学的主要任务是运用相关的运动人体科学基础理论及卫生学、保健学和有关临床医学等基本知识和技能，研究体育运动参加者的身体发育、健康状况和运动训练水平，为科学合理地安排体育教学、运动训练与竞赛提供科学依据，并给予医务监督和指导；研究影响体育运动参加者身心健康的各种外界环境因素并制定相应的体育卫生措施；研究常见运动性伤病的发生、发展规律，伤病后的训练及常见病的体育康复并制订和实施科学的防治措施和伤病康复的手段和方法，以达到维护和促进体育运动参加者身心健康及提高运动成绩的目的。

第一节　运动与环境卫生

任何有生命个体的共同特性是：必须不断与周围环境进行物质和能量交换，物质和能量交换的终止就意味死亡的到来。所以，研究环境与人体的关系，阐明它们相互之间的作用规律，从而科学地保护环境，改造环境，利用环境，以消除或避免某些环境因素对人体生命活动的危害，这是影响人类生存、决定人类命运的大事。

一、环境对人体运动能力的影响

人体的体温受外部（气候）和内部（代谢）热源的影响。周围的温度、湿度、气压、气体成分的变化都会使体内的代谢功能产生变化而影响运动能力，特别是气温的变化影响更加明显。

（一）热环境

人体与环境间的热交换是持续进行的，在剧烈运动时代谢的能量消耗可达安静时的20～25倍。在这些能量中用于肌肉做功的不超过25%，其余的热能必须通过代谢机制排出体外。在热环境中运动则会造成正的热平衡，而使体温升高。训练良好的运动员，能较长时间的承受中心温度为39～41℃的体温（正常值为36～37.5℃）。然而，人体最高热限为42℃，由此可见，在剧烈运动中调节体温的安全范围是有限的。

从事体育运动的最佳体温是37.2℃，骨骼肌的温度是38℃。为避免运动性热疾患的发生，在夏季进行体育锻炼时应尽量选择在早上和傍晚较凉爽的时候进行，并注意适当饮水和休息。

（二）冷环境

冷环境一般指0℃以下或者更低的环境。在冷环境中运动时，往往给机体带来某些不利的影响，如机体散热增加，周围血管收缩，以致皮下组织血流减少，肌肉的黏滞性增加等。人们之所以能在寒冷的环境中劳动和生活，除了必要的衣着保护外，更重要的是依赖于自身的调节和适应能力。坚持在冷环境运动可以改善人体对寒冷的适应能力，提高耐寒力，有利于身体各系统功能的进一步加强。

经常在冷环境中锻炼可以加速机体对寒冷的适应，但如果长时间暴露在寒冷的环境，低温的刺激也会使机体发生损伤，这种损伤包括局部性损伤（或称冻伤）和全身性损伤（或称冻僵）。在冬季或在寒冷地区运动的人应该十分注意机体的保暖，运动前增加热身活动可以提高机体的新陈代谢能力，使机体做好抵御寒冷的准备。

（三）高原环境

当海拔高度升高时，空气的大气压随之下降，氧分压也随之降低，气温和气湿也都随之降低而太阳辐射随之增加。氧分压的下降，直接影响大气与血液、血液与组织之间氧的交换，气温、气湿的下降可促进皮肤水分的蒸发和呼吸时水分的丢失，太阳辐射的增加，对身体也有一定的伤害作用。一般人在海拔2000m以上的地区，由于缺氧可能会出现轻微的症状；在海拔3000～4000m以上缺氧症状就表现得更明显；在海拔4000～5000m以上则必须供氧才能保证安全；在海拔7000～8000m如果不供氧，大部分人将出现异常的生理症状。多数长期在平原上生活的人，在到达高原后的头几天会出现急性高山病，主要症状有：精神倦怠、头痛、恶心、呕吐、虚脱、睡眠紊乱和呼吸困难等，有的甚至出现充血性心力衰竭。

计划到高原地区进行体育锻炼的人，出发前应做X射线胸透、心电图、血象和血压等医学检查，异常者以不进入高原为宜。在实施高原运动计划前，还应有针对性地进行一些适应性锻炼，以尽快适应高原环境。

二、运动建筑设备卫生

运动建筑设备的一般卫生要求，包括运动场馆修建时位置的选择、坐落方向、采光与照明、通风、采暖与降温等。

（一）运动建筑设备的一般要求

1.基地的选择与坐落方式

体育建筑的基地选择，应避开空气、土质和噪声污染较严重的地区，选择地势稍高，且土质颗粒较大、通透性好的地区。

室内体育建筑，要充分利用日照，一般应坐北朝南或偏向东南、西南，使建筑物的长轴尽量与赤道平行。室外运动场的方位最好是正南北方向，即运动场的长轴与子午线平行，避免阳光的直射。

2. 采光与照明

采光与照明，可分为自然采光和人工照明。自然采光是指白天利用窗户射入室内场馆的自然光线，其评定指标为采光系数和自然照度系数。采光系数即窗户面积与室内地面面积的比例，其标准是1∶（3～5）。自然照度系数即指在散射光线条件下，室内照度与室外照度的百分比（用照度计测量），系数越大，光线越好。人工照明系指利用电灯照明。人工照明的卫生要求是光线必须充足，室内照度不能小于50lx，且光线均匀、不闪烁、不炫目刺眼、不产生浓影、不污染空气、不显著提高温度，放射光谱最好接近日光光谱。

3. 通风

通风是指更新室内的空气。室内运动建筑应有良好的通风设施。通风可分为自然通风和人工通风两种。自然通风是指通过门窗和气流作用，与外界进行气体交换；人工通风是指使用机械手段促进气体交换。

4. 采暖与降温

建筑物的采暖、降温设备应尽量保证室内有适宜的气温（23～25℃），并保证室内各处室温相对均匀、稳定（温差不超过2～2.5℃）。我国东、南、西、北、中，自然气候差异很大，采暖与降温的方法应尽量适应当地的自然条件。

（二）室外运动场地与设备的卫生要求

1. 田径场

田径场既要考虑每个项目有足够的合乎规格的场地，又要考虑教学、训练和比赛的方便。田径场的跑道应平整结实，富有弹性，无浮土，晴天保持一定的湿度，雨天应便于雨水的渗透，防止积水；应有100m以上的直线跑道；有条件的地方可采用全天候跑道。跳跃场地的助跑道卫生要求除同于跑道外，其方向应避开阳光的垂直照射；踏跳板应与地面平齐；沙坑的边缘宜为木质做成，并与地面平齐；坑内应填满三份锯末与七份干净沙子的混合物，使用前应掘松、耙平。跳高或撑竿跳高的沙坑应高出地面。投掷区必须与其他运动场地分开，在一个投掷区内不允许同时进行几种投掷运动，不允许同时面对面投掷，铁饼和链球场应设置护笼，以确保安全。室外单双杠、高低杠、爬竿、吊环等固定器械要经常检查有无螺丝锈蚀、松动或断裂，发现问题要及时修理。

2. 球场

球类场地中，篮、排球场地应平坦结实，无碎石、浮土，不滑，地面软硬适宜（水泥场地地面硬度较大，三合土地面硬度较合适）。足球场最好有草皮（或人工草皮）。球场四周2～2.5m范围内不应设置任何障碍物，以免撞伤。

3. 游泳池

游泳池最重要的卫生要求是池水清洁。利用江河做游泳池，首先要确保水源无污染，水流速度不超过0.5m/s，水深在1～1.8m，池底无淤泥、树桩、水草、大石块等。每日对游泳池水质作一次化学及细菌学检查。池边应有简易更衣池、淋浴、洗脚池和厕所设备。应配备救护人员。

（三）室内运动建筑设备卫生要求

1. 体操馆

体操馆使用面积人均占地4m^2，木制地板应平坦而坚固，无裂缝，墙壁应平坦，无突出部分或雕刻装饰，馆内光线充足，符合采光系数标准和人工照明要求。室内最好用吸尘器或湿式抹扫，以保持清洁。不能用滑石粉代替镁粉。进馆应穿软底鞋。体操器械安装牢固、平衡，必要处应钉上防滑胶皮，器械下方应安放海绵垫，两块垫间不能留有间隙，以防运动损伤。注意采暖与降温。

2.球类馆

馆内地面必须平整结实，不滑，无浮尘，安装木质地板。球类馆内光线明亮，采用人工照明时，室内灯光安装距地面的高度，篮球馆最少不低于7.5m，排球馆最少不低于8.5m，必须经常通风换气，保持室内空气新鲜。球场边线至墙壁距离不得小于2m。

3.游泳馆（池）

其顺序应是更衣室→存衣室→厕所→准备活动室→淋浴室→涉水室→游泳池。游泳池的深、浅水区应严格分开。1.8m以上的为深水区，跳水区深度3m以上。每人使用池水面积至少$5m^2$。水质标准为：pH7.2 ～ 8.0；余氯含量不低于0.3mg/L；细菌总数不超过100个/mL；大肠杆菌不超过3个/L。水的透明度：站在岸上能看清放在池底任何一个地方的一个直径约为10cm、中间有5cm直径呈黑色的圆盘。水温为18 ～ 25℃；室温为24 ～ 25℃。池壁、池底应平整、光滑、不透水；岸上有准备活动的平整空地。应有必要的急救设备和救生人员。换水方式可采用全换水式、流水式或循环式。

第二节　运动与营养卫生

营养是人体不断从外界摄取食物，经过消化、吸收、代谢和利用食物中身体需要的物质（养分或养料）来维持生命活动的全过程，它是一种全面的生理过程，而不是专指某一种养分。

一、基础营养

人体需要的营养素归纳起来分三大类，即由蛋白质、脂类、碳水化合物组成的宏量营养素；由矿物质和维生素组成的微量营养素；以及由水、纤维素等组成的其他营养素。

（一）宏量营养素

1.蛋白质（protein）

蛋白质主要由碳、氢、氧、氮4种元素组成，有些蛋白质还含有硫、磷、铁等其他元素，这些元素按一定结构组成氨基酸。自然界中的氨基酸有20多种，它们各自发挥不同的生理功能。

（1）蛋白质的生理功能

① 维持细胞组织的生长、更新和修补。

② 参与多种重要的生理活动。

③ 氧化供能。

（2）蛋白质的分类　根据营养价值，可将蛋白质分为三类：完全蛋白质、半完全蛋白质和不完全蛋白质。

完全蛋白质是指蛋白质中所含的必需氨基酸种类齐全、数量充足、比例恰当，它们在人体利用率高。完全蛋白质也称为优质蛋白质。

半完全蛋白质是指蛋白质中所含的必需氨基酸虽然种类齐全，但其中某一种或几种必需氨基酸的含量相对较低，其利用率较低。

不完全蛋白质是指蛋白质中所含必需氨基酸的种类不全，不能促进人体生长发育，也不能维持生命的蛋白质。

（3）蛋白质的推荐摄入量及食物来源 2000年中国营养学会公布了中国居民膳食营养素参考摄入量（Chinese DRIs），其中包括推荐营养素摄入量（recommended nutrient intake, RNI）。RNI是健康个体膳食营养素摄入量的目标值，中国居民膳食蛋白质的推荐摄入量（RNI）见表1-1。

表1-1 中国居民膳食蛋白质的推荐摄入量

年龄/岁	蛋白质RNI/（g/d）	
	男	女
0～	1.5～3.0g/（kg·d）	
1～	35	35
2～	40	40
3～	45	45
4～	50	50
5～	55	55
6～	55	55
7～	60	60
8～	65	65
10～	70	65
11～	75	75
14～	85	80
18～		
轻体力劳动	75	65
中体力劳动	80	70
重体力劳动	90	80
孕妇		
第一孕期		+5
第二孕期		+15
第三孕期		+20
乳母		+20
60～	75	65

注：①成年人（18岁～）蛋白质按1.16g/（kg·d）计。

② 老年人（60岁～）蛋白质按1.27g/（kg·d）或蛋白质占总能量的15%计算。

（本表摘自中国营养学会编著.中国居民膳食营养素参考摄入量.2000：80）

畜、禽、鱼肉含蛋白质15%～20%，乳类含蛋白质1.3%～3.0%，蛋类含蛋白质11%～14%，干豆类含蛋白质20%～35%，坚果类如花生、核桃、莲子含蛋白质15%～20%，谷类含蛋白质8%～10%。大豆中蛋白质含量高质量好，不含胆固醇，故应多食用大豆制品。应注意利用蛋白质的互补作用，使膳食多样化。

2.脂类（lipid）

脂类包括脂肪和类脂。脂肪又称为中性脂肪或甘油三酯；类脂包括磷脂、糖脂、固醇类、脂蛋白等。脂类是人体需要的重要营养素之一。

（1）脂类的分类

① 甘油三酯：甘油三酯是重要的脂类，食物中的脂类95%是甘油三酯。

② 脂肪酸：脂肪酸是由碳、氢、氧三种元素组成的一类化合物，是中性脂肪、磷脂和

糖脂的主要成分。自然界存在的脂肪酸有40多种。有几种脂肪酸人体自身不能合成，必须由食物供给，称为必需脂肪酸。

③ 胆固醇：胆固醇是类脂的一种。它在人体内的重要生理功能包括：是细胞膜的组成成分；是合成胆汁酸和维生素D_3的原料，前者可帮助脂肪消化吸收，后者可预防儿童佝偻病；是合成类固醇激素的原料，特别是性激素和肾上腺皮质激素。

（2）脂肪的营养功能

① 供给能量。

② 构成一些重要生理物质。

③ 维持体温和保护内脏。

④ 脂溶性维生素的重要来源。

⑤ 增加饱腹感。

（3）脂肪的供给量和来源　我国营养学会建议膳食脂肪供给量不宜超过总能量的30%，其中饱和、单不饱和、多不饱和脂肪酸的比例应为1 ∶ 1 ∶ 1；脂肪的主要来源是烹调用油脂和食物本身所含的油脂。

3.碳水化合物

（1）碳水化合物的构成和分类　碳水化合物是由碳、氢、氧三种元素组成的一类化合物，其中氢和氧的比例与水分子中氢和氧的比例相同，因而曾被称为碳水化合物。根据其分子结构，碳水化合物分为单糖、双糖和多糖三大类。

（2）碳水化合物的生理功能

① 供给能量。

② 构成一些重要生理物质。

③ 节约蛋白质。

④ 抗生酮作用。

⑤ 糖原有保肝解毒作用。

（3）碳水化合物的供给量和食物来源　膳食中由碳水化合物供给的能量以占摄入总能量60%～70%为宜；碳水化合物的主要来源为：谷类、薯类、豆类富含淀粉等，食糖（白糖、红糖、砂糖）几乎100%是碳水化合物。

（二）微量营养素（micronutrient）

1.维生素

维生素（vitamin）是维持人体正常物质代谢和某些特殊生理功能不可缺少的低分子有机化合物，因其结构和理化性质不同，使其各具特殊的生理功能。它们只需少量即能满足机体的生理需要，且每日必须自食物中获取。

造成维生素缺乏的主要原因有：①膳食中含量不足；②体内吸收障碍；③排出增多；④因药物等作用使维生素在体内加速破坏；⑤生理和病理需要量增多；⑥食物加工烹调不合理使维生素大量破坏或丢失。

预防维生素缺乏的措施：①提供平衡膳食；②根据人体的生理、病理情况及时调整维生素供给量；③及时治疗影响维生素吸收的肠道疾病；④食物加工烹调要合理，尽量减少维生素的损失。

维生素种类很多，根据其溶解性可分为两大类，即脂溶性维生素和水溶性维生素。脂溶性维生素包括维生素A、维生素D、维生素E、维生素K 4种。水溶性维生素包括B族维生素（维生素B_1、维生素B_2、维生素B_6、维生素B_{12}、维生素PP等）、抗坏血酸（维生素C）。

2.矿物质

矿物质又称无机盐，也是构成人体组织和维持正常生理活动的重要物质。人体组织几乎含有自然界存在的所有元素，大部分以无机化合物形式在体内起作用的元素，统称为矿物质或无机盐。这些矿物质根据它们在人体内含量的多寡分为常量元素（又称宏量元素）和微量元素。体内含量大于体重的0.01%的称为常量元素，它们包括钙、磷、钾、钠、镁、氯、硫7种。含量小于体重的0.01%的称为微量元素，种类很多，目前人们认为必需的微量元素有14种，它们是锌、铜、铁、铬、钴、锰、钼、锡、钒、碘、硒、氟、镍、硅。微量元素在体内含量虽少，却有很重要的生理功能。

（1）钙　钙的生理功能：①钙是牙齿和骨骼的主要成分；②钙与镁、钾、钠等离子共同维持神经、肌肉的正常兴奋性；③钙离子是血液保持一定凝固性的必要因子之一，也是体内许多重要酶的激活剂。

钙的供给量：我国营养学会推荐的钙供给量为成年人不分男女都是800mg，青少年、孕妇和乳母应适当增多。

钙的食物来源：乳和乳制品中钙含量最为丰富且吸收率也高。小虾皮中含钙量特高，芝麻酱、大豆及其制品也是钙的良好来源，深绿色蔬菜如小萝卜缨、芹菜叶等含钙量也较高。

（2）铁　铁的生理功能：铁是合成血红蛋白的主要原料之一，也是体内参与氧化还原反应的一些酶和电子传递体的组成部分。

铁的供给量：成年男子12mg/d，妇女18mg/d，孕妇和乳母28mg/d。

铁的来源：动物内脏（特别是肝脏）、血液、鱼、肉类都是富含血红素铁的食品。深绿色蔬菜所含铁虽不是血红素铁但其摄入量多，所以仍是我国人民膳食铁的重要来源。

（3）锌　锌的生理功能：①促进生长发育，参与核酸和蛋白质的合成，可促进细胞生长、分裂和分化，也是性器官发育不可缺少的微量元素；②改善味觉，增进食欲；③增强对疾病的抵抗力。

锌的供给量：成人为每天15mg/d，孕妇和乳母20mg/d。

锌的来源：动物性食物是锌的可靠来源。

（4）碘　碘的生理功能：碘是甲状腺素的重要成分。成年人膳食和饮水中长时间地缺少碘便会发生甲状腺肿大，俗称大脖子病。孕妇、乳母缺碘会导致胎儿和婴幼儿全身严重发育不良，身体矮小，智力低下，称为呆小病。

碘的供给量：中国营养学会建议的碘供给量为成人每日150μg，孕妇、乳母适量增加。

碘的来源：富含碘的食物主要是海产品，如海带、紫菜、海鱼、海虾等。

（5）硒　硒的生理功能：①硒是人体内谷胱甘肽过氧化物酶的重要组成成分，谷胱甘肽过氧化物酶是体内重要的抗氧化酶，有保护细胞膜避免氧化损伤，延缓衰老的作用；②硒参与甲状腺素的代谢；③硒是重金属的解毒剂，能与铅、镉、汞等重金属结合，使这些有毒的重金属不被肠道吸收而排出体外。

硒的供给量：中国营养学会提出硒的供给量为7岁以上人群每人每日50μg。

硒的来源：肝、肾、肉类和海产品都是硒的良好食物来源。

（6）其他元素　其他几种常量和微量元素的生理功能、食物来源及每日供给量见表1-2。

（三）其他膳食成分

1.水

水是人体最重要的营养素。水是人体数量最多的成分，占体重的50%～60%。人体新陈代谢的一切生物化学反应都必须在水这种介质中进行。

表 1-2 其他几种常量元素和微量元素的生理功能、食物来源及每日供给量

元素名称	生理作用	食物来源	供给量
磷	能量储存；活化物质；参与酶合成；调节酸碱平衡；牙和骨骼的组成成分	肉、坚果、谷类、鱼卵	800mg
镁	参与牙和骨骼的组成；维持神经、肌肉和心肌的健康；参与糖、脂肪代谢、蛋白质合成	绿叶蔬菜、谷类、豆类、坚果类	300～400mg
钾	保持正常水分；调节酸碱平衡；维持心肌、神经和肌肉的正常生理功能	动、植物食物中含钾，蔬菜、水果中含量丰富	2000mg
钠	维持体液渗透压	食盐	6g 食盐
铬	促进胰岛功能；参与糖代谢	啤酒，啤酒酵母，蘑菇，黑胡椒	50～200μg
铜	以氧化酶形式发挥作用，如铜蓝蛋白、超氧化物歧化酶；在体内促进铁吸收并有抗氧化作用	动物肝、肾中含量丰富，大豆、豌豆中也较多	2～3mg
锰	促进骨骼发育；防止共济失调；激活多种酶；金属酶的组成成分；改善糖和脂肪代谢	广泛存在于植物性食物中，不易缺乏	2.5～5.0mg
氟	可置换羟磷灰石中的羟基形成氟磷灰石，有预防骨质疏松和龋齿作用	茶叶、海产品	3～4mg
钼	钼在体内的氧化还原反应中起传递电子的作用	肉类、谷类、豆类	150μg

水的生理功能如下。

（1）水是体内各种生理活动和生化反应必不可少的介质。

（2）水是体内吸收、运输营养物质，排泄代谢废物最重要的载体。

（3）维持正常体温。

（4）润滑功能。

水的供给量：正常成人每日约需水2500mL。

水的来源：人体主要通过饮水和进食食物获得水分。碳水化合物、脂肪和蛋白质代谢过程中也产生一部分水，称为代谢水，但数量较少。

2. 膳食纤维

膳食纤维的生理功能如下。

（1）预防便秘。

（2）控制体重，防止肥胖。

（3）降低血液中胆固醇浓度。

膳食纤维的供给量：有学者曾建议以每人每日30g作为供给量标准。

膳食纤维的来源：粗粮（如玉米、高粱、糙米、全麦粉）、干豆类及各种蔬菜、水果都富含膳食纤维。

（四）营养素之间的关系

人体每天从食物中摄取的各种营养素在体内必须互相配合才能发挥生理功能。例如，脂肪、碳水化合物和蛋白质的代谢过程需要维生素和矿物质（包括微量元素）的参与。营养素之间互相影响的方式是多种多样的。

1. 宏量营养素之间的关系

蛋白质、脂肪和碳水化合物三大营养素除了各自有其独特的生理功能之外，都是产生能量的营养素，在能量代谢中既互相配合又互相制约。脂肪必须有碳水化合物的存在才能彻底氧化而不致因产生酮体而导致酸中毒。碳水化合物和脂肪在体内可以互相转化，而蛋白质是

不能由脂肪或碳水化合物替代的。但充裕的脂肪和碳水化合物供给可避免蛋白质被当作能量消耗。因此，在膳食中必须合理搭配宏量营养素，保持三者平衡，才能使能量供给处于最佳状态。

2. 宏量营养素与维生素之间的关系

（1）宏量营养素的能量代谢过程需要维生素B_1、维生素B_2和尼克酸的参与，因而这三种维生素的需要量随能量代谢的增加而增大。

（2）膳食中多不饱和脂肪酸越多，体内越容易产生过氧化物，需要增加维生素E的摄入量以对抗氧化损伤。

（3）膳食中如果蛋白质过少则维生素B_2不能在体内存留而经尿排出。

3. 矿物质之间及其与其他营养素之间的关系

矿物质（包括微量元素）之间及与其他营养素之间的关系错综复杂，十分微妙，在特定条件下既有协调关系又有制约关系，甚至还有拮抗关系。

钙和磷共同构成牙齿和骨骼，但钙磷比例必须适当（1∶1），如果磷过多，会妨碍钙的吸收。血液内钙、镁、钾、钠等离子的浓度必须保持适当比例才能维持神经和肌肉的正常兴奋性。膳食钙过高会妨碍铁和锌的吸收，锌摄入过多又会抑制铁的利用。硒对氟有拮抗作用，大剂量硒可降低氟骨症病人骨骼中的氟含量。

硒和维生素E互相配合可抑制脂质过氧化物的产生。蛋白质对微量元素在体内的运输有很大作用，铜的运输靠铜蓝蛋白，铁的运输靠运铁蛋白。锌参与蛋白质合成，锌缺乏影响儿童生长发育。碘是甲状腺素的成分，而甲状腺素是调节人体能量代谢的重要激素，对蛋白质、脂肪和碳水化合物的代谢有促进作用。

二、合理营养

（一）营养与抗氧化

氧气在参与生命活动的同时也产生活性氧自由基（reactive oxygen species，ROS）引起细胞损伤，导致疾病的发生。目前认为自由基是肿瘤、衰老、心脑血管疾病、缺血再灌注损伤、白内障等多种疾病的病理基础之一。体内存在着清除自由基的物质和酶反应系统。在抗自由基的物质中，一部分来自膳食，另一部分是体内产生的抗自由基物质。食物的抗氧化功能及其对自由基的防护作用已成了营养研究的新领域。目前公认的主要抗氧化营养素如下。

1. 维生素E

维生素E是一种公认的抗氧化营养素，它广泛存在于机体内，是血浆中主要的脂溶性抗氧化剂。它极易与分子氧和氧自由基起反应，使脂质过氧化链式反应中断，是细胞膜和亚细胞膜中抗氧化损伤的第一道防线。维生素E也是其他自由基的有效清除剂。

2. 维生素C

维生素C也是一种重要的抗氧化营养素，它不仅可使氧化的维生素E再生，而且可以快速与超氧阴离子自由基、脂质过氧化自由基、羟自由基等反应，阻断脂质过氧化反应，是重要的水相自由基清除剂。但也有研究发现，金属离子能催化维生素C产生H_2O_2和羟自由基，显示其具有有害作用。为此，大剂量服用维生素C对身体健康的利弊值得注意。

3. β-胡萝卜素（β-carotene）和其他类胡萝卜素（carotenoids）

研究显示，β-胡萝卜素是最重要的类胡萝卜素之一。它是一种有效的抗氧化剂。流行病学研究显示，富含β-胡萝卜素的蔬菜和水果的摄入量与多种疾病（如心血管系统疾病、癌症、白内障等）的发生率呈负相关。

4. 矿物质

抗氧化酶在机体抗氧化系统中起主要作用。硒是体内重要的抗氧化酶——谷胱甘肽过氧化物酶（glutathione peroxidase，GSH-Px）的活性成分，具有广泛清除过氧化物的能力，保护机体细胞中不饱和脂肪酸及其他脂类不被氧化破坏。

抗氧化酶超氧化物歧化酶（superoxide dismutase，SOD）属于金属酶，目前已知有5种SOD，可以说它是机体内清除氧自由基的第一道、也是非常重要的一道防线。

5. 其他抗氧化成分

（1）茶多酚与其他酚类化合物　茶多酚是茶叶中一类多酚类化合物，研究显示，茶多酚具有强大的抗氧化能力，可清除各种氧自由基和脂氧自由基，有效防止脂质过氧化。此外，茶多酚还能防止一氧化氮和过氧亚硝基阴离子对细胞的毒性作用。

其他酚类化合物，如花青素、姜黄素、香豆素、咖啡酸等也具有不同程度的抗氧化性能。

（2）多糖类（polysaccharides）　研究显示，多糖（如香菇多糖、银耳多糖、枸杞多糖、云芝多糖、灵芝多糖、海藻多糖和螺旋藻多糖等）具有多种功效，如抗肿瘤、抗病毒、抗动脉硬化、增强免疫力等，其作用机制尚不完全清楚，清除氧自由基和防止脂质过氧化是多糖发挥作用的机制之一。

（二）营养与免疫

免疫功能是人体重要的生理功能之一，是人类与各种疾病和衰老过程相抗衡的重要因素。营养因素是维持人体正常免疫功能的物质基础。人体营养状况对免疫功能的影响主要表现在：机体营养不良将导致免疫系统及其功能受损，使机体对病原和外来有害因素的抵抗力下降，有利于感染的发生和发展，从而进一步加重免疫系统损伤，形成恶性循环。研究比较多、报道较一致的是蛋白质某些维生素及微量元素以及脂肪酸、多糖类物质等与免疫功能的关系。

三、运动与营养

机体运动时，物质代谢和能量消耗增加，激素分泌和酶活性改变，酸性代谢产物堆积。运动引起的这些生理生化变化导致机体对营养物质需要的改变。合理的膳食营养，有助于消除运动员的疲劳，保持运动员良好的功能状态，防止运动员伤病。而营养不足或过度，能影响运动员身体健康，造成其运动能力下降。

（一）运动与碳水化合物

碳水化合物对于运动机体最主要的功能之一就是提供能量。

1. 碳水化合物在运动过程中的供能特点

运动中最直接和最快速的能量是三磷酸腺苷（ATP），但体内ATP的储存量很少，仅能维持几秒钟，ATP需要不断合成。糖是剧烈运动中ATP再合成的主要基质，以糖原的形式分别储存于肌肉和肝脏。在无氧和有氧的情况下均能分解为ATP供给机体使用。糖在有氧氧化时耗氧量少，不增加体液的酸度，是机体基本且首选的供能物质。糖无氧酵解可生成两分子ATP，反应终产物为乳酸，测定血乳酸可反映运动员运动强度、训练水平、疲劳程度等情况。

2. 运动与补糖

（1）补糖的意义　补糖可分为运动前补糖、运动中补糖和运动后补糖。运动前补糖可增加肌糖原和肝糖原储备，还可增加血糖的来源。运动中补糖能够提高血糖水平，减少肌糖原消耗，延长耐力时间。运动后补糖促进肌糖原合成，有利于疲劳恢复。运动后补糖时间越早，肌糖原合成的速率越快，这是因为运动后骨骼肌糖原合成酶含量增高，活性增大，随着时间延长，酶含量和活性均逐步下降。

（2）补糖的方法 运动前补糖有两种，一是在大运动负荷训练和比赛前数日，将膳食中碳水化合物占总能量比增加到60%～70%（或10g/kg）；二是在运动前1～4h补糖1～5g/kg。固体糖和液体糖均可，但运动前1h补糖最好使用液体糖。

运动中补糖：一般采用液体糖，应遵循少量多次的原则，每隔30～60min补充一次，补糖量一般不低于60g/h。

运动后补糖：原则是补糖越早越好。最好在运动后即刻、头2个小时内以及每隔1～2h连续补糖，补糖量为0.75～1g/(kg·h)，24h内补糖总量达到9～12g/kg。

（二）运动与脂肪

1. 脂肪在运动过程中的供能特点

脂肪是运动的主要能源之一。某些长时间运动项目如马拉松、铁人三项等，可适当增加脂肪的摄入，不仅可以提供较多的能量，还可维持饱腹感。运动训练可增加机体对脂肪的氧化利用能力，脂肪供能的增加可节约体内的糖原和蛋白质。

脂肪也有不利于运动的方面：脂肪不易消化吸收，增加胃肠消化吸收的负担。脂肪代谢物会增加肝和肾的负担。脂肪还能引起血脂增高，使血液黏度上升，血流变慢，影响氧的运输，对运动造成不利。高脂饮食可使运动员在运动后血丙酮酸和乳酸含量增加。

2. 运动与补脂肪

一般来说，运动员脂肪的摄入量占总能量的25%～30%，游泳和冰雪项目可增加到35%。而登山运动员由于经常处在缺氧状态，膳食中的脂肪量比其他运动员应更少一些。所摄入的脂肪中，饱和脂肪酸、多不饱和脂肪酸和单不饱和脂肪酸的比例为1∶1∶(1～1.5)，特别要注意控制饱和脂肪酸和胆固醇的摄入量。由于脂肪代谢产物蓄积会降低耐力并引起疲劳，运动前或比赛前不主张摄取高脂肪食物。

（三）运动与蛋白质

1. 蛋白质在运动过程中的供能特点

蛋白质在运动中供能的比例最小。蛋白质在运动中供能的比例取决于运动的类型、强度、持续时间及体内肌糖原的状况。体内肌糖原储备充足时，蛋白质供能仅占总消耗的5%左右，肌糖原耗竭时可上升到10%～15%，在一般运动情况下，蛋白质提供6%～7%的能量。骨骼肌可选择性摄取支链氨基酸（亮氨酸、异亮氨酸和缬氨酸）在长时间耐力型运动中进行氧化供能。

蛋白质供给不足，不利于细胞组织对运动性损伤的修复，还可引起运动性贫血，但蛋白质的摄入量不宜过高，过多的蛋白质可加重肝肾负担，增加酸性代谢产物，使疲劳提前出现。

2. 运动与补蛋白质

运动员应多摄取含优质蛋白质丰富的瘦肉、鱼、蛋、大豆制品等，特别提倡大豆制品与谷类食品的搭配，可使氨基酸模式得到互补，提高蛋白质的质量。

需要注意的是，过量补充氨基酸和蛋白质会引起一系列的副作用。因此运动员在食用平衡膳食的条件下，不要过量补充氨基酸和蛋白质。

（四）运动与维生素

1. 维生素在运动过程中的供能特点

运动造成物质和能量代谢加强，使维生素的消耗量增加，同时，运动可使胃肠道对维生素吸收功能下降，使机体对维生素的需要量和供给量增加。因此，运动员维生素的推荐摄入量均高于普通人，不同项目的运动员维生素的推荐摄入量也不相同。

2.运动与补维生素

（1）维生素A　可清除运动过程中自由基，保护细胞膜。对视力要求较高的运动项目如射击、射箭、乒乓球、跳水等，对维生素A的需要量比较高。但维生素A长期大量摄入可引起中毒，不可补充过多。类胡萝卜素是维生素A的安全来源，一般认为无明显毒性作用。

（2）维生素E　可以清除因肌肉收缩氧化反应中产生的自由基和过氧化物。有研究报道运动员在高原或在低氧低压条件下训练，补充维生素E可以提高最大摄氧量，减少氧债和血乳酸。

（3）维生素B_1　运动员很少出现严重的维生素B_1缺乏症，一般仅发生维生素B_1不足或边缘性缺乏。我国运动员维生素B_1的推荐摄入量为3.5mg/d，高于我国普通成年男女的膳食参考摄入量（分别为1.4mg/d和1.3mg/d）。

（4）维生素B_2　维生素B_2缺乏可使肌肉无力，运动耐久力受损，神经兴奋性异常，容易疲劳。我国推荐运动员维生素B_2的适宜摄入量为2.0～2.5mg/d。

（5）维生素C　运动中细胞的损伤程度加剧，充足的维生素C有利于修复。在进行长时间中等强度的运动负荷时，运动时间超过2h以上（如长跑、马拉松等），每消耗4.184MJ能量，需供给维生素C 30mg。

（五）运动与矿物质

1.矿物质在运动过程中的供能特点

运动可使矿物质的代谢和需要量发生变化。大量出汗而导致矿物质不同程度的丢失是运动机体与普通人在矿物质代谢上最大的不同。

2.运动与补矿物质

（1）钠　在高温下大强度运动时，可从汗液中丢失大量氯化钠。运动员钠不足或缺乏将对运动能力造成不可避免的影响（表1-3）。

（2）钾　进行大强度运动，尤其在高温下进行，可从汗液中丢失大量的钾。运动后不及时补钾，可影响糖原的合成和肌肉组织的修复，从而影响运动能力的恢复。运动大量出汗前后适量补充钾盐十分必要，含钾盐的运动饮料对补钾来说实际有效（表1-3）。

（3）钙　钙营养的平衡对保持运动能力的作用非常重要。运动具有增加钙流失的作用，同时又具有促进钙在骨中沉积、增加骨密度的作用。只有在钙摄入量充足的情况下，运动才有增加骨密度的作用。在青春期前加强体育锻炼，非常有利于骨密度的增加（表1-3）。

表1-3　推荐的我国运动员每日矿物质摄入量　　单位：mg/d

矿物质	7～11岁	12～17岁	≥18岁	
			常温下训练	高温下训练
钠	1000～3000	2000～4000	＜5000	＜8000
钾	2000～3000	3000～4000	3000～4000	3000～4000
钙	800～1200	1000～1500	1000～1500	1000～1500
镁	300～400	400～500	400～500	400～500
铁			20（男）	25（男）
			25（女）	30（女）
锌			20	25
硒			0.05～0.15	0.05～0.15
碘			0.15	0.15

注：表中数据摘自陈吉棣.运动营养学.北京：北京医科大学出版社，2002：81。

（4）镁 镁在食物中分布广泛，而且需要量不高，因此一般不会发生缺乏，仅有可能出现在剧烈运动大量出汗后或不合理减体重后（表1-3）。

（5）铁 运动员中发生缺铁性贫血的比率较高，可能与铁摄入不足有关。此外，运动引起铁代谢的加快，铁吸收受到影响，且铁排出增多。调查研究显示，女运动员的铁储备状况差于男运动员，而且缺铁性贫血的发生率较高（表1-3）。

（6）锌 锌与体内200多种酶的活性有关，与雄性激素的合成关系密切。运动员锌的推荐摄入量与铁相同，如果在大运动负荷训练或高温环境下训练，应每天摄入25mg（表1-3）。

（7）硒 由于食物来源广泛，迄今还没有见到有关运动员缺硒的报告。运动员硒的推荐摄入量为每日50～150μg（表1-3）。

（六）运动与水

1. 水在运动过程中的供能特点

水在运动营养中占有重要地位。

运动性脱水是指人们由于运动而引起体内水分和电解质（特别是钠离子）丢失过多的现象。运动性脱水多是在高温高湿情况下进行大强度运动，人体大量出汗而未及时补水所造成的。也可见于某些运动项目如举重、摔跤等运动员为参加低体重级别的比赛而采取快速减体重措施，造成体内严重脱水。

运动性脱水的预防原则如下。①提高对运动性脱水的耐受性。经过在各种环境中进行各种强度的运动和训练，可增强对运动性脱水的耐受性。②进行补液，防止和纠正脱水。及时补液，使机体水分达到平衡。应根据运动情况和运动的特点，在运动的前、中、后补水补液。补液的原则是少量多次进行补充，同时还应适量补充无机盐。

2. 运动与补水

（1）补液的指征 一般来说，渴感是确定是否出现脱水的最早和有效的主观指标，其他脱水表现出现得较晚。但必须指出，当感到口渴时，水分丢失已达到体重的3%，即已处于轻度脱水的状态。此外，还可以根据上述运动性脱水的各种症状来判断脱水。但是，一旦脱水的症状出现，则脱水的程度已达到中度以上，可能对运动员的运动能力和身体健康已带来影响。因此，要根据运动员的个人体质、运动训练或比赛的情况和环境因素及时补液。

（2）补液的方法 补液应该遵循预防性补充的原则和少量多次的原则。少量多次可以避免一次性大量补液对胃肠道和心血管系统造成的负担。为保持最大的运动能力和最迅速地恢复体力，补液的总量一定要大于失水的总量，特别是补钠的量一定要大于丢失的量。专家建议在运动前2h饮用400～600mL的含电解质和糖的运动饮料，也可于运动前15～20min补液400～700mL，要少量多次摄入。如果运动中出汗量大，有必要在运动中补液。在一般情况下，补液的总量不超过800mL/h。运动后也要进行补液，使机体的液体达到平衡。运动后补液也要遵循少量多次的原则，应补充含电解质的饮料，以促进血容量的恢复。运动中丢失的体液应该在次日晨得到恢复，监测运动员的体重可了解复水的情况。

（3）运动饮料 运动饮料是一种在科学研究基础上，针对运动时能量消耗、机体内环境改变和细胞功能降低而研制的，并能在运动前、中、后为人体迅速补充水分、电解质和能量，维持和促进体液平衡以及快速恢复的保健性饮品。GB 15266—2009的《运动饮料》国家标准中，规定了运动饮料中主要电解质的含量范围：钠为50～1200mg/L（2.2～39.1mmol/L），钾50～250mg/L（1.3～7.7mmol/L），钙40～200mg/L（1.0～5.0mmol/L），镁20～100mg/L（0.8～4.1mmol/L）。

第三节 不同人群的体育卫生

体育锻炼是增进健康、促进身体生长发育、增强体质、防病抗老的一种积极手段，但要使体育锻炼真正达到预期效果，还必须要讲究科学。儿童少年、女子及中、老年人，他们身体的解剖结构和生理功能都具有他们自身的特点。对于他们的体育锻炼，必须从他们各自的身体实际情况出发，做出科学合理的安排，根据其不同的身体解剖生理特点提出相应的体育卫生要求，进行医务监督，才能保证其体育锻炼收到良好的效果并防止运动伤病和意外事故的发生。

一、儿童少年体育卫生

（一）儿童少年各器官、系统的解剖生理特点

1.运动系统的特点

骨骼、肌肉和关节，是使人体躯干和肢体产生运动或整个人体发生位置移动的器官，称为运动器官，它们彼此组成人体的运动系统。

（1）骨骼　儿童少年的骨骼处于生长发育时期，软骨组织较多。骨组织水分和有机物较多，无机盐较少，两者比例约为5∶5。因此，儿童少年的骨骼，弹性、韧性较好，不易骨折，但坚固性差，承受压力和张力的能力不如成人，容易在过大、时间较长的外力作用下发生弯曲或变形。

此外，内分泌的变化对骨骼的骨化与愈合有一定的影响，某些内分泌腺功能异常，如甲状腺素分泌不足，营养不良，血液中的钙、磷过少也都会影响骨的生长发育，使之生长发育迟缓，注意营养，经常到室外参加体育锻炼有利于骨骼生长发育。

（2）肌肉　儿童少年的肌肉含水分较多，含蛋白质和无机盐较少，肌纤维之间的间质（结缔组织、脂肪等）相对较多。与成人相比，儿童少年的肌肉较柔软，横断面积较小，肌纤维较细，肌肉收缩的有效成分肌肉收缩蛋白也较少。因此，儿童少年的肌肉收缩力量不及成人。其次，由于儿童少年肌肉中能源物质的储备和肌糖原也较少，肌肉的神经调节尚不完善，所以肌肉工作的耐力及协调性也不及成人，且容易疲劳，但肌肉疲劳的消除较成人快。

（3）关节　儿童少年的骨骼处于生长发育之中，关节面的软骨较厚。儿童少年关节的关节囊、关节内、外的韧带松弛、薄弱、伸展性也较大，关节周围的肌肉细长而薄弱，由于以上原因，儿童少年关节的灵活性、柔韧性都较成年人好。但是关节的牢固性和稳定性却都不及成年人。在体育运动中，用力不当，则易发生关节的损伤或脱位。

2.心脏血管系统的特点

儿童少年的心脏血管系统正处于发育之中，与成人相比，儿童少年心脏的心肌纤维短而细，弹力纤维分布较少，心脏瓣膜发育尚不完善，心脏的重量及容积都比成人小，由于儿童少年心脏在结构上的这些特点，致使心脏收缩力量较弱，心脏的每搏输出量和每分输出量较成人少。

由于儿童少年心脏的心输出量较少，加上儿童少年新陈代谢旺盛，交感神经兴奋占优势等方面的原因，所以儿童少年心搏频率就较快。

年幼儿童的血管壁薄、弹性小，随着年龄的增长，血管壁的厚度及弹性都逐渐增加，到12岁时已初步具有成人的血管构造。

儿童少年血管内径相对成人较宽，血管长度较成年人短。因此，儿童少年血流阻力小、

血液循环一周的时间较成人短，加上儿童少年的毛细血管丰富，所以在单位时间内，各组织、器官的血流量相对较成人为大。

儿童少年血压较成年人低，年龄越小，血压越低。

青春发育期，女性16岁以后，男性18岁以后，有些人可以出现高血压症状，称为青年性高血压。青年性高血压的主要特点是收缩压升高，安静时可达17.7～20.0kPa（133～150mmHg），且有起伏，但一般多不超过20.0kPa（150mmHg），而舒张压正常。一般无头痛、头晕等自觉症状。随着年龄增长，内分泌调节功能逐步稳定，神经系统对心血管系统活动的调节逐步完善，血管进一步生长发育，血压会逐渐恢复正常。

3.呼吸系统的特点

儿童少年的呼吸道从鼻腔到支气管均比成人狭小，软骨尚未硬固，呼吸道内富有柔嫩的黏膜及丰富的血管，黏液分泌不足，纤毛运动较差，尘埃及病菌容易侵入引起感染、充血，造成呼吸道的炎症、阻塞及损伤。

儿童少年肺泡的数目少于成人，肺泡壁的弹性较小，呼吸运动幅度也较小，又受到胸廓狭小的限制，致使儿童少年的肺容量小于成人，至16～17岁时，肺活量接近成人水平。

儿童少年由于胸廓比较狭小，肺活量比成年人小，呼吸肌尚未充分发育，而新陈代谢作用旺盛，对氧的需要量相对较高，再加上儿童少年呼吸中枢兴奋性较高，所以在安静状态下，儿童少年的呼吸频率较快。

由于儿童少年的呼吸系统和心脏血管系统的功能低于成人，他们的最大肺通气量和最大吸氧量均小于成人。儿童少年运动时主要是靠加快呼吸与心搏频率来扩大肺通气量和心输出量的。因此，肺通气量和吸氧量的增加比成人少。儿童少年在运动中负氧债的能力也不及成人。

4.神经系统的特点

新生儿的脑重约380g，1岁时已达950g，此时脑神经元数目已达成人水平（约140亿个），7～8岁时，脑重已达1400g，接近成人脑重，9～16岁时脑重增加不多，这一时期，脑主要进行着细胞内部的结构与功能的复杂化过程。

儿童少年大脑皮质神经过程的兴奋和抑制不均衡，兴奋占优势，兴奋过程相对比较强，易扩散，兴奋和抑制转换较快，灵活性高。表现为活泼好动，注意力不易集中，富于模仿性。易建立条件反射，学习和掌握新动作较快，但由于兴奋容易扩散，所以做动作时易出现多余动作，动作不够准确、协调。儿童少年建立条件反射较快，消退得也快，但重新恢复也快。

儿童少年神经活动中，第一信号系统的活动占主导地位，对于形象具体的信号容易建立条件反射，第二信号系统的活动尚在发展中，抽象的语言思维能力较差，分析综合能力发展尚不完全。

儿童少年大脑皮质神经细胞工作能力较低，易产生疲劳，但由于神经细胞的物质代谢旺盛，神经过程的兴奋与抑制转换较快，灵活性高，所以疲劳消除得也较快。

在青春发育期，由于性腺活动加强，内分泌腺活动发生变化，使神经系统的稳定性受到影响，所以在形成动作技能时，动作的协调性可能暂时下降，这一点在女少年中表现得更为明显，但经过一定时间的运动训练，此种情况可以逐渐得到克服。

（二）儿童少年的体育卫生要求

1.根据运动系统的解剖生理特点，在体育教学和训练中，应注意的事项

（1）儿童少年骨骼承受压力和肌肉拉力的能力都不及成人，骨易发生弯曲、变形。为防止他们脊柱、胸廓、骨盆及下肢变形的发生，除在日常学习和生活中要注意让他们养成正确的姿势外，在体育教学和训练中，也应注意培养他们养成站、立、跑、跳的正确姿势。当发现有身体姿势不正确或发育缺陷时，应及时在体育作业中加入矫正姿势和克服发育缺陷的练习。

（2）有些运动项目，如乒乓球、羽毛球、投掷运动或跳高、跳远等，肢体的负担是非对称性的，握拍手、投掷臂、踏跳腿负担偏重。又如骑自行车、射击、速度滑冰等运动项目，要求身体较长时间处于比较固定的一种姿势，长此以往，就易造成肢体发育不均衡和脊柱的变形。因此，在体育教学和运动训练中应注意身体各部分的全面锻炼，尤其是对侧肢体的锻炼。对于基本技术的训练也不要过于集中。

（3）儿童少年脊柱生理弯曲较成人小，缓冲作用较差，故不宜在坚硬的（水泥、沥青等）地面上反复进行跑跳练习。长时期在坚硬地面上练习跑、跳，会对下肢骨的骨化点产生过大和频繁刺激，易引起过早骨化和骺软骨的损伤，从而影响骨的正常生长发育。同时要避免过多地从高处向地面跳下的练习，防止造成骨盆变形。

（4）儿童少年不宜过早地从事力量性练习，12～15岁时，肌肉的生长和肌肉力量增长较快，可采用一些阻抗力较轻的负重练习来发展肌肉力量。负重练习时，重量过重，练习次数过多，练习时间过长，不仅会影响正常下肢的发育，引起腿的变形、足弓下降（扁平足），而且还能促进下肢骨化早期完成，有碍身高的增长。

（5）儿童少年的骨正处于生长旺盛时期，对钙、磷的需要较多，膳食中应注意供应较充足的钙、磷，并多安排室外体育活动。

（6）儿童少年关节活动幅度大、柔韧性好，宜进行柔韧性练习。儿童少年的关节牢固性比较差，容易发生关节韧带的扭伤甚至关节脱位。此外，在体育教学和训练中，在发展关节柔韧性的同时，应注意发展关节周围肌肉的力量，防止骺软骨病及关节损伤的发生。

2. 根据心血管系统、呼吸系统的解剖生理特点，在体育教学和训练中，应注意的事项

（1）儿童少年心血管系统、呼吸系统功能在正常的情况下，虽与他们的发育水平相适应，但在剧烈运动中，他们的最大肺通气量、最大吸氧量及负氧债能力都小于成人。因此，对于他们的运动负荷要进行合理安排，强度可以稍大一些，但不应要求过高、过急，密度要小一些，间歇次数要多一些，练习时间不宜过长。对一些长时间紧张的运动、负荷过大的力量性练习以及消耗过大的耐力性练习则不宜过多采用。13～14岁以后，心血管系统功能逐渐接近于成人，可以承受较大运动负荷的训练，但也应注意遵循循序渐进和个别对待的原则。同年龄少年，个子高大的人，心脏的负担量相对较大，性成熟迟缓的人，心脏发育也较迟缓，在安排运动负荷时应注意区别对待。

（2）儿童少年应避免做过多的屏气运动。屏气时，胸腹腔压力升高，使回心血量减少，从而也降低了心输出量，使心脏本身的血液供应也受到影响。屏气后，胸腹腔压力骤减，致使大量血液涌回心脏，使心脏一时过度充盈，不利于心脏工作。倒立、背桥等动作也不宜多做。做这些动作时，人的头部朝向地面，心脏也呈一定的倒置状态，由于血液的重力作用，头部的血回流心脏困难，心房的血流入心室也增加了阻力，加重了心脏负担。

（3）要培养儿童少年在运动中能根据动作的结构、节奏及用力情况，逐步掌握适宜的呼吸方法，并教育他们注意呼吸卫生。

3. 根据神经系统的解剖生理特点，在体育教学和训练中，应注意的事项

（1）儿童少年体育活动的内容和形式要生动活泼，多样化，可穿插一些游戏和小型比赛等。在活动过程中，要有适当的间歇。

（2）由于儿童少年第二信号系统功能发育尚不完善，教学过程中应多采用直观教学和示范教学手段，多运用简单、形象的语言进行讲解，多做一些模仿性练习，注意培养其思维、分析能力，促进第二信号系统的发展。

（3）由于儿童少年大脑皮质神经细胞分化尚不完善，神经系统分析综合能力较成人差，小肌肉群发育较迟。因此，不宜要求他们做过于复杂、精细的技术动作。

（4）青春发育期女少年由于内分泌腺活动的改变，神经系统的稳定性受到影响，在形成动作时，身体各项运动能力会有所下降。同时反映在心理特征上表现为对参加体育运动的积极性和兴趣不高，对她们在各项体育运动中要适当降低要求，并在教学中注意循循善诱、鼓励、启发她们积极参加体育锻炼的自觉性和兴趣。

4. 个别对待

在体育教学中，应对学生进行健康分组，对少数在发育或健康上经常或暂时有显著异常现象的学生，视其情况，可暂免体育活动，但不应放弃体弱或发育有缺陷儿童少年的体育锻炼，因为适宜的体育活动，有促进恢复健康的积极作用，并能使他们逐步树立起恢复健康的信心。

此外，在对儿童少年进行体育教学和训练时，应对他们进行必要的健康教育和心理卫生教育，使他们养成良好的卫生保健习惯，建立良好的人际关系并发展他们的社会适应能力。

二、女子体育卫生

10岁以前，男女儿童的身体功能情况和运动能力基本相同，在进入青春发育期后，由于内分泌和生殖系统的迅速发育，使他们身体各方面出现急剧变化，男女在身体形态、生理功能和心理特征方面都出现较大的性别差异。

（一）女子各器官、系统的解剖生理特点

1. 运动系统的特点

女子的骨骼细小，骨密质的厚度较薄，骨骼内水分及脂肪的含量相对较多，无机盐含量较少，女子全身骨骼的重量较男子约轻20%，女子骨骼的抗压抗弯能力也仅为男子的三分之二。

女子的肌肉重量占体重的比例较男子小（女子约35%，男子约40%），而且肌肉所含水分及脂肪较多，含糖较少，这使得女子的肌肉力量比男子弱（肌肉力量比同龄男子小20%～25%），且容易疲劳。女子肩带部位和前臂肌肉力量较差，加上肩部较窄，所以做悬垂、支撑、负重等动作较为困难。

女子的脊柱椎间软骨较厚，各关节的关节囊及韧带的弹性及伸展性也较好，因此，女子身体的柔韧性及各关节的灵活性都较男子好，但女子身体的柔韧性也会随年龄的增长而降低，在体育教学和训练中，应注意保持和发展其柔韧性。

2. 心血管系统的特点

女子心脏体积较小，心脏重量较男子小10%～15%，心脏容积也比男子小，女子心脏容积为455～500mL，男子为600～700mL，因此，女子每搏输出量也较男子少10%左右。

由于女子心肌收缩力较弱，调节心脏的神经中枢兴奋性较高，所以心搏频率较男子快2～3次/min。运动时，女子主要是靠加快心搏频率来增加心脏每分输出量，因此，她们心脏储备能力（心输出量的扩大范围）也低于男子。

女子血压较男子低10%左右，运动时升高幅度较小，运动后血压恢复的时间也较长。此外，女子全身血量、血液内的红细胞及血红蛋白含量都低于男子。因此，女子血液运输氧和二氧化碳的能力都不及男子。

3. 呼吸系统的特点

女子胸廓和肺部的容积都较小，例如，男子肺总容量为3.61～9.41L，而女子仅为2.81～6.81L。加上女子呼吸肌力量较弱，胸廓活动度较小，因此，女子的肺通气功能和换气功能都较低。表现为女子的呼吸频率较快，肺通气量、肺活量小于男子。此外，由于女子的

心脏血管系统功能也不及男子，故女子安静时和最大体力负荷时的吸氧量也小于男子。这些都限制了女子在运动中氧的供应能力，从而使她们的运动能力及耐力都不及男子。

4.生殖系统的特点

女子生殖系统分为外生殖器与内生殖器两部分。由于女子腹腔、盆腔内，向下压力的方向与骨盆出口平面几乎垂直，而骨盆底的出口较大，由骨盆底肌肉（会阴部肌肉）、筋膜及皮肤等封闭，所以骨盆底肌肉将承受较大的腹压。通过体育锻炼，使女子的骨盆底肌与腹肌变得强而有力、弹性好，紧张性正常，就可以维持和承受足够的腹压，这对于维持子宫及其他生殖器官的正常位置是很重要的。

（二）女子的一般体育卫生要求

青春发育期后，由于男女少年在身体形态与生理功能方面逐渐出现明显的差别，而且女少年开始有月经来潮，因此，在进行体育教学和运动训练时，必须要考虑到女少年身体的解剖生理特点，予以区别对待，为此提出以下几个方面的体育卫生要求。

（1）中学体育课应男女分班（组）进行教学。教学内容与要求，男女应有所区别，对女生的锻炼标准、运动成绩（跑的速度、跳的高度、负重的重量等）的要求应低于男生。女生使用的运动器械应按规定较男生的轻些。

（2）女生心血管、呼吸系统功能较差，运动量比男生要相对地安排得小一些。

（3）女子肩部较窄，臂力较弱，做悬垂、支撑及大幅度摆动动作较为吃力，在学习这些动作时，要注意循序渐进，并给予必要的保护。

（4）女子身体重心较低、平衡能力较强、柔韧性较好，适应进行平衡木及艺术体操等项活动，在教学和训练中，应注意保持和发展其柔韧性，有意识、有步骤地使她们加强肩带肌、腹肌、腰背肌和骨盆底肌肉的锻炼。

（5）不宜做过多的从高处跳下的练习，地面不可过硬，并注意落地姿势，以免使身体受到过分震动，影响盆腔脏器的正常位置及骨盆的正常发育。

（6）根据青春发育期女生的心理特点，要注意引导和启发她们参加体育锻炼的自觉性和积极性，通过体育锻炼发展她们的力量、速度和耐力等素质，提高她们的健康水平和运动能力。

（三）女子月经期的体育卫生

1.月经和月经周期

在下丘脑—垂体—卵巢轴内分泌周期性变化的影响下，子宫内膜出现周期性的增殖、血管增生、腺体高度分泌，此时，卵细胞若未受精，由于卵巢黄体逐渐萎缩、退化，增生的子宫内膜逐渐坏死、脱落并引起出血，血液及破碎的子宫内膜碎片经阴道排出体外，即为月经。

正常情况下，经期时间为3～7天，多数为3～5天。经量平均约50mL，少至10mL，至多100mL。一般月经第2～3天出血量最多。经血一般为暗红色，呈碱性，除血液外，还夹有子宫内膜碎片。经期，部分人可有下腹部及乳房胀感、腰酸等现象，少数人有头痛、失眠、疲倦或嗜睡、情绪波动以及便秘或腹泻等全身反应。这些反应大都与大脑皮质的兴奋性变化有关，仍属于生理范围。

2.月经期体育卫生要求

月经是女子正常生理现象，在月经期间，人体一般不出现明显的生理功能变化。因此，月经正常的女子在月经期间，可以参加适当的体育活动。

月经期进行体育活动锻炼时应注意以下问题。

（1）由于一般人在月经期间，身体的反应能力、适应能力和肌肉力量会有所降低，神经调节的准备性及灵活性也有所下降，因此，月经期间运动负荷的安排要适当减少，活动时间不宜过长，一般不宜参加比赛。对于月经初潮的女少年，由于她们的性腺内分泌周期尚不稳定，运动量的掌握更要慎重，不宜过大，要循序渐进，使她们逐步养成经期锻炼的习惯。

(2) 月经期间除应注意经期一般卫生外，还不宜游泳。此外，月经期间也应避免寒冷刺激，特别是下腹部不应受凉，冷水浴锻炼也应暂停。

(3) 月经期间，应避免做剧烈的、大强度的或震动大的跑跳动作（如疾跑、跨跳、腾跃、跳高、跳远等）以及使腹内压明显增高的屏气和静力性动作（如推铅球、后倒成桥、收腹、倒立、俯卧撑等）。

(4) 对有月经紊乱（经量过多、过少或经期不准）以及痛经（经期下腹部疼痛）和患有内生殖器炎症的女生，月经期间应暂停体育活动。

(5) 对于身体健康、月经正常、平日又有一定训练水平的女少年运动员，月经期间可以安排一定量的运动训练。但在开始阶段应减小运动负荷，使身体逐步适应，运动负荷的增加要循序渐进，并应加强医务监督。

女运动员中，有时出现月经紊乱；其中有的人是由于运动量安排过大而引起的，在调整运动负荷之后，月经就可以恢复正常；有的人是由于训练或比赛环境的改变，中枢神经系统和内分泌系统功能暂时不稳定而造成的，经过一段时间，身体逐步适应以后，往往会自行恢复。如果排除以上因素，月经仍不能恢复正常者，则应及时进行检查治疗。为了及时了解和掌握女学生、女运动员的月经情况，可建立月经卡片制度，以便合理安排体育课、掌握运动负荷。

三、中年人体育卫生

（一）中年人各器官系统的解剖生理特点

1. 运动器官系统

(1) 骨质改变　中年后期由于骨代谢减慢和人体运动减少，致使骨供血不足，营养不良，加之随着年龄的增长肾脏功能降低，严重影响钙、磷代谢平衡，其结果是骨骼的成骨细胞生长缓慢，骨中蛋白基质减少，引起骨骼脱钙，造成骨质疏松。使骨的脆性加大、韧性减小，易发生骨折。

(2) 关节改变　随着年龄的增长，关节滑液变性，出现软骨基质减少、弹性降低、黄色样变化等。故人到中年以后，关节的活动范围减小了，特别是肩关节的后举、外旋，肘关节的伸展，前臂的内、外旋转，使关节的回旋、膝关节的伸展等出现了明显的障碍。

(3) 肌肉改变　肌肉的形态与功能也会有增龄性改变。据研究，人的肌力在25～30岁最强。人在35岁以后，肌力每10年递减10%～20%。随着人的体力的减弱，全身体力和持久工作能力也在降低。

总之，中年以后，由于骨、关节、肌肉等形态功能的退行性变化，使人的运动能力出现明显下降，表现为动作缓慢、平衡能力降低、日常操作的工作程序易出现差错、反应迟延等。即使维持青年时期的中等劳动程度，也会感到力不从心。

2. 心血管系统

(1) 心脏改变　中年以后，由于心肌上有褐色脂质沉着，心脏外观呈褐色，并呈褐色萎缩和心肌细胞线粒体变性，以及心肌纤维性变和淀粉样变等，导致心功能减弱。表现为心搏逐渐减弱，心输出量减少。30岁心输出量为3.41L/min，40岁时为3.2L/min，50岁时为3.0L/min，60岁时为2.7L/min。

（2）血管改变 由于中年以后，血管壁上有脂质斑块沉积，使管腔变窄，并随年龄增长，血流量和血流速度减慢。另外，由于血管壁胶原蛋白、弹性蛋白、酸性黏多糖的改变，以及钙、磷、镁的增加引起血管壁的硬化，弹性下降。故血压随年龄增长而增高，每增长10岁，约升高1.3kPa（10mmHg）。

（3）心血管调节功能改变 随着年龄增长，心血管许多调节功能发生改变和功能减弱。如颈动脉窦和主动脉弓处的反射性调压结构发生变性；窦房结内细胞数目减少，房室结、希氏束均可见变性、钙化，胶原组织增多等，因而导致心血管调节功能障碍。

3.呼吸系统

（1）胸廓改变 由于骨关节的退行性变，中年后期易发生脊柱后突，胸廓变形，肋间变宽，肋骨呈水平位，因而呼吸幅度减小，影响气体交换过程。

（2）肺和气管改变 随年龄增长，肺泡缩小融合，肺表面积缩小，气管发生退行性改变，因而严重影响肺功能。表现为中年后肺活量逐渐减小，肺残气量增加。肺的弥散功能也逐渐降低，易出现气促、气喘现象。

4.神经和内分泌及其他系统

（1）神经系统 中年以后，神经传导速度减慢、记忆力下降。由于中枢神经抑制过程减弱，因而睡眠时间缩短，不易入睡、且易醒。

（2）内分泌改变 中年后人体的内分泌腺的各腺体开始萎缩，功能减退（如脑垂体、肾上腺、甲状腺、胰腺、性腺等），使内分泌紊乱，尤其是性腺功能下降明显。中年妇女45岁以后进入更年期，还会出现一系列症状。

（3）其他系统改变 中年以后，胃肠黏膜变薄，胃肠道的腺体和绒毛逐渐萎缩，平滑肌纤维萎缩而弹性下降，肝脏和胰腺重量减轻，功能减退。因此，易患胃扩张、胃下垂、消化不良、胃肠炎、脂肪肝、胆囊炎等消化系统疾病；此外，免疫系统功能减退，易罹患各种疾病；基础代谢率逐渐下降，体内能量消耗减慢，身体易发胖。

（二）中年人的体育卫生要求

坚持科学的体育锻炼是延迟衰老，增强体质的重要手段。经常参加锻炼是健康生活的重要方面。

（1）锻炼前必须进行严格的体格检查，了解健康状况，以便选择合格的运动项目和确实科学的运动处方。检查的重点应放在心血管功能上。

（2）选择适宜的运动项目、强度和合理安排锻炼时间。锻炼时一定要根据个人的体质和健康情况，年龄、性别和体力特点和以往有无运动习惯等合理安排、选择适宜的运动强度。根据科学锻炼的要求，运动强度的确定应遵循量力而行、循序渐进的原则，运动强度应以达最大心率的70%～85%或最大摄氧量的50%～70%为目标的心率范围。

必须指出，中年人切忌突然剧烈运动，因为激动、紧张和突然运动等不利因素结合在一起，对于潜在的心血管病患者具有特别危险性。

另外，锻炼应选择人少、宁静、空气清新的环境，如广场、公园等地方。饥饿、饭后不要参加，尤其是不要剧烈运动，以免影响消化功能，预防发生消化道疾病。晚上睡前不宜做剧烈运动，以免影响睡眠。

（3）加强医务监督工作，防止过劳或意外损伤。如锻炼后有头痛、恶心、胸部不适、食欲下降、睡眠不好、晨脉加快、疲劳不能消除、体重下降等征象，表示运动负荷过大，需要调整或暂停运动。另外，运动服装要轻、软、透气、合体。注意环境与场地卫生。夏季锻炼要戴凉帽，注意补充水和盐分，防止中暑；冬季锻炼要注意身体保暖，防止感冒和冻伤。

（4）定期进行全面身体健康检查。中年人应重视定期的身体健康检查，并要建立健康档案。经常了解自己的健康状况，特别要注意平时无明显症状的冠心病以及其他一些隐伏的慢性疾病。为此，中年人应该学习一些必要的就医诊断治疗，以免延误病情。

四、老年人体育卫生

（一）老年人各器官、系统的解剖生理特点

老年人的衰老变化最明显的是外形的改变，一般可见到毛发变白与脱落、发干变脆，皮肤变薄、变得松弛、皱纹加多，皮肤可出现各样的老年斑和老年紫癜，皮下脂肪减少，使身体的御寒能力降低。

1.运动系统的特点

由于内分泌和代谢功能的改变，很多老年人发生骨萎缩和骨质疏松，表现为骨质减少、骨皮质变薄，加上一些无机盐在骨内的沉积，使骨骼的弹性、韧性进一步降低，骨骼变脆，容易发生骨折，最常见的是股骨颈骨折。

老年人肌肉出现萎缩、肌肉量减少、肌力降低。一般30岁左右男子的肌肉重量约占体重的40%，而到老年时则占体重的25%。

老年人由于关节软骨萎缩、发生纤维变性等退行性变化，关节面逐渐粗糙变形，又由于关节软骨附近常出现不同程度的骨质增生或肌肉附着部分出现骨化以及关节滑囊僵硬、韧带弹性减弱等原因，造成老年性骨关节的退行性变化或出现畸形，如驼背、脊柱侧弯等。因而限制了活动或由于刺激神经末梢而引起疼痛。

2.心脏血管系统的特点

老年人心血管系统的主要改变首先在于心脏实质细胞数目减少、脂褐素沉着、心肌纤维化及发生淀粉样变使心肌萎缩，以及供应心脏血管营养的冠状动脉出现粥样硬化，致使心肌收缩力量减弱。其次，老年人血管弹性减退、动脉管壁硬化、管腔变窄使血管外周阻力增加，动脉血压升高，致使心脏工作负担加重。两方面因素共同作用使心血管系统的生理功能受到削弱，表现为心搏血量和心输出量减少，使组织、器官的供氧受到影响。在体力负荷后，老年人心血管系统功能水平的降低较为明显，运动时心率不能充分代偿加快，心率增加次数较青年人少，为增加心输出量，往往要升高血压，且运动后恢复时间延长。

3.呼吸系统的特点

老年人的呼吸功能减退也很明显。老年人肺泡融合、间隔萎缩失去弹性，使肺组织弹性降低，氧弥散功能出现障碍。老年人呼吸肌力量减弱、肋软骨钙化、韧带弹性减弱使胸廓的活动度减小。由于以上原因，使肺脏的通气和换气功能降低，肺活量下降而残气量却增加，使动脉中的血氧含量降低。此外，有的老年人胸廓还会出现各种畸形如桶状胸等，更加重了呼吸功能的衰竭。

4.神经系统的特点

老年人由于大量的神经细胞发生萎缩和死亡，不仅使神经细胞数目减少，而且细胞中的核糖核酸的量也在迅速减少。神经纤维也出现退行性改变。大脑的重量到70岁时平均减少10%，大脑皮质的表面积比年轻时减少了10%左右。老年时期，脑的生理学变化以脑血管硬化、脑血流阻力增加、血液循环减慢、脑血流量及氧耗量降低为主。由于以上这些变化，引起老年人大脑皮质神经过程的兴奋和抑制转换速度减慢，神经过程的灵活性降低，对各器官、系统活动的调节功能减弱，建立新的条件反射较困难，记忆力减退，对刺激的反应较迟钝（痛觉、触觉、冷热感觉）。保持体位、支撑力、平衡力有障碍。神经细胞工作耐力差，

容易疲劳，疲劳后恢复也较慢。另一方面，老年人思想易于集中，各神经中枢之间的联系也较巩固。

（二）老年人的体育卫生要求

根据老年人的解剖生理特点，在进行体育锻炼时应注意以下几个方面。

（1）由于老年人体质情况个体差异较大，因此，在参加体育锻炼前要进行全面的身体健康检查，以便合理地选择运动项目及确定适宜的运动负荷。有条件时，可请医生据此开出运动处方。

（2）老年人从事体育锻炼时，必须根据自己的身体情况，量力而行。运动负荷要从小到大逐渐增加，增加的速度不宜太快，每增加一级负荷，都要有一个适应阶段。在锻炼中要掌握循序渐进和持之以恒的原则。

（3）老年人不宜参加速度性项目和力量性锻炼。宜选择以提高心肺功能为主的有氧全身运动项目，如散步、慢跑以及在我国老年人中有广泛的群众基础的传统体育项目太极拳、气功等，广播操、游泳等活动对老年人也很适宜。

（4）活动时，呼吸要自然，动作要缓慢而有节奏。避免做屏气和过度用力的动作（举重、俯卧撑、引体向上等），尤其对有动脉硬化的老人，更应避免引起血压骤然升高的动作（如手倒立、头手倒立等）。对于可能会引起身体血液重新分配和影响脑部血液循环的身体骤然前倾、后仰、低头及弯腰的动作，也要尽力少做或不做。

（5）活动中要注意适当安排短暂休息，运动前后要认真做好准备活动和整理活动。老年人锻炼时，气氛应轻松、愉快和活跃。老年人不宜过多参加比赛，更不要勉强参加比赛去争名次。

（6）老年人参加体育锻炼，应时常了解自己的脉搏频率、血压及身体健康状况，以便进行自我监督。老年人如果运动后出现头痛、头晕、胸闷、心悸不适、食欲减退、睡眠不佳及明显疲乏、厌练等现象则说明运动负荷过大，应及时调整锻炼内容、运动负荷或暂停锻炼。美国运动医学会（1990年）推荐，老年运动强度阈值是60%的最大心率（50%摄氧量），其适应心率为110～130次/min，每周3次，每次20～30min。老年人运动时，也可用运动后即刻脉搏变化和恢复时间来控制运动负荷。一般运动后即刻脉搏以不超过110次/min为适宜，老年人的适宜运动负荷也可用：170−年龄=运动心率，这个公式来掌握。运动后5～10min内脉搏恢复到安静时水平较为合适。

（7）遇有感冒或其他疾病，身体过度疲劳时，不要勉强，应暂停锻炼，并及时进行治疗或休息。老年人在体育锻炼期间应定期进行体格检查。

第四节　运动训练医务监督

一、自我监督

运动训练和比赛期医务监督的任务，是保障运动员能在不致伤、致病的前提下，在全面发展身体的基础上，最大限度地发挥运动效能。运动训练和比赛期医务监督的首要前提，是自始至终加强运动员的自我监督。

自我监督是运动员在训练和比赛期间采用自我观察和检查的方法，它既是体格检查的重要补充，也是间接评定运动负荷大小、预防运动性伤病及早期发现过度训练的有效措施。自我监督包括主观感觉和客观检查两个方面。

自我监督结果，记录于表1-4中。女子还应填写月经卡。

表1-4 自我监督表

主观感觉	精神状态	良好	一般	不好	
	运动心情	渴望训练	愿意训练	不愿训练	
	不良感觉	肌肉酸痛、心悸、头晕、头痛、其他			
	睡眠	良好	一般	不好	
	食欲	良好	一般	不好	厌食
	排汗量	较多	一般	不好	盗汗
客观检查	脉搏	次/min	规律	不规律	
	体重	kg			
	运动成绩	良好	一般	不良	
	背力	kg			
	握力	kg			
	肺活量	mL			
	呼吸频率	次/min			

二、运动员身体功能状况评定

一般进行功能评定常用的指标如下。

（一）脉搏（心率）

脉搏反映了人整体的功能状况水平，也可能单纯反映心脏功能，是最常用的指标。

1. 基础脉搏

清晨起床前的安静脉搏为基础脉搏，也称“晨脉”，它是了解功能状况和训练水平的实用指标。一般来说，基础脉搏较为稳定。脉搏越低，功能状况越好。如果基础脉搏比平时高出12次/min以上，表明身体功能状况不良或训练负荷过大，机体尚未恢复。

2. 运动后脉搏

如果运动后即刻脉搏比以前测得的减少，而运动的成绩提高了，说明训练中运动负荷安排是适宜的；如果脉搏比以前增加，成绩下降，则可能是训练安排不当，运动量过大或者是身体健康情况不佳。

（二）血压

正常情况下，清晨血压比较稳定。如果发现清晨血压较平时增高20%，或经常在12/19kPa（90/140mmHg）以上，可能是运动负荷过大影响引起，但应注意排除高血压病。

（三）其他心血管功能

定期进行心血管功能检查。适宜大运动负荷训练后，身体功能水平应当提高。如果发现功能水平下降，并伴有其他不良征象，应考虑运动负荷或健康原因。如果经过训练功能水平无变化，则应考虑运动负荷大小或其他原因。

（四）血红蛋白

在正常情况下，当身体功能状况良好时，血红蛋白亦处于正常水平。若运动员负荷过大或身体功能状况不良或食物中供给铁质和蛋白质不足时，血红蛋白可下降，出现运动性贫血。

（五）尿蛋白

运动员训练后，尿中可出现蛋白，称为运动性尿蛋白。当运动负荷增大而身体尚未能适应时，尿蛋白可能增加。运动性蛋白尿经适当的休息就可以消失，如训练的第二天清晨尿蛋白仍较高，说明训练负荷太大或身体功能不良，应及时调整训练量。

（六）体重

运动员在运动负荷训练或激烈的比赛后，因体内水分的大量丧失，可以有一时性的体重下降，但1～2天后就能恢复正常。如体重持续下降，并伴有其他异常征象，可能是早期过度训练或患慢性消耗性疾病，如慢性胃肠病、肺结核或营养不良等。儿童少年的体重如长期不增长，甚至下降，是健康状况不良的表现，应查明原因。

（七）心电图

当运动员运动负荷过大或自身体功能状况不良时，心电图中可能出现“早搏”增加、心肌缺血等症状。

（八）不良感觉

在剧烈运动或比赛后，由于机体疲劳，多数人都有肌肉酸痛、四肢无力等不良感觉，这是正常的生理现象，经过适当休息后，这些现象会很快消失。但是，在运动中或运动后，除了出现上述现象外，还有头痛、头晕、气喘、胸痛或其他部位的疼痛时，则表示运动负荷过大或健康状况不良。

三、运动卫生

1.遵循运动训练的卫生原则

运动训练的项目、内容以及训练方法和手段，应符合学生的性别、年龄特点，符合运动员的生理和心理特点。运动训练要讲求全面性、系统性并区别对待。注意身体的全面训练，以促进身体健康，提高生理功能水平，为将来取得良好成绩打下稳固的基础，切忌急功近利和拔苗助长。

2.合理安排训练负荷

儿童少年正处于生长发育阶段，机体新陈代谢过程旺盛。在训练过程中，虽有接受较大运动负荷的能力，但由于心血管系统和呼吸系统功能发育尚不完善，故容易出现疲劳。因此，训练时增加运动负荷量和运动强度时，应循序渐进、逐步提高，否则长时间和大强度的运动训练会给儿童少年的机体带来不良影响，造成过度训练或局部劳损。

3.预防运动性伤病

运动训练中要重视对运动员的教育，加强运动场地设备的安全检查，尽可能减少或避免伤害事故的发生。训练中除了重点预防急性损伤，还要注意预防骨关节肌腱的劳损。

4.加强对女运动员的卫生指导

训练要照顾到已来月经女生的生理特点，尤其是月经初潮不久的女生，月经期训练要减小运动负荷和运动强度，并避免做剧烈的或震动大的跑跳动作以及使腹内压明显增高的动作。

【复习思考题】

1.高温对人体从事运动会有哪些影响？

2.高原缺氧环境对运动会产生哪些影响？

3.试述田径场和游泳馆的卫生要求。

4.人体需要的营养素分为几类?

5.举例说明蛋白质的互补作用。

6.何谓维生素?维生素是如何分类的?每类包括哪些维生素?

7.造成维生素缺乏的主要原因有哪些?补充措施有哪些?

8.各种无机盐有哪些主要生理功能?

9.水的主要生理作用是什么?

10.膳食纤维的主要生理作用是什么?

11.具有抗氧化作用的营养素有哪些?其有哪些抗氧化作用?

12.与免疫功能关系密切的营养素有哪些?它们的缺乏对免疫功能有什么影响?

13.运动中补糖的意义是什么?补糖的方法有哪些?

14.运动和脂肪、蛋白质的关系是什么?

15.运动与维生素的关系是什么?

16.运动与矿物质的关系是什么?

17.运动性脱水的预防原则主要有哪些?

18.根据儿童少年运动、心血管、呼吸和神经系统的各自发育特点,在体育教学和训练中应注意哪些体育卫生要求?

19.女子的一般体育卫生要求有哪些?

20.女子月经期的体育卫生要求有哪些?

21.中年人体育锻炼应注意哪些卫生要求?

22.老年人体育锻炼应注意哪些卫生要求?

23.试述自我监督中的主观感觉指标和评定标准。

24.运动医务监督最常用的指标有哪些?

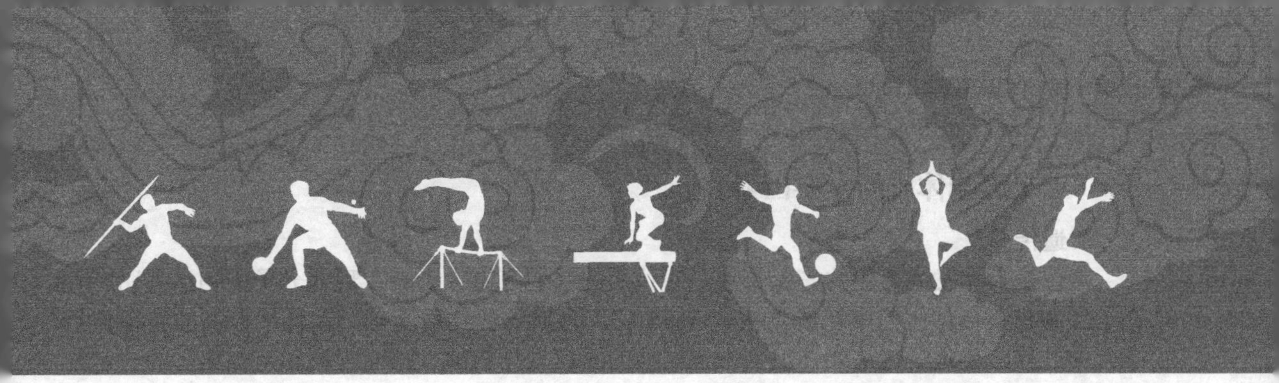

第二章 体质测试与评价

【学习目标及要求】

1. 了解体质的意义。
2. 掌握体质测量的指标。
3. 了解国民体质评价体系的建立及其意义。
4. 了解体质综合评价标准的制定步骤。
5. 学会身体形态指标、生理功能指标、运动素质指标的测试方法。
6. 学会测量身高、体重和肢体长度的方法，了解这些指标与身体发育和运动能力的关系。
7. 学会解释腰臀比、身体质量指数、台阶指数的含义。
8. 学会台阶试验的评价方法。
9. 了解肺活量、胸围和呼吸差之间的关系。
10. 熟悉并掌握健康的概念、健康的标准及影响健康诸因素。

第一节 体质概述

一、体质的意义

体质是指人体的质量，它是在遗传与变异基础上表现出来的人体形态结构、生理功能和心理因素综合的、相对稳定的特征。

（一）理想体质

理想体质是指人体具有的良好质量，它是在遗传潜力充分发挥的基础上，经过后天的努力，达到人体形态结构、生理功能、心理智力以及对内外环境适应能力全面发展的、相对良好的状态。达到理想体质是我们追求的目标，它的主要标志是：

（1）生活健康，主要脏器无疾病；

（2）身体发育良好，体格健壮，体型匀称，体姿正确；

（3）心血管、呼吸与运动系统具有良好的功能；

（4）有较强的运动与劳动等身体活动能力；

（5）心理发育健全，情绪乐观，意志坚强，有较强的抗干扰、抗不良刺激的能力；

（6）对自然和社会环境有较强的适应力。

（二）影响体质的主要因素

1. 遗传

遗传是人体发展变化的先天条件，对体质的强弱有重大影响。现代分子生物学证明，存在于细胞核染色体中的脱氧核糖核酸（DNA），是遗传的物质基础。亲代把自己的特征传给子代的过程，就是子代从亲体得到一定结构的脱氧核糖核酸，从而得到和亲代相同的一定的遗传性状。人体的形态、结构、相貌、肤色等，受遗传的影响，这是众所周知的。人体有氧代谢能力和最大摄氧量的最大值，在很大程度上取决于遗传。还有些身体素质（如速度）和运动能力，与遗传也有密切的联系。这些事实说明，人的体质是受遗传影响的。

但是，遗传对体质的影响，只是提供了可能性，而体质强弱的现实性，则有赖于后天的环境条件。

2. 营养

在后天的环境中，影响体质强弱的因素很多，例如：物质生活条件、劳动条件、社会环境、风俗习惯、生态平衡和气候等。其中，营养状况是影响体质强弱的基本要素。特别是在青少年儿童生长发育阶段，适当的营养，对大脑及其他器官、系统的发育有重要影响。

3. 身体锻炼

人体形态、功能的发育，运动能力的提高，适应环境和抵抗疾病能力的增强，都是有很大潜力的。通过科学的身体锻炼，其潜力可以充分发挥，从而增强体质，减少疾病，提高工作效率，以至延年益寿。古今中外许多学者大量的研究成果，证实了身体锻炼对增强体质的显著效果。

二、体质测量的指标

体质是由多方面因素决定的，因此测量和评价体质应是综合的、多指标的。

（一）体质测量指标的选择

要选择适宜的体质测量指标，必须遵循以下基本要求。

（1）测量指标需具备较好的可靠性、有效性和客观性，能较全面、准确地反映每个个体的体质基本状况。

（2）测量指标应适合受试者的能力，要既能反映年龄、性别特征，又使之趋于一致且具有可比性，以便进行纵向追踪和横向比较研究。

（3）测量指标应能被准确测定，并可用一定的计量单位做定量描述，便于记录和统计。

（4）测量指标的选择应符合国情，同时也尽可能选用国际上通用的指标，以利于研究和比较。

（5）测量指标要少而精，测试要简易可行。

（二）常用的体质测量指标（表2–1）

表2-1 常用的体质测量指标

常用指标	形态指标	功能指标	身体素质指标
一般体质测量指标	身高、体重，体格总体水平	肺功能：肺活量 心血管功能：安静时脉搏	速度：50m跑 耐力：1500m跑（男）和800m跑（女） 爆发力：立定跳远力量：引体向上（男）和屈臂悬垂计时（女） 灵敏性：10m×4往返跑 柔韧性：立位体前屈

续表

常用指标	形态指标	功能指标	身体素质指标
国家学生体质健康标准（2014年修订）	体重指数（BMI）＝体重（千克）/身高^2（m^2）	肺活量	速度：50m跑 耐力：1000m跑（男）和800m跑（女） 爆发力：立定跳远 力量：引体向上（男）和1min仰卧起坐（女）

从表2-1所示的几组综合评价指标的结构和内容看，几组指标中皆未能包括反映心理发育水平和对内外环境适应能力的指标，这是因为，目前对这两类指标尚无有效的定量分析方法。另外，综合评价指标中各类指标数量不等，素质指标适当多些，这反映了一种合理的、积极的评价观念。因为许多研究结果表明：人的身体素质和运动能力与体质强弱密切相关。

第二节　体质测量的评价体系

一、国民体质评价体系简介

改革开放以来，党和政府十分关心我国国民体质的增强。在《中华人民共和国体育法》第二章第十一条中指出："国家推行全民健身计划，实施体育锻炼标准，进行体质监测。"1995年6月国务院批准颁布的《全民健身计划纲要》中也明确指出："实施体质测定制度，制定体质测定标准。"

体育部门、教育部门、卫生部门曾多次有计划地组织过对我国学生和国民的体质调查，如1979年、1985年、1991年、1995年和2000年的学生体质与健康状况调查，2000年、2004年、2006年、2009年的"中国健康调查报告"等。

二、国民体质监测系统建立的意义

开展国民体质监测工作是我国体育事业发展进程中的一件大事，体现了时代发展的客观要求，对提高中华民族的体质和健康水平，具有重要的现实意义。其主要意义具体体现在以下几个方面。

（1）为增强国民体质及民族的优生、优育、优教提供科学依据，它是关系子孙后代身体健康，"功在当代，利在千秋"的百年大计。

（2）通过对国民体质的科学监测、评价与反馈，有利于提高全民健身和锻炼的自觉性和积极性，可以更有效地提高国民的身体素质和社会生产力，为社会的可持续发展提供可靠的人力资源保障。

（3）为政府有关部门（工业、农业、国防、体育、教育、卫生和计划生育等）的决策提供科学依据，并为国家统计局提供有关体育事业发展的数据。

（4）为国民经济有关行业（如轻工、服装、人身保险和医疗保健等）及各社会发展和国民体质研究领域提供有重要参考价值的基础数据。

（5）为检查《全民健身计划纲要》实施效果及对其进行宏观管理提供有效的方法及技术保障。

三、国民体质监测系统的建立

（一）中国国民体质监测的指标体系

我国建立了学龄前儿童、儿童青少年、成年和老年四个不同人群体质监测网点的布局，并且建立了体质监测的量化评价指标体系和评价方法，制定了单项和综合评价标准（表2-2、表2-3）。具体的评价标准分性别、分人群、分年龄、分指标制定。

表2-2 我国国民体质监测对象的组成和基本特征

研究对象类型	性别	年龄范围/岁	备注
学龄儿童组（幼儿组）	男、女	3～6	
儿童青少年组（学生组）	男、女	7～18	
成年组	男 女	19～59 19～54	（含19～22岁在校大学生）
老年组	男 女	60岁以上 55岁以上	

注：表中数据摘自中国国民体质监测系统的研究.北京：北京体育大学出版社。

表2-3 我国国民体质监测系统指标体系

年龄与分组	形态指标	功能指标	身体素质和运动能力
学龄前儿童组	身高、体重、坐高、胸围。 皮褶厚度：腹部、上臂部、肩胛部	安静心率	坐位体前屈、立定跳远、10m往返跑、走平衡木、小球掷远、双腿连续跳
儿童青少年组（学生）	身高、体重、坐高、胸围。 皮褶厚度：腹部、上臂部、肩胛部	血压 肺活量 台阶试验	50m跑、立定跳远、引体向上（男）、斜身引体（男）、一分钟仰卧起坐（女）、1000m跑、500m跑、50m×8往返跑、立位体前屈
成年组	身高、体重、坐高、胸围。 皮褶厚度：腹部、上臂部、肩胛部	肺活量 坐站试验 血压	握力、坐位体前屈、原地纵跳、10m×4往返跑、俯卧撑（男）、一分钟仰卧起坐（女）、闭眼单足站立及选择反应时
老年组	身高、体重、坐高、胸围。 皮褶厚度：腹部、上臂部、肩胛部	肺活量 坐站试验 血压	握力 手眼协调性测试——“移动罐头” 肩关节灵活性测试——“模背试验”
国民体质监测指标（1999年成年人）	身高、体重、腰围、臀围。 皮褶厚度	肺功能：肺活量 心血管功能：台阶试验、血压	力量：握力、原地纵跳、仰卧起坐（男）、1min仰卧起坐（女） 柔韧性：坐位体前屈 灵敏性：10m×4往返跑 平衡性：闭眼单足站立 反应速度：选择反应时

注：表中数据摘自中国国民体质监测系统的研究.北京：北京体育大学出版社。

社会体育工作者在平时工作中可以利用这些监测指标对指导对象的体质进行监测，并利用全国国民体质的综合评价标准进行评价，为了解指导对象的体质状况和检验增强体质的效果提供依据。

（二）中国国民体质监测的网络结构

1. 国家体育总局宏观管理

国家体育总局成立中国国民体质监测工作领导小组，群体司作为政府职能部门负责监测工作的宏观管理。在国家体育总局科研所建立国民体质监测中心，负责监测工作的业务管理。

2. 省级国民体质监测中心建立

北京、天津、山西、辽宁、吉林、上海、浙江、福建、山东、河南、湖北、广东、云南、陕西、甘肃、青海、宁夏、重庆18个（区、市）政府体育行政部门，在体育科研或教学单位建立省（区、市）级国民体质监测中心，该中心拥有掌握相关学科知识的专业人员，其中一人具有副高级以上职称，配备必要的体质监测器材和办公仪器，具备体质检测和一定的数据处理能力，承担以下任务。

（1）协助省（区、市）政府体育行政部门建立本省（区、市）国民体质监测网络，管理和指导本省（区、市）国民体质监测工作。

（2）培训本省（区、市）国民体质监测工作人员。

（3）验收、汇总各地、市（直辖市为区、县，下同）国民体质监测中心报送的数据磁盘，在确保数据准确的基础上，将汇总的数据磁盘报送国家国民体质监测中心。

（4）研究、分析本省（区、市）的国民体质监测数据，撰写本省（区、市）国民体质监测报告。

3.地市级国民体质监测中心的建立

每个省（区、市）选择3～6个地、市作为监测片，每个监测片在体育科研或教学单位建立一个地、市（区）级国民监测中心，该中心要拥有掌握相关学科知识的专业人员，配备必要的体质监测器材和办公仪器，承担以下任务。

（1）确定国民体质监测点并建立监测站，指导本地、市国民体质监测工作。

（2）培训本地、市国民体质监测工作人员。

（3）验收、汇总体质监测站报送的体质监测卡片，并将数据录入磁盘，报送本省（区、市）国民体质监测中心。

（4）研究、分析本地、市的国民体质监测数据。

4.监测点的建立

每个监测片根据省（区、市）国民体质监测中心分配的监测对象的类别，确定具备条件的单位作为监测点，在其所属的工会、体协、医务等部门共同组织与配合下，建立国民体质监测站，对本单位人员进行体质检测，向本地、市国民体质监测中心报送体质监测卡片。体质监测站必须具备以下6个条件。

（1）能够长期承担国民体质监测任务，未经国家国民体质监测中心批准，不得撤销。

（2）不同性别各年龄段样本量比较齐全。

（3）拥有6名以上经培训合格的检测员，掌握检测指标的检测技能。

（4）拥有相对固定、符合检测指标要求的检测场地。

（5）配备国家体育总局体育器材设备审定委员会审定合格的体质检测器材。

（6）体质检测工作中要有医务人员进行现场医务监督。

以上布局构成中国国民体质监测的四级网络，以体质监测任务为中心，通过监测工作使各级监测网络有机地联系并运转起来。

四、体质综合评价标准的制定步骤

体质综合评价的核心是制定出体质综合评价标准，然后将个体体质数据对照该标准即可进行评价。

制定体质综合评价标准的具体步骤如下。

（1）采用数理统计方法或专家调查法筛选测量指标并确定各指标“权重”系数。

（2）抽取大样本，通过测量获取各个指标的原始数据资料。

（3）制定各单项指标评分表，并按确定的权重系数进行加权（将权重系数隐含在分数中）。

（4）将样本中每个个体各项指标实测值按单项评分表评分，并累加成总分。

（5）对样本总分分布进行正态检验，同时计算总分的平均数。

（6）用离差法或百分位数法制定体质总分的五级综合评价标准（差、较差、一般、较好、良好）。

例如：1985年全国学生体质评价中，以体重/身高×1000、肺活量/体重、50m跑、立定跳远、引体向上、1000m跑为单项指标制定的男生体质综合评价标准见表2-4。

表2-4 中国学生综合体质评价标准（男生）

上等	中上等	中等	中下等	下等
77以上	72.9～76.9	66.7～72.8	63.1～66.6	63以下

注：表中数据摘自中国学生体质与健康研究.北京：人民教育出版社，1985。

第三节 体质测试项目指标介绍

本节仅以中国成年人体质测定标准为例，进行简要介绍。

一、身体形态指标的测试

1.身高

身高是反映人体骨骼生长发育和人体纵向高度的主要形态指标。

通过与体重、其他肢体长度、围度、宽度指标的比例关系，可以反映人体匀称度和体形特点。此外，在计算身体质量指数、评价体格特征、运动素质能力、运动员选材方面，也有较重要的应用价值和实际意义。

2.体重

体重是反映人体横向生长和围、宽、厚度及重量的整体指标。它不仅能反映人体骨骼、肌肉、皮下脂肪及内脏器官的发育状况和人体充实度，而且可以间接地反映人体营养状况。

一般人的体重与身高有一个大体上的比例，我国男女标准体重的计算公式如下。

标准体重（kg）=身高（cm）−100（105或110）

身高在165cm以下者减100；身高在166～176cm者减105；身高在176～185cm或以上者减110。标准体重±10%均为正常，超过10%～19%为超重，超过20%为肥胖。目前此方法已不常用了。

身体质量指数测定：目前广泛应用的体重判断标准是计算身体质量指数（body mass index，BMI）。计算公式为：

BMI=实际体重（kg）/身高（m）^{2}

1998年WHO发布了对成年人的BMI分级标准。1999年针对亚洲人的特点又发布了《对亚太地区肥胖及其治疗的重新定义》。我国肥胖工作组也提出了中国人肥胖症诊断标准的建议。具体标准见表2-5、表2-6。

表2-5 WHO根据BMI对体重的分级以及对伴发病危险性的评估

分级	BMI（kg/m^2）		伴发病的危险性
	适用于西方国家	适用于亚太地区	
正常范围	18.5～24.9	18.5～22.9	平均水平
超重	25.0～29.9	23.0～24.9	上升
Ⅰ度肥胖	30.0～34.9	25.0～29.9	中等
Ⅱ度肥胖	35.0～39.9	≥30.0	严重
Ⅲ度肥胖	≥40.0		极为严重

注：表中数据摘自李红梅.肥胖的诊断和治疗.中国临床医生，2003，31（3）：2。

表2-6　中国肥胖工作组关于体重诊断的建议

分级	BMI（kg/m^2）	共患病危险度
正常范围	18.5 ～ 23.9	平均水平
超重	24.0 ～ 27.9	增高
肥胖	≥28.0	严重增高

注：表中数据摘自李红梅.肥胖的诊断和治疗.中国临床医生，2003，31（3）：2。

利用身体质量指数（BMI）衡量人体肥胖程度，其特点是简便、实用、易于掌握、与肥胖有很强的相关性、受身高的影响较小。该方法的局限性在于不能反映局部体脂的分布情况，此方法对于肌肉特别发达（如举重运动员、重体力劳动者）或水肿的人不适用。

3.胸围

胸围是指人胸廓的最大围度，表示胸廓的大小和胸部肌肉的发育状况，是人体宽度和厚度最有代表性的指标，一定程度上反映了身体形态和呼吸器官的发育状况。另外，还可以配合如体重、身高等指标，作为评价身体形态的指数指标。

4.腰围

在一定程度上反映了腹部皮下脂肪厚度和营养状态，是间接反映人体脂肪状态的简易指标，配合体脂百分率还可以间接评价体内脂肪的分布情况。

5.臀围

臀围的大小可以反映人体体型特点，同时，保持臀围和腰围的适当比例关系，对成年人的体质状况和健康水平以及寿命有着重要意义。

腰臀比测定：是预测一个人是否肥胖及是否面临患心脏病风险的较佳方法，比普遍使用的测量身体质量指数的方法还要准确。

计算公式为：腰臀比=腰围（cm）/臀围（cm）

理想的腰臀比例为：女性，在0.67 ～ 0.80；男性，在0.85 ～ 0.95。

6.肩宽

反映人上体骨架的发育状况及肩部肌肉的发达程度和营养状况，在评价身体形态和运动员选材上有着重要意义。

7.四肢围度

反映四肢肌肉、骨骼的生长发育状况，配合肌肉收缩和放松时的围度差，可反映四肢肌肉收缩能力和脂肪在四肢皮下的分布情况；配合四肢的力量情况，可反映四肢肌肉的相对力量。

二、生理功能指标的测试

1.安静脉搏

脉搏直接反映心率数值，即每分钟心脏搏动的次数。正常人安静状态下心率在60 ～ 100次/min。在成年人中，女性心率比男性稍快。脉搏是了解人体心血管系统功能的简易可行的指标，对早期发现人体心血管疾病具有一定的现实意义。

2.安静血压

血压是指心脏收缩时血液流经动脉管腔内对管壁产生的侧压力，是心室射血和外周阻力共同作用的结果。正常的血压范围是：舒张压60 ～ 90mmHg，收缩压90 ～ 120mmHg。

一般说收缩压主要反映心脏每搏输出量的大小，舒张压主要反映外周阻力的大小，而脉压差则反映动脉管壁的弹性。为此，血压的测试是检查和评价血管系统功能的重要指标，是评价成年人体质状况和衡量健康水平的一个重要指标。

3. 肺活量

肺活量反映了肺一次通气的最大能力，是肺通气功能的简易指标。它的大小反映了肺的容积和肺的扩张能力包括胸廓的扩张能力，可以间接反映人体的换气能力和运动潜能，是人体生长发育水平和体质状况的一项常用功能指标。

4. 台阶试验

台阶试验又称哈佛台阶试验（Harvard step test），是一种简易的评价心血管系统功能的定量负荷实验，同时测试人的耐力水平。通过测试人进行定量的负荷后心率的恢复情况，来对人的心血管系统进行简单的评价。

哈佛台阶试验测试时要求受试者以30次/min在固定高度的台阶上上下，持续运动5min。负荷后测定第2min、3min、5min的前30s脉搏数，然后按下列公式求得台阶指数：

$$台阶指数=\frac{运动时间（s）\times 100}{2\times 3次30s脉搏数之和}$$

受试者可根据实际完成的运动持续时间，从哈佛台阶试验指数表（表2-7）查得指数值。

台阶指数的评定标准为：哈佛指数＜55差，哈佛指数介于55～64为中下，哈佛指数介于65～79为中上，哈佛指数介于80～90为良，哈佛指数＞90为优。

表2-7 哈佛台阶试验指数表

实际运动持续时间	运动后第2min前30s不同脉搏数的指数										
	40～44	45～49	50～54	55～59	60～64	65～69	70～74	75～79	80～84	85～89	90～94
0～29s	5	5	5	5	5	5	5	5	5	5	5
30～59s	20	15	15	15	15	10	10	10	10	10	10
1min～1min29s	30	30	25	25	20	20	20	20	15	15	15
1min30s～1min59s	45	40	40	35	30	30	25	25	25	20	20
2min～2min29s	60	50	45	45	40	35	35	30	30	30	25
2min30s～2min59s	70	65	60	55	50	45	40	40	35	35	35
3min～3min29s	85	75	70	60	55	55	50	45	45	40	40
3min30s～3min59s	100	85	80	70	65	60	55	55	50	45	45
4min～4min29s	110	100	90	80	75	70	65	60	55	55	50
4min30s～4min59s	125	110	100	90	85	75	70	65	60	60	55
5min	130	115	105	95	90	80	75	70	65	65	60

注：表中数据摘自张钧主编.体育康复学.桂林：广西师范大学出版社，2005。

三、运动素质指标的测试

1. 坐位体前屈

坐位体前屈主要测试静止状态下躯干、腰、髋等关节可能达到的活动幅度，反映这些部位关节、韧带和肌肉的伸展性和弹性。

2. 握力

握力主要测试前臂及手部肌肉的绝对力量。

3. 纵跳

主要通过纵跳高度的测试，反映下肢的弹跳力、爆发力，另外，对人体上下肢和腰腹部的协同用力情况也有一定的评价作用。

4. 闭眼单足立

主要用于检查在没有视觉的帮助下，靠本体感受器维持人体平衡的能力，也可以评价位置感觉、视觉和本体感觉之间的协调能力、本体感受神经出现疲劳的快慢。

5. 俯卧撑

主要测试人体上臂、肩带、胸部肌肉的力量。由于在做的过程中人的躯干始终保持一直线，因此可以间接反映人体腰腹部肌肉持续收缩的耐力水平。

6. 一分钟仰卧起坐

主要反映受试者腰腹部肌群力量，包括爆发力和耐力水平。

7. 选择反应时

测试和评价受试者的简单反应和综合反应能力。反映人体从视觉上获得信息、传回大脑，经过综合处理后传到肌肉、由肌肉作出最后反应所需要的时间，可评价人体神经传导速度的快慢及大脑处理信息的快慢。

8. 10m × 4 往返跑

主要测试人体移动的速度和灵敏性。反映人体快速起动，快速停止并转身再起动的能力，评价人体神经系统的反应能力和协调能力，下肢肌肉的爆发力。

值得提出的是，国家学生体质健康标准（2014年修订）要求，身体素质测试应包括50m跑（min、s）、立定跳远（cm）、男生引体向上（次数）、女生1min仰卧起坐（次数）。在大学男生1000m跑和女生800m跑时，都要做以下几种记录，即记录跑前安静时的心率、跑前准备活动结束时心率和跑后即刻、跑后1min、2min、3min、5min、7min、9min的心率，以监测该学生的心脏功能。

第四节　现代健康观

一、健康的概念

“健康”的英文health源于英国盎格鲁-撒克逊族的词汇，其主要含义是安全的、完善的、结实的。

健康的概念具有动态特征，受一定历史阶段的生产力、生产关系、科技水平和哲学思想的影响。从历史发展过程来看，健康概念的沿革可分为以下几个阶段。

远古时代，由于受本体疾病观的影响，认为健康是由鬼神主宰的，即人的健康是由鬼神决定的，人类无力抗争，特别是传染病的几次大流行更加剧了人们的这种认识。这种健康概念既忽视了人的自然性因素，又看不到其社会性因素。

19世纪末，自然科学疾病观形成雏形，认为疾病是由单一的病原微生物引起的，这个时代认为健康就是保持病原微生物、人体和环境（自然环境）三者之间的生态平衡，这种健康概念只涵盖了自然因素，忽视了疾病的多元病因。

20世纪初，随着医学的进一步发展、心理学的日趋成熟和社会生态学观点的提出，人们认识到疾病病因的复杂性（生物因素、遗传因素、后天获得性、心理因素等），特别是认识到社会环境对健康的影响，从而使健康的概念延伸到社会因素、心理因素和个人行为，逐步形成了综合性协调发展的健康概念。

1948年世界卫生组织（WHO）在其宪章中给健康下了一个定义：“健康不仅仅是没有疾病和衰弱的状态，而是一种在身体上、精神上和社会上的完好状态。”

1968年世界卫生组织进一步明确健康即是“身体精神良好，具有社会幸福感”，更加强调了人的社会属性。

1978年世界卫生组织在《阿拉木图宣言》中提出“健康是基本人权，达到尽可能的健康是全世界一项重要的社会性指标”。从这一点可以看出，健康是人的发展的基本目标。

1989年WHO又提出“身体健康、心理健康、道德健康、社会适应良好”四个方面的健康标准。

二、健康的特点

世界卫生组织的健康定义得到人们的普遍认可，与以往的健康观相比有以下特点：

（1）它指向健康而不是指向疾病，其内涵扩大了；

（2）它涉及人类生命的生物、心理和社会三个基本侧面，突破了医学的界限，医学研究的范围不能涵盖人类所有的健康问题，健康目标的实现需要人类知识的融合（自然科学和社会科学）；

（3）健康不仅仅是个体健康，还包含群体健康（社会健康）；

（4）生物、心理和社会三个基本侧面形成了健康的三维立体概念，即三维健康观。

三、健康的标志与标准

（一）世界卫生组织提出了健康的10条标志

（1）精力充沛，能从容不迫地应付日常生活和工作。

（2）处事乐观，态度积极，乐于承担任务不挑剔。

（3）善于休息，睡眠良好。

（4）应变能力强，能适应各种环境的变化。

（5）对一般感冒和传染病有抵抗力。

（6）体重适当，体态匀称，头、臂、臀比例协调。

（7）眼睛明亮，反应敏锐，眼睑不发炎。

（8）牙齿清洁，无缺损，无疼痛，牙龈颜色正常，无出血。

（9）头发光洁，无头屑。

（10）肌肉、皮肤富弹性，走路轻松。

其中（1）、（2）、（4）的界定都是不确定的，受主观、客观、自然和社会等条件的影响，机体健康的阈值指标比较容易确定，心理和社会健康的阈值由于受主观性和政治、经济、文化环境因素的影响，非常难于确定。健康与非健康的定性测定相对较容易，但定量测定较难。

（二）世界卫生组织提出了人类新的健康标准

这一标准包括机体健康和精神健康两部分，具体可用“五快”（机体健康）和“三良好”（精神健康）来衡量。

1.“五快”

（1）吃得快　进餐时，有良好的食欲，不挑剔食物，并能很快吃完一顿饭。

（2）便得快　一旦有便意，能很快排泄完大小便，而且感觉良好。

（3）睡得快　有睡意，上床后能很快入睡，且睡得好，醒后头脑清醒，精神饱满。

（4）说得快　思维敏捷，口齿伶俐。

（5）走得快　行走自如，步履轻盈。

2.“三良好”

（1）良好的个性人格　情绪稳定，性格温和；意志坚强，感情丰富；胸怀坦荡，豁达乐观。

（2）良好的处世能力　观察问题客观现实，具有较好的自控能力，能适应复杂的社会环境。

（3）良好的人际关系　助人为乐，与人为善，对人际关系充满热情。

四、健康的分类

按照不同的角度可以把健康进行分类，以便于科学研究和实践。

（一）身体健康、心理健康和社会适应健康

1.身体健康

身体健康是指人体各器官组织结构完整，发育正常，功能良好，生理生化指标正常，没有检查出疾病或身体不处于虚弱状态。身体健康包含了两个方面的含义：一是主要脏器无疾病，身体形态发育良好，体型匀称，人体各系统具有良好的生理功能，有较强的身体活动能力和劳动工作能力，这是身体健康的最基本的要求；二是对疾病的抵抗能力，即维持健康的能力。

2.心理健康

第三届国际心理卫生大会认为："心理健康是指在身体上、智能上、情感上与他人的心理健康不相矛盾的范围内，将个人心境发展成最佳状态。"世界卫生组织具体指出心理健康的标志为：身体、智力、情绪调和；适应环境，人际关系中彼此能谦让；有幸福感；在工作和职业中，能充分发挥自己的能力，过着有效率的生活。可见，心理健康并不仅仅是指没有心理疾病，更重要的是指一种积极的、适应良好的、能充分发展其身心潜能的丰富状态。

3.社会适应健康

社会适应健康是指人们的社会行为和社会适应方面的健康。可以从5个方面的作用和活动类型来定义：

（1）与家庭与亲属的关系　与家庭成员的接触、参与家庭活动的数量和热情、与家庭成员及亲属的亲密程度、性爱的程度等都是社会安宁的重要组成部分。

（2）工作与学习　完成本职工作和学习的积极性和主动性，完成的能力和水平，从工作中和求得知识中得到满足的程度，与同事、同学相互关照的程度等。

（3）和熟人、朋友之间的活动、交往的程度　这一程度包括是否可以达到暴露亲密的感情、坦白自己的秘密和隐私、寻求援助、交流思想、共同完成日常事务等。

（4）社团活动　参加或从属各种社会的体育娱乐俱乐部、协会、社会组织、宗教团体、政治和公民组织等。

（5）其他社会活动　参加体育活动、舞蹈、游戏、戏剧仪式、礼仪活动、音乐演奏活动和到动物园、美术馆、博物馆等。

（二）个体健康和人群健康

从微观和宏观角度可以将健康分为个体健康和人群健康。

个体健康是指个人的综合健康状况，个体健康是评价个人生存质量的最基本指标。人群健康是指不同地域或不同特征的人群的整体健康状况，人群健康对制定健康政策、评定国家或地区的健康状况和健康服务非常重要。人群健康是以个体健康为基础的，个体健康的提高能促进整体健康的水平。

（三）第一状态、第二状态和第三状态

根据健康评估的综合判断将健康分为第一状态（健康状态）、第二状态（疾病状态）和第三状态（亚健康状态）。目前，流行于世界的健康评估法是一种名为"MDI健康评估"的方法。它具体是通过逐一检测对人类健康危害最大的疾病，世界卫生组织（WHO）将其依

次排列为对心脑血管疾病监测及脑卒中预报、恶性肿瘤征象提示、脏器病变提示、血液及过敏性疾病提示、体内污染测定、内分泌系统检查、肢体损伤探测、服药效果探测等项目，根据被测人实际检测项逐项打分，最终得出总评分。

MDI健康评估的满分为100分。对应于WHO对健康的定义，通过世界性普查得出的结果是：85分以上为第一状态（健康状态）；70分以下为第二状态（疾病状态）；70～85分为第三状态（亚健康状态）。

全世界的普查结果显示，健康评估分值在85分以上的第一状态人约为5%，70分以下患者约为20%，第三状态者则为70%以上。

亚健康状态已成为21世纪的研究热点，亚健康状态的内涵、成因和防治策略的研究成果都将丰富人类健康概念的内涵，也是健康内含研究的重点。

五、影响健康的因素

影响人类健康的因素非常多。1974年，加拿大Mac Lalonde用更为广泛的“健康领域概念”替代传统认为“所有的健康改善都源自医学”的狭隘观点，提出把影响健康的众多因素归纳为4大类：人类生物学、生活方式、环境和卫生服务的获得性。这一理论的提出，使政府和非政府机构关注人们的生活和行为方式，更加注重社会、物质、经济和政治的环境因素对健康的影响。

目前人们认识到，健康的决定因素是相当复杂的，至少可以分为7大类（表2-8）。

表2-8　健康的决定因素

编号	分类	说明
1	社会经济环境	个人收入和社会地位
		社会支持网络
		教育及文化程度
		就业和工作条件
		社会环境
2	物质环境	自然环境
		人造环境
3	健康的发育状态	人生早期阶段形成的健康基础
4	个人的生活方式	吸烟、酗酒、滥用药物、不健康的饮食习惯、缺乏体育运动等不良生活方式是当今人类健康的重要威胁
5	个人的能力和支持	具有健康生活的知识、态度和行为，处理这些问题的机能，是影响健康的关键因素
6	人类生物学和遗传	健康的基本决定因素
7	卫生服务	维持和促进健康的基本保证

注：表中资料来源于傅华.现代健康促进理论与实践.上海：复旦大学出版社，2003。

从表2-8中可以看出，健康问题已经涉及人类社会生活的方方面面，健康问题是一个社会的综合问题，从侧面可以折射出健康因素遍布于人类生存和发展的各个环节中。

【复习思考题】

1. 什么是体质？什么是理想体质？影响体质的主要因素有哪些？
2. 选择合适的体质测量指标要考虑哪些因素？
3. 简述制定体质综合评价标准的步骤。

4. 说明成年人体质测量项目中每一指标的测量意义。

5. 体脂的多少与营养和发育有何关系？怎样用简单的测量方法判断体脂的多少？

6. 学会测量身高、体重和肢体长度的方法。请谈谈这些指标与身体发育和运动能力的关系。

7. 用身高、坐高、体重、胸围等指标可以派生出哪些指数？这些指数在评价生长发育方面有何意义？

8. 按照台阶试验的方法测量自己或同学的台阶指数，判断心脏功能的优劣。

9. 用肺量计测量自己或同学的肺活量、胸围和呼吸差，讨论肺活量与胸围、呼吸差之间的关系。

10. 最大吸氧量的高低与人体的什么运动能力关系最大？

11. 在现代社会如何理解健康的概念？

12. 健康的标准是什么？

13. 影响健康的因素有哪些？

第三章　运动性疲劳

【学习目标及要求】

1. 熟悉并掌握运动性疲劳的分类。
2. 了解运动性疲劳的产生机理。
3. 掌握判断运动性疲劳的简易方法。
4. 学会消除运动性疲劳的常用方法。

第一节　运动性疲劳概述

一、运动性疲劳的概念

运动性疲劳是指：在运动过程中出现了机体工作（运动）能力暂时性降低，但经过适当的休息和调整以后，可以恢复原有功能水平的一种生理现象。这是运动训练过程常见的一种生理现象。在训练过程中，运动员运动水平的提高就是一个疲劳—恢复—再疲劳—再恢复的良性过程。

如果运动性疲劳没有得到及时地恢复而使疲劳累积，就会导致过度疲劳。如果出现运动性疲劳以后，继续保持原有的运动，使疲劳加重，会导致力竭（极度疲劳），而使运动性疲劳演变成一种病理现象，从而危害健康。

二、运动性疲劳的分类

运动性疲劳可分为生理疲劳和心理疲劳两大类。生理疲劳又称为身体疲劳或肌肉疲劳，心理疲劳又称为主观疲劳或精神疲劳。生理疲劳是由于身体活动或肌肉工作而引起的疲劳，主要表现为人体活动、工作能力的下降。心理疲劳是由心理活动所造成的一种疲劳状态，主要表现为注意力不集中、记忆力减退，思维反应迟钝（其行为表现为：动作迟缓、操作不灵敏、准确性下降、动作的协调性降低等）。

运动性疲劳按整体和局部分：可分为整体疲劳和局部疲劳。整体疲劳是指全身各器官功能水平下降而导致的疲劳；局部疲劳是指局部功能水平下降而导致的疲劳。

运动性疲劳按运动方式分：可分为快速疲劳和耐力疲劳。快速疲劳是指短时间剧烈运动引起的疲劳；耐力疲劳是指运动强度虽不大，但因运动时间过长而引起的疲劳。

三、运动性疲劳的机制

运动性疲劳机制的研究一直是运动医学、运动生理学、医学、生物科学、社会学等学科共同关注的问题。

由于不同强度、不同时间、不同运动方式，产生疲劳的机制不同，因此对疲劳的机制有不同的解释。目前主要的学说如下。

1.能量耗竭

该学说认为疲劳是由运动过程中体内能源物质大量消耗且得不到及时地补充而产生的。在体内的能源物质中，三磷酸腺苷（ATP）和磷酸肌酸（CP）的储备率低于使用率时，运动就不能持久，而出现疲劳现象。疲劳时CP的下降速度较快而ATP下降的速度相对较慢。随着运动强度的增大或运动负荷的加大，随着肌糖原消耗的增加，CP下降的幅度越大。与此同时，肌肉中肌糖原的消耗也随运动强度的增加而增加，在低于最大耗氧量强度运动时，糖原首先在慢肌纤维中消耗，在3h运动终了时，慢肌纤维中糖原耗竭，而快肌纤维中尚有糖原。在超过最大耗氧强度运动时，快肌纤维中糖原消耗则更加明显，肌糖原耗竭的速度更快。

2.代谢产物堆积

该学说认为疲劳是某些产物，如乳酸、氢离子、钙离子等物质在肌组织中堆积造成的。由于乳酸的堆积，血乳酸浓度的增加可产生三大影响：一是促使运动组织局部血管扩张，血流速度加快，这一方面有利于增加氧的运输和供能，但另一方面这些物质的堆积也产生了一些消极作用，可使ATP再合成速度减慢；二是抑制糖、糖原的分解或酵解，增加肌肉中水分的含量，并可减少乳酸从肌肉中的运出；三是乳酸解离后产生的氢离子，可以引起肌肉pH值下降。氢离子可以从肌钙蛋白中置换钙离子，而阻断肌肉收缩，阻碍神经肌肉的兴奋传递，抑制脂肪酶的活性而降低脂肪氧化供能，促进疲劳的产生。力竭运动时，肌浆网（SR）摄钙（Ca^{2+}）能力下降，必将引起细胞内钙离子增加从而降低肌纤维的兴奋-收缩耦联，造成肌肉疲劳。

3.自由基学说

自由基是指“外层电子轨道含有未配对电子的基因”。在细胞内，线粒体、内质网、细胞核、质膜和胞液中都可产生自由基。

自由基因具有较强的活性，可对机体产生一定的影响。适量的自由基对机体可产生积极的作用。在正常情况下，体内自由基清除系统与其产生的自由基处于动态平衡，当体内自由基生成过多时即产生负面影响。实验证明：大强度运动所产生的过量自由基可提高体内脂质过氧化（LPO）水平，使细胞膜和线粒体膜造成多方面的损伤，从而影响氧运转和微循环的灌注，阻碍体内呼吸链产生ATP的过程，影响肌纤维收缩的能量供应及其他一系列的病理变化，从而导致疲劳的发生。

4.内环境稳定状态失调

该学说认为：机体内环境的相对稳定是组织器官保持最佳功能状态的基础和前提。通常，机体是通过神经、内分泌、呼吸、血液循环、泌尿等系统的调节，使机体内环境保持动态平衡。在长时间剧烈运动的情况下，由于组织器官某些代谢产物的堆积，可导致体内代谢性酸中毒。血液pH值下降、高渗性脱水、血压、渗透压的改变等都是疲劳的诱因，都是内环境稳定状态失调的具体表现，因此，综合地说，运动性疲劳的产生是机体内环境稳定状态失调造成的。

5.疲劳链学说

该学说认为：运动中肌肉工作能力的下降是疲劳的表现。这种现象的出现，不仅与神经肌肉疲劳控制链有关，而且也受神经-内分泌、免疫、代谢网络疲劳链的影响。这当中从大脑到肌肉存在一系列可以引发疲劳的环节，如神经冲动单位募集的降低、神经-肌肉间转换的损害、离子平衡的紊乱、肌肉兴奋性的损害、肌肉能量供应的减少及肌肉受损等，任何一个环节出问题均可促使或引发疲劳的发生。另一方面，由于长期大强度的运动而引起的神经内分泌系统功能的下降，或引起的免疫系统功能的下降和紊乱，均可引起运动性疲劳的发生和发展。

6. 中枢神经递质失衡

正常情况下，脑内的中枢抑制性神经递质5-羟色胺（5-HT）与脑内的中枢兴奋性神经递质多巴胺的浓度在脑内保持平衡，以共同维持机体的协调运动。研究表明：脑内海马和纹状体脑区的5-HT浓度增加与中枢疲劳有关，在进行长期运动时，可导致脑内5-HT的合成增加，从而引起疲劳状态。脑内氨的含量增加与疲劳的发生也有一定的联系。运动时中枢神经递质的脱氨作用，可引起脑氨的增加，致使许多生化酶的活性下降，ATP再合成率下降，而引发许多疲劳状态，如思维意识障碍、肌力下降等。近代研究表明：运动能增加活性转换生长因子-β（TGF-β）的表达，它能导致疲劳感觉的出现，从而抑制躯体活动。

7. 保护性抑制学说

巴甫洛夫学派的学者认为：无论是体力的还是脑力的疲劳，都是大脑皮质保持性抑制发展的结果。由于大脑细胞长期兴奋就会导致“消耗”增多，当消耗到一定程度时便产生了保持性抑制。实验表明：运动性疲劳时，大脑中的ATP和CP水平明显降低，糖原含量减少，γ-氨基丁酸（GABA）水平升高，这是中枢神经系统出现保护性抑制的重要因素之一。

8. 突变理论

该理论认为疲劳时，在能量物质和兴奋性不断丧失的过程中，存在一个急剧下降的突变峰，使兴奋性突然崩溃，这可避免能量储备进一步下降而产生破坏性的变化。突变理论的特点是将疲劳看成是多种因素的综合体现。

目前科学家们已越来越认识到，疲劳机制的研究不可以将中枢与外周截然分开，它是一个综合因素作用的结果，是一个涉及各器官、系统甚至精神领域的综合概念。

第二节 判断运动性疲劳的简易方法

判断运动性疲劳主要采用主观感觉、客观检查以及运动者经验等方法。

一、主观感觉

人体运动时的主观感觉与工作负荷、心功能、耗氧量、代谢产物堆积等多种因素密切相关，因此运动时的自我感觉是判断运动性疲劳的重要标志。

如果有以下几种情况，要综合考虑是否出现运动性疲劳：①感到精神不振，厌烦运动；②面色发红或苍白；③下肢肌肉有酸沉感，动作迟缓；④食欲不佳，食量减少，睡眠差，入睡迟或失眠；⑤排汗量增加，在相同的运动负荷中，排汗量较以往增加。如果以主观感觉来判断运动性疲劳的程度，可以参照以下疲劳程度的简易判断标准（表3-1）。

表3-1 疲劳程度的建议判断标准

内容	轻度疲劳	中度疲劳	极度疲劳
自我感觉	无任何不舒服	疲乏、腿痛、心悸	除疲乏、腿痛、心悸外，尚有头痛、胸痛、恶心甚至呕吐等症状，且这些征象持续相当一段时间
面色	稍红	相当红	十分红，苍白，呈紫红色非常多，尤其是整个躯干部分
排汗量	不多	较多	非常多，尤其是整个躯干部分
呼吸	中度加快	显著加快	显著加快，并且呼吸表浅，有时会出现节律紊乱

续表

内容	轻度疲劳	中度疲劳	极度疲劳
动作	步态轻稳	步态摇摆不稳	摇摆现象显著，出现不协调动作
注意力	较好、能正确执行指示	执行口令不准确，会出现错误的技术动作	执行口令缓慢、技术动作出现变形

以上只是对运动性疲劳的粗略分析，瑞典生理学家冈奈乐·伯格（Guenzel Borg）制定了判断疲劳的主观感觉等级表（RPE），使原来粗略的疲劳性分析变为较精确的半定量分析。具体做法为：令受试者做递增性功率自行车或固定跑台运动，并对照主观感觉等级表（表3-2），受试者在运动过程中每增大一次强度，或间隔一定时间，便指出自我感觉等级。表中的等级乘以10，即为受试者完成该负荷的心率。同时还可以推算出运动时所做的功及最大摄氧量，可以分别在疲劳前后测定同样负荷的运动，如果机体出现疲劳，RPE等级也会相应增加。此外，利用该方法还可测定受试者的有氧耐力及抗疲劳能力。

表3-2 主观感觉等级表

自我感觉	等级	自我感觉	等级
非常轻松	6～7	累	14～15
很轻松	8～9	很累	16～17
尚轻松	10～11	精疲力竭	18～20
稍累	12～13		

二、客观检查

（一）骨骼肌指标

1.肌肉力量

运动性疲劳最明显的特征是肌肉力量下降。运动后肌肉力量明显下降而且不能及时恢复，可视为肌肉疲劳。在评定疲劳时，可根据参与工作的主要肌群确定测试内容，比如以上肢工作为主的运动可用握力或屈臂力量测试；以腰背肌工作为主的运动可选择背力测试等。常用的测试仪器有握力计、背力计等。测试时，首先在运动前连续测定若干次肌肉力量，计算出平均值，运动结束后，再进行同样方式的力量测定，如果肌肉力量平均值低于运动前水平，或几次力量测定值连续下降，即为肌肉疲劳。如果一次练习后连续几天肌肉力量不能恢复，则疲劳程度较深。

2.肌电图

肌电图（EMG）是肌肉兴奋时所产生的电变化，可反映肌肉的兴奋、收缩程度。运动过程中的肌电图变化可确定神经系统和骨骼肌的功能状态，通过肌电图可以反映出肌肉是否疲劳。

（二）心血管系统指标

1.心率

心率（HR）是评定运动性疲劳最简易的指标，一般常用基础心率、运动中心率和恢复期心率对疲劳进行判断。

（1）基础心率　基础心率是指安静、室温条件下，清晨、清醒、起床前静卧时的心率，也可用脉搏表示。基础心率反映机体最基本的机能状况，通常用清晨起床前的心率表示，机能正常时基础心率相对稳定。如果大运动负荷训练后次日清晨起床前的基础心率较平时增加

10次/min以上，若无其他任何原因，则认为有疲劳现象；如果连续几天持续增加，则表明疲劳累积，应调整运动负荷。

（2）运动中心率 可采用遥测心率方法测定运动中的心率变化，或用运动后即刻心率来代替。按照训练-适应理论，随着训练水平的提高，完成同样运动负荷时，心率有逐渐减少的趋势，如果在一段时间内，从事同样强度的定量负荷，运动中心率增加，则表示身体功能状态不佳。

（3）恢复期心率 人体进行一定强度运动后，经过一段时间休息，心率可恢复到运动前状态。身体疲劳程度较深时，心血管系统功能下降，可使运动后心率恢复时间延长，可以以此作为诊断疲劳程度的指标。

2.血压

血压是大动脉血管内血液对血管壁产生的侧压，它是由心室射血和外周阻力两者相互作用的结果，是反映疲劳程度的常用指标。

（1）晨血压 身体功能良好时，清晨时安静血压较为稳定。若安静血压比平时升高20%左右且持续两天以上不恢复，往往是功能下降或疲劳的表现。

（2）运动状态下血压 一般情况下，收缩压随运动强度的加大而升高，舒张压不变或有轻度的上升或下降，但出现以下情况时说明已产生疲劳或过度疲劳。运动时脉压差增加的程度比平时减少，出现无力型反应，表明已产生中度或重度疲劳。若出现“无休止音”或梯形反应，表明已产生过度疲劳。

3.心电图

运动中在骨骼肌出现疲劳的同时，心肌也相继出现疲劳，而使心电图出现异常变化，若在排除其他原因的前提下：出现早搏且运动后早搏次数增多；出现房室传导阻滞；出现完全性右束支传导阻滞或有持久存在的不完全性右束支传导阻滞；出现ST段下移等，这当中的任何一种异常，都提示有重度运动性疲劳的存在，并提示可能已有过度疲劳产生，必须引起足够的重现。

4.血尿素

蛋白质分解代谢最终除生成二氧化碳和水外，释放的氨大多在肝脏中合成尿素，然后进入血循环，最后从尿中排出。所以血尿素是蛋白质分解代谢的终产物之一，是人体内蛋白质代谢的评定指标。

在正常生理状态下，尿素的生成排泄处于动态平衡，血尿素浓度相对稳定，其安静值在1.8～8.9mmol/L。运动员安静时血尿素浓度偏高，为5.5～7mmol/L，原因是受训练的影响体内蛋白质代谢旺盛。

血尿素指标在运动时可用以评定运动负荷量。运动中血尿素浓度升高一般出现在运动后30min，绝大多数出现在40～60min。若一次大运动量训练后，血尿素超过8mmol/L，是训练负荷过大的表现。若在训练或比赛次日晨测定血尿素浓度，可以评定恢复状况，数值低表示代谢平衡恢复，即运动负荷适宜，身体功能良好。运动次日晨或第三日晨仍超过正常值水平，则表示机体对负荷不适应，身体功能较差。不同运动员由于项目不同、训练水平不同和功能状态不同，运动后升高的幅度各不相同。

（三）其他

1.尿蛋白

运动后尿蛋白的数量与运动负荷有关，尤其和强度关系最大，在大运动负荷训练过程中，尿蛋白的排出量增多，这是出现中度或重度运动性疲劳的反应。1～2日后，在完成相同强度的训练时，尿蛋白明显减少，这是功能状况适应的表现。如果尿蛋白不减少反而增加，则提示出现了过度疲劳，必须立即降低运动强度或运动负荷。

2.用皮肤空间阈来诊断疲劳

疲劳时触觉功能下降，辨别皮肤两点最小距离能力下降的幅度，可以诊断疲劳的程度。在受试者双眼见不到的体表同一部位，在运动前后各测一次，疲劳时其阈值较安静时大1.5倍以上为轻度疲劳，2.0倍以上为重度疲劳。

3.闪光频度融合

疲劳时视觉功能下降，可根据闪光频率融合阈值的大小来诊断疲劳的程度。通常以达到闪光融合时转盘每秒的转速作为阈值的标准。疲劳时，达到闪光融合时的转速则下降，人们常用每秒钟转速下降的周数作为评定疲劳程度的指标。日本的中亚光雄建议：当闪光融合阈值在1～3.9周/s时，为轻度疲劳；当闪光融合阈值在4.0～7.9周/s时为中度疲劳；当闪光融合阈值大于8.0周/s时为重度疲劳。

4.唾液pH值

由于长期间剧烈运动后，乳酸生成增多，血液pH值下降，则唾液pH值也下降。因此，测定唾液pH值可用于判断运动性疲劳。测试时，让受试者将口腔中的唾液消除掉，然后使产生的唾液沿口唇流出，用镊子把测试唾液pH值试纸贴在舌尖，待其充分吸湿后取出，立即与比色表对照，通过运动后唾液pH值降低的程度来判断机体疲劳的状况。

第三节　消除运动性疲劳的方法

在运动训练中出现疲劳是很正常的。但疲劳如果不能及时消除，而使疲劳积累会对机体产生不良影响，将会影响运动员的运动训练效果和健康。能否尽快消除疲劳，是运动训练所面临的一个重要问题。因此，如何采取有效的方法来促进疲劳的消除就显得极为重要。

在选择消除疲劳的方法时，要充分考虑不同时间、不同代谢型运动项目的特点。从表3-3中可见，在不同时间全力运动时，疲劳的特点不同，如3～4min全力运动时，肌肉和血液乳酸值最高；60min左右全力运动时，肌糖原消耗最多；超过60min全力运动时，肝糖原大量消耗，失水，电解质紊乱，体温上升最明显。

表3-3　不同时间全力运动时疲劳特点

运动时间	疲劳的特点
30s～15min	ATP/CP大量消耗，血乳酸上升最高，肌肉酸性增加
15～60min	ATP/CP大量消耗，肌糖原消耗最大，体温升高
1～5h	肌糖原耗竭，肝糖原大量消耗，血糖下降，体温上升，脱水、电解质紊乱
5～6h以上	能量物质大量消耗，代谢失调，体温上升，脱水、电解质紊乱，身体结构变化

因此，在运动时延缓疲劳的发生，运动后加速疲劳的消除，都要根据不同疲劳产生的特点，有针对性地采取相应的措施。具体可采用下列方法。

一、劳逸结合

出现运动性疲劳以后，可以立即做放松活动促进疲劳的消失，也可以用增加睡眠时间的方法以达到消除运动性疲劳的效果。

1.放松活动

放松活动不仅可以使心血管系统、呼吸系统、神经系统和内分泌系统等从适应剧烈运动的状态逐渐过渡到安静状态，还可以促进肌肉放松，是消除运动疲劳、促进体力恢复的一种有效的主动恢复手段。其主要内容如下。

（1）慢跑和呼吸体操　其目的主要是改善血液循环，加速下肢血液回流，促进代谢产物的消除。

（2）肌肉、韧带拉伸等放松练习　目前认为这种方法对减轻肌肉酸痛和僵硬、促进肌肉中乳酸的清除有良好作用。

2.睡眠

充足的睡眠是消除疲劳的好方法。人体在睡眠时大脑皮质的兴奋性最低，机体的合成代谢最旺盛，有利于体内能量的蓄积。成年运动员在训练期间，每天应保证8～9h的睡眠时间。青少年运动员则要延长至每天10h的睡眠时间。

二、物理治疗

1.温水浴、桑拿浴

温水浴可以促进人体血液循环，有利于疲劳肌肉的物质代谢，是一种简单易行的消除疲劳的方法。水温以40℃左右为宜，温度不宜过高，时间以10min左右为宜，勿超过20min，以免加重疲劳。

桑拿浴，是利用高温干燥的环境，加速血液循环，使人体大量排汗，从而使体内的代谢产物及时排出体外。桑拿浴时间不宜过长，每次停留5min左右，最好与温水浴交替进行，反复4～5次。桑拿浴一般不要在运动结束后即刻进行，以免造成脱水和加重疲劳。如果运动结束后，休息一段时间，补充足够的水和营养物质后进行桑拿浴，效果将较好。

2.按摩

按摩可以通过对人体的机械刺激、神经反射，以及神经-体液调节而影响人体各器官、系统的功能，从而调节血液循环、增强心血管功能、解除大脑的紧张与疲劳，并可改善由运动性疲劳造成的免疫功能下降的状况。按摩的应用范围很广，在运动前、运动中、运动后均可进行，但以消除运动性疲劳为主要目的的按摩均在运动后进行，按摩时间根据疲劳程度而定，一般在30～60min。

如能用水浴按摩则效果更好，水浴按摩是在温水浴时用0.5大气压断续水柱冲击，时间约20min，水浴按摩后应休息15～20min才能离开。

3.吸氧与负离子吸入

运动疲劳时在血液中积有大量酸性代谢产物，吸氧可促进乳酸氧化，对消除疲劳有效果。负离子能提高人体神经系统的兴奋性，加速组织氧化，也有利于疲劳的消除。

三、营养补充

在人体运动过程中新陈代谢率急剧增加，各个器官、系统都会消耗大量的能源物质。其中，外周的运动器官会消耗大量的糖原、脂肪和蛋白质，同时可产生很多代谢的产物，如乳酸堆积、酮体生成和氨的积聚。因此，在运动性疲劳的产生过程中和运动性疲劳出现以后，尽快摄入足够的营养物质来补充能量、调节生理功能，这是缓解运动性疲劳产生和促进运动性疲劳恢复的重要措施。

一般认为：在运动中和运动后要大量补充糖以补充运动中所消耗的糖原，大强度运动后需要有足够的蛋白质补充。同时，运动中出汗导致大量的水分和电解质丢失，还需要补充足够的水分和无机盐，以及调节生理代谢所需要的维生素（特别是维生素C）和其他微量元素。

近代的研究表明：在运动疲劳时中枢神经系统中某些脑区的5-HT和相关代谢产物的浓

度增高，它的升高与血液中游离色氨酸的增加明显相关，而血液中的游离色氨酸又是与支链氨基酸（BCAA）竞争进入血脑屏障的，所以研究者提出只有在血液中游离色氨酸与支链氨基酸比例增加时，脑内的5-HT才可能增加，而引发疲劳。如果在运动中补充足够的氨基酸或者支链氨基酸，就可以降低色氨酸与BCAA的比例，从而减少脑内5-HT生成，以延缓中枢性疲劳的产生。

四、中草药

中医学者通过对我国运动员运动性疲劳特征的研究，总结出三种类型，即形体疲劳、神志疲劳、脏腑疲劳。并提出疲劳证候与中医内伤虚劳病的发生密切相关，其本质主要与脾、肾功能变化和受损程度密切相关。

补脾中药有：增加骨骼肌糖原含量的“四君子汤”；提高血红蛋白、改善免疫功能的“补脾Ⅰ号口服液”；提高血红蛋白、增加耐力的“复方生脉饮”；抗疲劳、耐缺氧、耐寒冷的“复方党参液”等。

补肾中药有：提高耐力的“蛾公口服液”；增强抗应激能力、耐缺氧、抗疲劳的“益肾口服液”；以及补肾壮阳的“补肾益寿片”等。

活血化瘀方面的中药有：抗疲劳的“复方丹参”；降血脂、提高肌糖原、促进自由基消除的“补脾活血复方”等。

在应用中药消除运动性疲劳时要注意有些中药含有国际奥委会禁用的化学成分，如补肾壮阳的鞭类含有性激素；益气养血的胎盘（紫河车）含有绒毛膜促性腺激素；通络止痛的马钱子含有士的宁等，以免误服兴奋剂。

【复习思考题】

1. 如何定义运动性疲劳？
2. 运动性疲劳如何分类？
3. 判断疲劳的简易方法有哪些？
4. 结合实例说明如何选择消除疲劳的方法？

第四章　运动性病症

【学习目标及要求】

1. 了解过度训练的检查诊断，熟悉其发生原因及症状，掌握处理及预防措施。
2. 了解运动应激综合征的检查诊断，熟悉其发生原因及症状，掌握处理及预防措施。
3. 了解晕厥的检查诊断，熟悉其发生原因及症状，掌握处理及预防措施。
4. 了解运动员贫血的检查诊断，熟悉其发生原因及症状，掌握处理及预防措施。
5. 了解运动中腹痛的检查诊断，熟悉其发生原因及症状，掌握处理及预防措施。
6. 了解运动性血尿的检查诊断，熟悉其发生原因及症状，掌握处理及预防措施。
7. 了解运动性中暑的检查诊断，熟悉其发生原因及症状，掌握处理及预防措施。
8. 了解冻伤的检查诊断，熟悉其发生原因及症状，掌握处理及预防措施。

第一节　过度训练

过度训练是运动员训练不当造成的运动性疾病之一。运动员发生过度训练，有可能丧失参加重要比赛的机会，或者虽然参加了比赛，但因体力和心理状态不佳而不能取得应有的运动成绩。

运动训练中，负荷量是逐渐增加的，后一阶段的训练量超过前一阶段的负荷量，这种过度负荷原则是现代训练学的重要部分，并认为这种原则是对机体适应性的理想刺激。适应的机制是生理应激，在此过程中运动负荷是引起适应性变化的生理性刺激物。然而训练和日常生活的总负荷超过了运动员所能接受的限度后，运动负荷就由量变转为质变，从生理性刺激物变成了病理性刺激物。由于训练和比赛与恢复之间的不平衡，再加上多种复杂的非训练应激因素，由此而造成了分解代谢大于合成代谢，糖原耗竭，氨基酸比例失调，以及自主神经功能紊乱，从而引起过度训练，出现一系列心理状态、形态功能、运动能力等方面的症状，如持续的运动技能水平下降、持续的疲劳状态、情绪变化、免疫能力下降、感染疾病的可能增加、生殖功能抑制等。

过度训练是一种定义尚不明确的、机体对下述各种原因产生的心理-生理反应的综合征。国外已发表的文献中，对过度训练也尚无统一的专门术语，多数定义为：过度训练是训练与恢复、运动和运动能力、应激和耐受能力之间的一种不平衡。除训练因素外，其他非训练因素，如社会的、教育的、职业的、经济上的、营养方面以及长距离旅行等，都增加了过度训练发病的危险。

我国学者认为，过度训练是运动负荷与机体功能不相适应，以致疲劳连续积累而引起的一系列功能紊乱或病理状态；或疲劳伴有健康损害。

一、原因

1. 训练安排不合理

未遵守循序渐进、系统训练的原则，运动负荷过大和持续的大运动负荷训练，缺乏必要的节奏，超过了人体的负担能力。比较常见的现象是教练员为了追求尽快出成绩，未根据运动员，尤其是少年运动员的身体状况和训练水平循序渐进地增加运动负荷。有时运动员为了急于出成绩，随意增加运动负荷造成运动负荷增加过快。这些运动员常合并局部肌肉和韧带的劳损。大运动负荷训练是提高运动员训练水平和技术所必需的，这已为多数学者的研究和实践所公认。但当大运动负荷训练持续过久，又缺乏必要的节奏和间隔，超过了身体的功能潜力，破坏了内在的稳定，就会造成身体的过度疲劳状态，训练后易产生过度训练。

2. 训练方法单调、枯燥无味

运动员局部负荷量过大，这一原因造成的过度训练多见于运动新手，他们缺乏身体全面训练的基础就集中专项训练，再加上运动训练安排不当，容易造成过度训练。

3. 生活规律破坏

在没有足够的体力和精神准备的情况下参加比赛，或比赛过多，而间歇过短，运动员训练后得不到充分休息或社会活动过多，破坏了原有的生活规律，特别是睡眠不足使运动员体力消耗过大，易引起过度训练。

4. 在运动员身体功能不良的情况下，参加紧张的训练和比赛

如伤后病后、身体衰弱时，或未完全恢复时。不少运动员过度训练是在感冒后过早训练或训练量过大造成的。有些运动员是在旅途劳累、时差反应尚未消除或身体尚未适应时参加紧张的训练或比赛而引起过度训练。因此患病后，尤其在诸如感冒等小病后，遵守训练原则是很重要的。

5. 饮食营养不合理

消耗的物质得不到及时的补充。如脱水、热能物质摄入不足、长期缺乏微量元素等。

6. 各种心理因素

如精神上的打击、感情上的挫折、人际关系不协调、学习训练不顺心、失恋、训练单调、竞赛反复失败等，也都是造成过度训练的诱发原因。

应该指出，运动员过度训练的发生，往往是上述几种原因同时存在所致，并不是单一因素引起的。在相同的训练条件下，运动员是否发生过度训练，取决于多种因素。

二、征象

过度训练的征象是多种多样的，可涉及各个系统和器官，而且可因过度训练的程度、个体特性而异。

1. 早期

早期过度训练的运动员一般无特异性症状，很难与大强度训练后正常的疲劳感觉相区别，运动员常有以下表现。

（1）一般自觉症状　疲乏无力、倦怠、精神不振。

（2）对运动的反应　过度训练的早期表现为没有训练的欲望或厌烦训练，过度训练较重时表现为厌恶或恐惧训练，而且在训练中疲劳出现得早，训练后疲劳加重而不易恢复，运动成绩下降，动作协调性下降。

（3）神经系统方面　出现头晕，记忆力下降，精神不集中，易激动，有的运动员反应为入睡困难、多梦、早醒，严重时则表现为失眠头痛，有些运动员还出现盗汗、耳鸣、眼花、直立性低血压、食欲下降等症状。有人认为中枢神经疲劳最明显的征兆是消化功能下降和食欲减退。

过度训练的主要反应在神经系统和心理方面，如果上述症状出现后未能引起重视，未采取必要的措施，过度训练就会进一步发展。

2.晚期

如果早期过度训练中的各种不良刺激因素持续存在，病情就会进一步加重，早期症状则会更加明显，并出现一系列全身多系统的异常表现。

（1）心血管系统　心悸、胸闷、气短、晨脉明显加快、运动后心率恢复缓慢、心律不齐等。举重、投掷等力量性项目的运动员，安静和运动负荷后血压常明显偏高。

（2）消化系统　除出现食欲缺乏、食量减少外，还会出现恶心、呕吐、腹胀、腹痛、腹泻、便秘等症状。个别运动员可出现消化道出血症状。

（3）肌肉、骨骼系统　常表现为肌肉持续酸痛、负荷能力下降，易出现肌肉痉挛、肌肉微细损伤等。当出现下肢过度训练时可表现为过度使用症状：疲劳性骨膜炎，小腿胫前间隔和小腿外侧间隔综合征，应力性骨折，跟腱、髌腱周围炎。

（4）其他　过度训练的运动员常诉说全身乏力、体重下降；易发生感冒、腹泻、低热、运动后蛋白尿、运动性血尿、运动性头痛、脱发、水肿、排尿不尽等症状。

根据自主神经功能紊乱的假说，由耐力项目的训练（有氧运动）引起的过度训练，运动员主要表现为疲乏、淡漠、运动能力下降，这种又被描述为副交感神经型过度训练；而运动强度过大，在“无氧运动”训练中发生的过度训练，则被描述为交感神经型过度训练，其主要特征为：高度兴奋、坐卧不安，而运动能力下降（表4-1）。

表4-1　过度训练的分类及分型

交感神经型过度训练	副交感神经型过度训练	交感神经型过度训练	副交感神经型过度训练
运动能力下降	运动能力下降	体重下降	体重如常
易疲劳	易疲劳	安静心率增加	安静心率下降
兴奋、烦躁	抑制、冷淡	恢复时间延长	恢复能力良好
多梦、易醒	睡眠良好		

三、检查及诊断

1.体重

成年运动员在大运动负荷训练后，体重持续下降（休息、进食后不恢复）。体重下降超过正常体重的1/30，人工减重除外，是诊断过度训练的重要依据之一。

2.心血管系统

（1）心率　安静时心率较正常时明显增加。一般认为心率较平时增加12次/min以上，应引起注意。

（2）血压　晨血压比平时高20%，并持续两天以上时，或短时间内超过正常值（140/90mmHg），可能是功能下降或过度疲劳的表现。

（3）心电图变化　过度训练的运动员除有上述变化外，还可能出现S-T段、T波改变（S-T段明显下降，超过0.075mV，被认为是诊断过度训练的重要参考指标），以及各种心律不齐，如室性早搏、阵发性心动过速及各种传导异常。

3.血液检查

过度训练的运动员可能出现贫血，但有时只表现为血红蛋白水平较平时降低，但并未达到贫血的标准。

4.泌尿系统

有时可出现血红蛋白尿或血尿。

5.消化系统

过度训练的运动员，可出现食欲下降、胃肠功能紊乱的症状，如原因不明的腹胀、腹泻。运动中或运动后可出现右肋部痛，在检查时可发现个别运动员肝脏肿大，但肝功能正常。

6.内分泌系统

（1）女运动员可出现月经紊乱，严重时出现闭经。

（2）血睾酮测定　血睾酮的正常值：男为14～25.4nmol/L；女为1.3～2.8nmol/L。当低于训练期前25%而又不回升时应调整训练计划。

由于应激引起的皮质醇升高，促性腺激素抑制，使睾酮的分泌减少。睾酮/皮质醇比值的变化，被认为是诊断过度训练的敏感指标。一旦睾酮/皮质醇比值低于原始值的30%，可以考虑过度训练。

7.免疫系统

过度训练的运动员免疫系统有不同程度的损伤，表现为淋巴细胞计数减少，血清免疫球蛋白、分泌型IgA和非特异性免疫功能的下降，运动员易受感染。

诊断：目前对运动员过度训练还没有一种特异的、灵敏的和简便的诊断方法。一般认为应从有无明显的过度训练史、有无自觉症状、对运动负荷的反应及体检有无阳性发现（如体重、血红蛋白、心电图、激素水平）等方面去综合分析考虑。

四、处理

从过度训练的发病原因可知，运动负荷、运动强度过大是造成过度训练的主要原因，因此对过度训练的处理应包括：①消除病因；②调整训练内容和或改变训练方法；③加强各种恢复措施；④对症治疗。

五、预防

1.合理安排运动训练

过度训练发生的主要原因是训练安排不当，因此预防的关键在于根据运动员的性别、年龄、身体发育状况、训练水平和训练状态等具体情况制订合理的、切合实际的训练计划，即制订逐渐增加训练量、节奏明显、避免骤然增量的方案。加强队医、运动员、教练员之间的交流和配合。

2.最佳训练负荷的原则

最佳负荷取决于多种因素，如遗传特性、生活方式、健康状况等。为了及时调整训练量，应注意以下几点。

（1）注意调整训练的节奏，遵守循序渐进、系统训练、全面训练、区别对待的原则。

（2）合理安排生活制度。

（3）伤后、病后应进行积极治疗，不宜过早恢复训练和比赛。

（4）长年坚持适当的有氧训练，以提高运动员的心肺功能，提高运动员对训练的承受力，提高运动员的抗疲劳能力和对外界环境的适应能力。

（5）为了让运动员能够充分适应和恢复，在训练的大周期中，每周训练量的增加，不能超过5%。此外，训练的强度与训练的量不应同时增加。

（6）不要采用过多的指标评价运动强度、运动负荷，这将会使训练负荷量化困难。在训练过程中，运动员除必须详细记录对训练的主观反应和感觉，还应记录其他有关因素，如睡眠的时间和质量、营养及其他应激因素等，这将有助于发现导致过度训练的原因。

3.及时发现过度训练的早期表现

运动员过度训练时常见以下症状，而且常常同时出现。

（1）运动员完成训练课或定时跑或比赛时感觉非常费力，两组训练间的恢复时间延长。

（2）在运动课结束后，运动员有持续疲劳感和恢复不足，并伴有睡眠不良和晨脉增加。

（3）在处理日常事物时表现出易怒和情绪化。

（4）运动员缺乏训练热情，训练效果不佳。

（5）女运动员月经周期改变，甚至出现闭经。

以上这些警戒信号提示运动员、教练员和队医，必须较大幅度地调整训练计划。队医对于明确诊断和制订恢复计划是有重要作用的，而不应让运动员处于潜在有害的环境中。

第二节 运动应激综合征

运动应激综合征是指运动员在训练或比赛时，体力负荷超过了机体的潜力而发生的生理功能紊乱或病理现象。

一、原因

运动应激综合征主要是由剧烈运动超过了机体耐受程度而引起的。其主要原因如下。

（1）训练水平差和生理状态不良，比赛经验较少。

（2）患病而长期中断训练后突然参加剧烈运动或比赛。

（3）患心血管疾病的人，如动脉硬化、高血压病、各种心脏病患者，参加剧烈运动时也可发生过度紧张，严重时可导致猝死。

二、征象及诊断

运动应激综合征的类型颇多，轻重程度差异很大，可涉及一个系统或几个系统。常有以下类型。

1.单纯虚脱型

多见于径赛运动员。跑后即刻出现面色苍白、恶心、呕吐、头晕、无力和大汗淋漓等。轻者休息片刻好转，重者被迫卧床休息1～2天才缓解。多数运动者神志清楚，能回答询问。这一类型多见于训练水平不高或已间歇训练一段时间突然参加比赛的运动员。

2.晕厥型

晕厥型其表现为在运动中或运动后突然出现一过性神志丧失。清醒后诉说全身无力、头痛、头晕，可伴有心、肺、脑功能降低的现象。根据晕厥出现的特征和症状，有三种亚型。

（1）举重时晕厥　举重者做大重量挺举时，由于胸腔及肺内压突然剧增，造成回心血量减少，致使心输出量急剧减少，造成短暂的脑供血不足，可见到持续20～30s的晕厥状态。

（2）重力性休克　疾跑后突然停止而引起的晕厥称为重力性休克。

（3）强烈刺激后造成的晕厥　这经常发生在参加重大国际性比赛的高水平运动员身上，表现为比赛后运动员突然意识丧失。

3.脑血管痉挛

脑血管痉挛型表现为运动员在运动中或运动后即刻出现一侧肢体麻木，动作不灵活，常伴有剧烈的恶心、呕吐。

4. 急性胃肠综合征

运动所致的急性胃肠综合征可以是过度紧张的一种类型。轻者在运动后很快发生恶心、呕吐、头痛、头晕、面色苍白等症状，经过1h逐渐缓解。有些运动员在运动后呕吐咖啡样物，化验潜血阳性，有上消化道出血。这可能与运动引起的应激反应、胃肠道血流量急剧有关。

5. 急性心功能不全和心肌损伤

运动后出现呼吸困难、憋气、胸痛、咳血性泡沫样痰、右季肋痛、肝肿大、心跳快而弱或节律不齐、血压下降、全身无力、面色苍白等急性心功能不全症状。有的是剧烈运动直接引起的，有的则是在原有心脏病（风湿性心脏病、病毒性心肌炎、肥厚性心肌病、马凡综合征）的基础上诱发的。

三、处理

（1）对单纯虚脱型的处理主要是卧床休息、保暖、可饮用热水或咖啡。较重者可吸氧、静脉注射葡萄糖液等，以加速恢复。

（2）对晕厥型的使其平卧，头稍低位，保持呼吸道通畅，迅速进行脉搏、血压、体温、心电图等检查。应给予吸氧、静脉注射高渗葡萄糖液40～60mL，效果不明显者迅速送附近医院进行处理。

（3）对脑血管痉挛型者主要使其平卧，头稍低位，保持呼吸道通畅，并进行脑部的一系列检查，以发现脑血管病变。

（4）对发生急性胃肠综合征者，尤其是发生胃出血者，应暂停专项训练，休息观察，必要时服用止血药物，吃流食、半流食和易消化食物，一般1～2周可恢复训练；若反复出血，则应做安静时和运动后胃镜检查，以查明原因，给以适当治疗。

（5）对急性心功能不全或心肌损伤者，身体可取半卧位，保持安静并保暖，给予吸氧等急救处理后应立即送医院进一步抢救。现场急救时可针刺或掐点内关和足三里，如果昏迷，可加人中、百会、合谷、涌泉等急救穴。如呼吸、心跳停止，应做人工呼吸与胸外心脏按压。

四、预防

预防运动者发生运动应激综合征是极为重要的。预防的关键如下。

（1）运动前先做身体检查：有心血管功能不良者，患有急性病，如感冒、扁桃体炎、急性肠胃炎等，均不应进行剧烈运动或参加比赛。

（2）遵守循序渐进的原则：避免缺乏锻炼就参加剧烈的比赛，避免伤病初愈或未完全恢复就参加比赛。

（3）加强运动时的医学观察和自我监督：尤其对少儿、老人等锻炼基础差的人要区别情况，因人而异。要坚持健身原则，不应过分追求比赛分数和成绩。

（4）充分的准备活动和运动后放松：锻炼和比赛前做好充分的准备活动，运动后要使身体各部分达到充分放松。

第三节　晕厥

晕厥是由于脑血流暂时降低或血中化学物质变化所致的意识短暂紊乱和意识丧失，也是过度紧张的一种表现形式。运动的特殊环境如空中、水下和高原，以及运动时速度、力量和方位的迅速变化，突发的意识丧失会导致严重的后果，如头颅外伤、溺水和窒息等，这些后果远远超过晕厥本身的危害。

一、原因

人脑重占体重的2%，脑血液供应占心输出量的1/6，脑耗氧量占全身耗氧量的20%，维持意识所需的脑血流的临界值为30mL（100g脑组织·min），当脑血流骤减至临界值以下就可以发生晕厥。

1.精神和心理状态不佳

如运动员过分紧张和激动，见到别人受伤、出血而受惊、恐惧等。这是由于神经反射使血管紧张性降低，引起急性外周组织血管扩张，血压下降，回心血量减少，心输出量较少，导致脑部缺血缺氧引起晕厥。

2.重力性休克

疾跑后突然停止而引起的晕厥称为重力性休克。多见于径赛运动员，尤以短跑、中跑为多见，有时自行车和竞走运动员也可见到。运动员在进行运动时，外周组织内的血管大量扩张，血流量比安静时增加多倍，这时依靠肌肉有节奏的收缩和舒张以及胸腔负压的吸引作用，血液得以返回心脏，当运动者突然终止运动时，肌肉的收缩作用骤然停止，使大量血液聚积在下肢，造成循环血量明显减少、血压下降、心跳加快而每搏输出量减少，脑供血急剧减少而造成晕厥。

3.胸内和肺内压增加

举重者做大重量挺举时，由于胸腔及肺内压突然剧增，造成回心血量减少，致使心脏输出量急剧减少，造成短暂的脑供血不足，可见到持续20～30s的晕厥状态。

4.直立性血压过低

长时间站立不动或久蹲后突然起立，长期卧床后突然站立等体位时都可引起晕厥。这是由于体位的突然变化，自主神经功能失调，体内血液重新分布的反应能力下降，致使回心血量骤减和动脉血压下降，引起脑部供血不足而产生晕厥。可发生在完成游泳比赛的站立位。

5.血液中化学成分的改变

低碳酸血症或低血糖也可以引起意识丧失。癔症发作或其他原因引起的持续深快呼吸，发生过度通气，CO_2过多排出，可引起低碳酸血症。不论何种原因引起的血糖水平下降都可出现由于自主神经系统兴奋性增加和肾上腺素释放增加的症状。当血糖降至低水平时，脑组织对葡萄糖摄取减少，对氧的利用能力下降。长时间剧烈运动后，体内血糖消耗产生的低血糖反应也可能导致晕厥，如参加长跑、马拉松、长距离游泳、滑雪和公路自行车等运动项目。有低血糖病史的人进行运动时易诱发低血糖。

6.心源性晕厥

心源性晕厥可发生在足球、篮球、自行车、网球、冰球、马拉松和慢跑等运动项目中。青年和中老年均有发生，以中老年为多见。剧烈运动时心肌需氧量增加，原已狭窄的冠状动脉不能满足心肌供血的需要。运动可刺激儿茶酚胺分泌增多或动脉壁的敏感性增加，引起冠状动脉痉挛，产生心肌供血不足，尤其在剧烈运动后，心肌处于特殊易损期，心肌血流灌注不稳定，此时立刻洗澡会因心肌缺血、心输出量减少和脑供血不足而发生晕厥。运动可激发没有器质性心脏病的人发生心律失常，如阵发性心动过速期间发生短暂的晕厥。

7.运动员中暑晕厥

在炎热夏天进行长时间训练和比赛易发生晕厥，尤其在夏天无风或湿度较高的情况下，运动时体内产生的热量通过蒸发、对流、传导和辐射等方式不能有效地散发，使体温明显升高；此外由于大量出汗，循环血量减少，引起脑组织供血减少和意识丧失。中暑晕厥多发生在长跑、马拉松、越野跑、自行车和足球比赛时。运动员训练水平低、过度疲劳易发生中暑晕厥。

二、征象及诊断

运动过程中或后发生晕厥是由不同原因引起的急性神经精神症状。晕厥时，患者失去知觉，突然昏倒。昏倒前，患者感到全身软弱无力，头昏，耳鸣，眼前发黑。昏倒后，面色苍白，手足发凉，脉搏细而弱，血压降低，呼吸缓慢。轻度晕厥，一般在昏倒后不久由于脑部缺血缓解，能很快恢复知觉。醒后仍有头昏、全身无力等征象。

晕厥的病因诊断主要依据发作时病史和体征，尤其是发作起始、经过和恢复全过程，包括发作诱因、场合、体位、有无前驱症状和后遗症状。发作时的体征对诊断晕厥原因非常重要，如面色、血压、脉搏、呼吸、心率、心音的改变等，有条件时可做心电图、脑电图或血糖检查。

三、处理

1.一般处理

发生晕厥后应让患者平卧，足部略抬高，头部稍低，松开衣领，这可增加脑血流量。注意保暖，防止受凉。针刺或掐点人中、百会、合谷、涌泉，一般能很快恢复知觉。如有呕吐时应将患者头偏向一侧。患者清醒后可服用热糖水和维生素C及维生素B_1等，并注意休息。

2.病因治疗

对低血糖性晕厥者静脉注射50%的葡萄糖60mL；对低碳酸血症引起的晕厥者减慢呼吸频率和深度可缓解；心源性晕厥应立即吸氧，心电图示房室传导阻滞时皮下注射阿托品，如为室性心动过速静脉注射利多卡因50～100mg，1～2min注完，经现场急救后再安全转运；对中暑晕厥者，首先将其转移到阴凉通风处迅速降温，用冷水或酒精擦浴使皮肤发红，头部及大血管分布区放置冰袋，有条件者静脉滴注5%的葡萄糖生理盐水。

四、预防

（1）运动员应进行定期体格检查，尤其在重大比赛和大强度训练前。对发生过晕厥的运动员应作全面检查，避免再发生晕厥。

（2）坚持科学训练的原则，避免发生过度疲劳、过度紧张等运动性疾病，平时要加强体育锻炼，增强体质，提高健康水平；疾病恢复期或年龄较大者参加运动时必须按照运动处方进行。

（3）疾跑后不要立即站立不动，而应继续慢跑并调整呼吸，然后再停下来。有的人疾跑后感到很虚弱，应让别人扶着走一段路，以免昏倒。久蹲后不要骤然起立，应慢慢起立，如感到头晕有前驱症状时，应立即俯身低头或卧倒，以免摔伤。避免在高温、高湿度或无风条件下进行长时间训练和比赛；进行长距离运动时要及时补充糖、盐和水分；不宜在闭气下作长距离游泳，水下游泳运动应有安全监督措施。

（4）体育教师、运动员、教练员应有预防和简单处理运动中发生晕厥的技能。

第四节　运动员贫血

贫血是指外周血液在单位体积中的血红蛋白浓度、红细胞计数和/或血细胞比容低于正常最低值，以血红蛋白浓度较为重要。根据我国情况，成年男性的红细胞数是（4.0～5.5）$\times 10^{12}$/L，成年女性的红细胞数是（3.5～5.0）$\times 10^{12}$/L；血红蛋白测定值：成年男性低于120g/L，成年女性低于110g/L，其血细胞比容最低值分别为0.4、0.37，均可诊断为贫血。

运动员由于训练因素引起血红蛋白低于正常值称运动性贫血。运动性贫血仅占运动员贫血的20%～35%。从运动性贫血发生率来看，女性多于男性，年龄小的运动员高于年龄大的运动员。

一、原因

1.血浆容量增加引起的相对性贫血

血浆容量增加引起的相对性贫血，即血浆容量的增加与血红蛋白的增加不成比例，血浆容量的增加大于血红蛋白总量的增加，出现相对性贫血（pseudoanemia）。一些耐力项目运动员经训练后可引起血浆容量增加，血细胞比容降低。这一高容量反应被视为机体对训练的适应性反应，通过血容量增加，剧烈运动时心搏出量增加，有利于周围组织氧的运送和释放。

2.血红蛋白合成减少

运动员血红蛋白合成减少和/或红细胞生成减少可导致贫血的发生。血红蛋白合成需要足够量的铁、蛋白质、维生素B_{12}和叶酸等。运动员进行大运动负荷训练时，对蛋白质、铁等营养素的需求量随之增加。如果其营养素摄入量仅达到一般需要量，甚至某些运动员（体操、舞蹈）还要限制摄入量，就更易出现原料不足，血红蛋白合成减少。近年来研究的结果表明，运动员是发生缺铁性贫血的高危人群。

二、征象及诊断

轻度贫血体征不明显。中、重度贫血可出现皮肤和黏膜苍白（以口唇、眼睑部较明显），舌乳头萎缩；贫血较重时出现反甲现象（匙状指），心率加快，心尖部出现收缩期吹风样杂音，严重者可出现肢体水肿、心脏扩大等体征。

运动员贫血症状的轻重也取决于贫血产生的速度、贫血的原因和血红蛋白浓度降低的程度。运动员心血管系统代偿能力较强，所以当运动员患轻度贫血时，安静状态和小运动负荷训练时不出现症状或症状很不明显，仅在大运动负荷训练时才出现某些症状。中度和重度贫血时，由于血红蛋白明显降低，已经影响到运氧能力，这时可出现缺氧引起的一系列症状。

三、处理

1.病因治疗

对于潜在缺铁的因素，如月经过多或其他慢性失血史要积极治疗。

2.饮食治疗

通过合理膳食补充蛋白质、铁等造血原料，以纠正贫血，主要用于轻度贫血和辅助治疗以及贫血的预防。铁的主要食物来源如下。

丰富来源：动物血、肝脏、鸡胗、牛肾、大豆、木耳、芝麻酱。

良好来源：瘦肉、红糖、蛋黄、猪肾、羊肾、干果。

一般来源：鱼、谷物、菠菜、扁豆、豌豆、芥菜叶。

微量来源：乳制品、蔬菜和水果。

另外维生素C、肉类、氨基酸等有利于铁的吸收，而茶、咖啡、牛乳、植物纤维不利于铁的吸收。

3.合理安排运动训练

当女运动员的血红蛋白低于90g/L时，应停止中等和大强度训练，以治疗为主。待血红蛋白上升后，再逐渐恢复运动强度。当血红蛋白在90～110g/L时可边治疗边训练，但在训练中应减少训练强度，避免长距离跑等。对重度贫血应以休息和治疗为主。应避免运动员在贫血的情况下长期训练，否则会带来不良后果。

4.药物治疗

口服补铁药物是治疗本病的主要药物治疗方法。按铁的吸收机制将膳食中铁和补铁药物分为血红素铁（有机铁）和非血红素铁（无机铁）两种。铁的吸收主要是在小肠，肠黏膜上有两种不同的受体分别吸收血红素铁和非血红素铁，因此同时服用两种补铁药物或富含两种铁的膳食可增加铁的吸收率。

非血红素铁的吸收受膳食影响极大，主要是植酸（谷物、坚果、蔬菜、水果中含量较高，维生素C可部分拮抗这种作用）、酚类化合物（茶、咖啡、可可及菠菜含量较高）、钙等，维生素C、肉、鱼、海产品、有机酸有促进非血红素铁吸收的作用；与非血红素铁相比，血红素铁受膳食因素影响很少。钙是膳食中可降低血红素铁吸收的因素。

四、预防

（1）合理安排运动负荷和运动强度，遵守循序渐进和个别对待的原则。

（2）定期检测血红蛋白和血清铁蛋白，做到早发现早治疗。

（3）加强对运动员中贫血易感人群的全面营养，膳食要合理、营养丰富，尤其富含蛋白质和铁，食物烹调加工要科学。运动员每天每千克体重至少保证摄入2克以上蛋白质，其中1/3以上是优质蛋白，克服偏食和吃零食的习惯。

（4）合理安排生活制度和膳食制度。

第五节 运动中腹痛

腹痛是运动过程中一种常见的症状，在中长跑、马拉松、竞走、自行车、篮球等运动项目发生率较高，其中1/3的人查不出发病原因，而仅与运动训练有关。

一、原因

引起运动中腹痛的原因，从总体来看，基本上分为原因不明但与训练有关的运动性腹痛、腹腔内疾病和腹腔外疾病。

运动性腹痛往往与下列一些因素有关：缺乏锻炼或训练水平低；准备活动不充分；身体情况不佳、劳累、精神紧张；运动时呼吸节奏不好，速度突然加得过快，运动前进食过多或饥饿状态下参加剧烈训练和比赛等。

二、征象及诊断

（一）运动性腹痛

1.肝瘀血

肝瘀血发生原因可能与运动中心血管功能不协调有关。开始运动时，由于准备活动不充分就加快速度和加大强度，以致内脏器官功能在还没有提高到应有的活动水平上就承担了过分的负荷，特别是心肌收缩力较差时，心搏出量减少或无明显增加，心腔内压力增加，使下腔静脉血液回流受阻，进一步导致下腔静脉压力升高，肝静脉回流受阻，引起肝瘀血，造成血液瘀积在肝脏内。肝脏由于瘀血体积增大，增加肝脏被膜的张力，使被膜上的神经受到牵扯，因而产生肝区疼痛。疼痛的性质多为钝痛、胀痛和牵扯性疼痛。此外，剧烈运动时呼吸急促、表浅，造成胸内压上升，也造成下腔静脉的回流障碍而引发右上腹部疼痛。

2.呼吸肌痉挛

呼吸肌包括肋间肌和膈肌，当其痉挛时多感到季肋部和下胸部锐痛，与呼吸活动有关，患者往往不敢做深呼吸。其发生可能是由于运动中未注意呼吸节律与动作的协调，未注意加深呼吸，以至于呼吸肌功能紊乱，呼吸表浅急促，呼吸肌收缩不协调并过于频繁、紧张而发生痉挛或微细损伤。另外准备活动不充分，心肺功能赶不上肌肉工作的需要，使呼吸肌缺氧，这样不但呼吸肌痉挛，而且加剧了疼痛的发生。

3. 胃肠道痉挛或功能紊乱

胃肠道痉挛或功能紊乱发生可能是剧烈运动使血流重新分布，胃肠道缺血、缺氧，或因各种刺激所致，如饭后过早参加运动，吃得过饱，喝得过多（特别是喝冷饮过多），空腹运动时空气刺激等都可能引起胃肠痉挛。胃肠痉挛时胃壁和肠壁的神经受到牵扯而发生疼痛。胃痉挛疼痛部位多在上腹部。腹部着凉，蛔虫刺激，运动前吃了难以消化或容易产气的食物，如豆类、薯类、牛肉等而引起肠蠕动增加或痉挛，疼痛部位多在脐周围。

（二）腹内疾病

腹内疾病常见有急慢性肝炎和胆道疾病（包括胆石症、胆囊炎、胆管炎、胆道蛔虫等）、溃疡病、肠结核、慢性阑尾炎，运动时由于病变部位受到牵扯和震动而产生疼痛，其疼痛部位多与病变部位一致。

（三）腹外疾病

腹外疾病常见有右肺下叶肺炎、胸膜炎、肾结石以及腹肌损伤。据报道，在腹外疾患中，运动员的腹直肌损伤并不少见，却容易被忽略。

三、处理

（1）对因腹内或腹外疾病所致的腹痛，主要根据原发疾病进行相应的治疗（如药物治疗、理疗、局部封闭等）。

（2）对仅在运动时加快速度后才出现腹痛的运动员，首先要加强全面身体素质训练和专项的技术、战术训练。实际观察表明，当运动员全面身体素质训练不够时往往容易出现运动中腹痛。另外，当长跑、自行车运动员的技术状态不佳、战术采用不当，都容易出现运动中腹痛。

（3）运动中出现腹痛后，可适当减慢速度，并做深呼吸，调整呼吸与动作的节奏；必要时用手按压疼痛部位，弯腰跑一段距离，一般疼痛即可消失。如仍然疼痛，应暂时停止运动，口服阿托品、颠茄等解除痉挛的药物。针刺或点掐足三里、内关、三阴交等穴位，进行腹部热敷等。如无效应请医生处理。

四、预防

（1）遵守训练的科学原则　运动训练过程中要循序渐进地增加运动负荷，加强全面身体训练，提高生理功能水平。在训练和比赛时要调整好动作与呼吸节奏，合理地分配运动速度。

（2）运动前要做好充分的准备活动　冬天参加长跑或自行车比赛时，不要在未做好充分准备前就脱掉运动外套。

（3）合理安排膳食　在激烈运动前既不要吃得过饱，不大量饮水，特别是冷饮，不吃平时不习惯的食物；又不要在饥饿状态下参加训练和比赛；餐后经过1.5h才能参加运动。

第六节　运动性血尿

正常人尿液中无红细胞或偶见个别红细胞，如离心沉淀后的尿液，光学显微镜下每高倍视野有3个以上红细胞，可称为血尿。血尿轻者尿色正常，须经显微镜检查方能确定，称显微镜血尿。重症者尿呈洗肉水状或血色，称肉眼血尿。

血尿是一个重要的临床症状，可由泌尿系统疾患引起，也可由全身性疾病（血液病、感染性疾病、风湿、心血管疾病、代谢性疾病等）、尿路邻近器官疾病（前列腺炎、盆腔炎、直肠癌等）、药物和化学因素（如磺胺类、汞剂等药物）引起。

运动性血尿是指健康人在运动后出现的一过性血尿，虽经详细检查但找不到其他原因。对运动性血尿发生率的报道差异性较大，但在各个体育项目中，无论是有训练经验的运动员，还是刚开始训练的新手都有报道，尤其在跑、跳（如长跑、三级跳）、球类和拳击项目中较多见。男运动员发生率较高。

一、原因

运动性血尿的发生主要与剧烈运动有关，其发病原因和机制尚不十分清楚，主要与下列因素有关。

1. 肾静脉高压

有些运动员肾脏周围脂肪组织较少，在直立位长时间做蹬地动作，使肾位置下移，肾静脉与下腔静脉之间的角度变锐，可发生两静脉交叉处的扭转，引起肾静脉压增高，从而导致红细胞漏出，出现运动性血尿。

2. 肾脏缺氧

运动时肾上腺素和去甲肾上腺素分泌增多，全身血液重新分配，肾血管收缩，肾血流减少，造成肾脏缺血、缺氧；同时血液中乳酸、丙酮酸等酸性物质增加，pH值下降，均可使肾小球毛细血管的通透性增加，从而导致红细胞漏出，出现血尿。

3. 肾损伤

在运动时由于腰部的屈伸扭转、撞击和挤压均可造成肾组织和肾内毛细血管的轻微损伤，而引起血尿。

4. 膀胱损伤

在膀胱排空的情况下跑步，脚落地时的震动使膀胱后壁和底部相互接触、摩擦，容易造成膀胱黏膜的轻微损伤。由于解剖特点不同，这一学说不适用于女运动员。

二、征象及诊断

（1）正在训练的运动员或健康人在运动后即刻出现血尿，其明显程度与运动负荷和运动强度的大小有密切关系。

（2）男运动员多见，尤以跑、跳和球类项目运动员多见。

（3）出现血尿后若停止运动，则血尿迅速消失，在绝大多数情况下在运动后24h至3天尿中的红细胞即完全消失。不少研究者强调血尿迅速消失的重要性。

（4）除血尿外，血液化验、肾功能检查、腹部X线检查、B超检查及肾盂造影等项检查均正常。不伴随全身和局部特异性症状和体征，半数以上运动性血尿的运动员无任何伴随症状，少数运动员有身体功能下降、腰痛、腰部不适、尿道口烧灼感等症状中的某种表现。

（5）从长期随诊观察结果来看，虽然有的运动员可在多年内反复出现运动性血尿，但对运动员的健康未见明显的不良影响。

三、鉴别诊断

运动后出现血尿，除运动性血尿外，还有一些器质性疾病和外伤也可引起，因此，在诊断时必须加以鉴别。

器质性疾病所致的血尿者其常见的疾病有：肾小球肾炎、泌尿系结石、泌尿系感染、泌尿系肿瘤等。

外伤所致的血尿者其常见的有：运动时腰部受到钝物的打击或摔倒，造成肾脏挫伤，可以引起运动后血尿。一般这类患者都有腰部受伤史和腰痛，诊断不很困难，但当外伤史不明显或受伤与就诊间隔时间较长时则容易漏诊。

四、处理

（1）对出现肉眼血尿者不论有无其他伴随症状均应终止运动；对无症状的镜下血尿的运动员，应减少运动负荷，继续观察。

（2）试用止血药，如维生素K、维生素C、安络血等。

（3）伴有功能不良者可用ATP和/或维生素B_{12}肌内注射，每日1次，10次为一疗程。

（4）器质性疾病和外伤所致的血尿，应针对病因进行积极治疗，一般不能进行正常训练。

五、预防

（1）遵守运动训练的科学原则，负荷量和训练强度要循序渐进，避免骤然加大负荷量和训练强度，做好全身和腰部的充分准备活动。

（2）合理安排训练和比赛时的饮水制度，在剧烈训练和比赛过程中适当补充水分。

（3）注意外界环境的变化，调整好强度。

第七节 运动性中暑

中暑是由高温环境引起的，以体温调节中枢功能障碍、汗腺功能衰竭和水、电解质丢失过多为特点的疾病。常在高温、高湿和通风不良的环境中进行运动时发生。根据发病机制和临床表现不同，中暑可分为热射病、热痉挛和热衰竭。

运动性中暑是近年来提出的运动性疾病之一，是指肌肉运动时产生的热超过身体散发的热而造成运动员体内的过热状态。此症多见于年轻的体育锻炼者、战士、马拉松跑者、铁人三项运动员等。

一、原因

1. 中暑

环境高温是致病原因。室温过高，超过35℃；热源强辐射下从事一定时间的训练；炎夏烈日暴晒等，如无足够的防暑降温措施，都可发生中暑。即使气温不是很高，但湿度较高和通风不良，在此种环境下从事训练或重体力劳动也可发生中暑。

中暑的诱因有：年老体弱、疲劳、肥胖、饮酒、饥饿、脱水、失盐、穿着不透风、发热、甲亢、糖尿病、心血管疾病、汗腺缺乏及服用阿托品等抑制汗腺分泌的药物等。

2. 运动性中暑

运动性中暑是由于体温调节系统在运动时超载或衰竭所致。机体在运动时产生大量热，除其中1/4用于完成机械功外，其余均以热的形式储存或散发，当产热或储热超过散热时就会出现体温调节系统的超载，可伴大量出汗，运动时间维持较长时，直肠温度升高甚至虚脱。衰竭是由于下丘脑体温调节或周围性反应所致功能紊乱，使心脏充盈压和心搏出量减少，从而心率加快。当直肠温度升高后，皮肤和内脏小动脉扩张，引起血压下降。运动性中暑时直肠温度可达40～42℃。

二、征象及诊断

正常人体温一般恒定在37℃左右，这是在下丘脑体温调节中枢控制下产热与散热平衡的结果。人体产热主要来自体内氧化过程中产生的基础热量。肌肉收缩、运动和不自主寒战也能产生热量。

在散热方面，在通常室温（15～25℃）下，人体散热主要靠辐射（60%），其次为蒸发（25%）和对流（12%），少量为传导（3%）。周围环境温度超过皮肤温度（当环境温度为23℃时，躯干和额部的温度是32～34℃）时，人体散热只能靠出汗以及皮肤和肺泡表面的蒸发。每蒸发1mL水，可散失2.4kJ（0.58kcal）热量。人体散热还通过循环血流将深部组织的热量带至皮下组织，并通过扩张的皮肤血管散热。因此，皮肤血管扩张和经皮肤的血流越多，散热越快。

1.征象

运动性中暑多见于年轻的锻炼者，尤其是战士、马拉松跑者和其他运动员。运动性中暑与一般中暑不同的是骤然发生居多，主要有高热、中枢神经系统功能障碍和皮肤发热、干燥呈粉红色。中暑是夏天训练中常见现象，易发生在天气开始炎热时，故此时组织训练和比赛，要预防中暑。

2.诊断

在炎热天气剧烈运动时，原先健康者突然出现虚脱，首先应想到运动性中暑，应注意除外急性中枢神经系统疾病和药物中毒的可能。运动性中暑一般呈急性经过，少数人有数分钟至数小时的先兆症状，这些先兆症状为头晕、无力、恶心、定向力障碍等。

3.并发症

严重的运动性中暑可并发中枢神经系统、心血管系统、呼吸系统以及泌尿系统功能紊乱和损伤，导致严重后果。

三、处理

（1）场地急救　要保持呼吸道通畅，测量血压、脉搏、直肠温度，静脉输液，严重者要及时送往医院抢救。热射病如不及时采取有效的抢救措施，死亡率可高达5%～30%。

（2）一般处理　热衰竭和热痉挛患者应转移到通风阴凉处休息。热痉挛患者口服凉盐水或含盐饮料或静脉注射生理盐水，服用十滴水或藿香正气水，可迅速好转。有循环衰竭者由静脉补给生理盐水和氯化钾。一般患者在30min至数小时内即可恢复。

（3）物理降温　用4～11℃凉水摩擦皮肤，使皮肤血管扩张，加速血液循环，加用风扇吹风。在头部、腋窝、腹股沟放置冰袋以降温。

（4）住院治疗　包括降温、心脏监护、输液，必要时透析。采用4℃水浴，同时摩擦皮肤降温效果最好。

四、预防

（1）夏天炎热季节要安排好训练时间，避免在一天中最热的时间进行。热天运动时，宜穿浅色衣服，戴遮阳帽，保证充足的睡眠，并加强常规医务监督。

（2）安排好炎热天气训练和比赛时的营养和饮水，注意补充蛋白质，额外增加维生素B_1、维生素B_2、维生素C供给量。提供合理的水盐供应，主要是强调运动员采取少量多次饮水的原则，训练或比赛后的氯化钠供给量宜从常温下的10～15g增加到20～25g，所需氯化钠可通过含盐饮料、菜汤和盐渍食品提供。

（3）对不耐热个体要加强预防措施。中暑存在明显的个体差异，一些人对炎热较敏感。

不耐热个体是指某些人不能耐受炎热，其体温升高早于一般人，他们更易出现中暑。年轻人（运动员、士兵等），发生运动性中暑的危险性较大。对炎热的低耐受性的诱因有：脱水、肥胖、体能水平低、疾病、皮肤因素等，有诱因存在时应减少或避免炎热天气时的剧烈运动。对曾发生过中暑者应倍加重视。

第八节 冻伤

冻伤又称冷伤，是低温引起的人体损伤。除了外界气温过低外，还与潮湿、风大、鞋袜过紧、局部和全身抵抗力降低、局部静止不动或少动等因素有关。运动性冻伤是当外界温度过低时，由于身体内支配和控制体温的中枢功能降低，引起体温的调节障碍，而引起的局部冻伤。运动性冻伤多见于长时间滑冰、滑雪、长跑、登山等运动。

一、原因

1. 非冻结性冻伤

由10℃以下至冰点以上的低温加以潮湿条件所造成，如冻疮、战壕足等。除了寒冷外，在高于冰点的温度环境中，冻伤还与局部冷暴露的时间长短及暴露的部位潮湿有关。非冻结性冻伤多见于初冬早春低温（0～10℃）潮湿条件下，常发生在手背、手指、脚趾、足跟、面颊及耳垂等部位。

暴露于冰点以上低温的机体局部皮肤，发生血管收缩和血流滞缓，影响细胞代谢。待局部达到常温后，血管扩张、充血且有渗出，反应较重者可在皮肤上形成水疱。有的毛细血管甚至小动、静脉受损后发生血栓，而后引起一些组织坏死。

2. 冻结性冻伤

是机体局部组织接触冰点以下的寒冷条件所致。大多发生于意外事故和战时，例如野外遇到暴风雪或陷入冰雪中等。组织发生冻结性冻伤，除了需要一定的强度和一定时间的寒冷低温的作用外，还受到环境因素和机体因素的影响。

当组织受到冰点以下的低温时，血管极度收缩，血流量减少。如果接触时间稍久或温度很低，则细胞外液甚至连同细胞内液可形成冰晶。冻伤的损害主要发生在冻融后，即局部血管扩张、充血、渗出以及血栓形成等；组织内冰晶可使细胞外液渗透压增加，或直接破坏组织细胞结构，冻融后发生组织坏死，并引起邻近组织炎症反应。

二、征象及诊断

冻伤按轻重程度分为三度。

1. 一度冻伤（红斑级）

一度冻伤是皮肤表皮层冻伤，复温后的早期症状是充血和水肿，皮肤呈紫色或红色斑块，以后皮肤逐渐发热、变干，数小时内出现水肿。局部麻木、刺痛、灼热、发痒。若及时处理，症状在数天内消失，痊愈后有表皮脱落，不留瘢痕。

2. 二度冻伤（水疱级）

为皮肤全层冻伤。此时皮肤除红肿外，12～24h内出现水疱，水疱内为血清状液或稍带血性，疼痛较重。若无感染，一般经2～3周水疱干燥、表皮逐渐脱落、真皮再生而恢复，很少有瘢痕；若合并感染，则创面形成溃疡，愈合后有瘢痕。

3. 三度冻伤（坏死级）

除皮肤坏死外，损伤可深达肌肉甚至骨骼，皮肤呈青紫色或黑紫色，局部感觉完全消失，其周围有红肿、疼痛，可出现血性水疱。若无感染，坏死组织干燥成痂，而后逐渐脱痂和形成肉芽创面，愈合很慢而留有瘢痕。

运动员中冻伤的部位多见于手足末端、鼻尖、两耳及男性外生殖器，以一度冻伤较多，三度冻伤较少。冻疮是最常见的一种冻伤。寒冬时触碰金属可引起唇、舌或手足皮肤的撕破，造成剧痛，但一般比较表浅。

三、处理

1.急救和复温

迅速使患者脱离低温环境和冰冻物体。衣服、鞋袜连同肢体冻结者，切记不要勉强脱卸，应用温水（40℃左右）使冰冻融化后脱下或剪开。然后立即实行局部或全身复温，适宜温度为38 ～ 42℃。温度过高可能造成更严重的损伤。复温治疗开始后，可把受冻伤的肢体放在温水中浸泡或浸浴全身，水量要足够，水温要比较稳定，局部20min，全身30min，温水浸泡至指（趾）端转红润，皮温达36℃左右为度。浸泡过久会增加组织代谢，反而不利于恢复。浸泡时可轻轻按摩未损伤部分，帮助改善血液循环。每天可进行2次复温。复温后，局部可涂冻疮膏，并注意患部保暖和清洁，避免搔破。如患者觉疼痛，可用镇痛剂。及时复温能减轻局部冻伤和有利于全身冻伤复苏。

轻度面部冻伤，可通过保温逐渐恢复。但面部保温时可发生疼痛。冻伤禁用火烤或热水烫，也不要用雪水擦，直接摩擦受冻组织是禁忌的，因为可造成表皮的损伤。

2.局部治疗

一度冻伤创面保持清洁干燥，数日后可治愈。二度冻伤经复温消毒后，创面干燥者可用软干纱布包扎，小水疱不要弄破；较大的水疱将液体吸出后用干软纱布包扎，或涂冻伤膏后暴露；创面已感染者，先用抗菌药湿纱布，然后用冻疮膏。三度冻伤，如耳部软骨受冻后可发生干性坏疽和腐烂，肢体冻伤，尤其是手脚冻伤严重时可使指（趾）端脱落。更严重的冻伤应及时送医院治疗。

四、预防

（1）要求运动服装和鞋袜保暖和宽松，如冰鞋不能太小以防挤脚。

（2）冬季锻炼时要戴御寒用具，如手套、护耳等。

（3）要保持鞋袜干燥，运动或走路导致鞋袜潮湿时要及时更换。

（4）身体静止不动或疲劳时要注意保暖，训练、比赛间歇和比赛后及时穿好衣服。

（5）饮食中适当补充蛋白质和脂肪较多的食物。

【复习思考题】

1.何为过度训练？应采取哪些预防措施？

2.何为运动应激综合征？试述运动应激综合征的症状，应采取哪些措施进行预防？

3.试述晕厥发生原因，如何处理及预防？

4.血红蛋白的正常值是多少？何为运动性贫血？发生运动性贫血应如何处理？

5.试述运动中腹痛的发生原因，应如何处理及预防？

6.何为运动性血尿？发生运动性血尿应如何处理？

7.预防运动性中暑都有哪些措施？

8.冻伤分为几级？发生冻伤应如何处理？

第五章　运动损伤概述

【学习目标及要求】

1.熟悉运动损伤的概念与分类、发病规律、直接原因和潜在原因等基础知识。

2.掌握运动损伤预防的意义、原则；了解运动损伤的调查统计方法。

3.熟悉并掌握常用的止血、包扎急救技术。

4.了解并熟悉骨折的急救、关节脱位的临时固定、搬运伤员的方法。

5.掌握开放性软组织损伤的一般处理方法；熟悉并掌握闭合性软组织损伤的处理原则与方法。

6.学会正确使用人工呼吸与心肺复苏术等急救方法。

7.掌握开放性软组织损伤的类型及其处理方法。

8.掌握闭合性软组织损伤的处理原则及方法。

第一节　运动损伤的概念与分类

一、运动损伤的概念

人体在体育运动过程中所发生的损伤，称为运动损伤。运动损伤不同于一般的工作或日常生活中的损伤，它多与体育运动项目及技战术动作特点密切相关，为此，常有些运动损伤便以运动项目冠名，如“网球肘”“足球踝”“跳跃膝”等损伤。运动损伤也常与运动训练水平、运动环境与条件等因素有关。研究、总结运动损伤发生的原因、规律、治疗效果、康复时间等问题，不仅可以有效地防治运动损伤，也为改善运动条件、改进教学和训练方法、提高运动成绩提供了科学依据和实践指导。

二、运动损伤的分类

1.按受伤组织结构分类

按受伤组织结构分皮肤损伤、肌肉损伤、关节软骨损伤、骨及骨骺损伤、滑囊损伤、神经损伤、血管损伤、内脏器官损伤等。

2.按伤后皮肤、黏膜是否完整分类

（1）开放性损伤　伤后皮肤或黏膜的完整性遭到破坏，受伤组织有裂口与体表相通。如擦伤、刺伤、切伤、撕裂伤及开放性骨折等。

（2）闭合性损伤　伤后皮肤或黏膜仍保持完整，受伤组织无裂口与体表相通，如挫伤、关节韧带扭伤、肌肉拉伤、闭合性骨折等。

3.按损伤后运动能力的丧失程度分类

（1）轻度伤 受伤后仍能进行体育活动或训练。

（2）中度伤 受伤后需要进行门诊治疗，短时间内不能按体育教学要求从事体育活动或需停止患部练习或减少患部活动。

（3）重度伤 受伤后需住院治疗，完全不能从事体育活动或训练。

有很多损伤并不妨碍日常生活，平时无症状或症状不明显，但运动时症状出现或加重，会影响康复和运动成绩。

4.按损伤的病程分类

（1）急性损伤 直接或间接力量一次作用而致伤，伤后症状迅速出现，病程一般较短。

（2）慢性损伤 按病因又可分为陈旧伤和过劳损伤两类。陈旧伤是急性损伤后因处理不当而致反复发作的损伤。过劳损伤是由于局部运动负荷量安排不当，长期负担过重，超出了组织所能承受的能力，局部过劳致伤，症状出现缓慢，病程较长。

5.按运动技术与训练的关系分类

（1）运动技术伤 与运动项目、技战术动作密切相关的损伤，如网球肘、投掷肘、跳跃膝等，多为局部组织过劳伤。此类损伤也有少数急性伤，如肱骨投掷骨折、体操、技巧运动中的跟腱断裂等。

（2）非运动技术伤 多为运动中意外伤，如挫伤、骨折、擦伤、韧带扭伤等。

第二节 运动损伤的直接原因

造成运动损伤的原因较多，归纳起来可分为以下9个方面。

一、思想上不够重视

运动损伤的发生，常与体育教师、教练员和体育锻炼者对预防运动损伤的意义认识不足、思想上麻痹大意及缺乏预防知识有关。

二、缺乏合理的准备活动

准备活动的目的是进一步提高中枢神经系统的兴奋性，增强各器官系统的功能活动，使人体从相对的静止状态过渡到紧张的活动状态。据国内有关调查资料分析，缺乏准备活动或准备活动不合理，是造成运动损伤的首位或第二位原因。在准备活动问题上常存在的缺点如下。

1.不做准备活动或准备活动不充分

在神经系统和其他各器官、系统的功能活动没有充分动员起来的情况下，就投入紧张的运动。由于肌肉的力量、弹性和伸展性较差，身体缺乏必要的协调性，因而容易发生损伤。

2.准备活动的内容与正式运动的内容结合得不好或缺乏专项准备活动

运动中负担较重部位的功能没有得到充分地改善，因休息而消退的条件反射性联系尚未恢复。

3.准备活动的量过大

身体已经出现疲劳，参加正式运动时，身体的功能水平不是处于最佳状态而是有所下降，此时参加剧烈运动就容易受伤。

4.准备活动的强度安排不当

开始做准备活动时，用力过猛，速度过快，违反了循序渐进的原则和功能活动的规律，容易引起肌肉拉伤和关节扭伤。

5.准备活动距正式运动的时间过长

准备活动所产生的生理作用已经减弱或消失，相当于准备活动不充分或未做准备活动。

三、技术动作错误

技术动作的错误，违反了人体结构功能的特点及运动时的力学原理而造成损伤，这是初参加运动训练的人或学习新动作时发生损伤的主要原因。例如，做前滚翻时，因头部不正而引起颈部扭伤；排球传接球时，因手形不正确而引起手指扭挫伤；投掷时，在上臂外展90°、屈肘90°（甚至肘低于肩）的错误姿势下出手，引起肩臂肌肉拉伤，甚至发生肱骨投掷骨折等。

四、运动负荷（尤其是局部负担量）过大

安排运动负荷时，没有充分考虑到锻炼者的生理特点，运动负荷超过了锻炼者可以承受的生理负担量，尤其是局部负担过大，引起微细损伤的积累而发生劳损，这是专项训练中造成运动损伤的主要原因。

五、身体功能和心理状态不良

在睡眠或休息不好、患病受伤、伤病初愈阶段或疲劳时，肌肉力量、动作的准确性和身体的协调性显著下降，警觉性和注意力减退，反应较迟钝，此时参加剧烈运动或练习较难的动作，就可能发生损伤。

锻炼者的心理状态与运动损伤的发生有着一定的关系，如心情不好、情绪低落或急躁、缺乏锻炼的积极性或急于求成、胆怯、犹豫等，都可成为运动损伤的发生原因。

六、组织方法不当

在教学训练中，不遵守循序渐进、系统性和个别对待的原则，以及比赛的年龄分组原则；在组织方法方面，如学生过多、教师又缺乏正确的示范和耐心细致的教导、缺乏保护和自我保护、组织性纪律性较差，以及比赛日程安排不当、比赛场地和时间任意更改，允许有病或身体不合格的人参加比赛等，这些都可成为受伤的原因。

七、动作粗野或违反规则

在比赛中不遵守比赛规则，或在教学训练中相互逗闹，动作粗野，故意犯规等，这是篮球、足球等运动中发生损伤的重要原因。

八、场地设备的缺陷

运动场地不平，有小碎石或杂物；跑道太硬或太滑；沙坑没掘松或有小石头，坑沿高出地面，踏跳板与地面不平齐；器械维护不良或年久失修，表面不光滑或有裂缝；器械安装不牢固或安放位置不妥当，器械的高低、大小或重量不符合锻炼者的年龄、性别特点，缺乏必要的防护用具（如护腕、护踝、护腰等）；运动时的服装和鞋袜不符合运动卫生要求等。

九、不良气象的影响

气温过高易引起疲劳和中暑，气温过低易发生冻伤，或因肌肉僵硬、身体协调性降低而引起肌肉韧带损伤；潮湿高热易引起大量出汗，发生肌肉痉挛或虚脱；光线不足、能见度差影响视力，使兴奋性降低和反应迟钝而导致受伤。

第三节 损伤的发病规律和潜在原因

一、发病规律

不同部位组织的损伤性质和程度有其规律性，一般来说，肌肉筋膜、肌腱腱鞘、韧带、滑囊等各种组织的小损伤多，慢性伤多；骨折、关节脱位等严重损伤少，急性伤多。这些慢性小损伤不影响一般人的日常生活，在一定程度上影响体育教学和锻炼，但严重时影响运动员的训练、运动成绩的提高和运动寿命。

二、潜在原因

为什么运动损伤会有这种发病规律呢？主要与两个潜在因素有关。

1.运动项目的特殊技术要求

不同运动项目各有其不同的易伤部位及专项多发病。例如体操易伤及腰、肩、膝和腕部；投掷手榴弹和标枪易伤肩、肘关节及腰部；篮球运动员易伤踝、膝关节和手指；排球运动易伤肩、膝关节、腰部及手指。

2.身体某些部位的解剖生理特点

在教学训练安排不当、局部负担过重等直接原因作用下，导致局部解剖生理特点与专项特殊技术要求不相适应，因而容易发生损伤。例如篮球运动员最易伤膝，是因篮球运动的一些基本动作都要求膝关节呈半蹲位（130°～150°）屈伸、扭转与发力，而膝关节的这个角度又恰是它的解剖生理弱点，关节的稳定性相对减弱，易发生内外旋或内外翻，关节面间也会发生“不合槽”运动，因而易引起膝关节损伤。又如体操运动员易伤肩，是因经常要做悬吊、转肩动作，肩部承受的牵拉力很大，而肩关节运动时的稳定性主要靠肩袖的肌肉来维持，肩袖肌腱又易受到肱骨大结节与肩峰的挤压和摩擦，一旦活动过多可引起肩袖损伤。

第四节 运动损伤的预防

一、预防运动损伤的意义

参加体育锻炼的目的是增强体质，增进健康水平，促进德智体美全面发展。如果在体育锻炼中，忽视运动损伤的预防工作，没有积极采取各种有效的预防措施，就可能发生各种伤害事故。因此，积极预防运动损伤对全民健身活动、体育教学和运动训练都有重要意义。

二、运动损伤的预防原则

（一）加强思想教育

平时要注意加强防伤观念的教育，在教学、训练和比赛中，认真贯彻“预防为主”的方针。加强对学生、运动员进行组织性、纪律性教育，培养他们良好的体育道德风尚。

（二）合理安排运动负荷

合理地安排运动负荷，预防运动损伤，对提高运动成绩有着重要意义。

运动负荷安排不足，不能达到促进人体运动能力提高的目的。运动负荷安排过大，超出了人体所能承受的负荷，不仅使运动系统的局部负荷过重，还会导致中枢神经系统疲劳，致使全身功能下降，协调能力降低，注意力、警觉反应都减弱，从而容易发生损伤。少年运动员和女运动员的运动负荷更应注意合理安排。少年儿童不宜过早地进行专项训练，不宜参加过多的比赛和过早地追求出成绩。

（三）认真做好准备活动

在教学、训练和比赛前，应充分做好准备活动。准备活动的目的是提高中枢神经系统的兴奋性，特别是克服自主神经的惰性。通过全身各关节、肌肉的活动加速血液循环，使肌肉组织得到充分的血液供应，以利增强肌肉的力量和弹性，并恢复技术动作的条件反射联系，为正式活动做好充分的准备。

准备活动结束与正式运动开始之间的时间以1～4min为宜。至于准备活动的时间与负荷，一般以身体感到发热，微微出汗为好。在准备活动中进行适当的肌肉力量练习（针对易伤的肌肉），对于提高肌肉温度、改善肌肉功能很有益处。此外，在准备活动中加入一些肌肉伸展性的练习，对预防肌肉拉伤有积极效果。

（四）合理安排教学、训练和比赛

（1）教师要认真钻研教材，充分备课，应对教学、训练中的重点、难点以及容易发生损伤的动作做到心中有数，事先要采取相应的预防措施，对学生做好预防损伤的教育。

（2）注意学生全面身体训练 少年儿童的身体结构和功能都尚未定型，通过全面身体训练，可以促进其身体的生长发育，并有利于身体素质得到全面发展。

（3）加强基本技术的教学训练 教师在教学中要对新技术动作进行认真讲解、正确示范，使每个学生对技术动作都有一个完整概念，便于他们学习掌握。

（4）教学、训练中要遵循循序渐进和个别对待的原则 学习技术动作应从易到难，由简单到复杂，自分解动作到整体动作来进行。一次课中，难度高、费力大的动作教学应安排在课的前面或当中进行。在教学训练中，应注意结合学生的年龄、性别、健康状况、训练水平等特点，个别对待。

（五）加强易伤部位的练习

加强对易伤部位和相对薄弱部位的练习，提高其功能，是预防运动损伤的积极措施。例如，为了预防膝部损伤，就要注意加强股四头肌力量练习，以稳定膝关节。为了预防腰部损伤，除应加强腰部肌肉的练习外，同时，还应加强腹肌的练习，因为腰部肌肉受伤，从某种意义上讲与与其拮抗的腹肌有关，腹肌力量不足，易使脊柱过度后伸而致腰部受伤。为预防大腿后侧肌群拉伤，在发展其肌肉力量的同时，还应注意加强股后肌群的伸展性练习。

（六）加强医务监督工作

对学生或经常参加体育活动的人，均应定期进行体格检查。参加重大比赛的前后，要进行身体补充检查或复查，以观察体育锻炼、比赛前后的身体功能变化。对体检不合格者，则不允许参加比赛，伤病初愈的人参加体育运动或训练时，应取得医生的同意，并做好自我监督。自我监督的主要内容如下。

1.一般观察

每天记录晨脉、自我感觉。每周测一次体重。如晨脉逐日增加，自我感觉不良，运动成绩下降，功能试验时脉搏恢复时间延长，说明身体功能不良，应及时到医院查明原因。女学生、女运动员要遵守月经期的体育卫生要求，做好监护工作。

2.特殊观察

根据不同项目特点和运动创伤的发生规律，应注意以下几个问题。

其一，要特别注意观察运动系统的局部反应，如局部有无肿胀、发热、肌肉有无酸痛、关节有无肿痛等。如有不良反应应及时请医生诊治，此时不宜加大运动负荷，更不宜练习高难度动作。

其二，要经常认真地对运动场地、器械、设备以及个人运动服装、鞋、袜、防护用具等进行安全检查。

其三，做好保护与自我保护。教师应将正确的保护与自我保护方法传授给学生；在进行器械练习时都应予以保护，尤其在学习新技术动作时更应注意保护。例如，摔倒时，要立即低头、团身、屈肘，以肩背着地，就势滚翻，不可直臂撑地。又如，从高处跳下时，应双膝并拢，以前脚掌着地，以增加人体的缓冲作用。

三、运动损伤的调查统计方法

造成运动损伤的原因很多，只有通过调查、统计和分析，才能了解运动损伤的发生原因及发病规律，调查、统计运动损伤的基本方法就是填写运动损伤登记卡（表5-1）。

运动损伤登记卡可由受伤者本人或由卫生保健人员、教师、队医来进行填写。具体登记方法是每张卡片只填写一个伤病。例如某人在运动中同时一次发生了皮肤擦伤又发生了骨折，则这两种伤要分别填写在两张登记卡上。卡上的每一栏目内容均应认真填写清楚。若损伤部位、性质、原因不止一项时，要分清主次，逐项统计，分析时应注意各项之间的彼此关系。登记卡上的各项内容逐项统计，分析时应注意各项之间的彼此关系。登记卡上没有的内容可填写在备注栏内。

对严重损伤，除填写登记卡之外，还应把受伤具体情况、诊断等事宜，另写出详细伤病报告。

表5-1 运动损伤登记表

姓名		性别		出生年月		单位	
专项		运动年限		等级		受伤日期	
受伤项目		受伤动作					
受伤部位		受伤过程					
受伤发生在： 早操、体育课（准备活动、正式练习）、训练课（准备活动、专项训练）、下午课外活动、比赛（准备活动、正式比赛）、教师或教练员在场或不在场							
受伤原因： 身体素质差、技术动作错误、准备活动的缺点（未做、不充分、量过大、动作过猛、间歇太长）、运动负荷过大，局部负担过重（训练方法单一、练习次数过多）、身体疲惫、带伤患病、注意力不集中、思想麻痹、心慌、紧张、犹豫、场地问题（太硬、太滑、不平）、保护问题（缺乏、不当）、器械问题（太高、太宽、太重、不牢固）、动作粗野、合理碰撞、组织工作问题、其他							
损伤诊断： 摔伤、撕裂伤、切伤、刺伤、肌肉拉伤、关节韧带扭伤、滑囊炎、腱鞘炎、半月板撕裂、脂肪垫损伤、髌骨劳损、椎间盘突出症、疲劳性骨膜炎、软骨炎、肩周损伤、神经损伤、脑震荡、内脏损伤、骨折、关节脱位、其他							
功能影响： 照常参加运动、减少活动、局部停止活动、不能活动							
备注：							

说明：是的可用“√”符号表示，表内不能包括的内容应填在备注栏内。

第五节 运动损伤的急救

一、急救的概述

运动损伤的急救是指在运动现场对受伤的人员进行紧急处理，属于损伤救治过程中一个非常重要的环节。急救处理的正确与否直接关系到患者的生存率与致残率。因而，无论何种急性损伤，做好现场急救都是十分重要的。急救人员必须准确地把运动员从现场抢救出来，分秒必争地采取紧急措施，并安全地将伤员送到有关医疗单位。

（一）急救的目的

急救是指对意外或突然发生的伤病事故进行紧急的临时性处理。其目的是保护伤员的生命安全、避免再度损伤、防止伤口感染、减轻痛苦、预防并发症，并为伤病员的转运和进一步治疗创造条件。

（二）急救工作内容

（1）设置急救点　在固定场地训练或比赛时，应就近设急救点。有些训练路线是不固定的，如马拉松的拉练要经过几个省，又如长距离自行车训练医生和保健员有时无法照顾，可设流动的急救点，把急救箱放在随行的急救车上以便应急。急救点的工作可由医务工作者和保健员共同负责。

（2）急救物质的准备　根据运动项目的特点、损伤发生情况，作必要的急救物质准备，如冷敷用品和大的压迫棉垫、黏胶和缝合包、绷带和三角巾、止血带及常用的急救药物等。一些易发生严重损伤的比赛项目，如摩托车、公路自行车比赛，应预先查看比赛路线，在易受伤的地点设置急救站，并配备急救车辆，组织人力重点保证，以求受伤后能得到及时抢救。此外，还要确定后方医院，以便及时联系做好伤员的转运工作。

（三）现场的具体急救工作

1. 初步诊断

（1）收集病史　首先扼要了解伤情，迅速加以分析，确定损伤性质、部位、范围，以便进一步重点检查。询问的内容包括：受伤经过、受伤时间、受伤原因、受伤动作、伤员的自我感觉等。

（2）就地检查　包括全身状况观察和局部检查。检查要点如下：①有无呼吸道阻塞、呼吸困难、发绀、呼吸异常等现象；②有无休克，检查时若发现呼吸急促，脉搏细弱，血压下降，面色苍白，四肢发凉出汗，提示有休克发生，应先抢救；③有无伤口、外出血及内出血；④有无颅脑损伤，凡神志不清的伤者，出现瞳孔改变、耳鼻道出血、眼结膜瘀血以及神经系统症状者，应疑有颅脑损伤；⑤ 有无胸腹部损伤；⑥有无脊髓周围神经损伤及肢体瘫痪等；⑦有无肢体肿胀、疼痛、畸形及功能丧失等，以确定骨与关节损伤。

2. 初步急救处理

根据以上检查结果作出诊断后，应迅速按不同情况进行初步急救处理。

二、出血的急救

血液是维持生命的重要物质，成年人血量约占体重的8%，即4000～5000mL，如出血量达总血量的20%（800～1000mL）时，会出现乏力、头晕、口渴、面色苍白、心跳加快、血压下降等全身不适症状。若出血量达总血量的30%（1200～1500mL），可出现休克，甚至危及生命。出血伤员的急救，只要稍拖延几分钟就会造成无法弥补的危害。因此，外伤出血是最需要急救的危重症之一。

（一）出血的分类

血液从损伤的血管外流称为出血。出血分为外出血和内出血两种。外出血指血液从皮肤创口处向体外流出，是运动损伤中较为常见的一种。外出血按受伤血管不同，可分为动脉出血、静脉出血和毛细血管出血三类，但一般所见的出血多为混合型出血。内出血指血液从损伤的血管内流出后向皮下组织、肌肉、体腔（包括颅腔、胸腔、腹腔和关节腔）及胃肠和呼吸器官内注入。内出血也分为三种，组织内出血、体腔出血和管腔出血。组织内出血如皮下组织、肌肉等属之。体腔出血如胸腔、颅内属之。管腔出血主要系指胃肠道出血。内出血较外出血性质严重，因其初期不易被察觉而容易被忽视。

1.动脉出血

血色鲜红，血液自伤口的近心端呈间歇性、喷射状流出，出血速度快，出血量多，危险性大，常因失血过多而出现急性贫血，以致血压下降，呼吸、心跳中枢麻痹，从而引起呼吸、心跳停止。

2.静脉出血

血色暗红，血液自伤口的远心端呈持续性、缓慢地向外流出，危险性小于动脉出血。

3.毛细血管出血

血色介于动脉血和静脉血之间，血液在创面上呈点状渗出并逐渐融合成片，最后渗满整个伤口，常常能自行凝固，一般没有危险性。

（二）止血的方法

现场急救常用的止血方法有多种，使用时可根据具体情况选用一种，也可以把几种止血法结合一起应用，以达到最快、最有效、最安全的止血目的。下面介绍几种外出血常用的止血方法。

1.冷敷法

冷敷可使血管收缩，减少局部充血，降低组织温度，抑制神经的感觉，因而有止血、止痛、防肿的作用，常用于急性闭合性软组织损伤。冷敷一般用冷水或冰袋敷于损伤局部，常与加压包扎和抬高伤肢法同时使用。

2.抬高伤肢法

将受伤肢体抬高至心脏，使出血部位压力降低，此法适用于四肢小静脉或毛细血管出血的止血。常在绷带加压包扎后使用，在其他情况下仅为一种辅助方法。

3.加压包扎止血法

有创口的可先用无菌纱布覆盖压迫伤口，再用三角巾或绷带用力包扎，包扎范围应比伤口稍大，在没有无菌纱布时，可使用消毒卫生巾、餐巾等替代。这是目前最常用的一种止血方法，此法适用于小静脉和毛细血管出血的止血。

4.加垫屈肢止血法

前臂、手和小腿、足出血时，如果没有骨折和关节损伤，可将棉垫或绷带卷放在肘或膝关节窝上，屈曲小腿或前臂，再用绷带作“8”字形缠好（图5-1）。

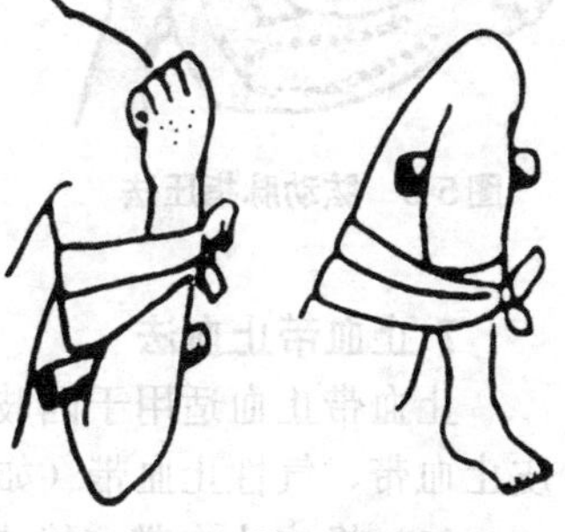

图5-1　加垫屈肢止血法

5. 直接指压止血法

用手指指腹直接压迫出血动脉的近心端。为了避免感染，宜用消毒敷料、清洁的手帕或清洁纸巾盖在伤口处，再进行指压止血。

6. 间接指压止血法

此法又称止血点止血法，是止血方法中最重要、最有效、且极简单的一种方法。压迫时用手指把身体浅部的动脉压在相应的骨面上，阻断血液的来源，可暂时止住该动脉供血部位的出血，适用于动脉出血，但只能临时止血。重要的止血点有6个，颞浅动脉止血点、颌外动脉止血点、锁骨下动脉止血点、肱动脉止血点、股动脉止血点、胫前、胫后动脉止血点。

（1）头部出血　头部前额、颞部出血，要压迫颞浅动脉。其压迫点在耳屏前方，用手指摸到搏动后，将该动脉压在颞骨上（图5-2）。

（2）面部出血　面部出血应压迫颌外动脉，其压迫点在下颌角前面约1.5cm处，用手摸到搏动后将该血管压迫在下颌骨上（图5-3）。

（3）上肢出血　肩部和上臂出血可压迫锁骨下动脉。在锁骨上窝、胸锁乳突肌外缘，用手指将该动脉向后内正对第一肋骨压迫（图5-4）。前臂出血可压迫肱动脉，让患肢外展，用拇指压迫上臂内侧（图5-5）。手指出血可压迫指动脉，压迫点在第一指节近端两侧，用拇、食两指相对夹住（图5-6）

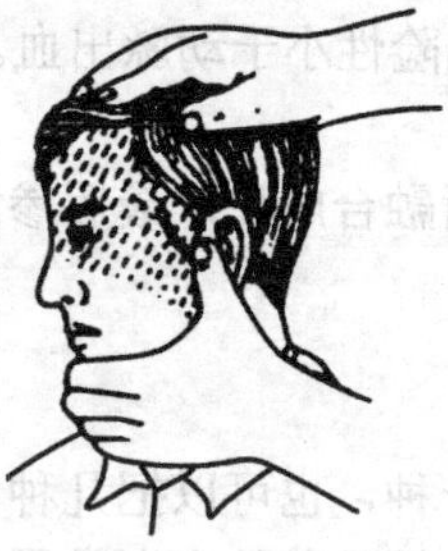

图5-2　颞浅动脉指压法

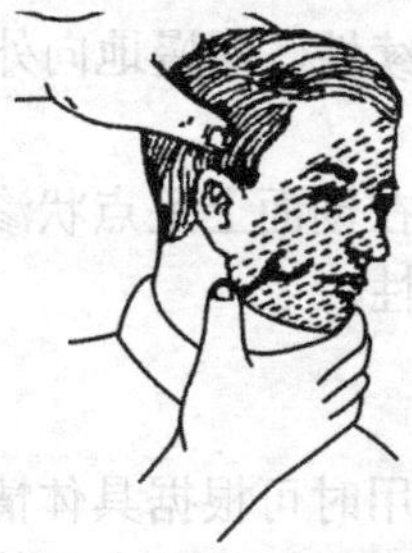

图5-3　颌外动脉指压法

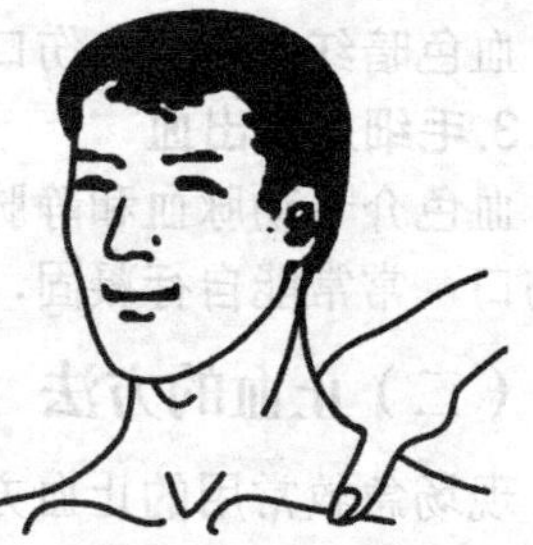

图5-4　锁骨下动脉指压止血法

（4）下肢出血　大腿、小腿部出血，可压迫股动脉。压迫点在腹股沟中点处摸到动脉搏动，用手掌或拳向下方的股骨面压迫（图5-7）。足部出血可压迫胫前动脉和胫后动脉，用两手的拇指分别按压于内踝与跟骨之间和足背横纹中点（图5-8）。

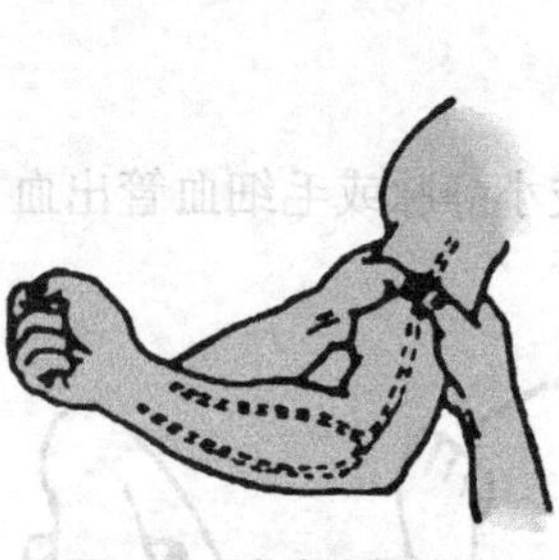

图5-5　肱动脉指压法

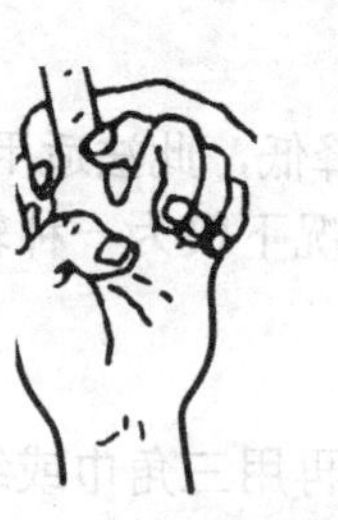

图5-6　指动脉指压法

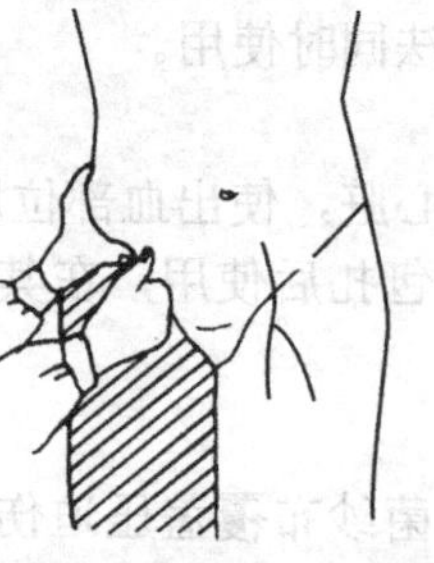

图5-7　股动脉指压法

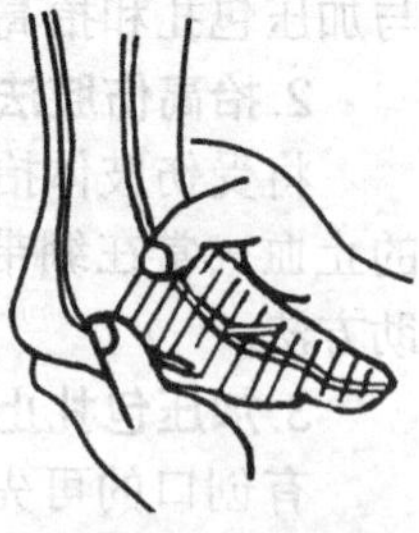

图5-8　胫前、胫后动脉指压法

7. 止血带止血法

止血带止血适用于四肢动脉出血，当其他止血法不能止血时才使用此方法。止血带有橡皮止血带、气性止血带（如血压计袖带）和布制止血带，其操作方法各不相同。

（1）橡皮止血带　橡皮止血带是用特制的胶皮管，操作时左手在离带端约10cm处由拇指、食指和中指紧握，使手背向下放在止血带的部位，右手持带中段绕伤肢一圈半，然后把带塞入左手的食指与中指之间，左手的食指与中指紧夹一段止血带向下牵拉，使之成为一个活结，外观呈A字形。

（2）气性止血带　常用血压计袖带，操作方法比较简单，只要把袖带绕在扎止血带的部位，然后打气至伤口停止出血。

（3）布制止血带　将三角巾折成带状或将其他布带绕伤肢一圈，打一个蝴蝶结，取一根小棒穿在布带圈内，提起小棒拉紧，将小棒依顺时针方向绞紧，再将绞棒一端插入蝴蝶结内，最后拉紧活结并与另一头打结固定。

（4）使用止血带的注意事项

① 部位　先将患肢抬高然后再上止血带，止血带应缚在出血部的近心端。上臂外伤大出血应扎在上臂上2/3处，前臂或手部大出血应扎在上臂下1/3处，下肢外伤大出血应扎在股骨中下1/3交界处。

② 衬垫　使用止血带的部位应有衬垫，否则会损伤皮肤。止血带可扎在衣服外面，把衣服当衬垫。

③ 松紧度　应以出血停止、远端摸不到脉搏为合适。过松达不到止血目的，过紧又会损伤组织。

④ 时间　缚上止血带后上肢应每0.5h、下肢应每1h放松一次，放松时间1～2min，以免引起肢体缺血坏死。

⑤ 标记　使用止血带者应有明显标记贴在前额或胸前易发现部位，写明时间。如立即送往医院，可不写标记，但必须当面向值班人员说明缚扎止血带的时间和部位。

三、急救包扎的方法

伤口包扎在急救中应用范围较广，可起到保护创面、固定敷料、支持伤肢、防止感染和止血、止痛的作用，有利于伤口早期愈合。包扎时应做到动作轻巧，不要碰撞伤口，以免增加出血量和疼痛。接触伤口面的敷料必须保持无菌，以免增加伤口感染的机会。包扎要快且牢靠，松紧度要适宜，打结避开伤口和不宜压迫的部位。包扎一般用绷带和三角巾。绷带包扎应从伤处的远心端到近心端，尽可能使四肢指（趾）端外露，以便观察末梢血液循环的情况，包扎结束时，绷带末端用黏膏固定。

（一）绷带包扎法

1.环形包扎法

适用于头额部、手腕和小腿下部等粗细均匀的部位。包扎时把绷带头斜放，用手压住，将绷带卷绕肢体包扎一圈后，再将带头的一个小角反折过来，然后继续绕圈包扎，后一圈压前一圈，包扎3～4圈即可（图5-9）。

2.螺旋形包扎法

用于包扎肢体粗细相差不多的部位，如上臂、大腿下段和手指等处。包扎时以环形包扎法开始，然后将绷带向上斜形缠绕，后一圈压前一圈的1/3～1/2（图5-10）。

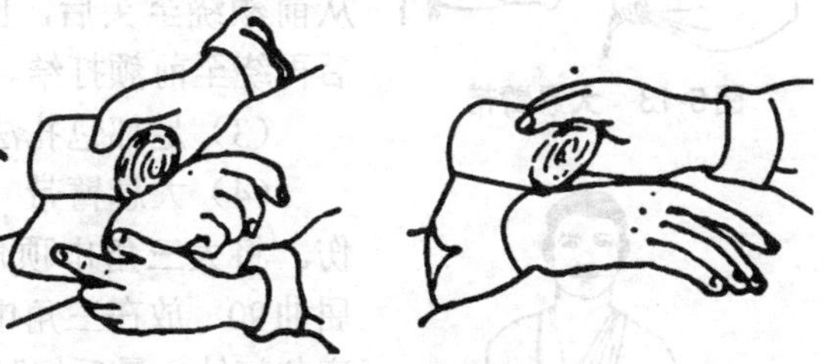

图5-9　环形包扎法

3.转折形包扎法

用于包扎前臂、大腿和小腿粗细相差较大的部位。包扎时从环形包扎法开始，然后用一个拇指压住绷带，将其上缘反折，后一圈压住前一圈的1/3～1/2，每圈的转折线应互相平行（图5-11）。

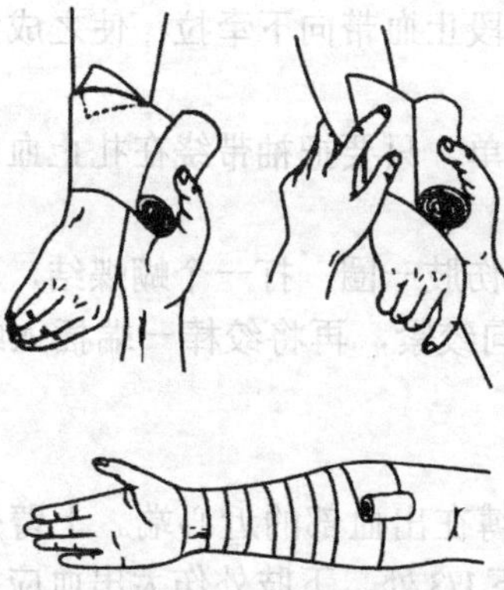

图5-10 螺旋形包扎法

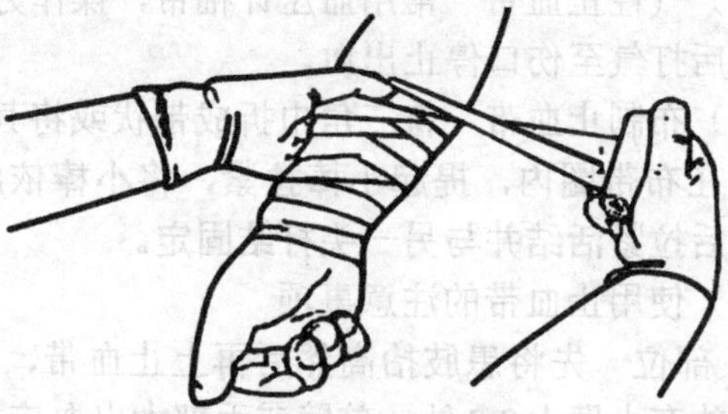

图5-11 转折形包扎法

4.“8”字形包扎法

多用于包扎肘、膝、踝等关节处，包扎方法有两种。

（1）从关节开始，先做环形包扎法，后将绷带斜形缠绕，一圈绕关节的上方，一圈绕下方，两圈在关节凹面交叉，反复进行，逐渐远离关节，每圈压住前一圈的1/3～1/2（图5-12）。

（2）从关节下方开始，先做环形包扎，后由下而上、由上而下地来回做“8”字形缠绕，逐渐靠拢关节，最后以环形包扎法结束（图5-12）。

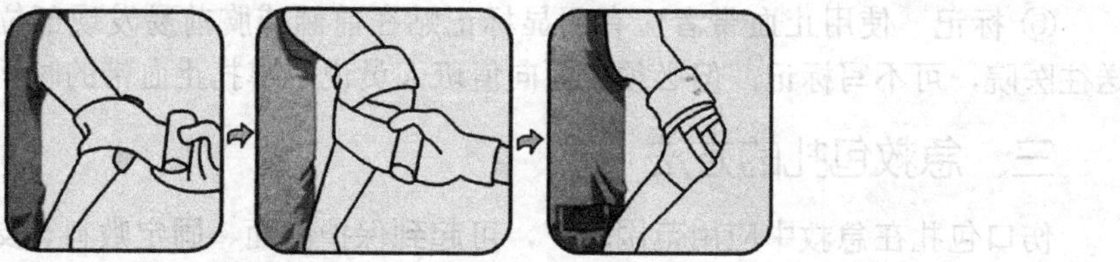

图5-12 “8”字形包扎法

（二）三角巾包扎法

用边长为1m的正方形白布或纱布，将其对角剪开即分成两块大三角巾，小三角巾是大三角巾的一半。应用三角巾进行包扎，使用方便，适用于全身各部位的包扎。

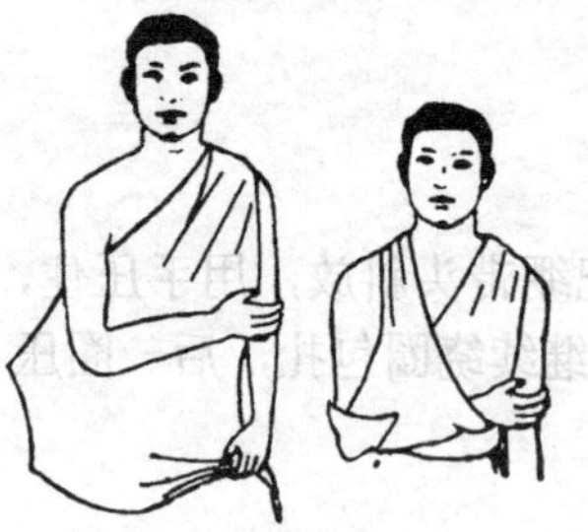

图5-13 大悬臂带

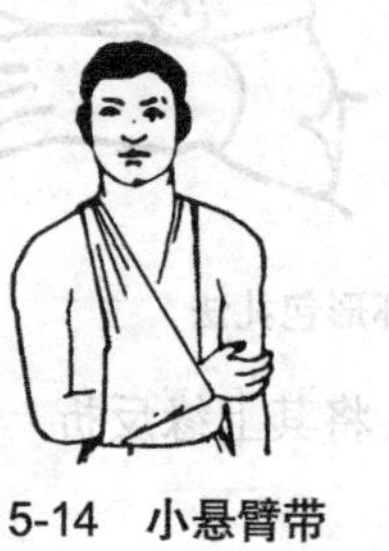

图5-14 小悬臂带

（1）手部包扎法 三角巾平铺，手指对向顶角，将手平放在三角巾的中央，底边横放于腕部。先将三角巾顶角向上反折，再将三角巾两底角向手腕背部交叉围绕一圈，在腕背侧打结。

（2）头部包扎法 三角巾底边置于前额，顶角在后，将底边从前额绕至头后，压住顶角并打结。若底边较长，可在枕后交叉后再绕至前额打结。最后把头角拉紧并向上翻转固定。

（3）足部包扎法 足部包扎法与手部包扎法基本相同。

（4）大悬臂带 大悬臂带用于除锁骨和肱骨骨折以外的上肢损伤。将大三角巾顶角放在伤肢后，一底角放在健侧肩上，肘关节屈曲90°放在三角巾中央，下底角上折，包住前臂并在颈后与上方底角打结。最后把肘后的顶角折在前面，用别针固定（图5-13）。

（5）小悬臂带 小悬臂带用于锁骨和肱骨骨折。将大三角巾叠成四横指宽的宽带，中央放在伤侧前臂的下1/3处，两端在颈后打结（图5-14）。

四、骨折的急救

骨折是指骨与骨小梁的连续性发生断裂。骨折急救的目的在于用简单而有效的方法抢救生命，保护患肢，使伤者能安全迅速地运送至医院。

（一）骨折的原因

引起外伤性骨折的暴力，按其作用的性质和方式可分为直接暴力、传达暴力、牵拉暴力和积累性暴力4种。

（1）直接暴力　骨折发生于暴力直接作用的部位，如跌倒时膝盖直接撞击于地面引起髌骨骨折。

（2）传达暴力　骨折发生在暴力作用点以外的部位，如跌倒手掌撑地，由跌倒时的冲力所引起的地面反作用力沿上肢向上传导，可引起舟状骨或桡骨远端、尺骨与桡骨干、肱骨骨折等。这是最常见的骨折原因。

（3）牵拉暴力　由于不协调的、急剧猛烈的肌肉收缩或韧带突然紧张而引起附着部的撕脱性骨折，如股四头肌猛烈收缩引起髌骨或胫骨粗隆的撕脱性骨折。

（4）积累性暴力　多次或长期积累性暴力作用引起骨折，亦称疲劳性骨折，如反复跑跳或长途行军引起第二跖骨颈或腓骨的疲劳性骨折等。

（二）骨折的分类

1.按骨折周围软组织的病理情况分类

（1）闭合性骨折　骨折处皮肤或黏膜完整，骨折断端与外界不相通。

（2）开放性骨折　骨折锐端穿破皮肤，直接与外界相通。这种骨折容易感染，发生骨髓炎与败血病。

2.按骨折断裂的程度分类

（1）不完全骨折　骨的连续性未完全破坏，或骨小梁的一部分连续中断。因儿童的骨质较软而韧，不易完全断裂，如幼嫩的树枝折断，又称青枝骨折。

（2）完全骨折　整个骨的连续性，包括骨外膜完全破裂者。骨折端可以保持原位（无移位），亦可移位而形成重叠、分离、旋转、成角、侧方移位等。

3.按手法复位处固定后骨折的稳定性分类

（1）稳定骨折　如骨折面横断或近乎横断有锯齿的斜折，经反复固定后，不易再移位。

（2）不稳定骨折　如斜面骨折、螺旋骨折、粉碎骨折等，经反复固定后，易再移位。

4.按骨折线的形态分类

（1）裂缝骨折　像瓷器上的裂纹，无移位。

（2）骨膜下骨折　骨膜未破，移位不明显。

（3）青枝骨折　如绿嫩青枝一样。

（4）撕裂骨折　又称撕脱性骨折。

（5）横骨折　骨折线与骨干纵轴接近垂直。

（6）斜骨折　骨折线与骨干纵轴呈一定的角度。

（7）螺旋骨折　骨折线呈螺旋状，多由扭转力引起。

（8）粉碎骨折　骨折块碎裂成两块以上者，多由直接外力所致，常见于成年人。

（9）嵌入骨折　多由于压缩性间接外力所致。

（10）骨骺分离　通常骨骺的骨折多发生在儿童少年。

（三）骨折的症状

（1）疼痛　骨折当时疼痛较轻，随后即加重，活动受伤肢体则更疼，持续剧痛可引发休克。

（2）肿胀和皮下瘀血　骨折时骨及周围软组织的血管破裂，发生局部出血和肿胀。若软组织较薄，骨折的部位表浅，血肿渗入皮下，形成青紫色的皮下瘀斑，亦可随血液沿肌间隙向下流注，在远离骨折处出现瘀斑。

（3）功能障碍　因疼痛、肌肉痉挛、骨杠杆作用破坏和周围软组织损伤等，肢体不能站立、行走或活动。

（4）畸形　完全骨折时，常因暴力作用和肌肉痉挛使骨折断端移位，出现伤肢缩短、成角或旋转等畸形。

（5）异常活动或骨摩擦音　四肢长骨完全骨折时，在非关节处出现异常活动；轻微移动肢体时，因断端互相摩擦而出现摩擦音，这是完全骨折的特有征象。检查时应小心谨慎，以免加重损伤和加重伤员的痛苦。

（6）压痛和震痛　骨折处有敏锐的压痛，有时轻轻叩击远离骨折的部位，在骨折处亦出现疼痛。

（7）X线拍片　骨折裂痕、断裂或粉碎，X线拍片是最具有权威性的确诊方法。

（四）骨折的急救原则

1.防治休克

严重骨折、多发性骨折或同时合并其他损伤的伤员，可能会发生休克，急救时应注意预防休克。若有休克必须先抗休克，再处理骨折。预防休克的方法在于早期就地实施制动固定术，并在骨折部位注射1%～2%的普鲁卡因止痛。针刺人中、十宣，或50%葡萄糖液静脉注射，吸氧，平卧保暖是升压和预防休克发展和治疗的简要措施。

2.就地固定

骨折后及时固定可避免断端移动，防止加重损伤。固定时必须先牵引再上夹板，使伤肢处于较为稳定的位置，可减少疼痛，便于伤员转运。未经固定，不可随意移动伤员，尤其是大腿、小腿和脊柱骨折的伤员。

3.先止血再包扎伤口

伤口有出血时先止血，可根据情况选择适宜的止血方法。有穿破骨折的患者应先清洗伤口，再用消毒巾包扎，以免感染。争取在6～12h送达医院施行手术，并注射破伤风血清1500IU以预防破伤风。暴露在伤口外的骨折端，未经处理一定不要复回，应敷上清洁纱布，包扎固定后急送医院处理。

（五）骨折急救的注意事项

夹板的长短、宽窄要适宜，使骨折处上下两个关节都固定。若无夹板时，可用树枝、竹片等代用品。夹板要用绷带或软布包垫，夹板的两端、骨突部和空隙处要用棉花或软布填妥，防止引起压迫性损伤。肢体明显畸形而影响固定时，可将伤肢沿纵轴稍加牵引后再固定。缚扎夹板的绷带或布条应缚在骨折处的上下段。固定要牢靠，松紧度适中，过松则失去固定的作用，过紧又会压迫神经和血管。因此，固定时应露出指（趾）端，若发现指（趾）端出现苍白、发麻、发凉、疼痛或变紫时，须立即松解重新固定。上肢骨折固定后，用悬臂带把患臂挂于胸前；下肢骨折固定后，可把患腿与健腿捆缚在一起。经固定后尽快将伤员送到医院，争取及早整复治疗。

（六）骨折急救固定法

1.锁骨骨折

采用“双环包扎法”固定。先取3条三角巾并折叠成宽带，在双肩腋下填上软布团或棉花，然后用2条宽带分别绕过伤员两肩在背后打结，形成两个肩环，再用第三条宽带在背后穿过两个肩环，拉紧打结，最后将两前臂缚扎固定或将伤侧肢体挂在胸前（图5-15）。

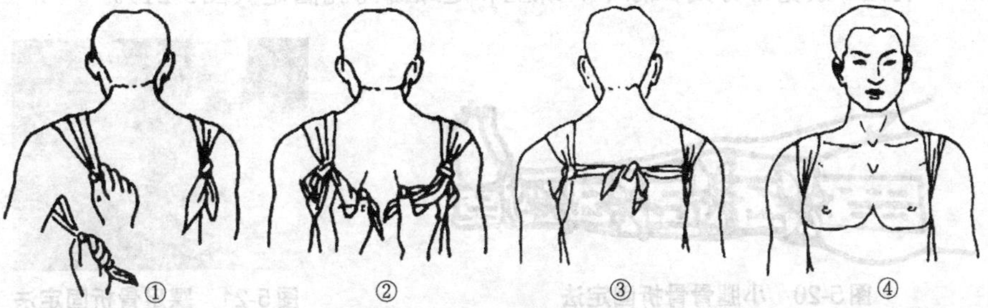

图5-15 锁骨骨折固定法

2.肱骨干骨折

屈肘成直角，将2块长短宽窄适宜的有垫夹板，分别放在伤臂的内、外侧，用3～4条宽带将骨折处上下部缚好，再用小悬臂带把前臂挂在胸前，最后用宽带或三角巾将伤臂固定于体侧（图5-16）。

3.前臂骨折

将2块有垫夹板分别放在前臂的掌侧和背侧，板长从肘到掌，前臂处于中立位，屈肘90°，拇指朝上。用3～4条宽带缚扎夹板，再用小悬臂带把前臂挂在胸前（图5-17）。

4.手腕部骨折

将一块有垫夹板放在前臂和手的掌侧，患手握绷带卷，再用绷带缠绕固定，然后用大悬臂带把伤臂挂于胸前（图5-18）。

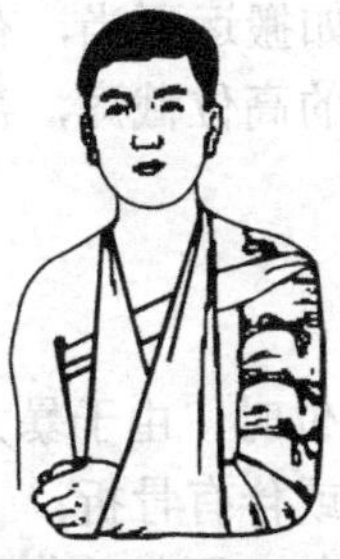

图5-16 肱骨干骨折固定法

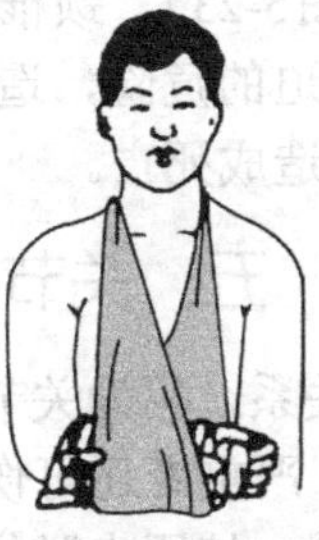

图5-17 前臂骨折固定法

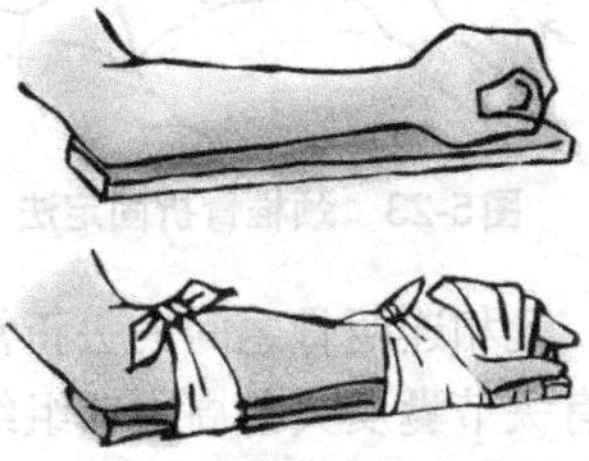

图5-18 手腕部骨折固定法

5.股骨骨折

采用旁侧夹板固定。先用两手（一手握脚背，一手托脚跟）轻轻将脚向下拉，直到与健腿等长。如疼痛可注射吗啡。再将2块长夹板分别放在伤肢的内、外侧，内侧夹板上至大腿根部，下达足跟；外侧夹板自腋下达足部。然后用5～8条宽带固定夹板，在外侧打结（图5-19）。

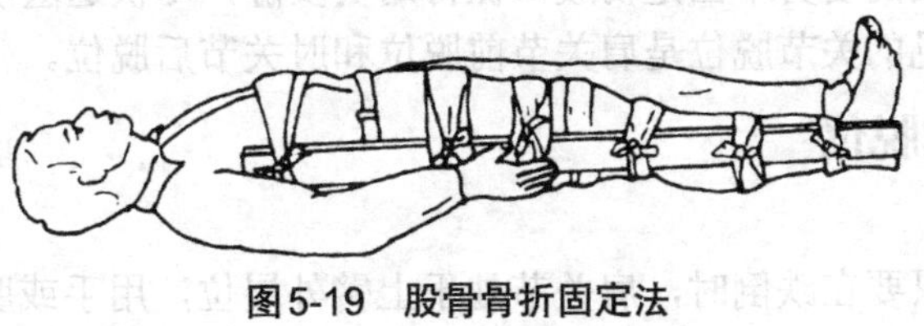

图5-19 股骨骨折固定法

6.小腿骨折

将2块有垫夹板放在小腿的内、外侧，2块夹板上自大腿中部，下至足部。用4～5条宽带分别在膝上、膝下及踝部缚扎固定（图5-20）。

7.踝足部骨折

采用直角夹板固定。脱鞋，取一块直角夹板置于小腿后侧，用棉花或软布在踝部和小腿下部垫妥后，再用3条宽带分别在膝下、踝上和足跖部缚扎固定（图5-21）。

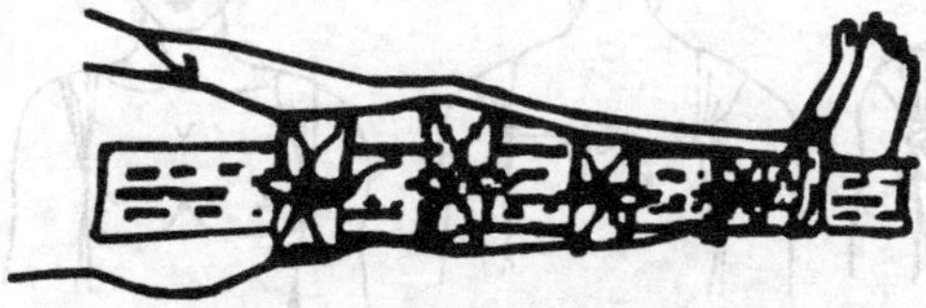

图5-20 小腿骨骨折固定法

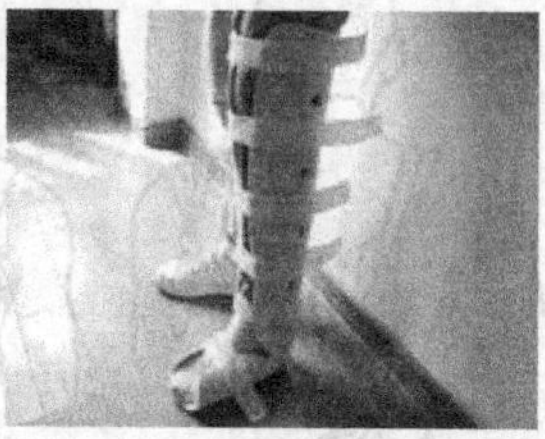

图5-21 踝足骨折固定法

8.胸腰椎骨折

疑有胸腰椎骨折时，尽量避免骨折处移动，以免脊髓受压迫而损伤。将硬板或门板置于患者体侧，一人稳住头，再由两人将患者轻轻推滚至木板上，取仰卧位，用数条宽带将伤员缚扎于木板上。若为软质担架，令伤员采取俯卧位，使脊柱伸直，禁止屈曲，送至医院（图5-22）。

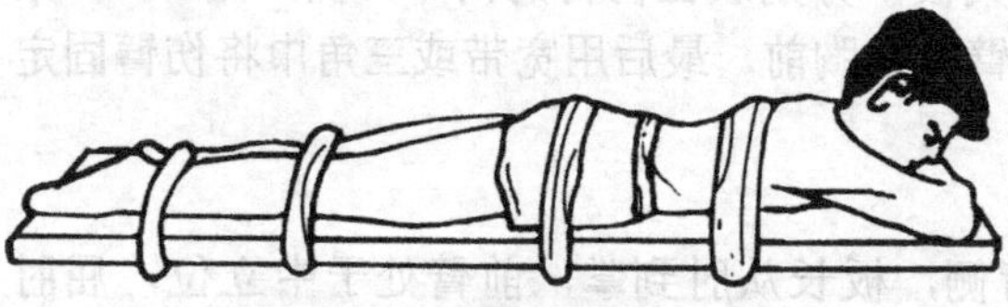

图5-22 胸腰椎骨骨折卧式

9.颈椎骨折

务必使伤员头部固定于伤后位置，不屈、不伸、不旋转，数人合作将伤员抬至木板上，头部两侧用沙袋或卷起的衣服垫好固定，用数条宽带把伤员缚扎在木板上（图5-23）。颈椎损伤的患者，如搬运不当，有引起骨髓压迫的危险，造成四肢和躯干的高位截瘫，甚至影响呼吸造成死亡。

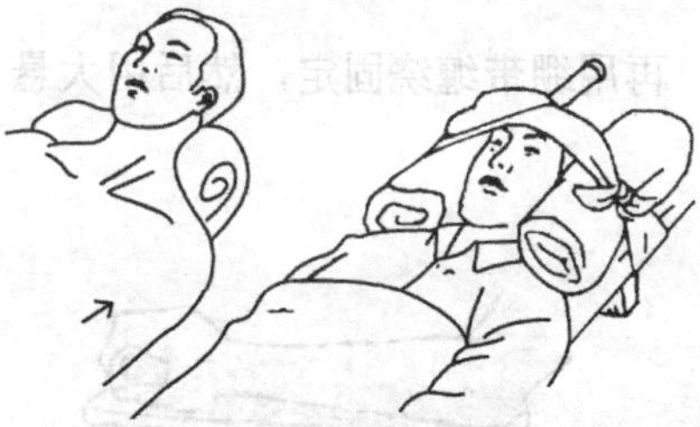

图5-23 颈椎骨折固定法

五、关节脱位的急救

凡相连两骨之间失去正常的连接关系，称为关节脱位。关节脱位时，由于暴力作用往往伴有关节囊及关节周围软组织的损伤，严重者还可伤及神经、血管或伴有骨折。

关节复位的原则是使脱位的关节端，按原来脱位的途径退回原处。严禁动作粗暴和反复复位，以免加重损伤，造成骨折或血管、神经的损伤。实施复位的时间越早，越易复位，效果也越好。

关节复位成功的标志是关节被动活动恢复正常，骨性标志复原，X线检查显示已复位。复位后将关节固定在稳定的位置上，固定期间要加强功能锻炼。没有整复条件时应立即用夹板和绷带在脱位所形成的姿势下固定伤肢，保持病员安静，尽快送医院处理。

体育运动中最常见的关节脱位是肩关节前脱位和肘关节后脱位。

（一）肩关节前脱位

1.损伤机制

在运动过程中，只要在跌倒时，肩关节处于上臂外展位，用手或肘部着地，都有可能发生肩关节前脱位。这种姿势使肱骨头移向肩胛盂的前下方，一旦外力过大，肱骨头就自肩胛盂脱出。此外，上臂在外展位突然过度背伸或过度外旋时都可能发生肩关节前脱位。

2.症状与诊断

（1）一般有跌倒时手或肘部着地的受伤史。

（2）肩关节疼痛及运动障碍。

（3）肩关节周围明显压痛。

（4）上臂固定于外展25°～30°角。

（5）由于关节周围软组织损伤后，组织内血管撕裂出血和反应性炎症出现，关节脱位后不久即出现明显的肿胀。

（6）肩部变平，呈角肩，又称方肩畸形。

（7）Dugas征阳性，即患侧手不能触到健侧的肩部，肘关节内侧不能靠于胸前壁。

（8）触诊时可发现肩峰下有凹陷，锁骨下或喙突下可摸到肱骨头。

（9）X线检查，可进一步了解受伤关节局部的变化，如脱位的方向、程度及是否合并骨折等。

3.急救固定方法

取三角巾两条，分别折成宽带，一条悬挂前臂，另一条绕过伤肢上臂，在健侧腋下打结。

4.整复方法

采用Kocher法或牵引整复法，整复后用绷带将前臂固定于胸壁，直至关节囊及周围软组织愈合后，再开始活动。固定时间依肩关节损伤的情况及年龄而不同，一般为3周。由于这种损伤常继发肩关节习惯性脱位，近年来不少医生主张，优秀运动员伤后应立即进行手术将撕裂组织修补。

（二）肘关节后脱位

1.损伤机制

任何外力只要使肘关节过伸或外展致使肘关节内侧副韧带断裂，都能引起肘关节后脱位。如跌倒时肘关节过伸，尺骨鹰嘴又猛烈冲击肱骨鹰嘴窝，使肱骨下端前移，尺骨鹰嘴后移，引起典型的肘关节后脱位。

2.症状与诊断

肘关节后脱位时，肘关节保持在半屈曲位，屈伸限制，上肢缩短，肘前三角部膨出，肘前后径加大，局部肿胀。触诊可发现肘后三角的关系发生改变，鹰嘴远移至肘后上方。

3.急救固定方法

用铁丝夹板弯成合适的角度，置于肘后，用绷带缠稳，再用小悬臂带挂起前臂。如无铁丝夹板，可直接用大悬臂带包扎固定。

4.整复方法

采用单人或双人手法复位，一般称为“牵引屈肘法”。

六、心肺复苏

心肺复苏是针对呼吸、心跳停止所采用的抢救措施，即以人工呼吸代替病员的自主呼吸，以心脏按压形成暂时的人工循环，并诱发心脏的自主搏动。因此，临床上将两者合称为心肺复苏术。体育运动中一些严重意外事故，如溺水、外伤性休克等可能会出现呼吸或心搏骤停的情况，如未能在现场得到及时正确的抢救，病员将因全身严重缺氧而很快死亡。人工呼吸和胸外心脏按压是心脏复苏初期最主要的急救措施。

在常温情况下，心脏停搏3s时患者就感到头晕；10s即出现晕厥；30 ～ 40s后瞳孔散大；60s后呼吸停止、大小便失禁；4 ～ 6min后大脑发生不可逆损伤。因此，对心脏停搏、呼吸骤停患者的抢救应当是在4min内进行心肺复苏，开始复苏时间越早，成活率越高。

（一）人工呼吸

人工呼吸是借助人工方法来维持机体的气体交换，以改善病员乏氧状态，并排出二氧化碳，为恢复病员自主呼吸创造条件。人工呼吸的方法很多，现介绍最常用的口对口人工呼吸法，此法简便有效。

操作方法：使病员仰卧，松开领口、裤带和胸腹部衣服，清除口腔内异物，把患者口腔打开，盖上一块纱布。急救者一手掌尺侧置于患者前额，使其头部后仰，拇指和食指捏住患者鼻孔，以免气体外溢。另一手托起患者下颌，掌根部轻压环状软骨，使其间接压迫食管，以防吹入的空气进入胃内。然后深吸一口气，张嘴，用双唇包绕封住患者的嘴外缘，并紧贴住向里吹气，吹气完后立即放开鼻孔。待患者呼气时，并吸入新鲜空气，准备下一次吹气，如此反复进行（图5-24）。吹气要深而快，每次吹气量在800 ～ 1200mL或每次吹气时观察患者胸部上抬即可。开始应连续两次吹气，以后每隔5s吹1次气，相当于以12 ～ 16次/min频率进行，直到患者恢复自主呼吸为止。

（二）胸外心脏按压

此法是通过按压胸骨下端而间接地压迫左右心室腔，使血流流入主动脉和肺动脉，从而建立有效的大小循环，为心脏自主节律的恢复创造条件。胸外心脏按压时，收缩压可达13.3kPa（100mmHg），平均动脉压为5.3kPa（40mmHg）。颈动脉血流仅为正常的1/4 ～ 1/3，这是支持大脑活动的最小循环血量。因此，进行胸外心脏按压时，患者应平卧，最好头低脚高位，背部垫木版，以增加脑的血流供应。

操作方法：使患者仰卧于硬板床或地上，急救者以一手掌根部置于患者胸骨的中、下1/3交界处，另一手交叉重叠于其手背上，肘关节伸直，充分利用上半身的重量和肩、臂部肌肉的力量，有节奏地带有冲击性地垂直按压胸骨，使之下陷3 ～ 4cm（儿童相对要轻些）。每次按压后随即抬手，使胸部复位，以利于心脏舒张。速率为60 ～ 80次/min，儿童稍快（图5-25）。

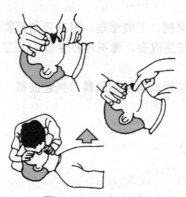

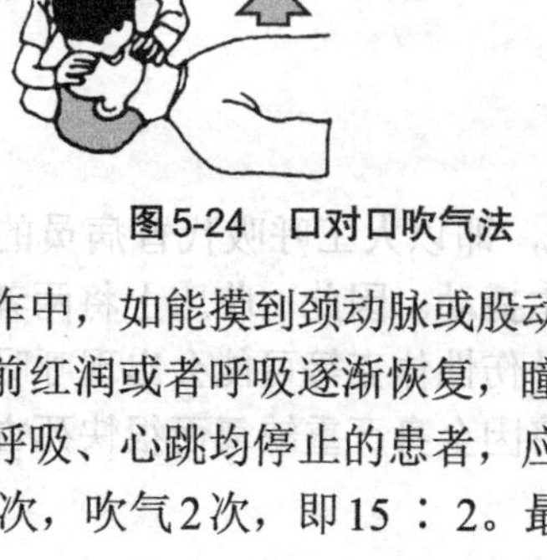

图5-24　口对口吹气法

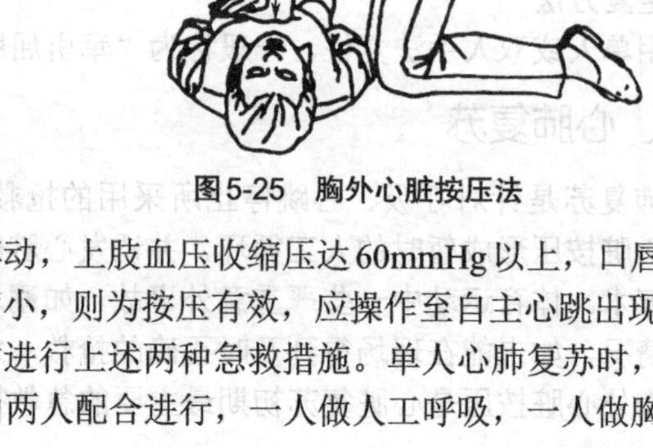

图5-25　胸外心脏按压法

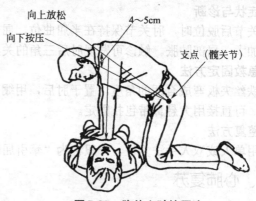

操作中，如能摸到颈动脉或股动脉搏动，上肢血压收缩压达60mmHg以上，口唇、甲床颜色较前红润或者呼吸逐渐恢复，瞳孔缩小，则为按压有效，应操作至自主心跳出现为止。

对呼吸、心跳均停止的患者，应同时进行上述两种急救措施。单人心肺复苏时，每按压胸部15次，吹气2次，即15 ∶ 2。最好由两人配合进行，一人做人工呼吸，一人做胸外心脏按压，双人心肺复苏时，每按压5次，吹气1次，即5∶1。

进行心肺复苏时，急救一经开始，就要连续进行，不能间断，直到伤员恢复自主呼吸、心跳或确诊死亡为止。在抢救的同时，应迅速派人请医生来处理。

七、搬运伤员的方法

伤员在现场进行初步急救处理后和随后送往医院的过程中，必须经过搬运这一重要环节。搬运伤员的方法很多，根据不同条件、不同情况大致有以下几种方法。

（一）徒手搬运法

是指在搬运伤员过程中凭人力和技巧，不使用任何器具的一种搬运方法。该方法适于伤势轻和搬运距离较短的伤员。它又可分为单人、双人和多人搬运法。

1. 扶持法

急救者位于伤员的体侧，一手把住伤员腰部。伤员的手绕过急救者颈后至肩上，急救者的另一手握住其腰部。两人协调缓行（图5-26）。适用于伤势轻、神志清醒而又能自己站立步行的伤员。

2. 抱持法

急救者一手抱住伤员的背部，另一手托住伤员的大腿及腘窝，将伤员抱起，伤员的一侧臂挂在急救者的肩上（图5-27）。此法适用于伤势轻、神志清醒但较软弱的伤员。

3. 托椅式搬运法

两名急救者站立于伤员两侧，各以一手伸入伤员大腿下方而相互十字交叉紧握，另一手彼此交替支持伤员背部。伤员坐在急救者互握的手上，背部支持于急救者的另一臂上，伤员的两手分别搭于两名急救者的肩上（图5-28）。此法适用于神志清醒、足部损伤而行走困难的伤员。

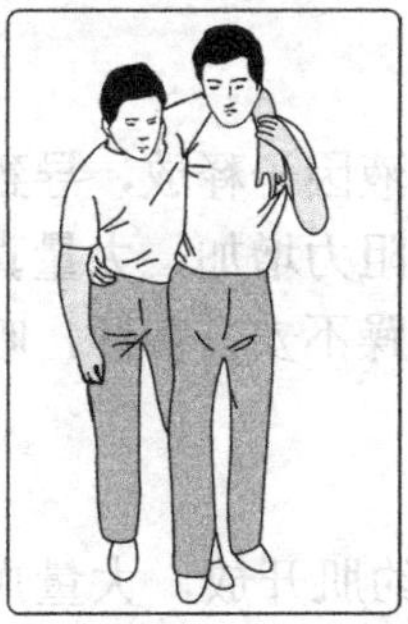

图5-26　扶持法

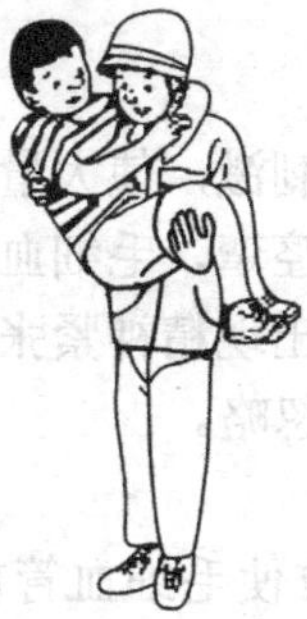

图5-27　抱持法

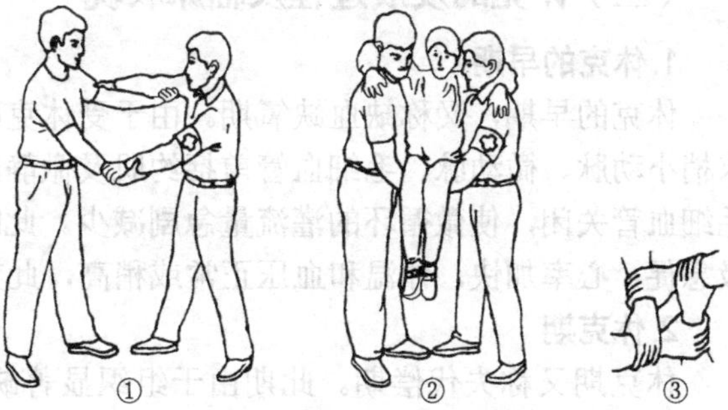

图5-28　托椅式搬运法

4. 卧式三人搬运法

三名救护者同站于伤员的一侧。第一个人以外侧的肘关节支持伤员的头颈部，另一肘置于伤员的肩胛下部，第二人用双手自腰至臀托抱伤员，第三人托抱伤员的大腿下部及小腿上部。三人行走要协调一致（图5-29）。

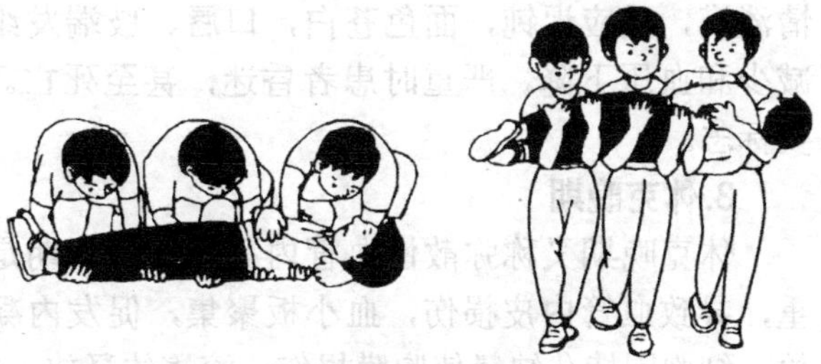

图5-29　卧式三人搬运法

（二）器械和车辆搬运法

在伤员不能徒手搬运时应采用担架或车辆搬运。

（1）担架搬运法 特制的担架可用棉被或毛毡垫好，将患者放入，并盖好保暖。若伤员神志不清，需用宽带将其固定于担架上。如有脊柱骨折，不宜使用特制担架时，可采用床板、门板等临时担架。

（2）车辆搬运法 当伤员伤势严重、运送路程较远时，应用车辆，最好用救护车，车宜慢行，避免震动。

八、抗休克

休克是人体遭受体内外各种强烈刺激后所发生的严重的全身性综合征，临床上以急性周围循环衰竭为特征，有效循环血量锐减是复杂综合征中的主要矛盾。由于有效循环血量绝对或相对减少，使组织器官缺氧，发生一系列的代谢紊乱，造成恶性循环，如不及时纠正，就会导致死亡。各种严重致病因素，如创伤、感染、低血容量、中毒和过敏等均可引起有效循环血容量不足，从而导致休克。运动损伤造成的休克，一般以失血性休克和创伤性休克较为多见。

（一）原因和机制

凡能引起有效循环血量不足或心输出量减少的各种因素，都能引起休克。在运动损伤中并发休克的原因主要是剧烈疼痛和大量出血，这些致病因素刺激交感神经-肾上腺髓质系统的活动增强，使儿茶酚胺大量释放，导致微血管痉挛，毛细血管网内的血流量减少，组织血液灌流量不足，导致休克。骨折、脱位、严重软组织损伤、睾丸挫伤等，由于剧烈疼痛可引起周围血管扩张，使有效循环血量相对减少；或大血管破裂出血、腹部挫伤合并肝脾破裂等；以及心脏病、严重感染、中毒、药物反应等，均可引起休克。此外，疲劳、饥饿、寒冷、酷暑等也能诱发休克的发生，或加重休克的程度。

（二）休克的发展过程及临床表现

1. 休克的早期

休克的早期，又称缺血缺氧期。由于受休克因素的刺激，使大量的体液因子释放，导致末梢小动脉、微动脉、毛细血管前括约肌及微静脉持续痉挛，毛细血管前阻力增加，大量真毛细血管关闭，使微循环的灌流量急剧减少。此时患者出现精神紧张，烦躁不安，多汗，呼吸急促，心率加快，体温和血压正常或稍高，此期易被忽略。

2. 休克期

休克期又称失代偿期。此期由于组织显著缺氧，致使毛细血管前括约肌开放，大量血液进入毛细血管网，造成循环瘀血，血管通透性增加，大量血浆外渗。白细胞在微血管壁黏附，形成血栓，使血压下降（收缩压在90mmHg以下，脉压差小于20mmHg）。出现表情淡漠，反应迟钝，面色苍白，口唇、肢端发绀，四肢厥冷，全身冷汗，脉搏细速，尿量减少和血压下降，严重时患者昏迷，甚至死亡。因此，血压下降是判断休克严重程度的重要标志。

3. 休克晚期

休克晚期又称弥散性血管内凝血期。此期是指在毛细血管瘀血的基础上细胞缺氧更严重，导致血管内皮损伤，血小板聚集，促发内凝血及外凝血系统在微血管形成广泛的微血栓；细胞因持久缺氧使胞膜损伤，溶酶体释放，细胞坏死自溶；并因凝血因子的消耗而产生弥散性出血。其临床表现主要为广泛性出血、低血压休克、溶血及血栓栓塞所致多种器官的功能障碍等。

（三）休克的急救

1.安静休息

迅速使伤员平卧使之安静，并予以安慰与鼓励，消除患者的顾虑。最好不要采取头低脚高位，因这种位置将使颅内压增高，静脉血回流受阻，并使膈肌上升影响呼吸，不利于休克的矫治（尤其是呼吸困难者）。

2.保暖和防暑

换去潮湿的运动服，以防散热过快，尽量使患者在温暖安静的环境下休息。若为炎热的夏季，要注意防暑降温，以防中暑。

3.饮水

神志清醒又无消化道损伤的病员，可给以适量的盐水（每升含盐3g，碳酸氢钠1.5g）或热茶等饮料。

4.保持呼吸道通畅

昏迷患者，常因分泌物或舌后缩等原因，引起呼吸道堵塞。因此要及时清除分泌物及血块，松解衣领，必要时把舌牵出口外。对心脏停搏、呼吸停止的患者应立即进行心肺复苏。

5.镇静与止痛

骨折、脱位和严重的软组织损伤后，可根据情况口服苯巴比妥0.9g，或肌内注射苯巴比妥钠0.1g，其主要作用在于可解除中枢神经系统的应激性，加强大脑皮质的保护性抑制，起镇静作用。有剧烈疼痛者，可口服阿片20mg或吗啡片10mg，或皮下注射吗啡5～10mg或哌替啶50mg以镇痛，防止休克加重。凡有颅脑损伤、颈髓损伤、胸腹部损伤或缺氧发绀的伤员，都禁用吗啡或哌替啶。

6.包扎和固定

开放性损伤，要用无菌敷料或清洁的毛巾等将创口敷盖包扎，骨折或脱位的伤员，应进行必要的急救固定。

7.止血

外出血的伤员应在急救的早期，采用绷带加压包扎法、指压法或止血带等方法及时止血。内出血的伤员，应尽早送医院处理。

8.针刺疗法

昏迷的患者可针刺或用手指掐点人中、百会、内关、涌泉、合谷等穴位。

在进行上述现场急救的同时，应与医院联系，或将病员迅速送到医院，进一步处理，如输血、输液、吸氧等。

九、运动损伤的处理原则

（一）开放性软组织损伤的处理

开放性软组织损伤是指受伤部位皮肤或黏膜破裂，伤口与外界相通，常有组织液渗出或有血液自创口流出。这类损伤的处理原则是及时止血和处理创口，预防感染，先止血然后再处理伤口。

体育运动中常见的开放性软组织损伤有擦伤、切割伤、刺伤和撕裂伤。

1.擦伤

擦伤是皮肤受到外力摩擦所致，皮肤组织被擦破出血或有组织液渗出。创口较浅、面积小的擦伤，可用生理盐水洗净创口，创口周围用75%的酒精消毒，局部擦以红汞或甲紫，一般无须包扎，让其暴露在空气中待干即可，也可覆以无菌纱布。关节附近的擦伤，一般不用暴露疗法，因为干裂易影响关节运动，一旦发生感染，也易波及关节。因此，关节附近的擦伤经消毒处理后，多采用消炎软膏或多种抗菌软膏擦抹，并用无菌敷料覆盖包扎。创口中若有煤渣、细沙、泥土等异物，要用生理盐水冲洗干净，必要时可用已消毒的硬毛刷子将异物刷净，创口可用双氧水、创口周围用75%的酒精消毒，然后用凡士林纱条覆盖创口并包扎。若创口较深，污染较重时，应注射破伤风抗毒血清，并给以抗生素治疗。

2. 撕裂伤

撕裂伤中，以头面部皮肤撕裂伤最为多见，如篮球运动中，眉弓被对方肘碰撞而引起眉际皮肤撕裂等。若撕裂的创口较小，经消毒处理后，用黏膏或创可贴黏合即可。撕裂创口较大，则须止血，缝合创口。若伤情和污染较重或较深时，应注射破伤风抗毒血清，并给以抗生素治疗。

3. 刺伤和切割伤

田径运动中被钉鞋或标枪刺伤，冬季被滑冰刀切伤，其处理方法基本与撕裂伤相同。

（二）闭合性软组织损伤的处理

闭合性软组织损伤是指局部皮肤或黏膜完整，无裂口与外界相通，损伤时的出血积聚在组织内，这种损伤在体育运动中最为多见。常见闭合性软组织损伤有：挫伤、肌肉肌腱拉伤、关节韧带扭伤、滑囊炎、肌腱腱鞘炎等。各种闭合性软组织损伤的病理过程和处理原则有相似之处。

1. 急性损伤

（1）早期　早期是指伤后24～48h。此期病理变化的主要特点是组织撕裂或断裂后出现血肿和水肿，发生反应性炎症。临床上表现为损伤局部的红、肿、热、痛和功能障碍。因此，该期的处理原则是制动、止血、防肿、镇痛及减轻炎症。处理方法可根据具体情况选用一种或数种并用。

冷敷、加压包扎并抬高伤肢，这种方法应在伤后立刻使用，具有制动、止血、止痛、防止或减轻肿胀的作用。冷敷一般使用氯乙烷或冰袋，也可用冷水浸泡，然后将一定厚度的棉花或海绵置于伤部，立即用绷带稍加压力进行包扎。24h后拆除包扎固定，根据伤情再作进一步处理。

外敷新伤药常可达到消肿、止痛和减轻炎症的效果。此外，若伤后疼痛较剧烈可服用止痛剂。如局部红肿显著，可同时服用清热、活血、化瘀的中药。

（2）中期　中期是指损伤发生24～48h。此期病理变化和修复过程的主要特点是肉芽组织已经形成，血凝块正在被吸收，坏死组织逐渐被清除，组织正在修复。临床上，急性炎症已逐渐消退，但仍有瘀血和肿胀。因此，该期的处理原则主要是改善局部的血液和淋巴循环，促进组织的新陈代谢，加速瘀血和渗出液的吸收及坏死组织的清除，促进再生修复，防止粘连形成。治疗方法有理疗、按摩、针灸、痛点药物注射、外贴或外敷活血、化瘀、生新的中草药等，可以选用几种方法进行综合治疗。热疗和按摩在此期的治疗中极为重要，按摩手法应从轻到重，从损伤周围到损伤局部，损伤局部的前几次按摩必须较轻以防发生骨化性肌炎。

（3）晚期　损伤组织已基本修复，但可能有瘢痕和粘连形成。临床上，肿胀和疼痛已经消失，但功能尚未完全恢复，锻炼时仍感到微痛、酸胀和无力，个别严重者出现伤部僵硬或运动功能受限等。因此，该期的处理原则是恢复和增强肌肉、关节的功能。若有瘢痕和粘连应设法软化或分离，以促进功能的恢复。治疗方法以按摩、理疗和功能锻炼为主，配合支持带固定及中草药熏洗等。

上述三期的辨证施治适用于较严重的急性闭合性软组织损伤，倘若损伤较轻、病程短、修复快，可把中、后期的治疗方法合并使用，把活血生新和功能恢复结合起来。

2. 慢性损伤

主要是改善伤部的血液循环，促进组织新陈代谢，合理地安排局部的负担量。治疗方法与急性损伤的中、后期大致相同，应将功能康复锻炼和治疗紧密地结合起来。

【复习思考题】

1. 简述急救的概念及现场急救的初步诊断方法。
2. 怎样鉴别外出血？常用的止血方法有哪些？
3. 了解并掌握常用的止血、包扎急救技术。
4. 简述骨折的概念及分类方法。
5. 骨折的主要症状与体征是什么？
6. 简述肩关节前脱位的原因、症状与体征以及急救方法。
7. 简述肘关节后脱位的原因、症状与体征以及急救方法。
8. 如何正确使用心肺复苏术？
9. 掌握两类搬运伤员的方法。
10. 简述休克的概念、发展过程及临床表现。
11. 休克急救措施有哪些？
12. 运动损伤的概念是什么？
13. 如何认识运动损伤潜在原因及其致伤条件在运动损伤发生规律中的作用？
14. 试述运动损伤的预防原则。
15. 运动损伤中常见的开放性软组织损伤有哪些？简述其处理方法。
16. 简述闭合性软组织损伤的处理原则及方法。

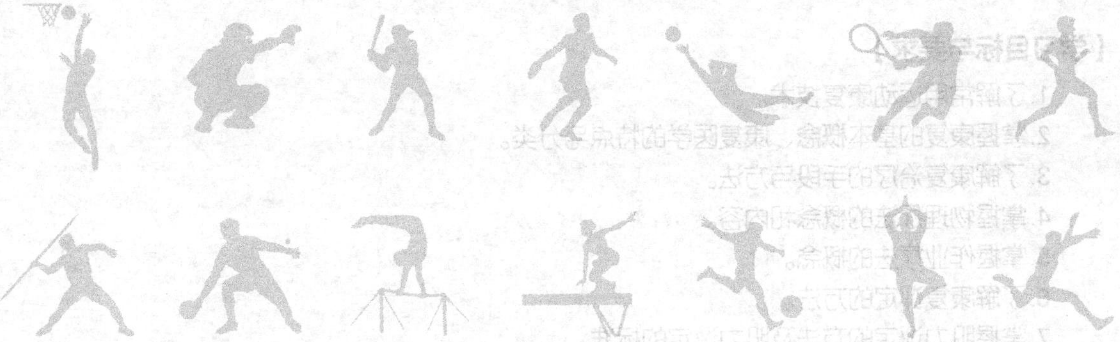

第二篇　常用运动康复技术介绍

第六章　康复的理论与基础

【学习目标与要求】

1. 了解常用运动康复技术。
2. 掌握康复的基本概念、康复医学的特点与分类。
3. 了解康复治疗的手段与方法。
4. 掌握物理疗法的概念和内容。
5. 掌握作业疗法的概念。
6. 了解康复评定的方法。
7. 掌握肌力评定的方法及肌力评定的标准。

第一节　概述

一、康复的基本概念

1. 康复的定义和内涵

康复一词，译自英语Rehabilitation。是由词头re，词干habilitate和词尾tion，合成而成的。其中re是重新的意思，habilitate是使得到能力或适应的意思，tion是行为状态的结果。因此rahabilitation是重新得到能力或适应正常社会生活的意思。在1993年WHO的一份正式文件中提出："康复是一个帮助病员或残疾人在其生理或解剖缺陷的限度内和环境条件许可的范围内，根据其愿望和生活计划，促进其在身体上、心理上、社会生活上、职业上、业余消遣上和教育上的潜能得到最充分发展的过程。"

康复的内涵包括：①医疗康复（medical rehabilitation）是应用临床医学的方法作为康复技术手段改善功能；②职业康复（vocational rehabilitation）是通过训练职业能力，恢复就业资格或获得就业机会；③教育康复（educational rehabilitation）是通过各种教育和培训方式来促进机体康复；④康复工程（rehabilitation engineering）指通过工程方法，如矫形器、辅助用具的应用，促进康复或弥补功能不足；⑤社会康复从社会层面推进和保证医学康复、教育康复和职业康复的进行，利用和依靠社会资源，帮助其适应家庭、工作环境，重返社会。运动损伤康复也涵盖了这些重要内容。

2. 康复的对象

康复的对象主要是有功能缺失和障碍以致影响日常生活、学习、工作和社会生活的残疾人和老年病、慢性病者。包括以下三类人群。

（1）疾病人群　包括顾客及有神经系统疾病、老年病、心脏病、肺病、癌症和慢性疼痛的人群等。

（2）残疾人群　包括精神、智力和感官方面有缺陷的人群。

（3）特殊人群　指除了以上两种人群以外的处于亚健康状态的人群。

二、康复医学的特点与分类

1.康复医学的定义

康复医学概念可被解释为："采用各种综合措施，包括医疗、教育、职业、社会和工程等，消除或者减轻病、伤、残疾者的身心与功能障碍，进行训练，以达到和保持生理、感官、智力精神和社会功能上的最佳水平"。与其他医学相关学科不同，康复医学主要应用物理疗法、运动疗法、生活训练、技能训练、言语训练和心理咨询等多种手段促进功能恢复，实现功能代偿。

2.康复医学的特点

（1）以残疾或功能障碍为中心，遵循功能训练原则。

（2）采用团队协作的多学科工作方法。

（3）核心思想是早期预防和全面康复。

（4）重返社会是康复的最终目标。

3.康复医学的分类

康复医学有着分类繁多的具体应用亚学科类别。

（1）骨科康复医学（orthopedic rehabilitation），主要是研究骨关节、肌肉和软组织损伤、疾病及畸形康复评估和处理的学科。

（2）神经科康复医学（neurological rehabilitation），主要是研究中枢神经系统和周围神经系统病变所致残疾的康复评估和处理的学科。

（3）精神科康复学（psychiatric rehabilitation），研究精神障碍患者功能康复的学科。重点是对精神病患者康复的处理和研究。

（4）心脏康复学（cardiac rehabilitation），是一门研究心脏病，主要是冠心病患者康复的学科。

（5）老年病康复学（geriatric rehabilitation），是研究老年病所致残疾的预防和康复处理的学科。

（6）儿科康复学（pediatric rehabilitation），是研究儿童残疾的特点、对生长发育的影响及其预防和康复的学科。

（7）职业性伤病康复学（occupational rehabilitation），是研究在职业性劳动场所发生的损伤和疾病的康复的学科。

（8）风湿科康复学（rehabilitative rheumatology），是主要是研究骨关节炎、类风湿关节炎、强直性脊柱炎等疾病康复的学科。

（9）肺科康复学（pulmonary rehabilitation），是研究肺部病患，主要是慢性阻塞性肺病的康复的学科。

（10）肿瘤康复学（cancer rehabilitation），是研究对肿瘤患者进行康复的学科。针对抗癌手术、化疗和放射治疗后患者出现的身心功能障碍进行全面的康复。

此外，属于康复临床领域的专科还有酒精、药物滥用成瘾及大量吸烟的康复、疼痛处理（pain management）等。

综上所述，康复的基本类别主要包括：为提高肢体功能的运动器官康复、提高全身功能水平的心肺康复、为改善交流能力的盲聋康复及精神病的康复等。

第二节 康复治疗的手段与方法

康复治疗的常用手段和方法有物理疗法、作业疗法、语言治疗、心理治疗、疗养康复、康复护理、康复咨询等。

一、物理疗法

物理疗法（physical therapy，PT）是指应用自然界和人工的各种物理因素作用于机体，以达到治疗预防疾病的方法。物理疗法包括运动疗法和物理因子疗法两种。

1. 运动疗法

运动疗法，又称医疗体育，是康复治疗中最重要和最常用的功能训练方法，对身心康复都有帮助。常用的运动疗法包括医疗体操、手法治疗、牵引、中国传统运动疗法（太极拳、八段锦等）。

2. 物理因子疗法

利用一系列物理因子作用于人体产生不同的效果，如冷热场、电场、磁场以及不同频率声波场等的物理作用。

常见的物理因子治疗包括电疗、光疗、水疗、超声治疗、热疗、冷疗、磁疗、蜡疗等。

3. 物理治疗师的工作

物理疗法的执行者，通常称之为物理治疗师，其主要工作内容有：

① 帮助患者保持床上各种正确卧姿；

② 帮助患者做被动运动；

③ 床上移动及起立的训练；

④ 主动活动训练指导；

⑤ 康复功能评定；

⑥ 制订运动处方；

⑦ 指导患者进行体疗康复锻炼；

⑧ 选择辅助用具，进行步态训练；

⑨ 按摩、理疗、牵引等。

二、作业疗法

作业疗法（occupational therapy，OT）是指导残疾者和患者选择性地应用某项功能活动，以达到最大限度地恢复躯体、心理和社会方面的功能，增进健康，预防劳动能力丧失，预防残疾的发生和发展为目的的一种技术和方法。它是一项重要的康复医疗手段。发达国家的康复机构普遍设立了作业疗法科（室）。我国改革开放以来，医院实行分级管理，根据条例要求，各地相继成立了康复医学科，现代作业疗法亦逐渐开展起来。

1. 作业疗法的形式

作业疗法是没有特定形式的，只要是对治疗患者有意义的活动，都可以视作作业，其功能是帮助患者减轻及适应因功能缺陷所带来的问题，通过作业，可锻炼身体及心智方面的功能，使患者能恢复到生活上的角色。

常用的作业疗法有：日常生活活动训练、职业性劳动训练、工艺劳动（泥塑、陶器工艺、编织等）、园艺劳动等。以及其他促进生活自理、改善日常生活素质的适应性处理和训练。通过作业治疗，患者出院后能适应个人生活、家庭生活、社会生活的需要。

2. 作业疗法的目的及作用

作业疗法是一项专业性较强的技术，有它自己的理论基础及应用基础，它的目的是让病伤残者通过有选择的作业活动，使其躯体、心理和社会功能等最大限度的恢复或改善，它鼓励病伤残者积极主动参与治疗，充分调动其主观能动性，增强自主、自立的信心。作业疗法的主要作用是促使机体功能的恢复，促进残余功能最大限度发挥，改善精神状况以及就业前功能评定，帮助确定较适合的工作，增进就业机会。

3. 作业治疗师的责任

作业治疗师要根据患者的能力和背景，设计或选择对患者有意义的活动，帮助患者了解自己，并引导患者参与活动过程，以及享受治疗的效果。

作业治疗师的工作内容包括功能评定和作业治疗训练两大方面，即：接受患者，对其做出初步的评价、观察患者的职业能力、对观察结果进行分析鉴别、制订治疗程序、执行治疗程序、对效果进行评估、患者出院等。

4. 作业疗法的意义

每一项活动都需要人体的关节与肌肉的配合，患者通过主动的投入及不断练习，身体功能得到适当的发展及进步，从而有利于患者的康复。

患者通过参与活动，增加社会交往的机会，可以使其心智得到改善，从而促进其康复。

5. 作业治疗的辅助技术

作业治疗过程中，常利用科技手段或辅助器具来增强残疾人的功能。辅助技术可分为以下范畴。

① 日常生活辅助器具（aids to daily living）。

② 沟通交流辅助器具（augmentative and alternative communication）。

③ 电脑辅助康复（computer assisted rehabilitation）。

④ 工作改良（job accommodation）。

⑤ 坐姿系统（seating and positioning system）。

⑥ 轮椅（wheelchair）。

⑦ 汽车改良（vehicle modification）。

⑧ 娱乐辅助器具（entertainment aids）

三、其他手段和方法

（一）语言治疗

语言治疗（speech therapy，ST）又称语言矫治，主要是对失语、构音障碍、呐吃、听力和或视力障碍的患者进行训练，改善其语言沟通能力。

言语治疗师的主要工作内容如下。

1. 语言功能评定

正常语言的形成有三个主要环节，输入（input）、综合（integration）及输出（output）。任一环节失调均会使语言出现障碍。语言功能评定也包括上述三个环节，方能做出准确评价。

2. 语言矫治

由于病因不同，治疗原则亦有不同。分别以医学康复（发音器官、听觉器官缺陷的矫正）、教育学康复（特殊教育）或心理学康复为重点。

（二）康复工程

康复工程（rehabilitation engineering）是运用工程学的原理和方法，应用电子、机械、材料等工艺技术，为残疾者设计和制作日常生活和职业劳动的辅助器具或其他器械，以最大限度地补偿或恢复因伤、病所造成的肢体、器官缺损或功能的不足，提高生活自理的程度，增强学习及工作能力。

（三）心理治疗

心理治疗（psychotherapy）：大多数残疾患者存在某些异常心理表现，需要进行针对性的心理治疗。心理治疗师通过观察、试验、谈话和心理测试（性格、智力、人格、神经心理和心理适应能力等），对患者进行心理学评价，并进行心理咨询和心理治疗。常用的心理治疗有精神支持疗法、暗示疗法、催眠疗法、行为疗法、松弛疗法和音乐疗法等。

（四）文体治疗

体育和文娱活动不但可以增强肌力和耐力，改善平衡和运动协调能力，还能增强患者的自信心，在运动与娱乐活动中，促进身心健康，从而改善患者的生理与心理功能状态。

（五）中国传统医学治疗

传统的中医疗法在康复治疗中有其独特的优势，可按中医的理论将针灸、推拿、按摩、气功、武术、药膳等治疗手段合理地应用于康复治疗中，并以此作为康复治疗的有益补充。

（六）疗养康复

在疗养院或疗养地，利用矿泉、特殊气候、日光、空气、海水等自然因素，促进慢性病者和老年病者以及手术后或急性病后体弱者康复。

（七）康复护理

根据总的治疗计划，在对残疾者的护理工作中，通过体位处理、心理支持、膀胱护理、肠道护理、辅助器械使用指导等，促进患者康复，预防继发性残疾。

（八）康复咨询

对残疾人或伤病员提供有关职业康复、社会康复的适应外界环境、参与社会生活等方面的咨询意见。通过面谈辅导，协助解决其在学习上、职业上、婚姻或家庭生活上、心理情绪上的困难和问题。

（九）社会康复服务

了解和评定患者的社会适应能力，包括家庭成员构成情况和相互关系、社会背景、家庭经济情况、住房情况、社区环境等，通过评价制订出相应的工作目标和计划，帮助患者尽快熟悉和适应环境，正确对待现实和将来，以获得社会福利及服务、保险和救济部门的帮助。

（十）职业康复治疗

依据患者致残前的职业史，对职业适应能力进行评价，制订康复治疗、训练、安置和随访等一系列工作目标和计划，并加以实施，以促进患者回归社会。

除以上康复手段外，还包括矫形手术、药物疗法、营养疗法等。

第三节 康复评定概述

一、康复评定的基本概念

康复评定是指在临床检查的基础上，对运动伤病患者的功能状况及其运动能力进行客观、定性或定量的评估，并对结果作出合理解释的过程。康复评定强调整体功能状态、日常生活活动状态和社会参与能力的评定，旨在对患者的功能障碍进行具体的剖析，找出关键环节，进行针对性的康复治疗。

二、评定目的

主要是明确运动损伤和功能障碍性质、范围、程度；明确患者的康复需求和希望达到的目标；确定康复治疗方案；评定康复治疗效果和判断预后。

三、评定时间

（1）初次评定　开始康复治疗前的评定，主要是了解存在的问题、功能状态和可能影响因素，以作为制订康复计划的依据。

（2）中期评定　了解运动功能恢复程度，注意全身情况的恢复和存在的问题，对原有的计划进行调整；每1～4周评定1次。

（3）终期评定　是恢复运动或参加比赛前的全面评估，了解是否达到预期目标，判断是否能够恢复竞技比赛，提出继续康复治疗的方案和预防再损伤发生的注意事项。

四、评定方法

（一）运动功能量表

1. HSS髋关节评分（表6-1）

表6-1　HSS髋关节评分表

评分指标	评分依据	评分
疼痛	（1）持续性；不能忍受；经常使用强止痛药物	0
	（2）持续性疼痛，但是能忍受；偶尔使用强止痛药物	2
	（3）休息时有轻微痛或无疼痛；可以进行活动；经常使用水杨酸盐制剂	4
	（4）开始活动时痛，活动后好转，偶尔使用水杨酸盐制剂	6
	（5）偶尔和轻微疼痛	8
	（6）无疼痛	10
走路	（1）卧床	0
	（2）使用轮椅	2
	（3）行走不用支撑，仅限室内活动（明显受限）；只用一侧支撑，步行少于一个街区（明显受限）；使用双侧支撑，短距离行走（明显受限）	4
	（4）不用支撑，步行少于一个街区（中度受限）；只用一侧支撑，步行大于五个街区（中度受限）	6
	（5）行走不用支撑，跛行（轻度受限）；只用一侧支撑，无跛行（轻度受限）	8
	（6）不用支撑，无明显跛行（不受限）	10
功能	（1）完全依赖和受限制	0
	（2）部分依赖	2
	（3）独立；家务劳动不受限制；购物受限制	4
	（4）可以做大多数家务；自由购物；可以做伏案工作	6
	（5）很少受限；可以站立工作	8
	（6）活动正常	10
运动肌肌力	（1）关节僵硬伴有畸形	0
	（2）关节僵硬，处于良好的功能位	2
	（3）肌力：差至可，屈曲弧度＜60°；侧方和旋转活动受限	4
	（4）肌力：可至良，屈曲弧度90°；侧方和旋转活动好	6
	（5）肌力：正常，屈曲弧度＞90°；侧方和旋转活动好	8
	（6）肌力：正常，活动度正常或接近正常	10

续表

评分指标	评分依据	评分
髋臼影像	（1）无透亮区	10
	（2）有一个透亮区	8
	（3）有两个透亮区	6
	（4）环绕透亮区＜2mm	4
	（5）环绕透亮区＞2mm	2
	（6）环绕透亮区加大	0
股骨影像	（1）无透亮区	10
	（2）远端有透亮区	8
	（3）近端有透亮区	6
	（4）环绕透亮区＜2mm	4
	（5）环绕透亮区＞2mm	2
	（6）环绕透亮区加大	0

注：优：51～60分。良：41～50分。可：31～40分。差：30分和30分以下。

2. Lysholm膝关节功能评分（表6-2）

表6-2 Lysholm膝关节功能评分表

评分指标及总分值	评分依据	评分
跛行（5分）	（1）无	5
	（2）轻微或偶尔	3
	（3）持续严重	0
负重（5分）	（1）无	5
	（2）需要手杖或拐杖	2
	（3）不能持重	0
绞锁（15分）	（1）无	15
	（2）有卡的感觉但无绞锁	10
	（3）偶尔绞锁	6
	（4）经常绞锁	2
	（5）检查中关节发生绞锁	0
关节不稳（25分）	（1）从不打软	25
	（2）体育运动或其他剧烈运动活动中罕有不稳	20
	（3）体育运动或其他剧烈运动活动中时有不稳（或不能参加）	15
	（4）日常生活活动中偶有发生	10
	（5）日常生活活动中经常发生	5
	（6）每步均不稳	0
疼痛（25分）	（1）无	25
	（2）剧烈活动中有时轻微疼痛	20
	（3）剧烈活动中显著疼痛	15
	（4）走2km后或以上显著疼痛	0
	（5）走2km以内或后显著疼痛	5
	（6）持续疼痛	0
肿胀（10分）	（1）无	10
	（2）剧烈活动发生	6
	（3）日常经常发生	2
	（4）持续	0

续表

评分指标及总分值	评分依据	评分
爬楼梯（10分）	（1）没问题 （2）稍有影响 （3）一次一级台阶 （4）不能	10 6 2 0
下蹲（5分）	（1）没问题 （2）稍有影响 （3）本能超过90° （4）不能	5 4 2 0

3.踝与后足功能评分（美国足与踝关节协会）

100分为满分，具体见表6-3。

表6-3　AOFAS（美国足与踝关节协会）踝与后足功能评分表

评分指标及总分值	评分依据		评分
疼痛（40分）	（1）无 （2）轻度，偶尔 （3）中度，每天都有 （4）严重，几乎持续性		40 30 20 0
功能（50分）	活动受限，需要辅助支撑	（1）无受限，不需要辅助支撑 （2）日常活动不受限，娱乐活动受限，不需要支撑 （3）日常活动和娱乐活动受限，需要手杖支撑 （4）日常活动和娱乐活动严重受限，需要助行器、拐杖、轮椅或支具	10 7 4 0
	最大步行距离（街区）	（1）＞6个 （2）4～6个 （3）1～3个 （4）＜1个	5 4 2 0
	行走地面	（1）任何地面无困难 （2）崎岖不平地面上行走、上台阶（包括爬梯子）有些困难 （3）崎岖不平地面上行走、上台阶（包括爬梯子）非常困难	5 3 0
	步态异常	（1）无，轻度 （2）明显 （3）非常明显	8 4 0
	矢状面运动（屈曲加背伸）	（1）正常或轻度受限（30°或以上） （2）中度受限（15°～29°） （3）严重受限（＜15°）	8 4 0
	后足运动（内翻加外翻）	（1）正常或轻度受限（正常的75%～100%） （2）中度受限（正常的25%～74%） （3）严重受限（正常的25%以下）	6 3 0
	踝与后足的稳定性（前后、内外翻）	（1）稳定 （2）明显不稳定	8 0
对线（10分）	（1）良好，跖屈足，踝-后足对线良好 （2）可，跖屈足，踝-后足对线有一定程度的对线不良，无症状 （3）差，非跖屈足，踝-后足对线严重对线不良，有症状		10 5 0

4.肩关节评分（美国加州大学UCLA）（表6-4）

表6-4 美国加州大学肩关节评分表

评分指标及依据		评分
疼痛	（1）持续性疼痛并且难以忍受；经常服用强镇痛药物	1
	（2）持续性疼痛可以忍受；偶尔服用强镇痛药物	2
	（3）休息时不痛或轻微痛，轻微活动时出现疼痛，经常服用水杨酸制剂	4
	（4）仅在重体力劳动或激烈运动时出现疼痛，偶尔服用水杨酸制剂	6
	（5）偶尔出现并且很轻微	8
	（6）无疼痛	10
功能	（1）不能使用上肢	1
	（2）仅能轻微活动上肢	2
	（3）能做轻微家务劳动或大部分日常活动	4
	（4）能做大部分家务劳动、购物、开车，能梳头、自己更衣（包括系乳罩）	6
	（5）仅轻微活动受限，能举肩工作	8
	（6）活动正常	10
主动前屈活动	（1）150° 以上	5
	（2）120° ～150°	4
	（3）90° ～120°	3
	（4）45° ～90°	2
	（5）30° ～45°	1
	（6）＜30°	0
前屈肌力测定（徒手测量）	（1）5级（正常）	5
	（2）4级（良）	4
	（3）3级（可）	3
	（4）2级（差）	2
	（5）1级（肌肉收缩）	1
	（6）0级（无肌肉收缩）	0
患者满意度	（1）满意，较以前好转	5
	（2）不满意，比以前差	0

5. HSS肘关节评分（表6-5）

表6-5 HSS肘关节评分表

评分指标及总分值	评分依据		评分
疼痛（30分）	（1）任何时候无疼痛		30
	（2）屈肘时关节无疼痛		15
	（3）屈肘时关节轻微疼痛		10
	（4）屈肘时关节中度疼痛		5
	（5）屈肘时关节严重疼痛		0
	（6）休息时无疼痛		15
	（7）休息时轻微疼痛		10
	（8）休息时中度疼痛		5
	（9）休息时严重疼痛		0
功能（20分）	A级	（1）能做屈曲肘关节活动30min	8
		（2）能做屈曲肘关节活动15min	6
		（3）能做屈曲肘关节活动5min	4
		（4）不能活动肘关节	0

续表

评分指标及总分值	评分依据		评分
功能（20分）	B级	（1）肘关节活动不受限制	12
		（2）娱乐活动时受限制	10
		（3）能做家务劳动或职业工作	8
		（4）生活能自理	6
		（5）病残	0
伸屈（矢状面）活动范围（20分）	每7°折合1分		
肌肉力量（10分）	（1）能把5磅重（2.3kg）的物体举到90°		10
	（2）能把2磅重（0.9kg）的物体举到90°		8
	（3）不负重做对抗重力的屈肘运动		5
	（4）不能做屈肘运动		0
屈曲挛缩（6分）	（1）＜15°		6
	（2）15°～45°		4
	（3）45°～90°		2
	（4）＞90°		0
伸直挛缩（6分）	（1）135°的15°以内		6
	（2）＜125°		4
	（3）＜100°		2
	（4）＜80°		0
旋前（4分）	（1）＞90°		4
	（2）30°～60°		3
	（3）15°～30°		2
	（4）＜0°		0
旋后（4分）	（1）＞60°		4
	（2）45°～60°		3
	（3）15°～45°		2
	（4）＜0°		0

注：优，90～100分；良，80～89分；可，70～79分；差，60～69分。

6. Mayo腕关节评分（表6-6）

表6-6 Mayo腕关节评分表

评分指标	评分依据	评分
疼痛	（1）无	25
	（2）轻度，偶尔	20
	（3）中度，可以忍受	15
	（4）严重，不能忍受	0
功能状况	（1）恢复到平时工作状况	25
	（2）工作上受到限制	20
	（3）能够坚持工作但未被聘用	15
	（4）由于疼痛而无法工作	0
握力（与正常一侧比）	（1）100%	25
	（2）75%～99%	15
	（3）50%～74%	10
	（4）25%～49%	5
	（5）0%～24%	0

（二）关节活动范围的测定

1. 关节活动范围（range of motion，ROM）

示指关节运动是远端骨朝向或者离开近端骨所通过的运动弧。即远端骨所移动的度数，而不是关节远端骨与近端骨之间的夹角。ROM测定包括主动活动范围和被动活动范围。

2. 关节量角器使用方法

注意体位选择时，将解剖学站立位时的肢体位定为0°。采用通用量角器，即有一个半圆规或者全圆规量角器连接一条固定直尺及一条旋转的直尺构成。测量ROM时，在标准的测量姿势体位下将关节测量尺的轴心对准膝关节轴心的骨性标志，使关节绕该轴心向一个方向运动到最大限度，将固定臂和移动臂按规定分别放置到代表两端肢体长轴的另一个骨性标志上。通常将固定臂垂直或水平摆放，移动臂随关节运动到最大角度，在圆规上读出关节现有的运动角度。由主动运动所测出的角度为主动关节活动度（AROM），反之，被动运动所测出的角度为被动关节活动角度（PROM）。关节活动度正常值见表6-7。

表6-7 关节活动度正常值

关节及其运动状态			正常值
上肢	肩	屈、伸	屈0°～180°，伸0°～5°
		外展	0°～180°
		内、外旋	各0°～90°
	肘	屈、伸	0°～150°
	桡尺	旋前、旋后	各0°～90°
	腕	屈、伸	屈0°～90° 伸0°～70°
		尺、桡侧偏移（尺、桡侧外展）	桡偏0°～25°，尺偏0°～55°
	掌指	伸0°～20°，屈0°～90°（拇指0°～30°）	
	指间	近指间为0°～100°，远指间为0°～80°	
	拇指腕掌	0°～60°	
下肢	髋	屈	0°～125°
		伸	0°～15°
		内收、外展	各0°～45°
		内旋、外旋	各0°～45°
	膝	屈、伸	屈0°～150° 伸0°
	踝	背屈、跖屈	背屈0°～20°，跖屈0°～45°
		内翻、外翻	内翻0°～35°，外翻0°～25°
脊柱	颈部	前屈	0°～60°
		后伸	0°～50°
		左、右旋	0°～70°
		左、右侧屈	0°～50°
	胸腰部	前屈	0°～45°
		后伸	0°～30°
		左、右旋	0°～70°
		左、右侧屈	0°～50°

（三）肌力评定

肌力（muscle strength）是指肌肉或肌群收缩时产生的力量。肌力的评定是康复治疗效果和运动功能恢复的重要指标之一。

肌力评定是临床医学和康复医学常用的运动功能评定技术，也是最基本的检测内容，是测定受试者在主动运动时肌或肌群的收缩力量，以评定肌的功能状态。

1.概述

肌力，又称最大力量，是肌收缩时所表现出来的能力，以肌最大兴奋时所能负荷的重量来表示。肌力体现肌主动收缩或对抗阻力的能力，反映肌最大收缩水平。

肌力评定在肌、骨、神经系统，尤其是周围神经系统病变中尤为重要，其主要目的是判断有无肌力下降及肌力下降的程度与范围，为制订治疗、训练计划提供依据；定期检查神经与肌病变的恢复程度和速度，以检验治疗、训练的效果。

肌力测定的方法很多，包括传统的手法测试、等长测试、等张测试及等速测试。这些测评方法又可分为：徒手肌力检查和器械肌力检查两类。

2.影响肌力的因素

主要包括：肌肉的生理横断面、肌肉的初长度、肌肉的募集、肌纤维走向与肌腱长轴的关系、杠杆效率。

3.肌力测定

（1）徒手肌力检查　徒手肌力检查，即手法肌力测定（manual muscle testing，MMT），是一种不借助任何器材，仅靠检查者徒手对受试者进行肌力测定的方法，此法由Robert Lovett创立，方法简便、易行，在临床中得到广泛的应用。现介绍其测定方法与肌力评定标准。

① 手法肌力测定方法　受试者采取标准受试体位，让受试肌做标准的测试动作，观察该肌完成受试动作的能力，必要时由测试者用手施加阻力或助力，判断该肌收缩力量。

② 肌力评定标准　将测定肌的力量分为0、1、2、3、4、5六个级别。每级的指标是依据受试肌收缩时所产生的肌活动、带动的关节活动范围、抵抗重力和阻力的情况而定。Lovett法将肌力分为6级，评定标准如下。

0级　受试肌无收缩。代表符号为zero，简写为Z。评定结果为：零或全瘫，肌力为正常肌力的0%。

1级　肌有收缩，但不能使关节活动。代表符号为trace，简写为T。评定结果为：微有收缩的迹象，肌力为正常肌力的10%。

2级　肌收缩能使肢体在去除重力条件下作关节全范围活动。代表符号为poor，简写为P。评定结果为：差，肌力为正常肌力的25%。

3级　肌收缩能使肢体抵抗重力作关节全范围活动，但不能抵抗外加阻力。代表符号为fair，简写为F。评定结果为：尚可，肌力为正常肌力的50%。

4级　肌收缩能使肢体抵抗重力和部分外加阻力。代表符号为good，简写为G。评定结果为：良好，肌力为正常肌力的75%。

5级　肌收缩能使肢体活动抵抗重力及充分抵抗外加阻力。代表符号为normal，简写为N。评定结果为：正常，肌力为正常肌力的100%。

以Lovett肌力分级法为基础，更细的肌力评定方法有：MRC分级和Kendall分级。Kendall分级以肌力占正常肌力的百分比表示。因临床应用不广，故不作详细介绍，也可参阅有关评定书籍。

③ 主要肌肌力的手法检查（见第三篇）

（2）器械肌力检查　肌力超过3级时可以用专门的器械和设备对肌力进行检测。

目前临床患者和运动员常用的器械检查设备包括握力计、背力计、捏力计和等速肌力测试仪等。器械肌力检测虽然仅能用于身体的少数部位，且只能对肌群的肌力进行评定，但它可以给我们比较客观的量度指标，因此在临床医疗中被广泛使用。

① 等长肌力测定

a.握力测定　用握力计测定。检查时被检查者站立或取坐位，上肢自然放在体侧，适当屈肘，避免其他肌群的代偿，调节把手至适当的宽度，用力握2～3次，取最大值，注意保持上肢在测试时不要摆动。该测试反映的是屈指肌群的肌力。握力的大小以握力指数评定。

握力指数＝握力（kg）/体重（kg）×100

握力指数正常值为大于50。一般男性的握力指数大于女性，利手握力较大。

b.捏力测定　用拇指分别与其他手指的指腹按压测力计，测定捏力。该测定反映的是拇对掌肌及屈肌的肌力，正常值是握力的30%。

c.背力测定　使用拉力计测定背肌拉力的大小。测定时，调整好拉力计，将把手调到膝盖高度，受试者双足固定拉力计，两膝伸直弯腰，双手握住拉力计把手，然后用力伸直躯干上提把手，此时在拉力计上即可读得数值。背肌力以拉力指数评定。

拉力指数＝拉力（kg）/体重（kg）×100

拉力指数正常值：男性为150～200，女性为100～150。

此法易使腰背痛患者病情加重，故此类患者应禁用。

② 等张肌力检查　肌等张收缩是指肌克服阻力做功收缩，牵动相应关节作全幅度运动时，所克服的阻力值不变。测出完成一次关节全幅度运动所能对抗的最大阻力值称为该被测者此关节屈或伸的1RM（repeat maximum）量；测出完成10次规范的关节全幅度运动所能对抗的最大阻力值称为10RM量。

③ 等速肌力测定　等速肌力测试需使用等速测试仪，目前市场上已有Cybex、Biodex、KinCom、Lido、Ariel等多种型号供选择。

a.等速肌力测定原理　等速肌力测试仪是为等速运动训练和测定设计的。等速运动是在整个运动过程中运动角速度基本保持不变的一种肌收缩的运动方式。等速仪器内部有特制的机构使运动的角速度保持恒定。在等速测试时，肌收缩带动仪器上的杠杆绕其轴心转动，杠杆转动的角度预先设定，不能加速，而肌收缩产生的关节运动力矩被仪器产生的相反方向的力矩所平衡，这样使运动时的角速度基本保持不变。

检测时肌最大限度收缩，仪器给予相应的阻力，肌收缩力量越大则阻力越大，肌力小则阻力小，故可以测定出肌的最大肌力及关节活动在不同角度时的肌力。

b.等速肌力测试的特点　主要优点：可以提供最大肌力矩、肌爆发力、做功能力、功率和耐力方面的数据，具有较好的可重复性，等速肌力测试被认为是肌功能评价及肌力学特征研究的最佳方法。缺点是不能进行3级或3级以下的肌力测定及手部肌的测定，而且仪器的价格昂贵，不易普及，操作费时间。

c.等速运动检查的禁忌证

绝对禁忌证：严重疼痛；关节活动极度受限；严重的关节积液或滑膜炎；软组织伤后刚刚愈合；骨关节不稳定；关节急性扭伤或拉伤。

相对禁忌证：疼痛；关节活动受限；亚急性或慢性扭伤或拉伤；心血管疾病。

对上述患者进行检测时应密切观察，注意患者反应，防止加重损伤或出现意外，发现不良反应及时停止并加以处理。

d.在康复临床和康复训练中的应用　等速运动测定仪采用计算机控制，程序固定，操作简单，且结果处理快速而精确，能较好地评定受测肌群和关节的运动功能，在康复临床和康复训练中广为应用。

（a）评价运动系统肌功能：等速肌测试可同时测试关节运动中主动肌和拮抗肌的任何一点肌输出的力矩值，得到力矩曲线，并可同时进行肌做功能力、爆发力及耐力等功能的测试，上述各项参数经等速仪器的计算机处理后，可作为评价肌功能的指标。

（b）运动系统伤病的辅助诊断：依据等速肌测试的力矩曲线的变化特征，评判肌关节功能和病变情况，并作为临床的一种辅助诊断。如膝关节骨性关节炎患者力矩曲线常表现中段伸肌力矩曲线下降，出现切迹、不光滑或呈双峰样改变，而屈肌力矩曲线则可能表现正常。其他如前交叉韧带损伤、半月板损伤、髌骨半脱位、肩关节撞击综合征、肩周炎等在运动中出现疼痛或关节不稳时，在力矩曲线的一定部位都可出现不同大小或形态的切迹。

（c）运动伤病的预防：等速肌测试可提供一系列的肌功能指标以及拮抗肌群对比的定量资料，这对判断肌关节功能，预防运动系统伤病的发生有重要意义。

（d）康复功能训练：等速肌测试仪常用于肌及神经损伤的肢体功能康复训练、关节损伤及术后的康复功能训练等。通过改善和提高肌力和关节活动度，以提高受损肢体的运动功能。与等长及等张训练相比，其主要优点表现为：提供顺应性阻力，使肌在整个关节活动范围内始终承受最大的阻力；同时训练主动肌和拮抗肌；提供不同的训练速度，适应功能速度的需要；较好的安全性；提供反馈信息，进行最大肌力收缩及次大收缩练习，同时可对患者起到鼓励作用；作全幅度及短弧度练习；可进行持续性被动运动、向心及离心收缩练习。这种康复训练在高水平运动员康复训练中应用，常使得康复训练更加科学，效果更好。

【复习思考题】

1. 康复治疗常用的手段和方法包括哪些？
2. 物理疗法及作业疗法的定义是什么？
3. 物理治疗师的主要工作内容有什么？
4. 作业治疗的辅助技术包括哪些内容？
5. 简述语言治疗师的工作内容。
6. 简述肌力评定的标准。

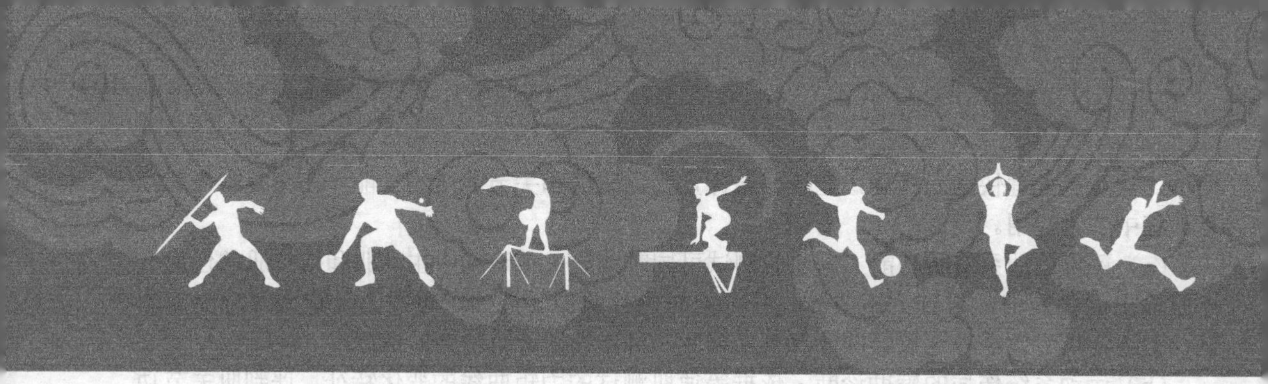

第七章 运动康复概论

【学习目的与要求】

1. 掌握医疗体育的概念及特点。
2. 掌握医疗体育的适应证和禁忌证。
3. 掌握机能评价前的检查指导原则。
4. 掌握ACSM危险分级标准。
5. 了解运动对身体各系统功能的影响。
6. 了解危险因素的临界条件。
7. 掌握基础性运动治疗技术的分类。
8. 掌握常见的运动治疗形式。
9. 掌握运动治疗的作用。
10. 掌握运动性治疗的一般原则。
11. 了解肌力训练的训练方法。
12. 了解关节活动度训练的训练方法。
13. 了解平衡与协调性训练的训练方法。
14. 了解运动再学习疗法的基本步骤。
15. 掌握异常步态的矫治原则。
16. 掌握医疗体操的概念和特点。
17. 掌握中医传统治疗技术的分类。
18. 了解针刺治疗技术的作用。
19. 掌握按摩的基本手法。
20. 了解足部按摩疗法的适应证和禁忌证。
21. 掌握拔罐的具体操作方法。
22. 了解艾灸疗法的分类及操作方法。
23. 掌握刮痧疗法的常用刮法。
24. 了解药物贴敷疗法作用。

第一节 康复的运动学基础

运动是康复治疗的一个非常重要的手段。通过合理有效的运动，使得被康复者获得功能、技能能力以及自我价值的心理体验的一种回归。

一、医疗体育

医疗体育（exercise therapy），是一种医疗性质的体育活动，即从医疗的目的出发，利用体育的手段，通过疾病或伤病患者自身特殊的身体练习，以达到防病、治病，促进身体健康和各种功能的恢复，从而加速疾病的康复。这种以体育为医疗手段的方法，称医疗体育，简称体疗。医疗体育是体育的一个分支，也是医学的一个分支。

（一）医疗体育是体育的一个组成部分

早在原始社会，人们在同大自然斗争的过程中，就逐渐积累了用体育手段防治疾病的经验，使原始的医疗体育成为体育家族中的一员。我国是世界上最早应用医疗体育的国家，经历了几千年的历史，人们通过实践，逐步探索出导引术、吐纳术、五禽戏、气功、太极拳、八段锦、十二段锦等一系列自成体系、行之有效的传统健身医疗体操。近30年来，随着现代医疗的发展，又充实了功能性运动和器械治疗等手段，使内容更加丰富，疗效更加显著。

（二）医疗体育也是运动医学的一个重要内容

医疗体育可对许多运动性疾病进行综合治疗，是促进患者功能恢复的重要手段。因为很多疾病虽然在临床上已经治愈，但可能全身或局部系统的功能仍然处于恢复状态。针对性地进行体育运动，逐步增强体质，可有效地缩短康复期，使患者早日恢复生活和劳动能力。其对象是病后体弱，术后或其他伤病之后活动功能不全的残疾者。其手段是通过特定的活动方式，有针对性、有一定分量地自身练习，达到恢复机体功能，特别是活动功能，防止并发症及继发症的发生，缩短康复时间等目的。它有较广泛的适应证和一定的禁忌证。

1.医疗体育的适应证

（1）运动器官伤病及外科疾患　骨与关节损伤及其遗留功能障碍、肩周炎、腰腿痛、颈椎病、脊柱畸形、骨关节损伤、骨折恢复以及其他脏器术后恢复、扁平足等。

（2）内科疾患　高血压病、冠心病、慢性支气管炎、肺结核、肺气肿、哮喘、溃疡病、习惯性便秘、消化不良、内脏下垂、糖尿病、肥胖症等。

（3）神经系统疾患　脑血管意外所致的偏瘫、神经衰弱、脑震荡后遗症、截瘫、周围神经损伤等。

（4）妇产科　痛经、子宫后倾、慢性盆腔炎、产后恢复等。

（5）小儿科　小儿麻痹后遗症及其术前准备、术后恢复、儿童脑性瘫痪等。

2.医疗体育的绝对禁忌证和相对禁忌证

（1）病情严重者、极度衰弱者、高热者、有严重炎症者。

（2）肺结核活动期、咯血、心律明显失常、心绞痛发作期、心肌炎或心力衰竭者或脏器功能处于失代偿期者。

（3）锻炼中可能发生严重合并症者，如骨折未愈合或大血管、神经干附近有异物，活动时有造成神经血管损伤危险者。

（4）有精神病不能合作者。

（三）医疗体育的特点

1.主动疗法

即能充分发挥病者自身功能的特点，通过有针对性的自身练习，首先是病者必须增强与伤病作斗争的信心，要有耐心、恒心，积极、乐观地运动，这样可充分调动其主观能动性，充分调动其残存的功能，使功能得以完全或部分恢复。通过运动，可使一些原来潜在的后备神经功能充分发挥出来；通过反复练习，可使神经交叉活动增强，使附近某些肌肉作代替活动功能（如小儿麻痹后遗症，将部分股屈肌移到前面代替股四头肌之后，通过运动，可使这部分屈肌改变为伸肌，与余下的股屈肌起拮抗、协调的活动功能）。因而，这种运动是渐进式的、长期的，故要患者有充分的思想准备，只有长期坚持才能获得效果。

2. 有目标性和系统性

运动的内容和方法有明显的针对性和系统性体疗过程，必须先有一个远期计划，分几个阶段，既有总目标也有阶段性的短期目标，这样才能及时根据训练效果来调整训练的内容和方法。要针对运动者当时的状况，进行较为适应的训练，使他通过一定努力达到指标，只有具有一定的难度，才能促使其身体素质不断提高。这样，每阶段既有较强的针对性而又不失整体治疗的系统性，循序渐进，才能使疗效巩固下来。

3. 局部恢复与整体改善并举

康复训练的安排，并非单一部位进行，而应该是针对局部恢复的需要，结合全身素质的提高，上下肢的协调配合，力量、灵活性、协调性等方面的结合，才能互相促进，迅速恢复。

4. 有防与治的双向作用

体疗过程，既是治疗伤病，使其功能恢复的过程，也是防止病情进一步恶化和出现并发症或继发症，恢复肢体活动功能的过程。它增强了内脏系统的功能，防止了由于长期不动使内脏功能衰退，也防止了肢体进一步萎缩、挛缩等变化。由于影响免疫功能的因素很多，造成运动对人体免疫功能影响的多样性。可以预言，在相当长的时间内，运动对人体免疫功能的影响仍然是需要研究的重要课题。

二、康复运动的基本原则

康复运动原则是依据康复运动的客观规律而确定的组织运动训练所必须遵循的基本准则，是运动训练活动客观规律的反映，对运动实践具有普遍的指导意义。

在康复过程中，一定要坚持如下的康复训练原则。

1. 康复需要原则

要根据不同的康复目的及康复对象，科学合理地安排训练内容、方法、手段和负荷。

2. 动机激励原则

通过多种途径和方法，激发康复对象训练的积极性和主动性，从而能配合康复工作人员很好地完成康复任务。

3. 有效控制原则

在康复训练过程中，要准确把握训练过程中各个阶段的训练内容、量度及措施，并对它们进行及时的和必要的调节，以保证正常的康复训练目标的实现。

4. 系统训练原则

指在康复训练中，要持续地、循序渐进地组织训练过程，要确保训练的连续性和阶段性。

5. 适宜负荷原则

指在康复训练中，根据康复对象的现实可能和其功能的训练适宜规律，以及提高其功能能力的需要出发，在康复训练中给予其相应量度的负荷，以取得最理想的康复训练效果。

6. 区别对待原则

指对不同伤病或疾病、不同的康复对象、不同的功能能力及不同的康复训练条件，有区别地安排康复训练计划，选择相应的训练内容，给予相应的训练负荷的康复训练原则。

7. 适时恢复原则

指在康复训练后，要及时消除康复对象在康复训练中产生的疲劳，以提高其康复训练效果，尽快地得到全面康复。

三、体疗与康复的风险性

（一）机能评价的风险性

1.功能评价前检查的指导原则

在体适能评估或训练计划过程中，为减少意外事件的发生，应审慎地对康复病人进行运动前检查。有很多国际组织，包括美国运动医学学会（ACSM），都曾提出过类似于运动前检查指导原则的建议。然而，请记住，这些仅仅是建议和指导原则。

1996年，发表于美国通用外科的体育活动与健康陈述道："不运动的人，男人＞40岁，女人＞50岁以及有高度脑血管疾病（CVD）风险的人，在开始一系列他们不适应的对抗性体育活动前，应先咨询医生，由医生进行评估。"

另外，列于各种当前的锻炼设施、运动训练书籍及录像上的"警告"总结说："在开始一个训练计划前，首先要咨询你的医生"。这对于下列人群尤其重要：

（1）男性≥45岁；女性≥55岁；

（2）打算进行对抗性体育活动的人；

（3）锻炼初期或不适应锻炼的人。

一位著名的运动生理学家Per-Olaf astrand曾说："对自己的健康抱怀疑态度的人，应该咨询他的医生。但总的规律是，适度运动比不运动更有益于健康。"

运动前检查有很多组成部分。包括：

（1）医疗史/健康习惯调查表；

（2）体育活动准备调查表（PAR-Q）；

（3）医疗/健康检查。

2.医疗史/健康习惯调查表

为确定康复病人在训练测试和参与康复训练计划中的医疗/健康风险，对他们应用某种形式的健康史调查表（HHQ）是必要的。HHQ应该密切适合康复训练计划的需要。总而言之，HHQ应评估康复病人的：

（1）家族史；

（2）不同病症和疾病史，包括心血管疾病；

（3）外伤史；

（4）过去及现在的健康行为/习惯（如，吸烟史和体育活动）；

（5）目前服用的药物/毒品；

（6）其他情况下提示有心血管疾病的特殊征兆或病症史。

目前版本的ACSM对康复训练测试和运动处方的指导原则包含了更多具体医疗史。而且，健康适宜专职人员应使HHQ适于他们自己和他们的被评估人的特殊需要。1998年，美国心脏协会和ACSM将一系列为健康的运动前检查指导原则和能与之衔接的健康适宜计划放在了一起。

3.体育活动准备调查表

一般认为HHQ是对被评估人医疗和健康史相当综合的评估。因此，在某些情况下，HHQ可以提供比所需更多的信息。体育活动准备调查表（PAR-Q）是在加拿大为简化目标和应用发展起来的。PAR-Q是一种包含7个要回答是或不是问题的表格。对于回答人来说，这些问题易读且易懂。设计PAR-Q用来检测被评估人是否能参加对他们来说过于繁重的体育活动。

PAR-Q被推荐作为进行中等强度训练计划的最低标准。因此，在参加过于繁重的体育活动前应该考虑让被评估人填写一份PAR-Q。

4. 医疗/健康检查

在深入进行健康评估之前，由医生（或其他有资格的医疗人员）指导的体格检查对帮助了解被评估人的健康状况既是必要的，也是值得的。在最近版本的ACSM运动处方中可以找到这种体格检查的建议。除了体格检查，在进行更深程度的健康评估之前，对被评估人做一些实验室常规检查评估也是需要和适宜的。

（二）危险分级

对运动前检查，ACSM具有一套特殊的指导原则，被称为危险分级。

分级是指划分为若干部分或区分为不同水平或等级。危险分级的目的是在个人开始训练计划前检查时，根据训练测试来帮助决定适合的运动过程。为这一目的，有三个“危险分级”种类或阶层提供给个人（表7-1）。

表7-1 危险分级

低度危险
年龄较轻者，没有症状或有不多于一个的危险因素临界条件（表7-2）
中度危险
年龄较大的个人（男性＞45岁，女＞55岁）或有两个或更多的危险因素临界条件（表7-2）
高度危险
表7-2中列出的一个或更多征兆或症状或已知患有心血管疾病、肺病或代谢疾病
男性＜45岁，女性＜55岁
心脏病，周围血管病，脑血管疾病
慢性阻塞性肺病，哮喘，间质性肺疾病或囊性肺纤维化
糖尿病（Ⅰ型，Ⅱ型），甲状腺功能紊乱，肾病或肝病

注：资料摘自ACSM′s Health-Related Physical Fitness Assessment Manual. 2005。

1. ACSM危险分级指导原则的具体提示

（1）在开始训练计划前，被评估人应该进行体格检查［包括递增负荷试验（GXT）］吗？

（2）被评估人确实需要医生现场监督他们的GXT吗？

ACSM对运动功能评价有严格的危险分级层次，这三个危险分级层次（低度危险、中度危险和高度危险）可以用来帮助决定适当的运动强度。然而，不论怎样请记住，这些只是指导原则，要审慎判断体疗者是否需要先获得医生的特别许可。

2. ACSM冠状动脉疾病的危险因素临界条件应用危险分级

注意：表7-2中的冠状动脉疾病危险因素临界条件与美国心脏协会给出的心血管疾病的主要危险因素不同（即高血压，高胆固醇血症，吸烟，不运动）。ACSM制定冠状动脉疾病的危险因素临界条件的意图是为了进行危险分级，既考虑医生评估和进行体疗康复的必要，也进行训练测试所需要的医务监督。

3. 危险因素临界条件

有7种阳性危险因素用于ACSM危险分级。找到康复病人的阳性危险因素，将其直接相加。

（1）家族史，仅指与康复病人有血缘关系的第一级亲属，例如亲生父母、同胞及后代的病史。男性亲属在55岁前必须已有确切的冠状动脉疾病发生，例如心肌梗死（心脏病突然发作）、冠脉再造（如旁路移植术），或由于冠脉原因突然死亡。对于女性一级亲属，则以上事例发生在65岁之前为阳性。

表7-2　应用于ACSM危险分级的冠状动脉疾病危险因素

危险因素	规定尺度
阳性危险因素	
家族史	心肌梗死，冠脉再造，父亲或其他男性一级亲属（即兄弟或儿子）55岁前猝死，或母亲或其他女性一级亲属（即姐妹或女儿）65岁前猝死
吸烟史	当前为吸烟者或戒烟仅有6个月者
高血压	收缩压≥140mmHg或舒张压≥90mmHg（该值需至少两次非同时测量得到），或正服用抗高压药物期间
高胆固醇血症	血清总胆固醇＞200mg/dl（5.2mmol/L）或高密度脂蛋白胆固醇＜40mg/dl（1.0mmol/L），或正服用降脂药物期间。如果可以测得低密度脂蛋白＞100mg/dl要比血清总胆固醇＞200mg/dl更有价值
高血糖	空腹血糖≥110mg/dl（6.1mmol/L）（其值需经至少两次非同时测量得到）
肥胖症	身体质量指数≥30kg/m^{2}或腰围≥100cm
久坐的生活方式	不参加常规训练计划或仅达到美国通用外科报道的体育活动最低推荐标准
阴性危险因素	
血清高密度脂蛋白胆固醇	≥60mg/dl（1.6mmol/L）

注：资料摘自ACSM's Health-Related Physical Fitness Assessment Manual. 2005。

（2）吸烟史必须是当前或在6个月内刚刚戒烟。

（3）高血压指安静时血压，收缩压≥140mmHg，或舒张压≥90mmHg，或正服用抗高血压药物。重要的是，安静时血压必须经过至少两次非同时多次测定获得。

（4）高胆固醇血症指血清总胆固醇测定＞200mg/dl或高密度脂蛋白胆固醇（HDL-C）＜40mg/dl，或正服用降脂药物。如果可以知道被评估人的低密度脂蛋白胆固醇（LDL-C），其值＞100mg/dl则考虑为高胆固醇血症。与高血压危险因素临界条件相同，如果正服用降脂药物，则将该点考虑为阳性危险因素。尽管在指导原则中没有明确声明，胆固醇的测定与血压的测定具有同样的要求，即其值至少经过两次非同时测定获得。同时，LDL-C值并不是经过典型的检测得出的，而是由HDL-C和总胆固醇值估测的。注意：该测试中应用的价值标准代表国家胆固醇教育计划（NCEP）高血胆固醇的最新知识，与第6版ACSM的GETP有所不同。

（5）空腹血糖FBG≥110mg/dl。FBG值的获得必须是至少两次非同时测定的平均值。

（6）肥胖症是一个在界定和测量上存在争议的危险因素临界条件。因此，用何种肥胖症指标时应考虑临床意见。ACSM建议用康复病人的身体质量指数（BMI）和腰围作为评定指标。根据这一指标，肥胖症可以界定为BMI≥30kg/m^{2}或腰围＞100cm。

（7）久坐的生活方式，定义为不参加常规体育锻炼或仅达到美国通用外科最新报道的最低体育锻炼推荐标准。即一周中大部分日子里，累计30分钟或更长时间。

ACSM危险分级中只有一个阴性危险因素。如果康复病人有这一危险因素，则从他/她的阳性危险因素总数中减去一。

高密度脂蛋白胆固醇必须＞60mg/dl可以从阳性危险因素总数中减去一。尽管没有说明，要获得康复病人HDL-C值，需经过至少两次的非同时多次测定是十分重要的。

第二节　运动康复治疗技术

运动疗法（kinesio-therapy），又称为治疗性运动（therapeutic exercise），是根据疾病的特点和患者的功能状况，借助治疗器械和（或）治疗者的手法操作以及患者自身的参与，通过主动和（或）被动运动的方式来改善人体局部或整体的功能，提高个人的活动能力，增强社会参与的适应性，改善患者的生活质量。

运动性治疗的目的在于：改善肌张力、增强肌力和肌耐力；改善和保持正常的关节活动度，促进平衡和协调性功能；纠正异常的运动模式，学习建立正常的运动模式；提高患者身体移动和站立行走功能以及日常生活活动能力；增强体质，改善内脏器官及全身的功能状态。

一、运动治疗技术基础

（一）运动治疗技术分类

运动疗法的内容丰富，分类方法也很多。例如，根据动力来源分为主动运动和被动运动，根据肌收缩的形式分为等长运动、等张运动和等速运动，根据能源消耗分为放松性运动、力量性运动和耐力性运动，根据作用部位分为局部运动和整体运动，根据治疗时是否使用器械分为徒手运动和器械运动。

从康复治疗应用出发，运动治疗技术可分为主要针对肌和骨关节等运动系统疾病所致运动功能障碍的基础性运动康复治疗技术，主要针对中枢神经系统病损所致运动功能障碍的神经生理治疗技术和运动再学习法，以及依据不同运动方式发挥某些特殊康复作用的专项运动治疗技术。

基础性运动治疗技术主要包括：肌力训练、耐力训练、关节活动度练习、平衡与协调功能训练、步态训练和心肺功能康复。

神经生理学疗法主要包括：Bobath技术、Brunnstrom技术、本体感觉神经肌肉促进技术和Rood技术等。

运动再学习疗法是运用学习动机理论建立的一种运动康复治疗技术。

其他较为常用的运动治疗技术有：牵引疗法、麦肯基力学疗法、水中运动、医疗体操、按摩疗法等。

（二）常用运动治疗形式

通过前文运动学的学习，我们熟知了肌的运动形式和人体运动的特点。人们研究肌的运动规律，并运用这些肌运动方式，使其成为促进运动功能恢复的重要康复手段。常见的运动治疗形式有：主动运动、被动运动、牵张运动、等长运动、等张运动和等速运动。

1. 主动运动

运动动作需要依靠患者自身肌力收缩来实现身体的活动称为主动运动。主动运动的功能作用主要是增强肌力、改善肢体功能，全身主动的耐力运动具有改善心肺功能和全身状况的作用。

根据运动时有无外力的参与，主动运动可分为：自主主动运动、辅助主动运动（助力运动）和抗阻主动运动。

自主主动运动是不依靠助力也无外部阻力（负荷）的情况下，由患者主动用力完成全部运动。当患者肌力有相当的恢复（肌力3级或3级以上）时，应鼓励患者进行身体活动。主动运动时肌中开放的毛细血管数量增多，肌及其周围组织的血液供应量增大，肌营养作用明显。自主主动运动显著促进肌、关节及神经系统功能的恢复，是运动训练的主要组成部分。

辅助主动运动是指在外力的辅助下，协同患者主动力量完成的运动形式。辅助主动运动是从被动运动向主动运动过渡的一个中间阶段。助力可来自康复治疗师、他人、患者健侧肢体和辅助器械（如滑轮、弹簧、肋木等）的被动力量。助力运动要以主动用力为主，应给予患者完成运动必要的最小助力，以免运动替代；助力常施加于运动的始末部分。助力运动常用于肌力较弱（当肌力达1～2级时）不能独立完成自主动作，或身体虚弱、疼痛，以及主动运动有困难的患者。

抗阻主动运动是患者克服在运动训练过程中由康复治疗师施加的徒手性阻力或运动器械（如沙袋、哑铃、拉力器等）造成的阻力所进行的主动运动。抗阻主动运动能有效地增强肌力，促进肌力恢复，适用于肌力大于3级的患者，常用于瘫痪或创伤后肌的力量恢复和功能训练。

2. 被动运动

运动时患者完全不用力，肌不收缩，肢体处于放松状态，完全借助外力完成整个运动过程，实现康复治疗的目的。被动运动的康复治疗作用主要是：预防软组织挛缩和粘连形成，恢复软组织弹性；保持肌休息状态时的长度及牵拉缩短的肌；刺激肢体屈伸反射；施加本体感刺激；为主动运动发生做好准备。被动运动多适用于肢体肌瘫痪或肌力极弱的情况，这时患者无法利用自己的力量完成关节活动，需要借助外来动力的帮助。例如，下肢关节手术后早期持续被动运动、各种手法治疗等。

3. 牵张运动

牵张运动是采用被动或主动的离心或向心的运动方法，对身体局部进行强力牵张的活动。被动牵张时，牵引力由治疗师或器械提供；主动牵张时，牵引力由拮抗肌群的收缩来提供。这种运动主要适用于软组织病变所致的关节挛缩，以及治疗组织压迫性疾患，缓解疼痛。也可针对某些肌群，为提高其收缩能力，在该肌收缩前，先进行牵张运动。

等长运动、等张运动和等速运动的概念我们已在前文有关章节进行了介绍，与之对应的康复治疗方法及功能作用，如牵引疗法以等长运动为主，抗阻运动训练则可采用等长、等张或等速等不同的运动形式，短暂最多负荷练习则采用等长和等张组合应用的形式等，我们将在本篇的有关章节予以介绍。

（三）运动治疗的作用

运动对机体产生良好的生理功能作用的同时，也对某些疾病产生有益影响，并发挥治疗作用，这些作用包括运动的局部作用与全身影响，通常主要包括以下方面。

（1）维持和改善运动器官的形态与功能　全身性运动与局部康复运动可以促进全身血液循环，增加肌的血液供应，提高和增强肌的力量与耐力，改善和提高平衡和协调能力；促进关节滑液的分泌，牵伸挛缩和粘连的软组织，维护和改善关节活动范围；改善骨的结构，预防和延缓骨质疏松症。

（2）增强心肺功能　运动提高了肌的摄氧能力，改善了平滑肌张力，调节了血管的舒缩功能，改善了心肺功能。对循环的有益影响还包括：增强心肌收缩力，提高心率、心输出量，调节血压，降低血管阻力，促进静脉血液回流。对呼吸系统的影响主要是：改善气体交换功能，提高最大摄氧量。

（3）促进代偿功能的形成与发展　运动治疗有利于促进患者运动功能重建，发展代偿能力，补偿丧失的功能。如针对偏瘫、截瘫等患者的某些专项治疗性运动的训练与学习、作业治疗以及日常生活活动能力的训练等。

（4）其他方面　主要包括：提高神经系统的调节能力；改善糖、脂肪代谢，促进骨代谢；提高免疫系统的功能；改善患者精神心理状态。

（四）运动疗法的主要适应证与禁忌证

1. 运动疗法的适应证

运动疗法的适应范围较广，对下列病症可以取得较好的疗效。

（1）运动系统疾病 四肢骨折和关节脱位、脊柱骨折、脊柱畸形、肩周炎、腰腿痛、类风湿关节炎、颈椎病、截肢后装配假肢、外伤术后、烧伤后、软组织损伤等。

（2）内脏器官疾病 冠心病、高血压病、动脉硬化、慢性支气管炎、哮喘、肺气肿等。

（3）神经系统疾病 偏瘫、截瘫、脑性瘫痪、周围神经损伤和脊髓灰质炎等。

（4）代谢疾病 糖尿病、肥胖症、高脂血症等。

（5）运动损伤。

2. 运动疗法的禁忌证

运动疗法在下列情况下禁用：疾病的急性期和某些疾病的亚急性期，发热，严重衰弱，脏器功能失代偿，休克，神志不清或明显不合作者，有大出血倾向，剧烈疼痛，运动中可能会产生严重合并症（如心绞痛、心脏室壁瘤等），运动器官损伤未作妥善处理者，恶性肿瘤尚未妥善处理者等。

（五）运动性治疗的一般原则

1. 选择适宜的运动治疗对象，治疗目的要明确，重点要突出。

2. 循序渐进，个别对待

应根据患者情况选择或制订不同的运动治疗方案，包括运动方式、运动强度和运动时间等，宜采取个别对待的原则，剂量个体化。在实施治疗时应循序渐进。循序渐进的内容包括运动强度由小到大、运动时间由短渐长、动作由简到繁，使患者逐步适应，并在不断适应的过程中得到提高。任何突然加大运动量的做法，都有造成功能损害的危险。

3. 主动训练，综合治疗，防止疲劳

要尽可能调动患者主动训练的积极性，要采取综合性的治疗方法，防止运动过分集中在某一部位，以免产生疲劳。因此运动训练既要重点突出，又要与全身运动相结合。

4. 密切观察，长期坚持

运动治疗过程中应密切观察患者对运动治疗的反应，应预防和避免不良反应，防止运动意外。对患者要定期复查，以观察功能有无改善，对功能改善不明显或未达到治疗要求的，应查找原因，及时调整治疗方案，以提高疗效。运动训练应按疗程和康复方案进行，需要长期坚持，如需停止或间断训练，应以不影响治疗效果为原则。

5. 重复性、全面性、兴趣性

治疗性运动应可重复，运动形式应多样化，富于兴趣性，这有利于提高患者康复治疗的积极性，促进患者的主动参与、长期坚持和全面康复。

二、肌力训练

正常的肌力与耐力水平是机体维持姿势、保持正常的关节活动、完成动作活动的基础，也是机体产生局部肢体运动及全身性运动的基础。肌力水平和肌的功能与状态水平有关，可以是疾病的直接或间接影响结果。对肌力异常患者进行肌力训练是康复医学的一项重要康复治疗内容，也是重要的康复治疗技术之一。

（一）肌力训练的含义

肌力是肌收缩时所表现出来的能力，以肌最大兴奋时所能负荷的重量来表示。绝对肌力是肌作最大收缩时产生的最大张力，称为肌的绝对肌力，为肌能承受的最大负荷。

肌力训练指采用运动手段，促使肌反复收缩，使之产生适应性改变，提高肌收缩力量的锻炼方法。有目的的肌力训练，能有效地恢复和促进肌功能，提高运动质量，还可以起到保护关节、支撑脊柱、防止其他继发性损伤的作用。

（二）肌力减退的原因

导致肌力减退的主要因素有：年龄、废用性肌萎缩、肌源性病变、神经肌肉接头病变和神经源性病变。

（1）年龄因素　在生长发育的早期阶段，人的肌逐渐增大增粗，肌力也逐渐增大，至生长发育的顶峰后，随年龄增加表现肌逐渐萎缩，肌力也逐渐减退。这种生理性变化与神经肌肉传递的递质随增龄减少致功能性失神经支配因素有关。肌工作能力降低是运动系统随年龄增加而衰退的重要征象之一。

（2）废用性肌萎缩　肢体固定、制动和运动不足，可导致肌使用过少而产生肌萎缩及肌力减退。肌萎缩的程度与肌的固定时间、初长度、应力作用（有无等长收缩）等因素有关。废用性肌萎缩常见于长期卧床及骨折固定等患者。

（3）肌源性病变　肌源性肌萎缩源于肌本身病变，主要出现于近端肌，常见于肌营养不良和多发性肌炎。

（4）神经肌肉接头病变　神经肌肉接头疾病是一组神经肌肉接头部传递功能障碍的疾病，代表性疾病为重症肌无力，表现为部分或全身肌易于疲劳，呈现波动性无力。受累肌呈现病态疲劳，肌连续收缩后发生严重的肌无力乃至瘫痪，经休息后又可以恢复，多于下午或傍晚劳累后加重，早晨和休息后减轻，表现出晨轻暮重的规律性变化。

（5）神经源性肌力减退　神经源性肌力减退是因神经障碍而使其支配的肌萎缩，出现肌力减退。神经源性肌力减退又分为中枢神经性肌力减退与周围神经性肌力减退，常呈现肌群萎缩。

① 中枢神经源性肌力减退：可产生中枢神经源性肌力减退的疾病有脑血管病、脑性瘫痪、脑肿瘤等。中枢神经源性疾病的肌力减退也可因废用性、制动、失功能性等因素的影响而显著加重。

② 周围神经源性肌力减退：可见于周围神经损伤、压迫、断裂、缺血和炎性病变等，也常见于脊髓前角细胞病变性疾病和脊髓灰质炎。

（三）肌力训练在康复医学中的应用

（1）针对肌力减退的原因，进行预防和治疗。如对废用性萎缩，特别是因伤病制动、固定肢体后的肌萎缩起预防和治疗作用。

（2）维持肌伤病时的肌舒缩功能，促进关节和神经系统受损后的肌力恢复。

（3）其他　有针对性地进行肌力训练，能增强肌力，调整肌力平衡。对脊柱弯曲、平足等骨关节畸形起到矫正治疗作用；对颈椎病及各种腰腿疼痛患者，通过增强躯干肌和调整腹背肌力平衡，以改善脊柱应力分布，增加脊柱的稳定性，起到预防和治疗作用；对于关节损伤患者，有针对性地进行肌力训练，能增强肌力和改善拮抗肌的平衡，加强关节的动态稳定性，避免损伤，以及防止负重关节的退行性改变。腹肌肌力训练对防止内脏器官下垂，改善呼吸和促进消化功能都具有一定的积极作用。

（四）肌力训练的基本原理

1.超量恢复原理

运动可以使肌产生适应性变化，肌力训练使肌的形态结构变得更加发达完善，肌的功能也同时获得恢复和改善。超量恢复原理是肌力训练的理论基础。超量恢复原理回顾：当肌力练习产生疲劳之后，肌肉的功能和形态指标会逐渐下降；练习停止之后，再经过一小段时间的下降，肌肉的形态指标又会逐渐回升；经过适当的休息，这些指标不但会回升到原有水平，还会继续上升，超过原有水平，形成一个小的波峰，这个反弹的波峰阶段，就是“超量恢复”；如果继续休息，超量恢复就会慢慢消退，又回到原有水平。

超量负荷运动对肌的形态和功能的影响：人体经过系统的肌力训练，特别是通过超量肌力训练以后，肌纤维增粗，肌体积增大，收缩蛋白和肌红蛋白增加，酶蛋白增加，ATP和糖原储备增加，毛细血管密度增加和变粗，结缔组织量也相应增多，使肌的力量增大，肌的功能更加完善。

2. 神经适应原理

对肌的运动研究显示，一侧肢体反复的肌运动（力量训练等），在使该侧肢体肌的力量提高的同时，对侧肢体肌的力量也较前显著提高。这种肌对肌的交互影响的本质是神经适应的结果。肌的功能活动，在神经系统的不同水平上发挥作用，这有利于提高肌的最大激活水平，使肌的激活更加同步化。

神经适应理论是肌运动训练重要的理论依据。偏瘫患者健侧运动对患侧肌力提高和功能的促进作用以及损伤后的运动训练原则，如上肢损伤练下肢、下肢损伤练上肢、患侧损伤练健侧等肌运动训练原则，其理论依据即在于此。

（五）肌力训练应遵循的训练原则

1. 阻力原则

利用阻力是增强肌力的重要原则之一。阻力是肌产生应力的基础，是肌保持其形态和功能的必要条件。组织间对肌的牵张、肌自身重量或重力的影响以及外力，都是产生肌应力或阻力的形式。没有阻力的运动训练，无法实现肌力增强的训练目的。

2. 超负荷原则

运动训练必须达到一定的负荷量和保证一定的时间，即超负荷原理。只有超负荷，才能产生超量恢复。肌力增强是肌对长期超负荷运动训练适应的结果。同时运动训练必须采取适当的运动方式，满足一定的运动强度、运动持续时间和运动频率变化，才能产生良好的运动训练效应。

（1）运动强度　通常运动强度或负荷越大，对肌的刺激越大，肌增生效果越好。但需要考虑肌功能水平，是否伴有肌损伤或可能导致肌损伤等。通常选择最大肌力百分比或10RM（10 repetition maximum）的比例值作为患者适宜的运动训练强度，也可以用具体的重量表示。

10RM是指受试者连续运动10次时所能对抗的最大阻力。

（2）运动时间　包括肌一次收缩时间和肌多次运动训练或过程的总时间。一般在一定的负荷条件下，一次肌收缩（等长或等张运动）的时间越长，运动的总负荷越大；多次运动，运动负荷则随累积时间的延长而增加。

（3）运动频率与运动间期　一次运动训练中，单位时间内肌收缩次数越多，则运动的相对负荷越大。此外运动频率还可按每日、每周、每月的运动次数或完成运动计划的次数表达。一般在没有过度疲劳的情况下，运动频率越高，运动训练效果越好。如果运动频率过低或运动间期过长，如每周少于3次的运动训练，则无法实现肌力增强的运动效应。

3. 疲劳适度原则

肌力训练应以产生肌疲劳但不过度为原则，即疲劳适度原则。通过一定的运动强度、运动时间和运动频率，引起肌的适度疲劳，才能达到促进肌增生，增强肌力的目的。运动强度大，运动时间和频率可相应减少，运动间期要适度，要以不出现过度疲劳为原则。过度疲劳易导致代谢紊乱和运动损伤，对运动训练不利，因此，应加强运动训练中的医学知识和自我监护，适时调整运动强度、运动时间、运动频率，也可通过休息或调整运动间期避免或减少过度疲劳的发生。

（六）肌力训练方法

肌力训练的具体训练方法很多，应根据个体的肌的现有肌力水平和运动能力而制订。肌力练习时，首先要进行肌功能测试，根据肌力所评定的等级，有针对性地选择肌力训练方法，分别采用被动运动、辅助主动运动、主动运动、抗阻运动等方式。

1.被动运动

肌力评定为0～1级时，可采用被动运动训练方法。

引发肌被动运动的外力通常包括：患者健侧肢体、康复治疗师施加的外力或康复治疗器械产生的动力转换等。被动运动训练方法有推、揉、拿、捏等。

主要功能作用有：传递神经冲动，延缓肌萎缩和引起瘫痪肌的主动收缩。

2.辅助主动运动

肌力评定为1～2级时，可以采用辅助主动运动（又称助力运动）方法进行训练，即在患者肌主动收缩的同时，依靠部分外力的帮助完成有关关节运动和肌收缩，以达到增强肌力的目的。辅助力量主要由治疗师、患者的健康肢体提供，也可利用运动器械、引力和水的浮力等。辅助主动运动训练时要注意强调以患者主动运动为主，给予患者的辅助外力应以最低限度为原则，以防为被动运动所替代。

辅助主动运动训练方法如下。

（1）徒手辅助主动运动　只利用治疗师手法或患者的健康肢体的帮助，无其他运动治疗器械的帮助。由康复治疗师辅助患者进行主动活动，随着患者肌力的增加和主动活动能力的逐步改善，给予帮助的力量应逐渐减少。

（2）悬吊辅助主动运动　利用带子、挂钩、滑轮等运动器械，将要训练的肢体悬吊起来，以减轻肢体的自身重量，然后在水平面上进行主动运动。此方法的助力来自悬吊运动器械或康复治疗师所施加的力量，其大小依据患者的肌力而定。此方法可以大大减轻康复治疗师的体力负荷，已成为康复治疗师的好帮手和康复治疗中常用方法之一。临床上实施的减重疗法，就是依此原理改进的康复治疗方法，已在偏瘫早期和脑瘫等康复训练中广为使用。

（3）滑面上辅助主动运动　在光滑的板面上利用滑石粉或固定小滑车以减轻运动阻力（摩擦力）等，可用于上肢骨关节的功能训练。

（4）滑车重锤辅助的主动运动　利用滑车、重锤以减轻身体的自身重量。可用于肩、髋、膝等大关节部位的康复训练。

（5）浮力辅助主动运动　利用水的浮力或漂浮物体以减轻身体或肢体重力的影响，起到促进患肢主动运动，增强肌力的作用。

3.主动运动

主动运动是患者主动用力完成的自主运动。既无外来助力，也无外来阻力的影响。肌力评定为3级或3级以上时，要鼓励患者采用主动运动形式进行肌力训练。主动运动的方法很多，简便易于操作，对肌、关节和神经系统功能恢复作用明显，在康复治疗的临床工作中广泛使用。

4.抗阻运动

（1）定义　肌在收缩过程中需要克服外来阻力才能完成的运动，称为抗阻运动。

（2）适应范围　肌力评定为4～5级时，肌不但能负担自身重力，而且具有抗阻的能力。可采用抗阻运动进行肌力训练。

（3）方法　具体方法可与辅助主动运动的形式相同，但作用力的方向相反。如徒手、利用康复运动器械（如哑铃、沙袋、拉力器、多功能健身器械等）。

（4）临床应用　抗阻运动在康复临床治疗中应用十分广泛，现介绍几种常用的抗阻训练方法。

① 等张抗阻练习：在抗阻运动时，肌长度缩短或伸长，产生关节运动。运动特点是：属动力性练习，阻力主要来自于运动器械，大小易于控制。运动方式包括：向心性运动和离心性运动。

② 渐进抗阻练习：是一种逐渐增加阻力负荷的等张练习方法。

具体方法：肌力训练之前，先测定受训练肌群对抗最大阻力的能力，以连续完成10次重复动作，作为此肌群的最大负荷值，即10RM值。分别用10RM值的1/2、3/4和全量负荷，依递增负荷次序各做10次动作，每组间隔（休息）1min，以便调整负荷，每天训练一组次。此后每周重新测定10RM值，随肌力增长作相应调整，并作为下周训练的基准。也可将每天训练按递减负荷次序，即10RM全量、3/4和1/2依次进行。但训练前准备活动应充分。

③ 等长抗阻练习：利用肌等长收缩进行的肌力训练，不引起明显的关节运动，属静力性练习。等长抗阻练习操作简便，肌力可随肌收缩负荷和等长运动时间延长而增加。在肢体固定、关节活动明显受限或存在某些关节损伤和有炎症等情况下，可采用多点等长抗阻练习（以避开痛点），能有效预防肌萎缩和促进肌力恢复。

短促等长抗阻练习方法也具有良好的肌力训练作用。具体方法：让受试肌群在承受最大负荷条件下进行等长收缩，并持续负重6s，每次间隔30s，重复20次为一个训练周期，每天1次（一个训练周期）。

④ 短暂最大负荷练习：是一种等张抗阻练习与等长抗阻练习联合应用的肌力训练方法。具体方法：在最大负荷量下，肌以等张抗阻收缩完成关节运动，接着作等长收缩若干秒（6s以内为宜），重复做6～8次为一个训练内容。在可能的情况下，每天负荷量小幅度提高。

⑤ 等速抗阻练习：该训练方法必须在等速训练仪上进行。它是以恒定角度位移进行肌力锻炼，位移速度依据患者的肌功能而调整，并以一定的阻力相配合。等速抗阻训练为动力性练习方法，可运用不同速度训练或模拟功能性速度训练，并能对运动量作出科学的信息反馈，训练效率高，安全系数可靠。等速训练仪基础知识可参阅第二篇第二章相关内容。

（七）肌力训练注意事项

1. 正确评定肌功能，选择适当的训练方法

在肌力训练前，了解肌功能障碍原因，对肌力和肌周围环境进行评估，不仅必须，而且非常重要。应根据个体疾病的特点、功能需要和训练的可能，选择训练方法，制订训练计划和方案。

（1）病因与环境评估　对于中枢性病损导致的肌力减退，要防止肌力训练有可能加重或强化痉挛模式而影响偏瘫患者的功能康复，故应禁止使用。对于肌腱手术后、骨折固定后等疾病患者术后的肌力训练，要考虑肌力训练对组织愈合的影响以及关节功能对肌力训练的影响。对于心血管系统疾病的患者，在进行肌力训练时，应慎用强度较大的训练方法，以防血压升高、心肌缺血，甚至出现心血管意外。此外，患者是否存在疼痛，姿势与体位是否受限也应纳入考察与评估范围。急性感染性疾病，局部的骨关节、肌、肌腱、韧带等损伤尚未愈合者，应列为禁忌证范围。

（2）训练前肌力和肌功能的评定　肌功能水平是制订肌力训练目标和选择肌力训练方法的重要依据，因此应做好训练前肌力和肌功能的评定。训练方法选择恰当，安排合理，才能

取得较好的增强肌力的效果。通常，1级肌力宜选择被动运动方式，2级肌力宜选择辅助主动运动，3～5级宜选择主动抗阻运动，阻力随肌力水平增加而逐渐增加。

2.正确的训练指导，掌握正确的运动量，防止过度疲劳、运动损伤和代偿性运动

（1）治疗师的正确指导与患者的积极参与　要向患者说明肌力训练目的，对训练方法予以正确讲解与指导。只有让患者掌握正确的训练方法，密切配合，努力训练，积极参与，才能取得好的训练效果。

（2）掌握正确的运动量，防止过度疲劳和运动损伤

① 要处理好运动强度与运动持续时间的关系：增强肌力的关键是使肌产生增加的应力。在安全范围内，负荷量越高，肌产生的应力越大，运动治疗效果也越好。运动强度大，则重复次数宜少，这是肌力训练的原则之一，以防过度疲劳和运动损伤。

② 掌握正确的运动强度、运动频度和运动间期：肌力训练应遵循人体生理疲劳和超量恢复的原理，肌力训练后应有充分的间歇期，以消除肌疲劳。

③ 防止肌痛和肌过度疲劳：肌力训练以后，短时间的肌痛和肌疲劳是正常的生理现象。若疼痛期超过24h，则表明训练运动强度偏大，应适当调减运动强度。因为较长时间的肌痛，可反射性地引起脊髓前角运动细胞抑制，阻碍肌收缩，影响肌力训练的疗效。肌过度疲劳还是导致新的肌损伤的重要原因。

④ 防止代偿运动：肌力强化训练时，肌力较弱或肌疲劳时，极易出现代偿运动。如做髋关节屈曲动作时，当髂腰肌、股四头肌肌力较弱时，缝匠肌可出现代偿动作，使下肢外展、外旋，因此，治疗师应采用固定或施加外力作用方式，抑制患者的代偿运动，提高肌力训练效果。

三、耐力训练

耐力训练是指能够提高身体持续运动能力的锻炼方法。康复治疗技术中的耐力训练主要包括两个部分：肌耐力训练和全身耐力训练。

（一）肌耐力训练

肌耐力与肌力或绝对肌力概念不同，但两者又有着密切的联系。在肌力训练中要求在较短的时间内快速做对抗较重负荷的运动（强抗阻运动），强调肌所能承受的重量，对运动次数没有要求；而发展肌耐力的运动训练则需要在较轻负荷下，在较长时间内，多次重复练习，在同等负荷的情况下，对肌运动有数量限定与要求，并表现为直接的关系，即肌收缩次数愈多，则肌耐力愈大。两者的密切关系表现在，在增强肌力训练中，如重复次数过多或持续时间过久，必然会导致肌收缩速度和肌力下降。在发展肌耐力训练中，如不适当增加负荷和过分延长训练时间，则不可能较快地产生肌耐力，对肌力的增长也不利。

康复运动治疗技术中，经常将增强肌力和发展肌耐力两项运动训练方法结合起来进行锻炼，从而使肌做功更为合理，因为在最大动力性肌力和绝对动力性耐力中两者呈明显的正相关。当肌力增强时，在低负荷下肌耐力相应增加，同样在相对低负荷下运动训练使肌耐力得到增加时，虽并不能显著增强绝对肌力，但对发展肌力具有良好的影响。因此，增强肌力的训练与发展肌耐力的训练相辅相成。相关康复治疗技术可参见本章第二节“二、肌力训练”。

（二）全身耐力训练

全身耐力训练，也称有氧运动训练或心肺功能训练，也是通常所说的耐力训练，是全身大肌群参加的动力性练习，以中小运动强度并持续一定时间的周期性运动为主，旨在提高机

体心肺功能、调节代谢、改善和提高机体氧化代谢能力的运动训练方法。

1. 全身耐力训练的适应证

（1）病情相对稳定的心肺疾患患者或恢复期患者。如冠心病、高血压病、慢性支气管炎，支气管哮喘、阻塞性肺气肿等。

（2）各种代谢与营养性疾病，主要有糖尿病、肥胖症等。

（3）其他影响心肺功能的情况，如手术或重病后恢复期等。

（4）适应疾病康复的需要，如安装假肢前的基础训练、偏瘫和脊髓损伤康复训练中的耐力训练等。

（5）健康成人与老年人的健身运动 维持健康，增强体能，延缓衰老。

2. 全身耐力训练的禁忌证

（1）存在明显的炎症和有大出血倾向的患者。

（2）各种疾病的急性期和部分疾病的亚急性期。

（3）脏器功能失代偿，全身状况极差者。

（4）各种临床表现不稳定的心肺疾病、传染性疾病以及重症关节病变等。

（5）运动后疼痛加剧的患者。

3. 耐力训练的运动处方

可参阅附 耐力训练运动处方。

4. 常见的耐力运动训练方案

我们重点介绍医疗步行和健身跑。

（1）医疗步行 医疗步行是指采用定量步行进行全身耐力训练，以期达到预防和治疗疾病目的的训练方案。医疗步行可分为自由步行和活动平板步行两类。自由步行又可分为单纯平地步行和平地与不同坡度相结合的步行方式。自由步行可选择室内运动，也可选择自然的室外环境。治疗师在制订运动处方时，要考虑患者的疾病特点、体能状况、季节、气候环境，以及可能的步行条件或环境等因素。通常步行环境宜整洁开阔、较少障碍、安全性好，可参照耐力运动处方编制要求制订运动处方（参见耐力训练运动处方）。

① 单纯平地步行：其特点是对场地要求低且简便易行，运动强度选择范围为中低运动强度，应用范围广。

步行训练的能量代谢率计算：在平地，按50～100m/min速度步行时，能量消耗与步行速度的关系呈线性关系，即步行速度愈快能量消耗愈多。若过慢或过快则两者不呈线性关系。按照这一原理，Dill提出下列公式：

耗氧量［mL/(kg · min)］＝速度（m/min）×0.1+3.5

代谢当量（METs）＝耗氧量［ml/(kg · min)］÷3.5

正常人50～100m/min的运动速度为中小强度运动，可达到精神和肌放松的作用，对心脏是温和的运动刺激。步行计划通常以运动速度和运动距离为主。

② 坡地步行：是平地与不同坡度相结合的步行方式，康复治疗师应在运动处方中对步行距离、上坡次数与坡度（坡度通常应小于30°）、步行速度、休息次数和步行训练总时长等影响运动量的运动参数予以明确规定。但步行的速度、距离和坡度的设定与增加要因病而异、因人而异。

运动总量是各种运动形式运动量的累积之和。坡行分上坡与下坡两种形式，能耗存在显著差异。以同等速度上坡步行时，上坡段能量消耗为同速平地步行耗氧量与上坡额外耗氧量和，再进一步计算代谢当量。

根据向上移动做功1kg/m需消耗1.8ml氧气的代谢当量关系，得公式：

上坡额外耗氧量［mL/（kg·min）］＝坡度（%）×速度（m/min）×1.8

这里坡度按百分数计算，在实际应用中，坡度1°近似于1.75%。若为下坡步行，其额外耗氧量按上坡步行额外耗氧量的1/3计算。

上坡步行耗氧量和能量代谢率计算应用举例：某患者在10°坡道，以60m/min的速度进行步行耐力训练，计算出该患者的耗氧量和代谢当量值。

解：平地步行耗氧量＝60×0.1+3.5＝9.5mL/（kg·min）

上坡额外耗氧量＝10×1.75%×60×1.8＝18.9mL/（kg·min）

上坡总耗氧量＝9.5+18.9＝28.4mL（kg·min）

上坡总代谢当量值＝28.4÷3.5＝8.1METs

③ 步行方法举例：可根据患者的病情和体力，规定一定的距离、步行速度、步行坡限、速度、中间休息的次数和时间。步行方法举例如下。

方法一：平路总路程为200～600m，以50m/min速度步行（或每2～3min行走100m），每100m休息5min。

方法二：平路总路程为800～1500m，用15～18min走完，路程中或结束时各休息5min。

方法三：2000m来回路程，其中有两段约100m，有5%～10%的坡路，用20～25min走1000m，休息8min，返程1000m与前用时基本相同，休息时间也基本相同。

④ 步行注意事项：步行时要求患者身心放松，在康复治疗师的指导下进行，也可自我进行掌握，如对距离无把握时，则可用每分钟能走多少步来衡量。一般按照每分钟走80～100步为慢速；每分钟走100～120步为中速；每分钟走120～140步为快速。在慢速和中速步行时，平均每步步幅约0.6m，若超过中速行走时则步幅略变小，距离即可依次推算。在治疗步行的训练中应循序渐进，先慢后快，先平路后坡路，先短距离，后长距离，先小运动强度，再逐步提高运动强度。在定量步行训练时，若感到疲劳或出现明显气促时，则应适当减慢速度。步行中还可配合上肢的各种活动，边行走边做一些简单的活动上肢的徒手操或摩擦胸腹部，可加强步行训练的治疗效果。

（2）健身跑　即用于健身锻炼的慢跑。下面简要介绍健身跑中的应用训练技术。

① 健身跑的心率监控：要使健身跑达到康复治疗效果，关键在于制订适当的运动强度。心率是判定运动强度是否适当的有效方法。

健身跑的心率测定主要以患者自行检测为主，教会患者自行检查脉搏和心率有利于判定运动中的运动强度，对运动过程实施有效心率监控。通常方法是测定桡动脉或颞浅动脉及耳前动脉的搏动数。采用即测10s的心率（脉搏）数，再乘以6来作为当时的心率数，也是非常实用的心率测定方法，实践证明，用该法所测的心率与健身跑步中的实际心率非常接近。

② 常用的健身跑方案

常用的健身跑方案有：间歇健身跑、短程健身跑和常规健身跑。开始练习健身跑的患者可进行间歇健身跑或短程健身跑，再过渡到常规健身跑。

a. 间歇健身跑：间歇健身跑是慢跑和步行相互交替的一种过渡性训练，也是年老体弱患者健身锻炼的一种方法。一般从慢跑30s，步行30～60s开始，逐渐增加跑步时间，以提高心脏负荷能力。如此反复进行10～20次，总训练时间在10～30min，以后每周根据患者体力改善状况再适当增加运动量。间歇健身跑具体训练方案参见表7-3。

b. 短程健身跑：短程健身跑可以从50m开始，以后逐渐增加距离，每50m为一个增量，按3～7天增量一次，速度一般控制在30～40s跑100m为宜。当距离已增至1000m以上时就不再增加，而以加快速度来加大运动强度，以后可逐步过渡到常规健身跑。

表7-3 常用间歇健身跑方案

阶段	慢跑时间/s	步行时间/s	重复次数	总时间/min	总距离/m
第1周	30	30	开始8次，以后每天加1次加至12次	8～12	500～800
第2周	1	30	开始6次，以后每天加1次加至10次	9～15	200～2400
第3周	2	30	开始6次，以后每天加1次加至10次	15～25	2400～4000
第4周	4	1	开始4次，以后加至6次	20～30	3200～4800

c.常规健身跑：常规健身跑是指按照患者的治疗目的而进行的1000m以上的慢跑。先从1000m开始，待身体状况适应后再逐步增加跑步距离，一般每周或每两周增加1000m，直至增加到3000～5000m即可。常规健身跑的速度一般控制在8min左右跑完1000m，患者具体实施按照靶心率要求进行训练。

③ 健身跑注意事项：要运用正确的跑步方法，掌握适当的运动强度。健身慢跑要放松自然，要与呼吸协调配合，跑步的道路应选择环境幽静、道路平坦、视野开阔的地方进行训练，以免发生运动创伤和其他意外伤害事故。一般应每天训练一次，若间隔在4天以上，恢复训练应从下一级运动量重新开始。

5.耐力训练的注意事项

可参阅耐力运动处方部分。

附 耐力运动处方

耐力训练是心肺功能训练的最主要方法，其运动训练以运动处方进行指导与实施，也称耐力运动处方。

（一）耐力运动处方组成

与运动处方相同，耐力运动处方由运动方式、运动强度、运动时间、运动频率和运动注意事项5部分组成，其中运动强度、运动时间和运动频率是运动处方的三要素。

1.运动形式

可参阅前文有氧运动形式内容，需要说明的是，对年老体衰者或有残疾妨碍从事有氧运动者而言，力所能及的日常生活活动同样可产生有益的康复作用，如整理床铺、收拾房间、打扫卫生等。走和慢跑是康复治疗中应用最广的耐力运动形式。

2.运动强度

依据患者的病情、年龄、心肺功能状况、过去运动习惯以及要达到的康复目标，制订适合患者情况的个体化运动强度是运动处方的关键要素之一。有氧训练的运动强度应为中小运动强度。

常用的有氧训练运动强度的指标如下。

（1）最大摄氧量百分比（$\%VO_{2max}$） 最大摄氧量是指单位时间内最大耗氧量。可用最大摄氧量的百分比表示运动强度。中等运动强度指标为：60%～85%VO_{2max}，推荐以50%～85%VO_{2max}强度为有氧耐力训练强度，40%～50%VO_{2max}属小强度运动，小强度运动更适合于心脏病患者及老年人。

（2）最大心率百分比（$\%HR_{max}$）与靶心率 心率随代谢负荷的增加呈线性增长，因此心率大小可以直接用于表示运动强度。最大心率指由机体运动至力竭时每分钟的心跳次数。成年后，最大心率随年龄增长而递减，最大心率＝220－年龄。由于最大心率百分比与最大摄氧量百分比呈线性关系，因此，可以采用最大心率百分比来估算运动中的代谢负荷，并作为运动强度指标，此法方便简单。靶心率是指在运动中应达到和保持的心率。可经过心脏功能评定确定，或依据VO_{2max}获得。靶心率与最大心率百分比具有同等意义。推荐以

60% ~ 85%HR_{max}的强度为有氧耐力训练强度或靶心率范围值。对心脏病患者及老年人靶心率应适当降低。

靶心率也可以依据心率储备测定获得。没有运动习惯者，心率储备＝170－年龄；有运动习惯者的心率储备＝180－年龄。

（3）代谢当量　代谢当量（metabolic equivalent，MET，又称梅脱）是指单位时间内单位体重的耗氧量，以mL/（kg · min）表示，1MET＝3.5mL/（kg · min），其表述意义为：每千克体重，从事1min活动，消耗3.5mL的氧气，其运动强度即为1MET。MET是由吸氧量计算而来，不受年龄、性别或体重影响，使用起来比吸氧量更为方便，它还可用于各种不同运动强度的评定和对不同强度的运动进行比较。MET是心脏康复中一个极为重要的指标，也是耐力运动处方中最常用的运动强度指标。一般认为适宜有氧耐力训练的运动强度是2 ~ 7METs。

3.运动持续时间

运动持续时间应结合运动强度、患者健康状况及体力适应情况而定。

运动强度与运动持续时间的乘积为运动量，如果运动强度较高，运动可持续较短时间，反之运动强度低，可进行稍长时间的运动活动，这样才能产生运动效果。患者健康状况好，体力适应佳，可采用较长时间的活动；而体力衰弱、高龄、患病的患者可采用短时间，一日多次，累积运动时间的方式进行活动。

4.运动频率

运动频率取决于运动量的大小。若运动量大，则每周训练3次即可达到理想效果；若运动量小，最好每天活动，才能产生训练效应。一般运动频率为每周3 ~ 7次。每周少于2次的运动训练无治疗作用。训练效果一般在8周以后出现，如果中断锻炼，有氧耐力会在1 ~ 2周内逐渐退化。因此，要保持机体良好的有氧运动能力，需要长期坚持。

5.运动注意事项

（1）加强医务监督，牢记安全第一　有氧运动前一定要认真地进行身体检查，特别要注意对患者的呼吸系统、心血管系统和运动器官进行检查。要掌握患者的疾病特点及功能水平，并以此作为制订运动处方的重要依据，以免发生运动损伤或运动意外。对于有心肺疾病危险因素的患者，应在康复医师监督指导下进行锻炼，根据情况随时调整运动方案，逐渐适应后，可转为定期检查指导训练。对于健康老年人也应如此，安全永远是第一要素。

（2）应循序渐进，量力而行　耐力训练，要从小量开始，逐渐适应后再增加运动负荷，或严格遵守由康复医师所制订的运动处方中规定的运动项目、运动强度、持续运动时间和训练进度。耐力训练有一个人体功能的适应过程，应循序渐进，量力而行，切忌急于求成。老年人、孕妇或高危疾病患者宜进行强度低、时间短、少量多次累积的活动。

（3）个别对待，持之以恒　应考虑患者的年龄、疾病特点、运动条件和运动习惯，制订个性化的运动处方，实施不同的运动方案。健康人以提高心肺功能为主，宜选较大强度运动；老年人的运动强度则应适度降低。要持之以恒，养成定时训练，长期坚持的运动习惯。

（4）防止疲劳，注意训练卫生　对于患有疾病的患者进行有氧运动训练时，应防止运动过量和过度疲劳，以免发生运动损伤或运动意外。在运动卫生方面，应注意以下方面：饭后及空腹时不进行剧烈运动；耐力训练后出汗较多时要预防感冒，运动后不宜立即洗热水澡；运动时发现不适，应停止运动及时就医。

（二）耐力运动处方分析

耐力运动方法有持续训练法、循环训练法、间歇训练法、法特莱克速度游戏等。其中持续训练法是耐力运动处方采用的主要训练方法，耐力运动处方的内容，也是针对持续训练法制订的。

通常一次全身耐力训练分成准备活动、运动训练和整理运动三个部分。

准备活动可以使人体各器官功能从相对安静状态逐步过渡到运动兴奋状态，提高大脑皮质神经细胞的兴奋性，更好地调节各器官系统的功能，为全身耐力运动训练做好生理准备。准备活动时间为10min左右，最短不能少于5min。准备活动要求患者的每分钟心率比安静状态提高20次左右，才能达到预期的效果。可选择一些活动量小的医疗体操、牵伸肌群练习、呼吸练习或慢跑等。

运动训练是全身耐力训练的核心部分。要求患者按照康复治疗师制订的运动处方进行运动训练，以激发患者机体的内在功能，并逐步得到调整和提高。运动时应注意把握运动的节奏，适度休息与调整，可选择持续运动法、间断运动法、循环运动法、循环-间隔运动法。运动训练时间一般为30 ~ 60min，其中达到靶心率的训练强度的时间均不宜少于15min。

在运动训练结束时，应进行一些放松的整理运动练习，以适应运动停止后血流动力学的改变。整理运动可以保持良好的静脉回流，维持一定的心输出量，从而防止出现直立性低血压或诱发心血管意外；同时促进在运动训练中产生的代谢产物从体内消除，这有利于消除疲劳和促进运动后恢复。整理运动的时间为5 ~ 10min，可选择慢跑、轻松的徒手体操、散步、自我按摩等各种放松活动和调整呼吸的活动等。

充分的准备与结束活动是防止训练意外的重要环节。

（三）耐力运动处方应用

耐力运动处方可应用于健身、预防、治疗和康复4个方面。

（1）健身　运动处方在全民健身中起到科学指导作用。耐力运动处方主要用于指导心肺耐力素质的锻炼，可为不同年龄、性别、不同身体健康状况、不同适能水平的人提供科学的健身指导。

（2）预防　由于耐力运动可以减少运动不足等不良生活方式对机体的不利影响，对某些慢性疾病，如冠心病、高血压病、高血脂、糖尿病、肥胖症等起到预防作用，因此，耐力运动处方是指导这些慢性疾病高发人群进行有氧运动，预防这些疾病的有效方法。

（3）治疗　耐力运动处方可用于指导糖尿病和肥胖症患者进行科学的治疗性运动，与饮食控制和药物共同发挥治疗作用。

（4）康复　耐力运动处方主要用于心肺疾病，如冠心病、高血压病和慢性阻塞性肺疾病等的康复指导，提高这些患者心肺功能和有氧代谢能力。对长期制动或卧床致全身耐力下降的患者，耐力运动可促进失健功能的健化，发挥康复预防和治疗的作用。

四、关节活动度训练

（一）关节活动度练习的运动康复机制

关节活动度降低是关节功能障碍的主要表现，关节及其周围纤维组织的挛缩与粘连是导致关节活动度降低的主要原因。

关节活动度练习的机制：胶原纤维是一种具有黏弹性的结缔组织，有自行收缩的倾向，在应力牵张的作用下可延长，去除后可回缩。这种延长分为弹性延长和塑性延长。弹性延长是由胶原纤维的螺旋形结构在应力作用下变直所致，当牵引力去除后又重新恢复。塑性延长可能是相邻胶原分子之间横键裂解，致使胶原分子相互滑移所致。短暂的牵引产生弹性延长，反复多次而持续较久牵引才能产生较多的塑性延长。胶原纤维在反复多次而持续牵引力的作用下产生的塑性延长是关节活动度增加的重要原因。

（二）关节活动度训练方法

关节活动度练习是改善和维持关节的活动范围，促进患者完成功能性活动的康复治疗技术。在学习这些康复治疗技术之前，有必要强调的是，对关节活动障碍的预防比治疗更为重要，这既可以保持关节原有的功能，也可以减轻关节功能训练给患者带来的痛苦，对促进关节功能恢复具有积极意义。一些预防性治疗技术，本身也是重要的康复治疗技术，在此一并阐述。

关节活动度训练技术主要包括：主动运动、被动运动、助力运动以及关节功能牵引法。

1.主动运动

主动运动最常用的是各种医疗体操。当患者肌力、关节活动度有相当恢复时，应鼓励其主动完成运动，关节主动运动有利于改善血液循环，牵拉挛缩的纤维组织，松解肌、肌腱和韧带的粘连，有利于维持和增大关节活动度。运用主动运动恢复关节活动度时，动作宜平稳缓慢，患者主动用力尽可能使关节活动达到最大幅度，然后用力稍加维持。用力以引起肌、肌腱紧张或有轻度疼痛感为度，每一动作重复30次左右，多轴关节的运动可向各方依次进行，每天练习2～4次。进行关节主动运动时，因为由患者根据疼痛感觉控制用力程度和关节运动幅度，所以不易造成肌和关节的损伤，对早期或轻度关节挛缩疗效较好。

2.被动运动

当患者关节主动运动有困难时，可采取由康复治疗师或器械及患者自己利用健侧肢体协助进行的被动运动训练。

（1）可动范围内的关节运动　由康复治疗师或护理人员完成的被动运动。运动操作要在关节活动的各个方向进行，范围要尽可能大一些，动作应缓慢、小心，根据患者疼痛感觉控制用力程度，切忌施行暴力。为了维持正常的关节活动范围，每天应活动关节1～2遍，每遍让所有受限关节和可能产生受限的关节至少做3次全范围的运动。肢体发生功能障碍时，操作动作应达到现有可能的最大关节活动范围，在达到最大限度时再稍用力，也宜在短暂的维持后还原再做。每天必须坚持锻炼，运动训练效应才能得以积累，并逐步恢复关节活动范围。

（2）关节松动技术　关节松动技术是康复治疗师在关节活动可动范围内完成的一种针对性很强的手法操作技术，属于以手法治疗为主的被动性运动。其操作的速度比推拿技术缓慢，用于治疗关节功能障碍，如关节疼痛、关节活动受限或关节僵硬等病症。

康复治疗师利用关节的生理运动和附属运动而被动运动患者的关节。不论是关节生理运动还是关节附属运动，手法操作的幅度和力度均应达到关节活动受限处。如治疗关节疼痛时，手法应达到痛点，但不超过痛点；治疗关节僵直时，手法应超过僵硬点。操作中手法要平稳、有节奏并持续运动一段时间。另外，不同部位的关节，手法操作的幅度应有所区别。常用的关节松动技术手法有：摆动、牵引、挤压、旋转、滚动和滑动等，这些技术可减轻患者疼痛、肿胀，缓解肌痉挛，消除关节纤维性粘连，增加关节活动范围。

（3）持续性被动运动　1970年，加拿大著名骨科医生Albert Robert提出持续性被动运动（continuous passive motion，CPM）治疗方法，并应用于临床。该方法是利用机械或电活动装置，使损伤肢体在术后能进行早期、持续性、无痛范围内的被动运动。临床广泛应用于各关节术后（含人工关节置换）、骨折术后（特别是关节内或干骺端骨折切开复位内固定后）以及关节纤维组织挛缩粘连松解术后的被动运动治疗。

CPM主要康复治疗作用如下。

① 促进伤口的愈合和关节软骨的修复与再生，促进关节液的分泌和积液吸收，促进关节周围组织的血液循环，有利于损伤组织的修复。

② 缓解疼痛，改善关节活动范围，防止粘连和关节僵硬，防止制动引起的关节挛缩。

CPM在适用于相应关节的专用电动器械上进行，要求患者充分放松肌。关节活动的幅度、速度和持续时间可由康复治疗师酌情设定。关节活动的幅度一般从无痛的可动范围内开始，以后逐渐扩大，直到产生轻微疼痛为止。电动机械运动幅度一般选择1min一个周期为宜，关节手术后初期或炎症活动期可更慢一些。运动持续时间治疗初期为每次3h左右，每日可进行6～16h，以后可逐步减少运动治疗时间和每天的治疗次数。

3.助力运动

当患者关节活动范围有所扩大，肌力有所恢复，肿胀疼痛减轻时，可进行主动助力运动，使关节活动度进一步得到改善。

（1）手法牵引　根据患者的具体情况，康复治疗师沿着关节活动方向进行手法牵引，以帮助患者活动关节。治疗师应鼓励患者主动用力，并逐步减少外部辅助力量，帮助患者维持和改善关节活动度。

（2）器械训练　根据杠杆原理，运用简单康复运动器械提供辅助力，带动活动受限的关节进行运动，如体操棒、肋木、肩关节练习器、肘关节练习器和踝关节练习器等。

（3）悬吊训练　利用挂钩、绳索和吊带网架装置将拟运动的肢体悬吊起来，使患肢在减重条件下进行主动运动。也可以利用滑轮装置和绳索悬吊肢体，或患者通过健侧肢体帮助患侧肢体进行运动，都可收到良好的疗效。

（4）水中运动　水中运动是助力运动中增强关节活动度的较好练习方法，利用水的浮力，使无力的肌群和关节无需使用多大的力即可进行运动。但采用水中运动训练的患者，必须在康复治疗师或其他有经验的治疗人员协助和支持下才能进行此项运动。

4.关节功能牵引

应用力学原理，通过康复器械借用适当的重力装置，按功能所需扩大关节的活动范围，作持续一定时间的重力牵引，使关节和纤维组织得到持续的牵伸，从而解除肌痉挛和改善关节挛缩，以恢复关节功能。关节功能牵引的基本操作是将患者挛缩关节的近端肢体用支架或牵引器固定于适当的位置，然后在其远端肢体按关节需要扩大活动的方向作重力牵引（所用重力适当），并要求患者充分放松关节周围肌群。牵引重力以引起组织紧张、可以忍受的轻度疼痛、不引起反射性痉挛和事后疼痛为宜。一次牵引时间持续15min左右，不同关节和不同方向的牵引可依次进行，每天坚持1～2次，可达到较好疗效。

常见的关节功能牵引方法如图7-1～图7-14所示。

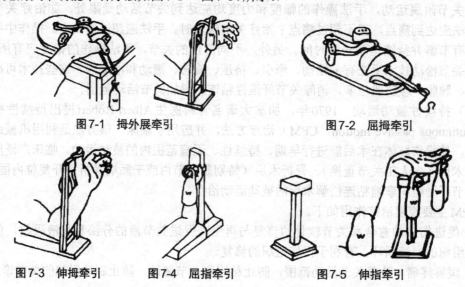

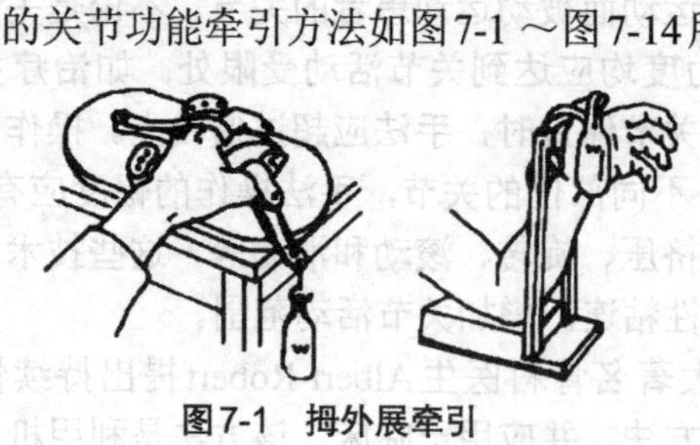

图7-1　拇外展牵引

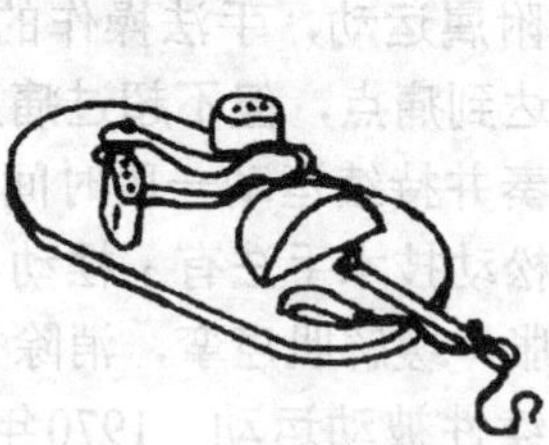

图7-2　屈拇牵引

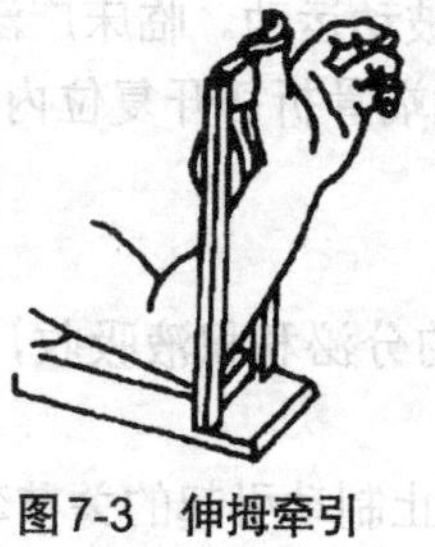

图7-3　伸拇牵引

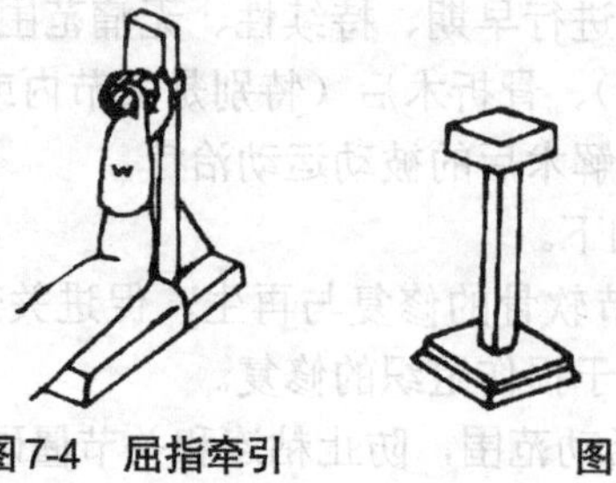

图7-4　屈指牵引

图7-5　伸指牵引

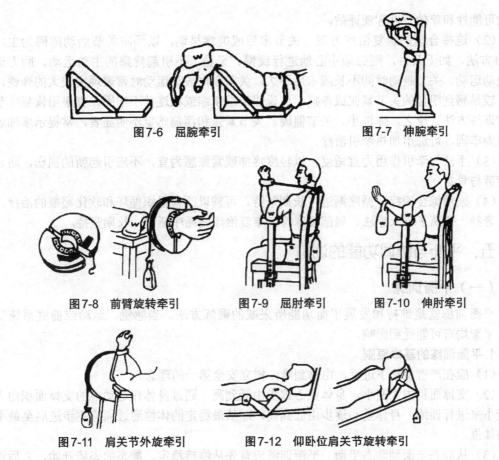

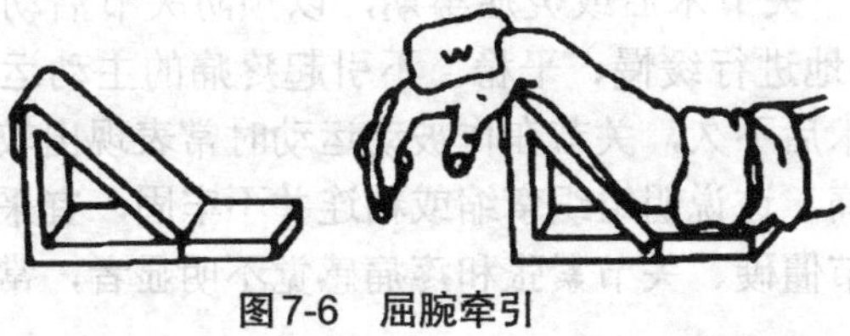

图7-6 屈腕牵引

图7-7 伸腕牵引

图7-8 前臂旋转牵引

图7-9 屈肘牵引

图7-10 伸肘牵引

图7-11 肩关节外旋牵引

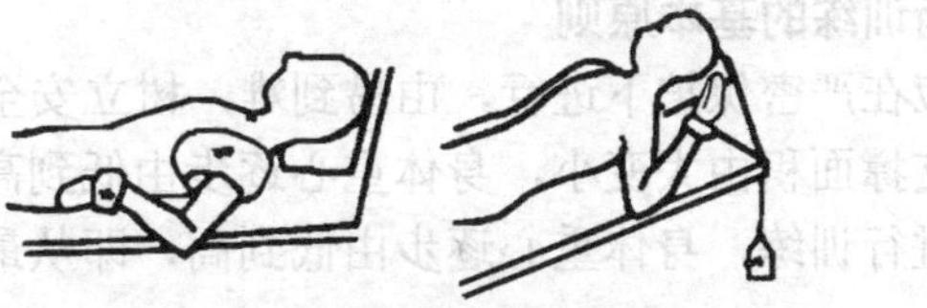

图7-12 仰卧位肩关节旋转牵引

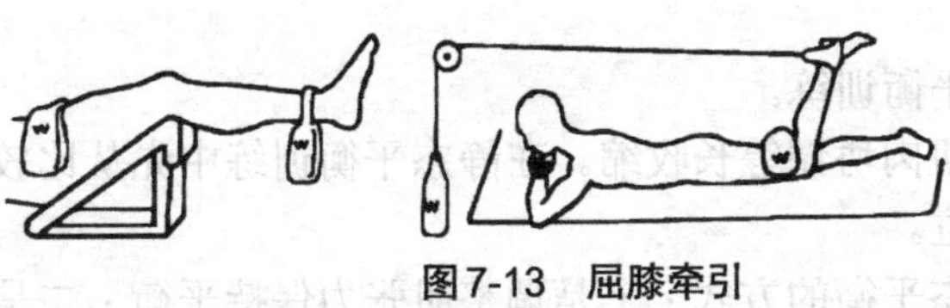

图7-13 屈膝牵引

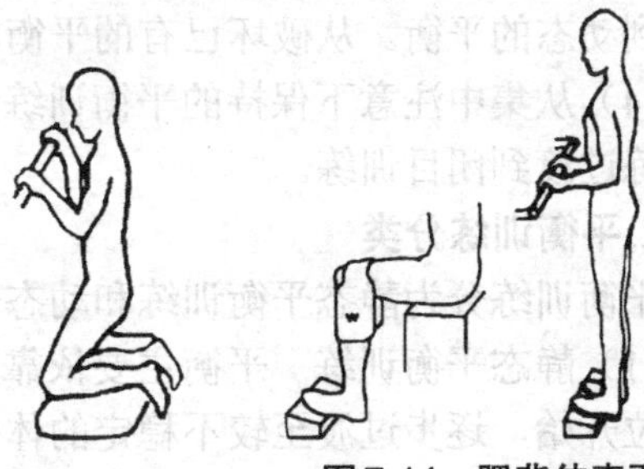

图7-14 踝背伸牵引

此外，根据组织温度增高时纤维组织可塑性增强的原理，为提高康复治疗效果，还可以采用加热牵引治疗。如将关节功能牵引法与局部红外线加热同步进行。

5.其他

在恢复关节活动度的训练方面，应针对各关节功能特点选择康复治疗方法，并进行针对性的康复训练。除了徒手进行运动练习以外，还可运用康复运动器械综合治疗，如肩关节旋转训练器、肘关节训练器、腕关节屈伸旋转训练器、手指功能训练器、髋关节训练器、股四头肌训练椅、踝关节矫正板、肩梯、滑轮、吊环训练器等多种康复运动设备。具体采用何种训练方法，需要由康复治疗师根据患者的病情和功能进行选择。

（三）关节活动度运动康复注意事项

（1）了解关节活动障碍的原因，客观分析相关关节及周围软组织的结构特点，对康复治疗的可能性和疗效予以客观评估。

（2）选择合理的康复治疗方案　关节术后或炎症早期，以预防关节活动障碍为主，用CPM方法。如无条件，则必须小心地进行缓慢、平稳、不引起疼痛的主动运动、助力运动或被动运动。关节制动时间不长或术后不久，关节在作被动运动时常表现出较大的弹性，且患者较易感到明显的关节紧张或疼痛，这说明组织挛缩或粘连并不牢固，宜采用恢复关节活动度训练方法。反之，弹性小、关节僵硬、关节紧张和疼痛感觉不明显者，常提示挛缩或粘连较为牢固，可选用加热牵引治疗。

（3）手法与牵引作用力宜适度，以轻度疼痛或紧张感为宜，不应引起新的损伤，防止过度疲劳与骨折。

（4）采用综合治疗，循序渐进，长期坚持。可辅以改善组织循环和软化瘢痕的治疗，热疗、音频、碘离子导入疗法、局部按摩等。康复治疗应循序渐进，长期坚持。

五、平衡与协调功能的训练

（一）平衡训练

平衡训练就是维持和发展平衡功能所采取的锻炼方法。当感觉、运动或前庭系统受损时，平衡均有可能受到影响。

1. 平衡训练的基本原则

（1）应在严密保护下进行，由易到难，树立安全第一的理念。

（2）支撑面积由大变小，身体重心逐步由低到高　通过身体在运动中的支撑面积由大逐渐变小来进行训练，身体重心逐步由低到高，即从最稳定的体位通过训练逐步进展至最不稳定的体位。

（3）从静态平衡到动态平衡　平衡训练应首先从维持稳定、静态的姿势开始，之后逐步过渡到动态的平衡。从破坏已有的平衡状态到重新建立新的平衡，并提高维持平衡的能力。

（4）从集中注意下保持的平衡训练过渡到未注意下保持的平衡训练，从睁眼条件下的平衡训练过渡到闭目训练。

2. 平衡训练分类

平衡训练分为静态平衡训练和动态平衡训练。

（1）静态平衡训练　平衡主要依靠肌肉协调等长收缩。在静态平衡训练中先从比较稳定的体位开始，逐步过渡至较不稳定的体位。

（2）动态平衡训练　有两种维持动态平衡的方式：一是调整肌张力保持平衡；二是改变姿势或体位以保持平衡。在动态平衡训练中可以在各种体位下，支撑面可由大到小、重心由低到高，逐步施加外力来提高维持动态平衡的能力。这种外力可以由他人施加，也可采用各种设施。

常用的平衡训练器有三种：可摇晃的平衡板、圆棍（上铺塑料布）及大小不同的充气球。在这些设施上，可进行不同体位的平衡练习。

3. 平衡训练方法

（1）坐位平衡训练　应循序渐进，由一级平衡逐步达到他动动态平衡。

① 患者取端坐位（椅坐位），在治疗者的保护下完成重心转移，躯干屈曲、伸展、左右倾斜及旋转运动。

② 患者坐在高台上，治疗者手握患者的小腿轮流向两侧摆动，破坏身体的平衡，诱发患者头部、躯干向正中线调整和一侧上、下肢外展的调整反应。

③ 当患者能独立保持坐位时，取双手胸前抱肘位，两治疗者在其身旁施加外力破坏患者坐位的稳定，诱发头部及躯干向正中线的调整反应。

（2）手膝位平衡训练　此训练可作为立位平衡和平地短距离移动动作前的准备训练，适用于帕金森综合征等运动和协调功能障碍者，截瘫患者可作为上肢和肩部的强化训练及持拐步行训练前的准备训练。膝部损伤患者、偏瘫患者禁用此法。

患者手膝位，在能控制静止姿势的情况下，进行身体前后和左右的移动动作。患者取得较好控制姿势和体位的能力后，可提高运动训练难度。如指示患者将一侧上肢或一侧下肢抬起，并保持数秒；进一步加大难度，可将一侧上肢和另一侧下肢同时抬起并保持姿势稳定。

（3）跪位平衡训练　由于跪位平衡身体的支撑面积比坐位平衡的支撑面积减小，身体重心与支撑面的距离也相应增高，因而其训练难度要比坐位平衡难度增加。此方法除训练头与躯干的控制能力外，还增强躯干与骨盆的控制能力。患者呈双膝跪位，治疗师训练患者维持此体位的平衡能力，当掌握平衡后，可进行身体重心的前后移动动作训练，进而进行单膝跪立平衡训练、单膝动作平衡训练以及从单膝跪位进展到立位的平衡训练。

（4）立位平衡训练　在患者坐位平衡、跪位平衡和耐力改善以后，应进行立位平衡训练。由于手膝位和跪位平衡易引发患者的膝部疼痛，因此，运动训练时应做好护垫与保护，也可直接从坐位平衡转到立位平衡训练。

立位平衡训练方法如下。

① 患者用双下肢支撑体重保持站立位，必要时治疗者可用双膝控制患者的下肢呈外展、外旋位，也可使用支架帮助固定和支持。

② 治疗者双手置于患者髋部，协助完成骨盆前后倾运动。

③ 随着骨盆前后倾运动幅度加大，体重逐渐向患侧下肢转移，此时，骨盆运动不得停止。在骨盆持续进行前后倾运动的同时，慢慢将健侧下肢抬起。此时髋关节不得摆动，以免因出现代偿而妨碍患侧躯干肌的运动。

④ 患侧单腿站立，将健侧下肢踏在面前矮凳上面，治疗者前推患侧骨盆，辅助髋关节伸展，另一手置于健侧躯干，协助将重心转移到患侧，然后返回原处。随着平衡能力的提高，可以增加踏凳的次数和延长负重时间。

⑤ 当以上动作可以正确地反复进行时，将矮凳换成高凳，治疗者一手置于患者背部，另一手置于胸骨下方，辅助患者躯干伸展，提高躯干上部的稳定性。

在平衡板上的训练如图7-15所示。

① 为确保患者安全，开始时平衡板可置于平行杠内，患者与治疗者均立于平衡板上。治疗者通过双手调整保持患者的站立姿势并指导其进行双下肢重心转移，然后用双足缓慢地摇动平衡板破坏身体的平衡，诱发患者头部及躯干的调整反应。

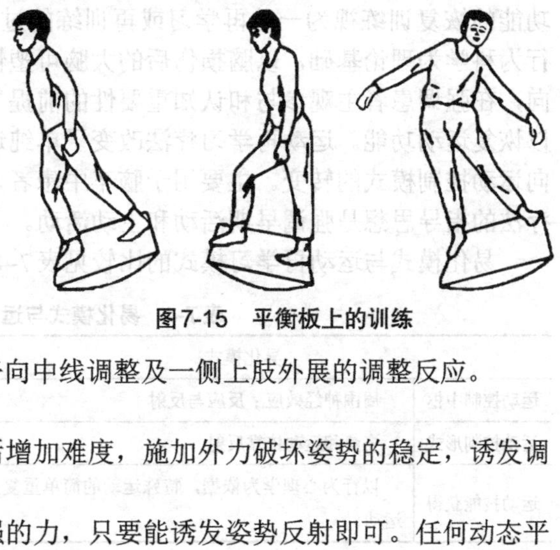

图7-15　平衡板上的训练

② 患者与平行杠呈垂直位（即旋转90°），站立于平衡板上，治疗师双手协助控制患者骨盆，缓慢摇动平衡板，诱发患者头部及躯干向中线调整及一侧上肢外展的调整反应。

4. 平衡训练注意事项

（1）初期先练习静态的姿势控制，适应后增加难度，施加外力破坏姿势的稳定，诱发调整反应，达到动态平衡。

（2）在他人施加外力时注意不应施加过强的力，只要能诱发姿势反射即可。任何动态平衡练习均应注意保护患者。

（二）协调性训练

协调是指人体产生平稳、准确、有控制的运动的能力。所完成运动的质量应包括按照一定的方向和节奏，采用适当的力量和速度，达到准确的目标等。协调性训练主要用于深部感觉障碍，小脑性、前庭迷路性和大脑性运动失调，以及因震颤等不随意运动所致的协调运动障碍。其基础是利用残存部分的感觉系统以及利用视觉、听觉和触觉来管理随意运动。

1. 协调性训练种类

协调性训练可分为：上肢协调性训练、下肢协调性训练和躯干协调性训练。

2. 训练要点

（1）轻症或重症患者都应从卧位练习开始，在熟练掌握要领后再在坐位、站位、步行中进行训练。

（2）应先从简单的单侧动作开始，再逐步增加比较复杂的动作。如先做单双侧同时、上下肢同时、上下肢交替的动作，后做两侧同时做互不相关的动作，如一侧上肢前举、对侧下垂，一侧前举对侧侧举，一侧上举对侧侧举，或一侧上肢作捶击、对侧上肢作抚摸动作等。

（3）在运动的范围和速度上，先做大范围和快速的动作，熟练后再作活动范围小的、缓慢的动作练习。因为活动范围大的动作、快速的动作更容易完成。

（4）残疾者进行协调性练习时，如两侧轻重不等，应先从轻的一侧开始，如两侧相同程度残疾，则原则上先从右侧开始。

以上练习，每个动作要重复3～4次。练习完成后要用适当时间进行休息。所有练习要在正常可动范围内进行，并应注意保护。

需要特别强调的是：平衡与协调功能的评定方法，也是恢复和改善其功能障碍的重要训练技术。重复训练是提高平衡与协调功能的法宝。

六、运动再学习疗法

（一）概述

运动再学习疗法（motor relearning program，MRP）是20世纪80年代初由澳大利亚学者J.H.Carr提出的一种运动疗法，该技术利用了学习动机的理论，把中枢神经系统损伤后运动功能的恢复训练视为一种再学习或再训练的过程，并以神经生理学、运动科学、生物力学、行为科学为理论基础，以脑损伤后的大脑可塑性和功能重组为理论依据，以作业或功能为导向，在强调患者主观参与和认知重要性的前提下，按照科学的运动学习方法对患者进行教育以恢复运动功能。运动再学习疗法改变了单纯运动模式的理论缺陷与不足，实现了运动模式向运动控制模式的转变。主要用于脑卒中患者，也可用于其他运动障碍的患者。运动再学习疗法的指导思想是强调早期活动和主动活动。

易化模式与运动再学习模式的比较见表7-4。

表7-4 易化模式与运动再学习模式的比较

	异化模式	运动再学习模式
运动控制中枢	周围神经效应；反应与反射	脑中枢作用：预先控制与学习
运动控制形式	姿势和运动依靠反射	大脑形成运动程序
运动技能获得	以行为心理学为依据，特殊运动的简单重复，被动运动	以现代认知心理学为依据，主动学习、运动习得

续表

	异化模式	运动再学习模式
运动失控原因	从神经生理学分析运动障碍或失控原因：异常运动模式与痉挛	神经生理学＋生物力学＋环境因素，神经组织缺失与代偿
功能恢复特点	神经发育规律：近端至远端，依照一定顺序	近端和远端的运动控制是平行的，不分先后
运动康复时机	功能决定运动，并彼此适应	强调早期运动

（二）基本理论与训练要点

MRP的基本原理包括脑损伤后功能恢复的机制和学习运动技巧的几个基本要素。

（1）脑损伤后功能恢复　脑损伤后功能恢复主要依靠脑的适应（adaptation）和脑的功能重组（functional reorganization）。病损前大脑的质量和脑卒中后患者所处的环境对功能恢复产生影响，特定的运动学习方案可以减少异常反射和异常运动模式，有利于建立正常有序的运动模式，促进运动功能的恢复。特定的活动或练习得越多，重组就越自动和容易进行。

（2）早期运动练习　脑损伤早期缺少有关的运动练习，有可能发生继发性的神经萎缩或形成不正常的神经突触，因此早期运动有利于促进脑的功能重组，对改善大脑可塑性有益。重获运动、作业能力是一个再学习过程，功能恢复的训练不仅是治疗，也是一种运动习得过程。

（3）限制不必要的肌活动　运动再学习是由激活较多的运动单位和抑制不必要的肌活动两方面组成，既要训练又要抑制。治疗不是为了增加肌力，而是为了增加对运动的控制能力，因此，要避免健侧肢体的过度使用，同时要减少患侧肢体不必要的肌活动。在运动训练时，要避免过度用力，以免兴奋在中枢神经系统中扩散而影响运动控制。

（4）反馈对运动控制的重要性　反馈对运动控制极为重要，除了眼、耳、皮肤等外部反馈，本体感受器、迷路等内部反馈外，还包括脑本身信息的发生。动机、意志等在动作技巧的形成和改善中起主要作用，并通过意向性运动输出与运动方案的比较，对运动进行监测，在运动康复实践中，视觉和语言反馈日益受到重视，并被广泛使用。

（5）姿势调整　要在完成作业中动态地去调整姿势，掌握平衡。需要体位调整才能维持身体的平衡，体位调整既有预备性又有进行性，并与运动种类和环境有密切关系。通过平衡训练，学会不同体位下的平衡控制技能。

（6）应用技能的学习　应逐渐将运动训练与日常生活紧密联系，条件许可则应多练习与日常生活功能相联系的特殊运动或作业治疗，要为将来的生活自理做好准备，而不是仅仅为了学习某种运动模式。

（7）其他　运动训练目标要明确，运动指令与难度要适当，整体训练和分解训练相结合；患者要主动参与，以患侧为主，避免只用健侧不用患侧等错误的训练，以免健侧代偿；要避免错误的训练，以免纠正困难；要充分重视认知在训练中的重要性；运动训练安排要恰当，以免过度疲劳，训练后正常程度的疲劳，可通过适当休息或训练转换缓解与消除。

（三）基本步骤

运动再学习方法包括了日常生活中的基本运动功能：即上肢功能、口面部功能、从仰卧到床边坐起、坐位平衡、站起与坐下、站立平衡、步行等。每部分均按照下列4个步骤进行。

（1）分析运动组成与运动缺失　根据正常的活动规律和运动成分，对作业进行观察、比较，以分析运动缺失成分和异常表现。

（2）练习丧失的运动成分　在运动训练或作业时，可使用解释、指示、练习、语言和视觉反馈及手法指导等方法，明确训练目的，促进已丧失的运动功能的恢复。

（3）再评定与再练习　在步骤（2）的基础上，经过一段时间的治疗后，要对患者运动功能和运动训练或作业效果进行再评定，对患者取得的成绩要经常给予表扬和鼓励。

（4）训练转移　为保证患者能将所学的运动技能应用于各种日常生活活动中去，需在各种各样的实际场合中进行训练，主要方法包括：

① 创造良好的学习环境，使运动训练与技能相互衔接；

② 练习中要学会自我监控，以扩大运动适应范围，实现独立活动；

③ 亲属和有关工作人员参与其中；

④ 训练内容要适应日常生活需要。

（四）训练内容和方法

训练内容包括：上肢功能训练、口面部功能训练、从仰卧到床边坐起训练、坐位平衡训练、站起与坐下训练、站立平衡训练和步行功能训练等。治疗人员可根据情况，选择最适合于患者的任一部分开始治疗。

1. 上肢功能训练

（1）分析运动组成与运动缺失

① 正常功能：上肢正常功能活动包括肩、肘、腕、指关节及其有关肌的复杂运动。主要作用为保证手在空间操作的位置；使手能抓放物体、移动物体、使用工具和完成复杂的运动动作。

② 上肢功能的基本运动成分包括：肩外展、内收、前屈、后伸、内旋、外旋，肘的屈伸，前臂的旋前、旋后。手功能的基本成分为手桡侧偏移伴伸腕、腕屈伸、手指对掌、对指、指间与掌指关节的屈伸等。

③ 运动成分缺失与障碍表现

脑卒中后上肢常见问题和代偿方式如下。

a. 上臂：肩胛活动差和持续肩带压低；肩关节肌的控制不良，主要为肩外展和前屈差，患者常以过度地上抬肩带或用躯干侧屈代偿；过度地屈肘、肩关节内旋和前臂旋前。

b. 手：伸腕抓握困难；指间关节微屈时掌指屈伸障碍，使手抓放物体困难；拇指外展、旋转障碍，使抓、放物体困难，或放开握持的物体时，要屈腕或过伸拇指及其他手指；当抓握或拾起物体时，前臂有过度旋前倾向、对指运动困难等。

（2）练习丧失的运动成分和有关的作业活动

① 诱发肌活动及训练伸向物体的控制能力：仰卧位，治疗者支持患者上肢于前屈90°，让其上抬肩带使手伸向天花板，让患者的手随治疗人员的手在一定范围内活动，让患者用手触摸自己的前额、头、枕部等。坐位，练习用手向前、向上指向物体，并逐渐增大范围。

② 维持肌长度，防止挛缩：坐位，帮助患者将患臂后伸，肘伸直，肩外旋，手平放在训练床上承受上部身体的重量。坐位或站位，帮助患者上肢外展90°，肘伸直，将手平置于墙上，并承受身体的压力。

③ 引发手肌活动和训练运动控制

a. 伸腕练习：坐位，手臂放桌上，前臂处于中立位，手握一杯子或物体，然后试着将杯子或物体抬起、放下，伸腕、屈腕。训练中要桡侧偏移，而不是屈肘，同时要在不同的屈曲和伸展的范围内练习。姿势同上，练习用手背向后移动以触碰物体（背伸腕部）。可沿桌面背伸腕部，以推动物体。移动的距离可逐渐增加。

b. 前臂旋后：患者手握圆柱形物体，试着前臂旋后使该物体顶部接触桌面。姿势同上，使前臂旋后，用第三掌骨压橡皮泥以留下压痕。姿势同上，使前臂旋后，手掌向上接住掉落的小物体（如米粒）。注意练习中不能抬高前臂离开桌面。

c.拇外展和旋转（对掌）：手臂放桌上，前臂在中位，伸腕，让患者抓握和放杯子。操作时确保拇指外展，而不能用伸展拇指、腕掌关节来代替，要用拇指指腹去抓物体，而不是用拇指内侧抓，不能屈腕或前臂旋前。姿势同上，侧移拇指去触碰物体，逐渐增加推的距离。不能以屈腕代偿拇外展。

d.对指练习：前臂旋后，练习拇指尖和其他手指尖相碰，要确保患者腕掌关节活动而不只是掌指关节活动。

操作物体练习：练习用拇指分别和各个手指捏起各种小物体。如从一个碗里，将小物捡起放在另一碗内；练习拿起塑料杯而不使其变形；将一个杯子的水倒到另一个杯子里；练习从对侧肩部捡起一块小纸片；向前伸患手去捡起或接触一个物体；向前伸患手从桌面上捡起一物体并将其转移到桌前；后伸患手，抓握和放置物体；用双手完成不同的活动。

练习中患者要不断向更困难的活动进展。如完成某个特定动作有困难，应分析该动作丧失的成分，并通过不同方法和活动来进行练习。

④ 改善使用餐具：以使用匙为例。当拿起餐匙，而很难将其移到手中适当的位置时，可练习以下动作：前臂旋后位，让患者练习尽可能快地用拇指分别触碰各指尖；前臂旋后位，让患者转动手中的一个小物体。当从盘中拿起匙送到口，难于调整抓握，以保持餐匙的水平位时，可让患者先移动拿着盛有液体的餐匙的手臂，成功后，再练习将餐匙移向口。

（3）检查评估，纠正不适当的动作，提高运动功能。

（4）将训练转移到日常生活中去　为使上肢功能恢复，要避免继发性软组织损伤（尤其是肩部），要鼓励病人使用患肢，限制不必要的代偿活动。在康复治疗以外的时间，患者要集中练习治疗人员留下的作业。要正确摆放肢体的位置，特别要防止上肢固定于内旋屈曲位。

2.口面部功能训练

（1）分析运动组成与运动缺失　观察、比较和分析口面部运动，主要包括：吞咽、面部表情、通气和构成言语。

运动成分缺失与障碍表现：吞咽困难、面部运动和表情不协调、情感控制障碍和呼吸控制差。

（2）练习缺失的成分和有关的作业活动　训练吞咽，包括训练闭颌、闭唇、舌部运动；训练吃和喝动作；训练面部运动（张嘴、闭嘴等）；调整呼吸训练等。

（3）检查评估，纠正不正确的动作，提高运动功能。

（4）将训练转移到日常生活中去　如必要时，可在患者进餐前，先训练其吞咽功能。

3.从仰卧到床边坐起训练

（1）分析运动组成与运动缺失　正常情况下，从仰卧到床边坐起活动时的基本运动成分包括：转向侧卧位和从侧卧位坐起。

① 转向侧卧位主要包括：a.颈的旋转和屈曲；b.髋和膝屈曲；c.肩关节屈曲和肩带前伸；d.躯干旋转。

② 从侧卧位坐起主要包括：a.颈和躯干侧屈；b.伸展下面的臂；c.提起双腿向床边放下。

运动成分缺失与障碍表现：脑卒中患者转向健侧困难，从仰卧位坐起可能发生代偿，如患侧屈髋屈膝、肩屈曲等。

（2）练习丧失的运动成分

① 患者转向健侧时，鼓励其转头，并帮其将肩和上臂向前，屈髋屈膝。

② 练习颈侧屈。

③ 练习从侧卧位坐起：a.让患者侧屈头，治疗人员一手放其肩下，同时另一只手推其

骨盆，患者用健侧上臂做杠杆，从侧卧位坐起；b.患者躺下时，将体重侧移至健侧前臂上，提双腿放在床上，向相反方向侧移头，然后侧卧躺下。

（3）检查评估，纠正不正确的动作，提高运动功能。

（4）将训练转移到日常生活中去　只要病情允许，尽快帮助患者坐起很重要，坐起时，要坚持上述正确方法，防止代偿。坐位时，用枕头支持其患臂。必须卧床时，要帮助病人做桥式运动。

4.坐位平衡训练

（1）分析运动组成与运动缺失　直立坐位平衡的基本成分包括：足膝并拢，体重平均分配，屈髋而躯干伸展，头在双肩水平上平衡。

脑卒中患者坐位平衡训练常见问题为：扩大支撑面，双脚分开与手支持；以腿移动代替身体调整；上肢和手的保护性支持。

（2）练习缺失的成分和有关的作业活动　训练重心移动时，调整姿势，增加练习的复杂性。

（3）检查评估，重复训练。

（4）将训练转移到日常生活中去　患者要坐在舒适而便于站立的椅子上。经常练习将体重在两侧臀部交替转移。

5.站起与坐下训练

（1）分析运动组成与运动缺失　站起的基本成分包括：足的放置，屈髋，伸展颈部和脊柱使躯干前倾，双膝前移，伸展髋和膝完成站立。坐下的基本成分包括：屈髋，伸展颈部和脊柱使躯干前倾，双膝前移，屈膝，重心后移。

脑卒中患者运动障碍表现：站起时，健侧负重为主；重心移行困难；以头与躯干屈曲代替屈髋；以上肢平衡代偿身体后倾。

（2）练习缺失的成分　练习躯干在髋部前倾时，膝前移。取坐位，双足平踩地面，两足间距与肩同宽，通过屈髋、伸展颈部和躯干来练习躯干前倾，同时膝部前移，向下、向后推其双足，使其充分着地。

（3）练习站起与坐下，并增加难度。

（4）将训练转移到日常生活中去　注意练习的连续性，即在其他时间里也要按治疗中学习到的要点去做。开始时，可让患者双上肢向前放在桌面上，练习抬高臀部和前移肩部；可用较高的椅子来练习。后阶段，应在接近日常生活的环境中进行训练。

6.站立平衡训练

（1）分析运动组成与运动缺失　站立平衡基本成分为：双腿分开5～10cm；双髋位于双踝前方；髋膝伸展，躯干直立；头部平衡于水平的双肩上。脑卒中患者运动障碍表现为：增宽支撑面，如双足间距太大；重心稍移动，易导致身体失衡，患者从不同方向伸手抓物支持，以维持平衡等。

（2）练习缺失的成分和有关的作业活动

① 髋关节对线训练：练习双足负重站立，并伸直髋关节。

② 防止膝关节屈曲：可使用膝部矫形器维持膝关节伸直位。

③ 引发股四头肌收缩：病人取坐位，支持膝关节伸展，练习收缩股四头肌，并尽可能坚持长一点的时间，然后放松。病人取坐位，治疗人员用手托住呈伸直位的患侧膝关节，然后将手移开，嘱患者先挺住不让患腿落到地上，然后把腿缓慢放下。

④ 训练重心偏移时的姿势调整。

（3）检查评估，纠正不正确的动作，提高运动功能。

（4）将训练转移到日常生活中去　要病人特别注意站姿和用患腿负重。练习靠近桌子站立；用肢体负重监测器，以确保患腿负重；站立练习还要与站起和坐下练习相结合。

7.步行功能训练

（1）分析运动组成与运动缺失　行走的基本成分包括站立相和迈步相。站立相包括：锁关节伸展；躯干和骨盆水平侧移；膝关节在足跟开始离地时屈曲（大约15°），随之伸直，然后在脚趾离地前屈曲。迈步相包括：膝关节屈曲伴髋关节开始伸展；在脚趾离地时，骨盆在水平位向下侧倾斜（大约5°）；髋关节屈曲；迈步腿同侧的骨盆旋前（3°～4°）；在足跟着地前瞬间伸膝及踝背屈。

脑卒中早期患者不能走路，通常是因为缺乏肌活动，而缺乏完成走路所需的基本成分。此时要正确分析存在的问题，决定要集中训练的内容。

（2）练习丧失的成分　包括练习站立相和迈步相丧失的成分。

① 站立相训练：站立相的训练包括：伸髋、膝控制和骨盆水平侧移等。

a.伸髋训练：如前所述，卧位抬高患侧臀部，可以引出髋关节的伸肌活动；站位，髋正确对线，在保证患侧伸髋的同时，练习健腿向前及向后迈步。

b.膝控制训练：（a）取坐位，伸膝，从0°～15°屈膝和伸膝练习股四头肌离心和向心收缩，并保持膝关节伸展，练习等长收缩，以改善股四头肌对膝部的控制。治疗人员从足跟部向膝部加压，保证屈膝时股四头肌离心收缩。（b）患肢负重，健腿向前、向后迈步，并将重心移至健腿，伸患膝。然后在负重不多的情况下，练习小范围的膝屈伸控制。（c）用健脚迈上、迈下一个8cm高的台阶。保证迈健腿时，患侧髋始终伸展。（d）患脚踏在台阶上，用健腿前移重心并迈上台阶，再返回，然后过渡到迈过台阶。

c.骨盆水平侧移：（a）取站立位，髋在踝前，练习将重心从一脚移至另一脚，治疗人员用手控制其移动范围在25cm。（b）练习侧行，将重心移到健腿，再迈患腿，然后健腿合拢，迈下一步。

② 迈步相训练：迈步相的训练包括：摆动期开始时屈膝、足跟着地时伸膝和足背屈等。

a.练习摆动期开始时屈膝：（a）取俯卧位，治疗人员屈其膝恰好在90°以下，通过小范围屈伸活动练习屈肌群的离心与向心运动；维持膝关节在不同的活动范围并计算时间，使其在各个角度都得到良好控制。要求患者不能屈髋。（b）取站立位，治疗人员帮患者微屈膝，让其练习离心和向心收缩控制，但不要屈膝太多，以免股直肌收缩而引起屈髋。（c）用患腿向前迈步，治疗人员帮助其控制最初的屈膝。向前迈步时确保伸髋。（d）向后退时，治疗人员指导屈膝及足背屈。

b.训练足跟着地时伸膝和足背屈：健腿站立，治疗人员将病人的患腿置于伸膝和足背屈位。患者前移其体重至足跟处。

（3）练习行走　练习行走的个别成分后，应接着练习行走，并将这些成分按适当顺序组合起来。

① 行走练习：先用健腿迈步，治疗人员站在患者身后移动其双上臂。开始用患腿迈步可能有困难，治疗人员可用自己的腿来指导患者的腿前移。可给予一定口令，让患者有节奏地行走。同时要观察分析患者的对线，找出问题，改善其行走的姿势。

② 增加难度：要到有人群和物体移动的公共环境进行练习。如：跨过不同高度的物体；行走时同时做其他活动，如和别人说话、拿着东西走等；改变行走速度；在人多繁忙的走廊中行走；出入电梯；在活动平板上练习行走等。

（4）将训练转移到日常生活中去　为患者制订家庭训练计划。平行杠、三足杖等助行器使用要适当，它们只能暂时解决患者的平衡问题，但破坏了平衡控制功能的正确反馈。应用这些助行器，只能起到稳定作用，不能长期依赖。使用夹板或短腿矫形器也会妨碍足的背屈到跖屈。

七、步行功能训练

步行功能训练是指对步行姿态异常的患者实时技术指导和督促，使其尽可能恢复正常步态的运动训练。异常步态的矫治是一个较为复杂的过程，必须分析引起步态异常的基本原因及其病理步行模式，并采取针对性的康复治疗措施。许多运动系统疾病和神经系统疾病的患者，都可能出现不同程度的步行功能障碍，需要运用综合性的康复治疗措施加以矫治，以提高患者的行走能力。

正常的步态以正常的神经系统功能、良好的肌和关节功能、良好的平衡与协调功能为基础。因此，改善与提高关节及肌的功能，改善平衡与协调能力，是纠正异常步态，提高步行能力的关键，也是矫治步态异常的基础康复治疗。与之相关的训练方法，我们已在本篇的有关章节作过介绍，这里我们重点介绍异常步态的矫治原则和常见的步行训练方法。

（一）异常步态的矫治原则

1. 重视基本功能的锻炼

需要明确的是：步态异常的患者并不缺乏正确行走的知识与技术，而是患者不具备保持基本行走过程的功能。因此，要在行走训练前，加强肌力、平衡、关节活动度、姿势矫正的训练，这些基本功能的改善与提高，可提高行走训练效果。

2. 基础功能训练与步态训练相结合

我们不能等到基本功能完全达到行走水平时再进行步行训练。要学会应用拐杖、辅助支具或助行器等，辅助步态训练，这不仅可以改善和提高基本步行能力，而且可以促进正常步态的形成，但训练时一定要避免异常运动模式的形成。

3. 要量力而行，注意行走安全

切不可在无任何基础功能的条件下直接进行步态训练，这一方面不安全，另一方面，易于形成异常的运动模式，影响正常步态的建立与形成。

4. 针对病因的药物治疗及手术矫治有利于建立正常步态，提高行走能力

如帕金森病的原发病治疗对改善其异常步态有益，疼痛步态可在疼痛消除后得到恢复，严重的关节挛缩或关节畸形需进行针对性的松解术等。

（二）常见的步行训练方法

这里我们主要介绍几种常见的步行训练方法：应用平行杠、拐、手杖及助行器的步行训练。其主要训练目的是支撑体重、增强肌力、获得平衡、帮助步行。

1. 应用平行杠的步行训练

（1）基础功能训练

① 站立训练：轮椅靠近平行杠，治疗师正对患者，患者握轮椅扶手，借上肢力支撑身体向前移动，当足跟接触地面后，双臂环抱治疗师颈部。治疗师双手分别置于患者左、右臀部，用双膝抵住患者双膝，将患者的重心移至预备站立位。然后治疗师转到患者侧面，一手扶持患者胸部，使其躯干伸展，另一手将患者臀部向前推，使其髋关节充分伸展。控制患者身体重心，保持站立，维持平衡。训练初期，患者可手扶平行杠，进行辅助站立训练。

② 重心移动训练

a. 患者站立于平行杠内，双髋关节充分伸展，腹部前突，站稳后，先练习左、右手交替离开平行杠，然后练习双手离开平行杠。待独自站立稳定后，再练习躯干前屈、后伸，如此反复练习，直至熟练掌握躯体重心移动。

b.保持髋关节过伸、腹部前突位，双手抓握平行杠，使躯干和下肢分别向前、向后倾斜，再两手交替单握平行杠，练习前、后倾斜，进行重心移动训练。

c.双手握压平行杠，向上支撑躯干使双脚离地，再返回地面，如此反复进行。

（2）步行训练

① 四点步行：患者立于平行杠内，左手向前伸出握杠，躯干向右前方倾斜，利用腰方肌的力量将右下肢抬起迈出；接着再以同样的方式，练习右手握杠，并迈出左下肢。如此反复。

② 二点步：患者立于平行杠内，左手和右足支撑体重，躯干向前倾斜，右手和左下肢同时向前，接着躯干向左侧倾斜，左手和右下肢同时向前。如此反复。

2.应用拐的步行训练

常用拐分为：腋窝支撑型（简称腋拐）、肱三头肌支撑型（简称上臂拐）、前臂支撑型（简称肘拐）。

双腋拐步行训练主要有：迈至步、迈越步、四点步和两点步4种方式。

3.应用手杖的步行训练

持手杖的步行训练常是持双拐步行练习后向独立步行的过渡。主要有两种方式：三点步和两点步。

4.应用助行器的步行训练

（1）迈步行走　将助行器的一侧向前，然后迈出对侧下肢；将助行器另一侧向前，然后迈出另一侧下肢。

（2）摆步行走　将助行器抬起，放至身体前方一步左右的地方；用支撑动作将身体撑起；将双下肢一起向前摆出一小步，双足落地站稳。

（3）使用助行器站起（图7-16）

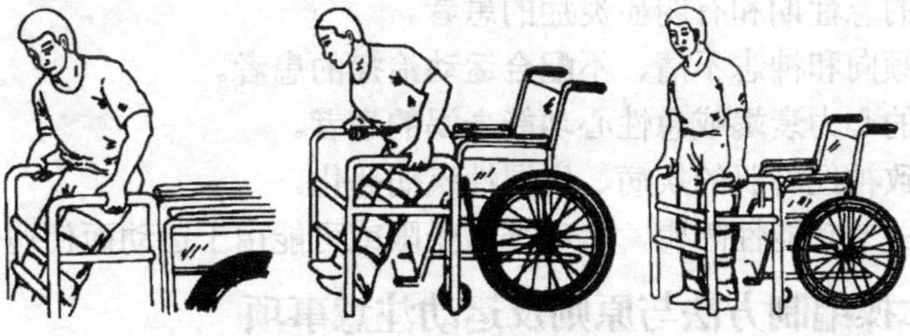

图7-16　使用助行器站起

① 将助行器稳定住，双手紧握扶手，躯干前倾。

② 双上肢用力撑起身体。

③ 躯干伸展，双足支撑体重站起。

八、医疗体操

（一）概述

1.医疗体操的概念

医疗体操是康复治疗技术中的重要运动治疗方法之一，它根据患者疾病或功能障碍特点，专门编制体操式运动，进行功能训练，以达到辅助治疗疾病，促进患者功能恢复的作用。

2.医疗体操的特点

医疗体操由徒手体操或使用轻器械的体操运动形式组成。具有以下特点。

（1）具有针对性，应用范围较广　医疗体操是根据患者疾病或功能障碍特点，专门编制的体操运动及功能练习，编制医疗体操的目的明确，针对性较强。同时医疗体操具有较广的应用范围，以适应不同的康复目的。

（2）运动简单、节律性强 医疗体操动作简单，可在各种体位进行运动训练，患者易于掌握。医疗体操又具有体操训练节律性强的特点，并可配合使用一些轻运动器械作为医疗体操训练内容（如体操棒、绳、圈等），配置节律较强的音乐，增加新颖性，以提高患者参与训练的热情。

（3）易于掌握和控制运动量 医疗体操的动作幅度、持续时间、重复次数、运动强度可由康复治疗师与患者掌握，或相互协调，运动量容易控制。

3. 医疗体操的分类

可根据康复治疗目的将医疗体操分为：矫正体操、恢复性体操、放松性体操及专项训练体操。依据患者的病情、体质与功能水平，患者可选择在卧位、坐位或站立体位条件下进行功能训练，由此可将医疗体操分为卧位医疗体操、坐位医疗体操和站立位医疗体操。

根据有无运动器械，可将医疗体操分为：徒手医疗体操和器械体操，后者如棒操等。

（二）医疗体操的适应证和禁忌证

1. 医疗体操的适应证

（1）矫正体操主要适用于体形与体姿异常患者，如脊柱侧弯或畸形等。

（2）恢复性体操主要适用于慢性疾病和病后恢复期患者。

（3）放松性体操可应用于神经功能紊乱、心肺疾病和胃肠疾患，如降压舒心操用于冠心病和高血压病的康复治疗，瑜伽用于自主神经失调症、神经症和胃肠疾患的康复治疗等。

（4）专项训练体操则针对具体的专项训练，如胸大肌或腹肌肌力的增强性训练体操等。

2. 医疗体操的禁忌证

（1）各种疾病的急性期和有明显炎症的患者。

（2）有大出血倾向和神志不清、不配合运动治疗的患者。

（3）未能控制的心力衰竭或急性心功能衰竭的患者。

（4）运动会导致神经与肌的疾病、风湿性疾病恶化。

（5）明显的骨关节功能性障碍，运动严重受限或可能由于运动而使病变恶化者。

（三）医疗体操编制方法与原则及运动注意事项

1. 医疗体操编制方法与原则

在编制医疗体操方案前，应全面了解患者病情，依据正确的诊断、疾病康复目的、运动规律，编排具有针对性的医疗体操，包括运动动作的编排、分配运动量等，制订完整的医疗体操方案。

（1）明确康复治疗目的 要根据患者康复需要达到的目标，拟定医疗体操练习方案后，将方案中所运用的单个运动动作，按照体操运动的基本规律和原则，编制一整套医疗体操。

（2）遵循运动训练规律 所编制的医疗体操应遵循运动训练规律。运动量是指一次医疗体操锻炼中人体肌所做的总功量。运动量的大小取决于运动强度、运动频度和运动总时间三个因素的综合。医疗体操运动量一般可根据患者的身体功能状况和运动训练基础而定，对各种操的运动难度、动作幅度、训练力度进行安排，基本原则是：从易到难，由小到大，循序渐进。

（3）动作编排应简单、有较强的节奏感、针对性强，最好是一项持续性、周期性的循环运动。适合患者自我锻炼或集体参与，也便于医师检查与参与。在每节医疗体操编制中要明确告诉患者，该节体操的口令运用、准备姿势、动作内容、动作节奏、动作要领、重复次数和动作要求。口令一般都与广播体操口令要求相同，①～④拍或①～⑧拍为一个练习周期，其余进行重复练习，每节练习四个八拍。也可以指导患者做一个体操动作，并明确应重复练习的次数。

医疗体操编制举例。一节医疗体操编制如下。

训练腰腹肌力：腹背运动。

准备姿势：仰卧位，全身自然放松，双手放在身体两侧。

① 手掌支撑床（台）面，直立上半身成坐立位（双手支撑用力尽可能小）。

② 伸直双臂平举，手心向下，躯干向前屈，双臂前伸，手指尽可能接近足尖，然后恢复坐立位，伸直双臂平举。

③ 同②拍的动作，重复做一次，躯干向前屈幅度比前略大。

④ 恢复准备姿势。

⑤ ～⑧拍重复①～④拍动作练习。

全节练习四个八拍。

动作要求：第一个八拍动作幅度、动作力度略小一些，以后逐渐加大，到第四个八拍，加大安全范围运动训练。坐立时尽量使用腰腹力，减少手掌支撑力度。躯干前屈时双腿伸直，切忌屈膝。注意调节呼吸，坐起时深吸气，躯干前屈时呼气。

2.运动注意事项

（1）穿戴适宜　要求患者穿着宽松、舒适、透气的衣服，不宜过多，最好能穿着运动鞋或软底鞋。

（2）循序渐进　训练根据医疗体操练习方案规定内容，逐步实施训练，并注意了解患者的反应，切忌急于求成，超负荷训练。

（3）持之以恒　由于人体各种功能改善都有一个由量变到质变的过程，需要不断地进行量的积累，然后产生质变。运动能使人体各种功能产生适应性的改变，并在一定运动强度的刺激下产生超量恢复，这种超量恢复就是质变的基础，因此医疗体操必须持之以恒，才能获得理想的疗效。

（4）正确示范动作　康复治疗师在指导患者进行医疗体操锻炼时，除将动作要领、动作要求讲解清楚以外，部分动作还要从正面、侧面和背向分别作出正确的示范，使患者能正确模仿，熟练掌握。

（5）注重训练的全面性　医疗体操为了产生明显的训练疗效，必须要进行综合训练。因为人是一个整体，如果编制的训练方案只注意局部某一肢体或运动方式单一，则患者极易产生疲劳；相反，全面的、多样化的医疗体操，肢体各部分充分参与，采用不同的运动方式，有利于减少局部疲劳，提高患者康复兴趣，以达到人体功能的相互促进和协调发展。

（四）常用医疗体操

常用医疗体操主要有降压舒心操、姿势矫正体操、恢复体力体操、呼吸体操和健身球腰背康复体操等。

降压舒心操，主要用于高血压病和冠心病的康复治疗；姿势矫正体操可根据不同的脊柱畸形选编具有针对性的运动体操，如脊柱畸形矫形体操（针对前凸畸形、侧弯畸形等）；恢复体力体操如采用气功和瑜伽编制的放松性体操和降压体操；呼吸体操主要应用于慢性阻塞性肺疾病患者；健身球腰背康复体操主要针对腰腿痛恢复期患者。其他还有：颈椎体操、肩周炎医疗体操等。具体可参阅有关书籍。

附 健身球腰背康复体操

第1节 坐位训练

起始位：腰背挺直，双手平放于膝盖，坐在健身球上。双腿分开，脚平放在地上。

动作：呼气，右手放在球的后方，左手放在左腿的旁边，向右边扭腰。自然呼吸，保持动作15 ~ 20s。

动作：吸气，收髋还原至起始位，再向左边扭腰。自然呼吸，保持动作15 ~ 20s。

动作：坐于球上，双手放在球的后方，伸膝，上抬下肢。自然呼吸，保持动作15 ~ 20s。

功效：伸展腰背两侧的肌群，缓解腰背肌紧张，提高身体平衡能力。

注意：运动训练过程中，髋部摆动幅度不宜过大，始终保持身体稳定。

第2节 腰背伸展

起始位A：双腿屈曲，双手十指交叉置于脑后，后背躺于球上。

动作：吸气，保持双腿固定，同时，上身沿球，向后、向下移动，直至头枕部、肩部以及腰背都紧贴于球；呼气，保持该动作5 ~ 8个呼吸周期。回到起始位，重复动作2 ~ 3次。

起始位B：两脚分开，脚尖着地，俯卧于球上。上肢打开置于胸前，头保持水平。

动作：吸气，保持下肢固定。双手打开，同时上身向上挺起，直至躯干和下肢在同一直线上。呼气，保持该动作5 ~ 8个呼吸周期。回到起始位，重复动作2 ~ 3次。

功效：增强脊柱的柔韧性，伸展胸部和腹部，改善下肢的稳定性。

注意：身体重心固定在球的顶部，收紧腹部和臀部肌群以稳定姿势。

第3节 桥式运动

起始位A：仰卧于地毯上，双脚放于球顶，挺起臀部保持躯干和下肢在同一直线上，双手置于身体两侧起稳定作用。

动作：吸气，髋部慢慢挺起，同时双脚贴紧健身球，使其向身体一侧拉近，直至双膝屈曲。呼气，放松5 ~ 8个呼吸周期。回到起始位，重复动作2 ~ 3次。

起始位B：两脚分开前伸，坐于地毯上，头枕部及背部紧靠健身球。

动作：吸气，头枕部及背部紧贴健身球慢慢挺起腰部，直至躯干与双膝呈90°，双手向两侧打开。呼气，放松5 ~ 8个呼吸周期。回到起始位，重复动作2 ~ 3次。

效果：伸展腰部及肩背部的肌群，收紧腹部肌群，增强下肢力量。

注意：动作要平缓，运动幅度不宜过大。

第三节 中医传统治疗技术

一、概论

中医传统治疗技术是以中医理论为指导，对中医独具特色的治疗方法进行总结、阐明其机制，并将其运用于疾病治疗过程中的一门学科。它是中医治疗学的重要组成部分，具有应用方便、疗效显著、经济安全、适应证广等特点，是中医学极具特色的重要内容之一。

中医传统治疗技术可大致分为药物疗法、针灸疗法、推拿疗法、局部疗法及其他疗法五大部分。本节主要从针刺（含电针）治疗技术、按摩（含足部）治疗技术、拔罐治疗技术、艾灸治疗技术、刮痧治疗技术、药敷治疗技术等来阐述其在康复治疗中的作用。

二、针刺治疗技术

针刺疗法是以中医理论为指导，运用针刺防治疾病的一种方法。针刺疗法具有适应证广、疗效明显、操作方便、经济安全等优点，深受广大群众和患者欢迎。根据传统理论，针刺疗法的目的就在于使阴阳两气保持平衡，从而促进气脉通畅。

运用各种不同的针具刺入腧穴，或刺激腧穴、经络，以达到防治疾病的方法，又称针法、刺法。针刺疗法和灸法共同组成针灸疗法，是中医针灸学的重要技术和治疗手段。临床常用的针具有毫针、三棱针、皮肤针、皮内针、火针、鍉针、圆利针等。还有一种芒针，又称长针，是毫针长度的延长，同属于毫针类。

（一）针刺体位

临床上针刺时常用的体位有如下几种。

（1）仰卧位　适宜于取头、面、胸、腹部腧穴，和上、下肢部分腧穴。

（2）侧卧位　适宜于取身体侧面少阳经腧穴和上、下肢的部分腧穴。

（3）伏卧位　适宜于取头、项、脊背、腰尻部腧穴和下肢背侧及上肢部分腧穴。

（4）仰靠坐位　适宜于取前头、颜面和颈前等部位的腧穴。

（5）俯伏坐位　适宜于取后头和项、背部的腧穴。

（6）侧伏坐位　适宜于取头部的一侧、面颊及耳前后部位的腧穴。

（二）消毒工作

消毒针刺前必须做好消毒工作，其中包括针具消毒，腧穴部位的消毒和医者手指的消毒。消毒的方法如下。

1.针具消毒

有条件时，可用汽锅消毒或用75%酒精消毒。后者将针具置于75%酒精内，浸泡30min，取出拭干应用。置针的用具和镊子等，可用2%来苏溶液与1 ：1000的升汞溶液浸泡1 ～ 2h后应用。对某些传染病患者用过的针具，必须另行放置，严格消毒后再用。

2.腧穴和医者手指的消毒

在需要针刺的腧穴部位消毒时，用75%酒精棉球擦拭即可。在擦拭时应由腧穴部位的中心向四周绕圈擦拭。或先用25%碘酒棉球擦拭，然后再用75%酒精棉球涂擦消毒。当腧穴消毒后，切忌接触污物，以免重新污染。

3.医者手指的消毒

在施术前，医者应先用肥皂水将手洗刷干净，待干后再用75%酒精棉球擦拭即可。施术时医者应尽量避免手指直接接触针体，如必须接触针体时，可用消毒干棉球做间隔物，以保持针身无菌。

（三）针刺手法（图7-17）

（1）左手抓切按压所刺部位或辅助针身，故称左手为“押手”；右手持针操作，主要是以拇、食、中三指挟持针柄，其状如持毛笔，故右手称为“刺手”。刺手的作用是掌握针具，施行手法操作。进针时，运指力于针尖，而使针刺入皮肤，行针时便于左右捻转，上下提插或弹震刮搓以及出针时的手法操针的进针。

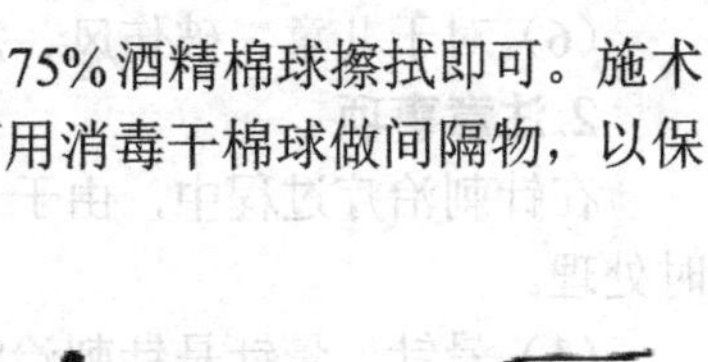

图7-17　三指持针法

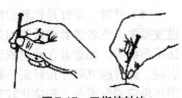

（2）夹持进针法（又称骈指进针法）　夹持进针法是指用左手拇、食二指持捏消毒干棉球，夹住针身下端，将针尖固定在所刺腧穴的皮肤表面位置；右手捻动针柄，将针刺入腧穴。此法适用于长针的进针。

（3）舒张进针法　舒张进针法是指用左手拇、食二指将所刺腧穴部位的皮肤向两侧撑开，使皮肤绷紧；右手持针，使针从左手拇、食二指的中间刺入。此法主要用于皮肤松弛部位腧穴。

（4）提捏进计法 提捏进针法是指用左手拇、食二指将针刺腧穴部位的皮肤捏起，右手持针，从捏起的上端将针刺入。此法主要用于皮肉浅薄部位的腧穴进针，如印堂等。

（四）留针

将针刺入腧穴行针施术后，使针留置穴内，称为留针。

留针的目的是为了加强针刺的作用和便于继续行针施术。一般病症只要针下得气而施以适当的补泻手法后，即可出针或留针 10 ～ 20min；但对一些特殊病症，如急性腹痛、破伤风、角弓反张、寒性疼痛、顽固性疼痛或痉挛性病证，即可适当延长留针时间，有时留针可达数小时，以便在留计过程中做间歇性行针，以增强、巩固疗效。

（五）出针

在行针施术或留针后即可出针。

出针时一般先以左手拇、食指按住针孔周围皮肤，右手持针做轻微捻转，慢慢将针提至皮下，然后将针起出，用消毒干棉球揉按针孔，以防出血。若用除疾，开阖补泻时，则应按各自的具体操作要求，将针起出。出针后患者应休息片刻方可活动，医者应检查针数以防遗漏。

（六）禁忌证与注意事项

1. 禁忌证

（1）患者在过度饥饿、暴饮暴食、醉酒后及精神过度紧张时，禁止针刺。

（2）针刺后会产生较强针感的穴位（如合谷、足三里、风池、环跳、三阴交、血海等），禁止针刺。月经期禁止针刺。

（3）患有严重的过敏性、感染性皮肤病者，以及患有出血性疾病（如血小板减少性紫癜、血友病等）禁止针刺。

（4）小儿囟门未闭时头顶部禁止针刺。

（5）重要脏器所在处，如胁肋部、背部、肾区、肝区不宜直刺、深刺；大血管走行处及皮下静脉部位的腧穴如需针刺时，则应避开血管，使针斜刺入穴位。

（6）对于儿童、破伤风、癫痫发作期、躁狂型精神分裂症发作期等，针刺时不宜留针。

2. 注意事项

在针刺治疗过程中，由于患者心理准备不足等多种原因，可能出现如下异常情况，应及时处理。

（1）晕针 晕针是针刺治疗中较常见的异常情况，主要由于患者心理准备不足，对针刺过度紧张，或者患者在针刺前处于饥饿、劳累等虚弱状态，或患者取姿不舒适，术者针刺手法不熟练等。如患者在针刺或留针过程中突然出现头晕、恶心、心慌、面色苍白、出冷汗等表现，此时应立即停止针刺，起出全部留针，令患者平卧，闭目休息，并饮少量温开水，周围环境应避免嘈杂。若症状较重，则可针刺水沟、内关、足三里、素髎等穴，促其恢复。经上述方法处理后如不见效并出现心跳无力，呼吸微弱，脉搏细弱，则应采取相应急救措施。

为了防止晕针，针刺前应先与患者交代针刺疗法的作用，可能出现的针感，消除患者的恐惧心理。对于过度饥饿，体质过度虚弱者，应先饮少量水后再行针刺；对于刚从事重体力劳动者，应令其休息片刻后才针刺。

（2）滞针 在针刺行针及起针时，术者手上对在穴位内的针体有涩滞、牵拉、包裹的感觉称滞针。滞针使针体不易被提插、捻转，不易起针。滞针的主要原因是针刺手法不当，使患者的针刺处发生肌肉强直性收缩，致肌纤维缠裹在针体上。出现滞针后，不要强行行针、起针。应令患者全身放松，并用手按摩针刺部位，使局部肌肉松弛。然后，轻缓向初时行针相反方向捻转，提动针体，缓慢将针起出。

为了防止滞针，针刺前应向患者做好解释工作，不使患者在针刺时产生紧张心理，并在针刺前将针体擦净，不可使用针体不光滑、甚至有锈斑或者弯曲的毫针。针刺时一旦出现局部肌肉挛缩造成体位移动时，应注意术者手不能离开针柄，此时可用左手按摩针刺部位，缓慢使患者恢复原来体位，轻捻针体同时向外起针，不得留针。另外，在行针时应注意不要大幅度向单方向捻转针体，避免在行针时发生滞针。

（3）弯针　针刺在穴位中的针体，于皮下或在皮外发生弯曲，称弯针。在皮外的弯针多是由于留针被其他物体压弯、扭弯。起针时应注意用手或镊子持住弯针曲角以下的针体，缓慢将针起出。发生在皮下的弯针，多在走针时被发现，是由于患者在留针或行针时变动了体位，或肌肉发生挛缩，致使针刺在关节腔内、骨缝中、两组反向收缩的肌群中的针体发生弯曲。另是由于选穴不准确，手法过重、过猛，使针刺在骨组织上也会发生针尖弯曲或针尖弯成钩状。起针时若发现在皮下的弯针，应先令患者将变动的肢体缓慢恢复到原来进针时姿态，并在针刺穴位旁适当按摩，同时用右手捏住针柄做试探性、小幅度捻转，找到针体弯曲的方向后，顺着针体弯曲的方向起针。若针尖部弯曲，应注意一边小幅度捻转，一边慢慢提针，同时按摩针刺部位，减少疼痛。切忌强行起针，以免钩撕肌肉纤维或发生断针。

为防止弯针，针刺前应先使患者有舒适的体位姿势，全身放松。留针时，针柄上方不要覆盖过重的衣物，不要碰撞针柄，不得变动体位或旋转，屈伸肢体。

（4）断针　针体部分或全部折断在针刺穴位内，称为断针。常见原因是针根部锈蚀，在针刺时折断。如果自针根部折断时，部分针体仍暴露在皮肤外，可立即用手或镊子起出残针。另一个原因是因滞针、弯针处理不当或强行起针，造成部分针体断在皮下或肌肉组织中。此时应令患者肢体放松，不得变动体位，对于皮下断针，可用左手拇指、食指垂直下压针孔旁的软组织，使皮下断针的残端退出针孔外，并右手持镊子捏住断针残端起出断针。若针体折断在较深的部位时，则需借助于X光定位，手术取针。

为了防止断针，应注意在针刺前仔细检查针具，对于针柄松动、针根部有锈斑、针体曾有硬性弯曲的针，应及时剔弃不用。针刺时，切忌用力过猛。留针期间患者不应随意变动体位，当发生滞针、弯针时，应及时正确处理。

（5）血肿　出针后，在针刺部位引起皮下出血，皮肤隆起，称皮下血肿。出现皮下血肿时，应先持酒精棉球压按在针孔处的血肿上，轻揉片刻。如血肿不再增大，不需处理。局部皮肤青紫可逐渐消退。如经上述按揉血肿继续增大，可加大按压并冷敷，然后加压包扎，48h后改为局部热敷，消散瘀血。

为了防止血肿的发生，针刺前应仔细检查针具，针尖有钩的不能使用。针刺时一定要注意仔细察看皮下血管走行，避开血管再行针刺。

（七）针刺作用（见图7-18针刺穴位图示）

1.疏通经络

疏通经络的作用就是可使瘀阻的经络通畅而发挥其正常的生理作用，是针刺最基本最直接的治疗作用。经络“内属于脏腑，外络于肢节”，运行气血是其主要的生理功能之一。经络不通，气血运行受阻，临床表现为疼痛、麻木、肿胀、瘀斑等症状。选择相应的腧穴和针刺手法及三棱针点刺出血等使经络通畅，气血运行正常。

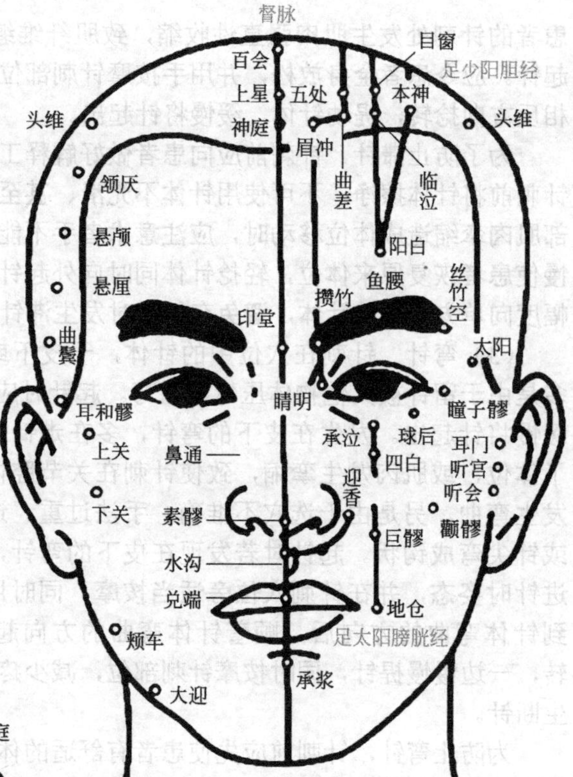

(a) 头面部穴位

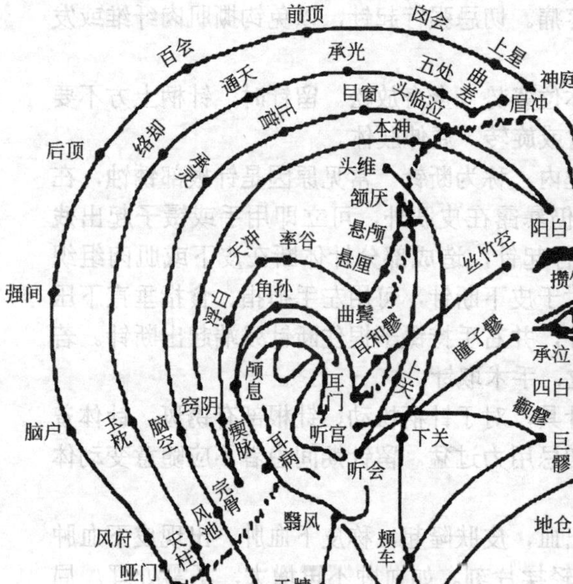

(b) 头颈部穴位

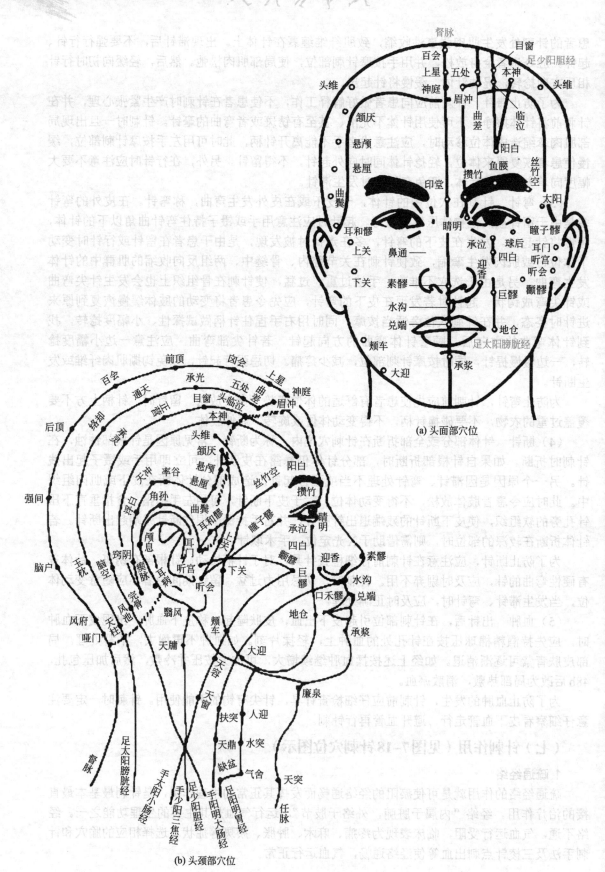

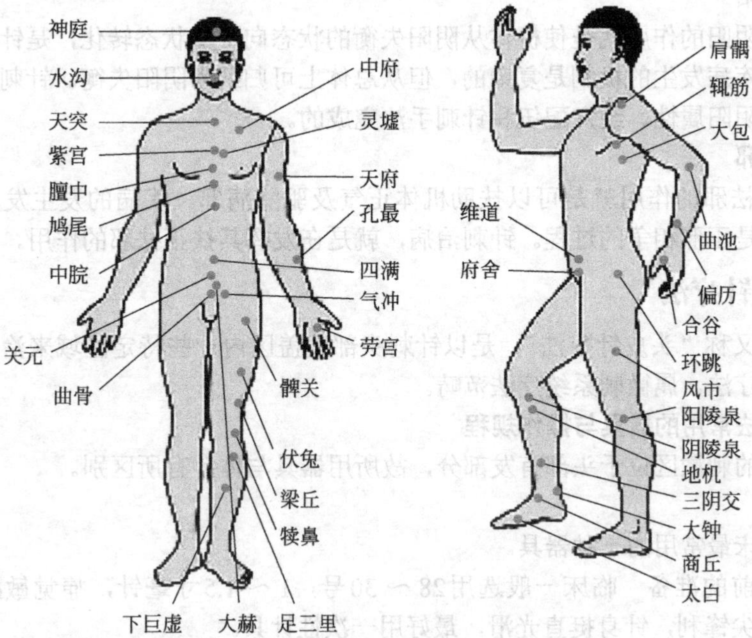

(c) 全身正面、侧面部分穴位图

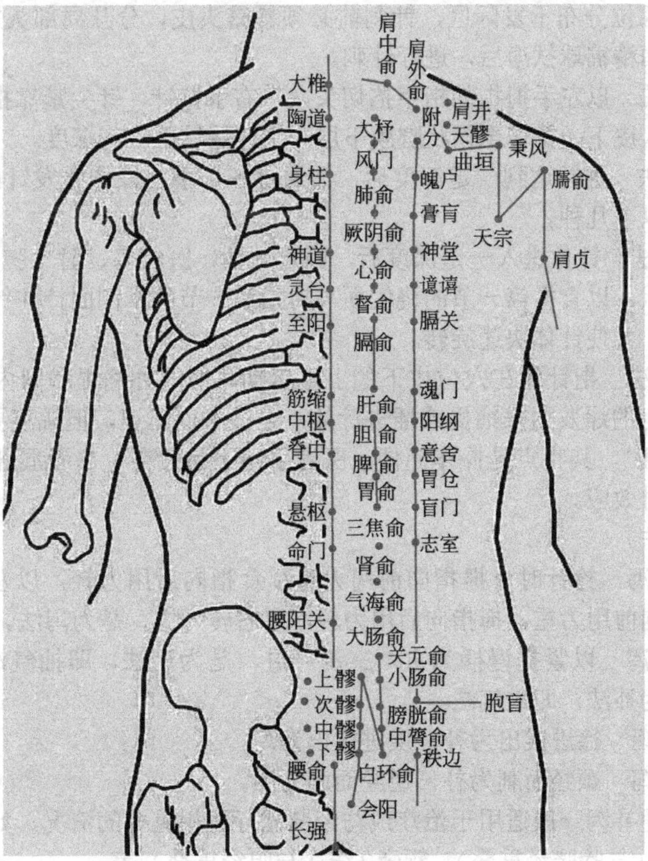

(d) 背部穴位图

图7-18 针刺穴位图示

2.调和阴阳

针刺调和阴阳的作用就是使机体从阴阳失衡的状态向平衡状态转化，是针刺治疗最终要达到的目的。疾病发生的机制是复杂的，但从总体上可归纳为阴阳失衡。针刺调和阴阳的作用是通过经络阴阳属性、经穴配伍和针刺手法完成的。

3.扶正祛邪

针刺扶正祛邪的作用就是可以扶助机体正气及驱除病邪。疾病的发生发展及转归的过程，实质上就是正邪相争的过程。针刺治病，就是在发挥其扶正祛邪的作用。

（八）头针疗法

头针疗法又称“头皮针疗法”，是以针刺头部发盖区内一些特定区域来治疗全身疾病的一种专门针刺疗法，属微刺系统疗法范畴。

1.头针疗法常用的器具与操作规程

头针疗法的刺激区位于头部有发部分，故所用器具与体针有所区别。

毫针

毫针是临床最常用的一种器具。

（1）进针前的准备　临床一般选用28～30号，1～1.5寸毫针，痛觉敏感者，也可用32号。要求针尖锋利，针身挺直光滑，最好用一次性针具。

患者一般采用坐位，便于观察治疗效果及进行头部操作；内脏病或体弱者，也可采用卧位。

头针治疗部位分布于发际区，针刺前必须暴露头皮，分开局部头发，以2%碘伏溶液擦拭局部，再以酒精棉球拭净后，进行针刺。

（2）进针法　以左手拇指的指甲掐切头穴，右手持针，针尖紧靠指甲缘，针身与皮肤呈30°角迅速刺入皮下，捻转至帽状腱膜下层，快速捻转至应刺深度。

（3）行针法　进针达到一定深度后，需通过各种手法操作激发针感，达到有效刺激量，常用的手法有以下几种。

① 捻转手法　针体进入一定深度后，固定针体，医者肩、肘、腕关节及拇指固定不动，食指呈半屈曲状，以食指第一节的桡侧面与拇指第一节的掌侧面持住针柄，然后食指掌指关节作屈伸运动，并使针体快速旋转。

② 提插手法　指针体在穴位皮下的上下运动，即向外抽提和向内进插的手法。该法主要是要借助全身的爆发力来抽提或插进针体，力量大而迅速，但幅度要在1分以内，因此称为“小幅度提插”。其特点是操作简便，医者手指不易疲劳。患者局部较少痛感，能在较短时间内取得即时效应。

（4）补泻法

① 捻转补泻　捻针时，拇指向前用力重，食指向后用力轻，以左转为主，是为补法；捻针时，食指向前用力重，拇指向后用力轻，以右转为主，是为泻法。

② 提插补泻　以紧提慢插为主，三退一进，是为泻法，即抽气法；以紧按慢提为主，三进一退，是为补法，即进气法。

③ 徐疾补泻　徐进疾出为补，疾进徐出为泻。

④ 迎随补泻　顺经而刺为补，逆经而刺为泻。

头针的迎随补泻一般适用于治疗线与经脉循行线相重叠的情况，如额中线（与督脉相重叠）、额旁1线（与膀胱经重叠）、额旁2线（与胆经重叠）等。

（5）得气　得气是指针刺入腧穴后产生的经气感应，是提高疗效的关键，所谓“刺之要，气至而有效”，由于头部皮下神经血管较为丰富，故易产生得气，甚至“气至病所”。头针疗法所产生的得气，以热感为多，也有麻木、抽动等感觉，留针时，有的还出现困重、瘙痒、胀痛和蚁行感。得气多在行针3min内出现，可持续3～10min，有明显的个体差异。

（6）多针刺法　多针刺法，是用两根或两根以上毫针同时刺激某一穴位的方法。常用的多针刺法有对刺、交叉刺、齐刺、十字刺、接力刺、扬刺等（图7-19）。

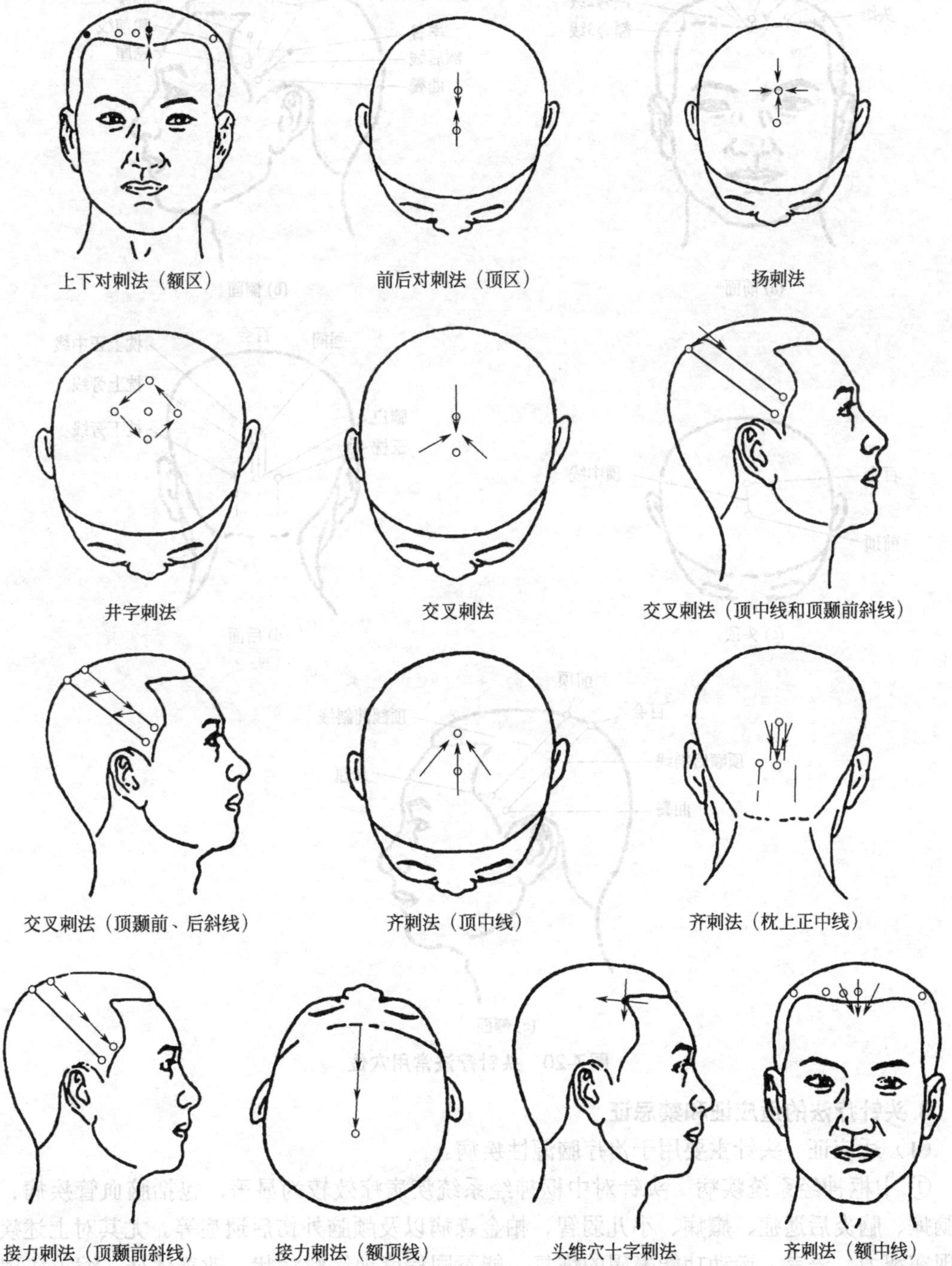

图7-19　多针刺法图示

（7）异常情况　一般来说，头针治疗比较安全，较少发生异常情况，但也可能发生晕针、滞针、弯针、折针、出血和血肿等情况，预防和处理同体针疗法。

2. 头针疗法常用穴位

头针疗法常用穴位图见图7-20。

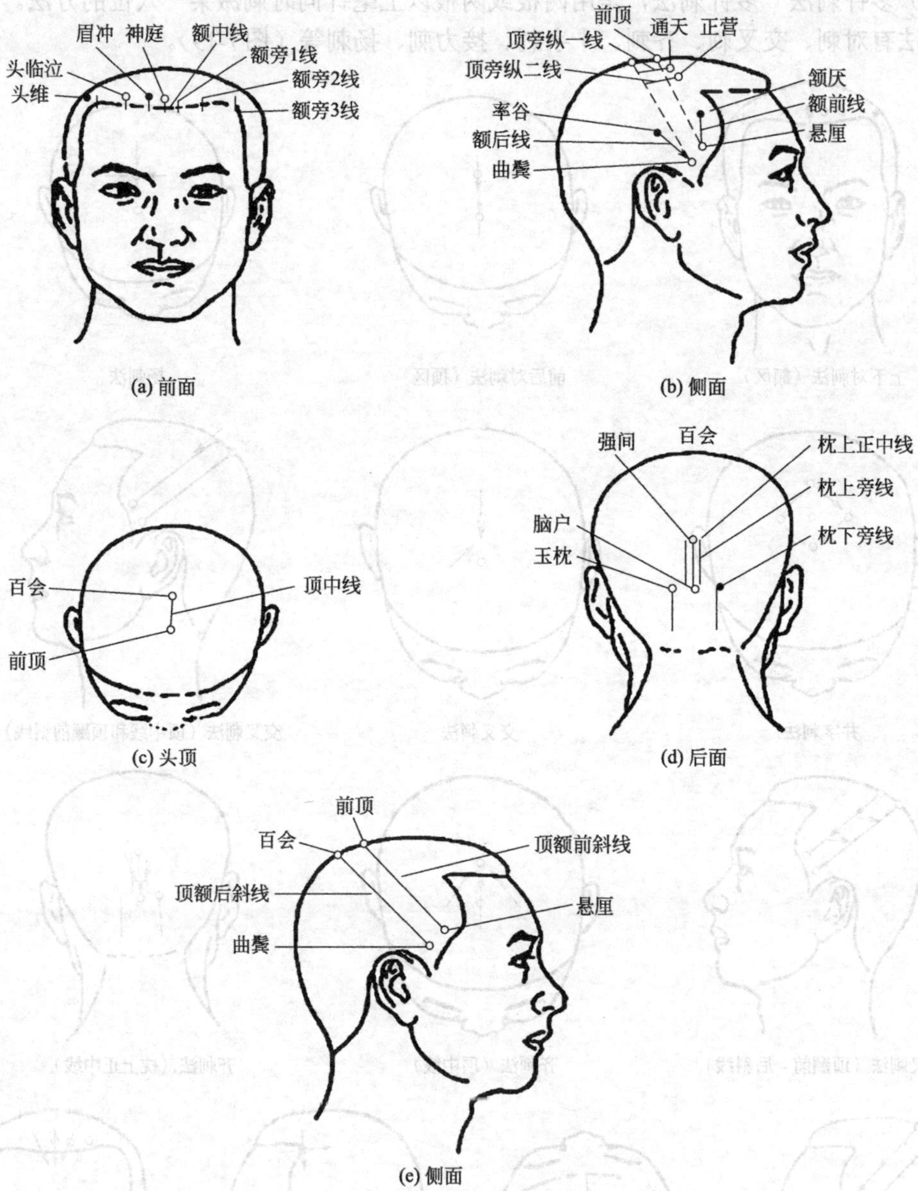

图7-20 头针疗法常用穴位

3. 头针疗法的适应证和禁忌证

（1）适应证 头针主要用于治疗脑源性疾病。

① 中枢神经系统疾病 头针对中枢神经系统疾病疗效较为显著，包括脑血管疾病、小儿脑瘫、脑炎后遗症、癫痫、小儿弱智、帕金森病以及颅脑外伤后遗症等。尤其对上述疾病表现在智力、语言、运动功能障碍的恢复，能不同程度地缓解症状、改善体征、缩短病程。

② 精神病症 头针疗法对各种精神情感障碍有效，包括癔症、精神分裂症、梦游症、失眠、考场综合征、焦虑症、更年期综合征等。此外，头针可提高智力水平，对阿尔茨海默病和小儿先天愚型，也有一定的疗效。

③ 疼痛和感觉异常　头针疗法止痛效果显著，临床可用于各种急慢性痛证，如头痛、三叉神经痛、颈项痛、肩痛、腰背痛、关节痛，尤其对颈、肩、腰部软组织损伤所致的疼痛，止痛快而效彰，并能同时改善其运动功能。此外，对于冠心病心绞痛、胆绞痛、胃痛、痛经等内脏痛也有较好疗效，并可应用于针刺麻醉。头针疗法还可用于感觉异常症状，如皮肤瘙痒、麻木等，临床上常用于治疗多发性神经炎、皮肤瘙痒症、荨麻疹、皮炎、湿疹等。

④ 皮质-内脏功能失调　头针疗法还可治疗皮质-内脏功能失调所致的疾病，如高血压病、冠心病、溃疡病、男子性功能障碍、妇女月经不调等，另如神经性呕吐、功能性腹泻、斑秃也是头针适应证。

除以上四类疾病外，头针还可治疗支气管哮喘、尿路感染、甲状腺功能亢进症、神经性耳聋以及梅尼埃综合征、乳腺增生、复发性口腔溃疡等。

（2）禁忌证

① 脑卒中患者，急性期如因脑出血引起昏迷、血压过高时，不宜使用头针治疗。

② 高热、急性炎症、心力衰竭者，不宜使用头针。

③ 婴幼儿囟门和骨缝骨化不完全时，不宜使用头针。

④ 头颅手术部位，头皮严重感染、溃疡和创伤处，不宜使用头针。

⑤ 孕妇不宜使用头针。

4. 头针疗法的优点及注意事项

（1）优点

① 疗效显著，取效迅速。

② 操作简便，经济价廉。

③ 安全可靠，无副作用。

（2）注意事项

① 针刺前要对患者做好解释工作，以免患者紧张而发生晕针等异常情况。

② 如出现头晕、眼花、恶心、出汗等晕针症状，必须马上退针。

③ 小儿惧针不配合者，不宜留针。

④ 留针时，如患者感觉头皮板紧不适、疼痛，甚至牵连面部、牙关时，应将针体作适当调整，以缓解不适。

5. 头针疗法的康复应用

头针疗法的临床应用很广，在临床取穴时，主要以辨病取穴、辨证取穴和对症取穴为主。

（1）肩关节周围炎

取穴：顶颞前斜线中1/3。

操作：沿皮刺进针1寸，针尖方向根据患者疼痛部位决定。肩前部有压痛点，由后方向前方刺；肩后部有压痛点，由前方向后方刺，肩前后均有压痛点者，则第二针前后对刺。也可用交叉刺的方法，即肩前痛者，在顶颞前斜线由后上方向前下方透刺第一针的基础上，再加一针由后向前刺；肩后痛者，则在第一针的基础，再加一针由前向后刺；肩前后痛，则以第三针交叉刺。针体达到一定深度后，行抽气法，持续1～3min。如用对刺或交叉刺，双手同时行针。行针以患部疼痛缓解为得气。留针1h，甚至更长时间，期间每10～30min行针一次。行针和留针期间，患肩作上举、后伸、内收、外展、内旋等动作，其幅度由小到大，用力由轻到重。在行针和运动以后，可在局部压痛点稍加指压。平时嘱患者作肩部功能锻炼，如爬墙、摸耳等动作，每次5～10min，每日2～3次。每日或隔日一次，10次为一疗程，疗程间隔5天。

肩周炎应用头针治疗，常有针下痛止的效果，但必须注意针尖方向与压痛点位置的关系，同时要采用各种患部按摩和导引，才能取得即时疗效。此外，患者自身的肩部功能锻炼，对疗效的巩固和获得至为重要，必须医患协作，才能相得益彰。

（2）肱骨外上髁炎

取穴：顶颞前斜线中1/3段（对侧或双侧）。

操作：先用1.5寸毫针沿线向下透刺1寸，再用另一根1.5寸毫针由原进针点处进针，向顶颞后斜线方向透刺1寸，2支针呈交叉，同时行针，以抽气法连续0.5～1min。在行针时，可嘱患者作适当活动（如伸腕、旋臂），或在局部轻柔按摩。留针1h以上，每10～30min行针一次。急性发作者每日治疗一次，慢性者隔日一次，10次为一疗程。

（3）胸胁挫伤

取穴：额旁1线，额旁2线，对侧或双侧。

操作：以上2线，可作上下对刺法，进针时屏息以免疼痛。进针至一定深度后，术者双手同时对某线对刺的二针行抽气手法2～3min。行针期间，可同时按摩疼痛局部，按摩手法由轻而重，由慢而快。局部症状有减轻后，留针30～60min，期间行针2～3次。每日1～2次，5～7次为一疗程。

本病用头针治疗的同时服用中药汤剂，如复元活血汤，以免瘀血阻络，造成慢性疼痛。患者如能在头针治疗后，进行各种胸部按摩，如按揉胸部、拍胸、擦肋等，也可促进气血运行，防止瘀血阻络。

（4）急性腰扭伤

① 取穴1：正中腰痛以枕上正中线为主，两侧腰痛以枕上旁线（双侧）为主。配腰部压痛点或腰2～4夹脊穴。

操作：头穴用1.5寸毫针向下沿皮刺1寸左右，以达帽状腱膜下层，用抽气法，持续2～3min，同时嘱患者作前屈、后伸、侧弯及旋转的腰部活动。有效后留针20～30min，留针期间仍嘱患者活动腰部。若仍有疼痛引出，可保持引出最痛时的体位，进行抽气法，直至疼痛完全消失。在行针时，也可嘱患者家属叩击其腰部。若用上法疼痛未完全消失，可选用局部夹脊穴或压痛点进行针刺，捻转得气后出针，一般不留针。每日或隔日一次，经1～6次治疗，大多数患者可见效。

② 取穴2：顶中线。

操作：从百会沿皮进针，向前顶方向透刺1寸左右，快速捻转，频率为250～300r/min，使局部有热胀感，并嘱患者活动腰部。留针30min，期间行针两次。

（5）腕、踝关节扭伤

取穴：顶颞前斜线（对侧），腕关节扭伤取该线中1/3段，踝关节扭伤取该线下1/3段。同时，前者配顶旁2线，后者配顶旁1线，均取对侧。

操作：顶颞前斜线，沿该线向前下方透刺1寸；顶旁1线或2线，则由前向后沿线透刺1寸。如此，则与顶颞前斜线上的一针呈交叉刺法。针体进入帽状腱膜下层以后，术者双手对上述两针同时行强刺激量的抽气手法，持续2～3min，直至关节局部疼痛缓解为止。留针30～60min，留针期间行针1～2次。

头针治疗对扭伤（尤其急性扭伤）有即时止痛的功效，如配合肿胀关节艾条温和灸（每个关节10～15min），则可提高疗效，消除局部肿胀。

（九）电针疗法

电针疗法是用电针器输出脉冲电流，通过毫针作用于人体经络穴位以治疗疾病的一种方法，是毫针的刺激与电的生理效应的结合。这种方法不但提高了毫针的治疗效果，而且扩大了针灸的治疗范围。

1. 电针疗法的基本原理

电针对中枢神经递质有明显的影响，并且调节内分泌系统的功能活动。电针能使具有镇痛作用的吗啡样物质在脑内及脊髓背根显著升高。电针调节内脏的功能活动，主要是通过自主神经，并伴随其相应的传递作用而完成。对于消化系统，电针后，或见唾液分泌减少，或见唾液酶增加，胃液、胆汁分泌增多，食管、胃肠运动增强。电针可增强肺功能，对肾、膀胱均有调节作用。电针可使局部及远隔部位，即全身性的动脉和毛细血管扩张，以增强机体微循环，使肌肉痉挛得以缓解。电针对心率有调节作用，可使冠心病患者心电图改善，心绞痛缓解，对脑及内脏血管有舒缩影响。对休克性低血压，具有不同程度的升压作用。电针对机体的防卫功能的作用颇为显著，电针后白细胞增加，其中嗜中性分叶核粒细胞增加尤为显著。电针能调节体温，对炎症有抗渗出、抗坏死、加速肉芽组织形成、增强细胞修复及瘢痕化过程等作用。电针的另一作用是对海洛因、吗啡等有戒瘾作用。

2. 电针疗法常用器具

电针的器械包括针和电针器两部分。

电针的用针除用不锈钢外，也可用银特制。一般选用26～28号粗细的毫针。有时为了要集中在针尖上放电，可在针体上涂一层高强度绝缘漆，针尖处用力将漆割掉后使用。

电针器的种类很多。只要能控制输出电压、电流到所需强度的器械均可用作电针器。但应注意最大输出电压和电流量的关系。例如，最大输出电压在40V以上者，最大输出电流应限制在1mA以内，以免发生触电危险。常用的电针仪为G6805型电针治疗仪（图7-21）。

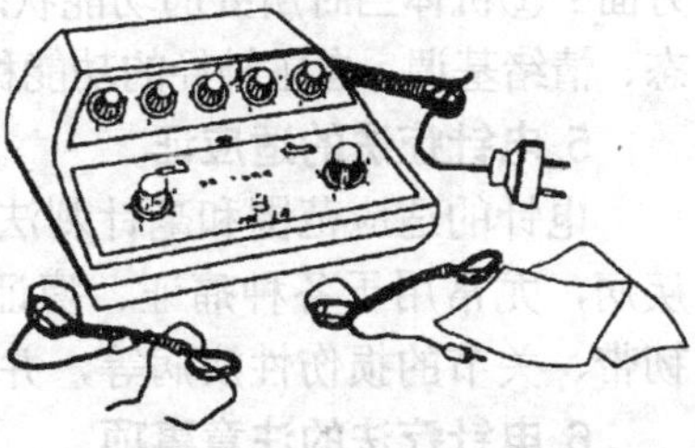

图7-21 G6805型电针治疗仪

3. 电针疗法常用穴位及操作规程

（1）常用穴位 电针的选穴，既可按经络选穴，也可结合神经的分布，选取有神经干通过的穴位及肌肉神经运动点。

① 头面部 听会、翳风（面神经）；下关、阳白、四白、夹承浆（三叉神经）。

② 上肢部 颈夹脊6～7，天鼎（臂丛）；青灵、小海（尺神经）；手五里、曲池（桡神经）；曲泽、郄门（正中神经）。

③ 下肢部 环跳、殷门（坐骨神经），委中（胫神经），阳陵泉（腓总神经），冲门（股神经）。

④ 腰骶部 气海俞（腰神经），八髎（骶神经）。

穴位的配对：一般根据受损部位的神经支配。例如：①面神经麻痹，取听会或翳风为主穴，额部配阳白，颧部配颧髎，口角配地仓，眼睑配瞳子髎；②上肢瘫痪取天鼎或缺盆为主穴，三角肌配肩髎或臂臑，肱三头肌配臑会，肱二头肌配天府；③下肢瘫痪，股前部以冲门为主，加配髀关或箕门；臀、腿后部以环跳或秩边为主，小腿后面配委中，小腿外侧配阳陵泉。在针刺主穴和配穴时，最好针感能达到疾病部位后，再接通电针器。

（2）操作规程 电针前的准备工作、体位选择及进针方法等都可参照体针内容，不再细述，下面主要介绍针刺后的操作方法。

针刺穴位得到针感后，把电针器上的输出电位器调至“0”值。将一对输出导线分别连在身体同侧的两根针的针柄上。胸背部的穴位上使用电针时，切不可将两个电极跨接在身体两侧，避免电流回路经过心脏。准备完毕后拨开电源开关，选择所需的波形和频率，逐渐调高输出电流，使患者出现酸、胀、热等感觉，或局部肌肉呈节律性收缩。如做较长时间的电针，患者会逐渐产生适应性，即感到刺激渐渐变弱，此时可适当增加刺激强度，或采用间歇通电的方法，以保持恒定的刺激作用。每次通电时间为10～20min。治疗完毕，把电位器调到“0”值，关闭电源，拆去输出导线退出毫针。

通常电针都在两个穴位以上，如遇只需单穴电针时，可选取有主要神经干通过的穴位，将针刺入后，接在电针器的一个电极上，另一针则接在用水浸湿的纱布上，做无关电极，固定在同侧经络的皮肤上。相邻近的一对穴位通电时，毫针间要以干棉球相隔，以免短路，影响疗效，损坏仪器（图7-22）。

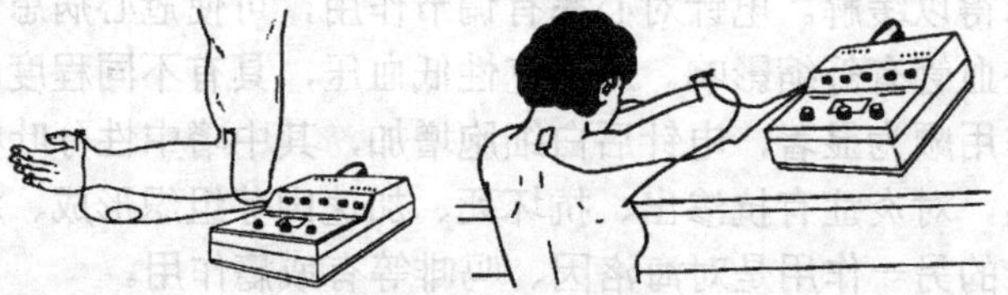

图7-22 二穴通电法

4. 影响电针效果的因素

电针的效果有着明显的个体差异，影响电针效果的因素是复杂的，但总的说可分为两个方面：①机体当时所处的功能状态；②给予刺激的条件。关于机体的功能状态如患者的心理状态、情绪基调、自主神经的功能稳定与否以及疾病的性质等，均对电针效果产生一定的影响。

5. 电针疗法的适应证

电针的适应范围和毫针刺法基本相同，广泛应用于内、外、妇、儿、五官、骨伤等各种疾病，尤常用于各种痛证、痹证、痿证，心、胃、肠、膀胱、子宫等器官功能失调，肌肉、韧带、关节的损伤性疾病等，并可用于针刺麻醉。

6. 电针疗法的注意事项

（1）每次治疗前，均要检查电针器输出是否正常。治疗后，须将输出调节电钮等全部退至零位，随后关闭电源，撤去导线。

（2）电针感应强，通电后会产生肌收缩，故必须事先告诉患者。电针刺激度应从小到大，不要突然加强，以免出现晕厥、弯针、断针等异常现象。

（3）严重心脏病患者，在应用电针时应严加注意，避免电流回路经过心脏；在邻近延髓、脊髓等部位用电针时，电流的强度要小些，切不可做强电刺激，以免发生意外。

（4）在左右两侧对称的穴位上使用电针，如出现一侧感觉过强，这时可以将左右输出电极对换。对换后，如果原感觉强的变弱，而弱的变强，则这种现象是由电针器输出电流的性能所致。如果无变化，说明是由于针刺在不同的解剖部位而引起的。

（5）作为温针使用过的毫针，针柄表面往往氧化而不导电，应用时必须将输出线夹夹在毫针的针体上。

（6）在使用电针时，如遇到输出电流时断时续，往往是电针器的输出部分发生故障或导线线根有断损，应及时修理。

（7）毫针经多次使用后，针身容易产生缺损，在消毒前应加以检查，以防断针。

7. 电针疗法的康复应用

（1）坐骨神经痛　根据疼痛部分选取3～6穴，以腰阳关、环跳、足三里为主穴。进针得气后接通电针仪，选用高频脉冲电刺激，强度以患者能耐受为度，每日一次，每次30min，7天为一疗程。

注意事项：电针治疗本病效果良好，特别是对原发性坐骨神经痛的治疗。当然，对继发性坐骨神经痛效果亦很满意，但缓解后易复发，必须加速原发病灶的治疗。

（2）股外侧皮神经炎 先在皮肤感觉异常区正中心垂直刺入一针，再在异常区上下左右相对20°～30°角斜刺入四针。患者得气后接电针仪，选连续波，频率200次/min，刺激5min，留5min，取针。每日一次，10次为一疗程，疗程间隔3～5日。也可配合皮肤针、拔罐综合治疗。

注意事项：每次治疗前应探测大腿部感觉障碍区，治疗后恢复正常的部位可不再作叩刺，有些患者治疗后可转为感觉过敏，再坚持1～2次治疗，停刺后2～3天可恢复正常。同时注意保暖，适当的劳逸结合，可巩固治疗。

（3）多发性神经炎 选取曲池、八邪、合谷、环跳、阳陵泉透阴陵泉、悬钟透三阴交、八风、承山、足三里等穴，在针刺得气的基础上接通电针仪，采用连续波，频率为30次/min左右，电流强度以患者能耐受为度。留针20min，每日一次。

（4）震颤麻痹（帕金森病） 根据病变部位及严重程度选取穴位，每次5～7穴。进针得气后，接电针仪，用连续波，频率为60～80次/min，强度以患者能耐受为度。每日一次，每次20～30min，10次为一疗程。

（5）肩关节周围炎 辨证施治，太阳型取腕骨，配曲池、肩贞、肩外俞；少阳型取阳池，配曲池、臑会、天髎；阳明型取合谷，配曲池、臂臑、巨骨。针刺得气后接电针仪，通电10min，关机后留针5～10min，每日一次。

（6）颈椎病 选取双侧颈5～7夹脊穴为主穴，颈型配大杼、天柱；神经根型配曲池、外关；椎动脉型配风池、风府。进针得气后，用电针仪接患者最痛两穴。采用连续波，留针90min。

注意事项：电针治疗颈椎病以神经根型疗效最好，脊髓型疗效较差。

（7）腰椎间盘突出症 根据患者椎间盘突出位置而确定电针取穴。

中央型：取双侧相应夹脊及下一椎旁夹脊穴，秩边为主穴。

左侧或右侧突出型：取患侧相应夹脊及下一夹脊穴，环跳为主穴。

针必得气，夹脊穴针向脊柱方向，得气感向患肢扩散则最佳。接电针仪，选疏密波，低频率，电极负极接椎间盘突出侧之夹脊穴，正极接秩边、环跳。电流强度以患者能耐受为度，每10min略调大电流强度一次。留针30min，15次为一疗程，每日一次。

三、按摩治疗技术

（一）按摩的定义与特点

按摩又称推拿，是应用各种手法在人体进行操作的一种中国传统康复治疗方法。它与现代康复医学的被动运动有许多共同之处，但按摩疗法具有以下特点：①历史悠久、内容丰富、方法多样；②依据中医学的经络学说，循经取穴，具有舒筋通络、理筋整复、活血化瘀、调理气血等作用；③手法轻巧而稳妥、因症施治、操作方便、无创伤。

（二）作用机制

（1）调节神经系统功能 使用不同的推拿按摩手法作用于身体的某些部位，能通过神经的传导，调节中枢神经和周围神经的兴奋和抑制状态；对皮肤的按摩，有利于促进感觉缺失的恢复；对骨关节的推拿治疗，有利于促进本体感觉功能的建立。强而快的按摩，可以兴奋神经，轻而缓慢的按摩则相反。通过反射，引起机体的各种反应。

（2）促进血液、淋巴循环 推拿按摩手法，可使毛细血管扩张，增加局部皮肤和肌的营养供应，使肌萎缩得到改善；手法的持续挤压，可加快血液循环和淋巴循环。由于病变部位的血液和淋巴循环得到改善，加速了水肿和病理产物的吸收，促进了肿胀的消除。

（3）整骨和复位 通过手法的作用，顺接筋络，畅通气血，使关节错位得到纠正，滑脱肌腱得以复位，从而恢复其正常功能。如推拿治疗椎间盘突出症，能促使突出的髓核还纳，解除对神经的压迫和刺激，使腰腿痛症状得到缓解，功能得到恢复。对桡骨小头半脱位等小关节脱位，通过按摩手法可以使其复位。

（4）防止组织萎缩、松解粘连、改善关节功能 应用推、揉、拿、捏等手法和被动活动，能改善肌、关节营养，促进新陈代谢，防止骨、肌、肌腱等组织发生挛缩，以松解粘连，防止关节僵硬，增进关节功能。对损伤的膝关节进行按摩，可改善软骨面的营养，并能促使关节腔内渗出物的吸收。

（5）其他 增强免疫力、止痛、调节内脏功能，促进患者整体功能康复。

（三）按摩的手法

1. 按摩的基本手法

推拿按摩手法有近百种，基本手法可分为六类。

（1）推揉类 包括推法、揉法、滚法等，多应用于全身皮肤、肌和关节等部位。

（2）摩擦类 包括摩法、擦法、抹法等，多应用于皮肤部位。

（3）拿按类 包括拿法、按法、捏法等，常用于肌腹或穴位处、肩部及四肢。

（4）叩击类 包括拍捶法、叩法等，前者适用于躯干及四肢，后者适用于头部穴位及表浅的关节部位。

（5）振动类 包括振法、搓法等，多用于四肢。

（6）摇动类 包括摇法、抖法、屈伸法、引伸法等，多适用于四肢关节。

每类手法的作用和适应范围是不同的，因此，各类手法都应系统、完整掌握，要求做到持久、有力、均匀、柔和，从而达到“深透”。“持久”是指手法能按要求持续运用一定时间。“有力”是指手法必须具有一定的力量，这种力量应该依据治疗对象、病症虚实、操作部位和手法性质等决定。“均匀”是指手法动作要有节奏性，速度不要时快时慢，压力不要时轻时重。“柔和”是指手法要轻而不浮、重而不滞，用力不可生硬粗暴或用蛮力，变换动作要自然。只有做到以上四点，才能达到“深透”。也就是把手法作用的力传达到疾病所在部位。

2. 几种主要流派的按摩手法

（1）一指禅 是用拇指推动为主的按摩法。要求推得深透，手指能停在一处或随需要移动。推时，要根据经络穴位，即“推经络，走穴道”。这种手法比较缓和，可轻可重，以产生得气感为好。治病的适应证较广，如心血管、呼吸道、消化道等系统疾病以及颈、肩、腰腿痛等骨、关节、软组织病和各种瘫痪。

（2）伤科按摩 是指用摸、接、端、提、推、拿、按、摩八种手法（其中前四法是整复，后四法为按摩）对组织损伤后采用的康复治疗方法。在中医骨伤科中，多用此八法。主要用于治疗骨折、关节脱位以及各部位的跌打损伤。伤科按摩医师还常指导患者自练一些功法，如易筋经、八段锦等，以加速创伤修复和功能恢复。

（3）儿科按摩 用拇指或食指、中指采用推、点、捏、拿等手法，按小儿按摩的一套经络穴位进行按摩，一般还需用生姜汁、大蒜汁等作为按摩时的介质。此时常要求手法轻而时间长，直至皮肤发红为度。儿科按摩多用于治疗小儿消化不良、营养障碍、小儿上呼吸道感染，以及小儿肌性斜颈、遗尿、瘫痪等疾病，均有明显疗效。

（4）点穴按摩 用拇指或拇、食指夹持中指按压穴位。点按时，要有较强的得气感，也可在穴位上作揉动或振动，也可将五指并拢成一点，在穴位上作强烈点叩。现还有用木质或橡胶制成的点穴器，在穴位上作点穴叩击。此法治病范围也很广，如适用于一些内脏功能紊乱、风湿性疼痛以及瘫痪等。

（5）弹筋按摩 用拇、食、中三指夹住肌或肌腱，提拉弹动。这是一种强刺激手法，多用于治疗神经与肌的疾病。

（四）按摩注意事项

（1）要掌握基本的人体解剖和生理知识，了解患者疾病和损伤特点，掌握好适应证。

（2）要根据患者的症状、体征、治疗部位以及耐受能力，选择适宜的按摩手法和按摩强度。通常，按摩开始时的手法应轻柔，逐渐增强到一定的强度，并维持一段时间后，再逐渐减轻强度。

（3）按摩顺序 肢体按摩，一般由远端开始，逐渐向近端移动；躯干部位按摩，应由症状部位的外周开始，逐渐移向患处。

（4）按摩时间 应根据病情及治疗部位而定。急性期患者每次的治疗时间应短，慢性期治疗时间可稍长。

（五）按摩的适应证和禁忌证

1.适应证

按摩的适应范围很广，主要包括以下方面。

（1）骨科 软组织损伤、四肢骨折后关节功能障碍、截肢、断肢再植术后、颈肩腰腿痛、椎间盘突出、颈椎病、肩周炎等。

（2）外科 烧伤后瘢痕、手术后肠粘连、肢体循环障碍、急性乳腺炎（脓肿未形成前）、血栓闭塞性脉管炎等。

（3）神经科 神经衰弱、脑血管意外、截瘫、周围神经损伤、脊髓炎、多发性神经根炎等。

（4）内科 高血压病、胃肠功能紊乱、胃、十二指肠溃疡、风湿及类风湿关节炎等。

（5）儿科 脑瘫、消化不良、婴儿腹泻、小儿麻痹、支气管炎、肺炎、新生儿肌性斜颈等。

2.禁忌证

（1）局部皮肤、软组织或关节感染，开放性伤口，烧伤，深静脉血栓或栓塞。

（2）骨折，脊髓型颈、腰椎病。

（3）部分全身性疾病 如急性传染病、严重感染、恶性疾患、血液病，或正在接受抗凝治疗的患者，部分肿瘤患者不宜在发病部位推拿。

（4）体质虚弱、饥饿、极度疲劳，不能耐受推拿手法者。

（5）妇女妊娠期及月经期，其腹部、腰骶部不宜实施按摩。

（六）消除疲劳的按摩程序及运动按摩的方法

1.头面部保健按摩程序

（1）开天门法 按摩师将双手拇指指腹置于被按摩者两眉间的印堂处，自印堂向上直抹到前发际处的神庭上。两手拇指轮流进行，反复推抹20～30次。

（2）抹双柳 按摩师以两手拇指指端掐双侧攒竹穴处，再以指腹自攒竹沿眉弓，自内向外经鱼腰至丝竹空止，推抹数次。

（3）掐鱼腰 按摩师以两手拇指指端掐两眉弓中点的鱼腰，然后用拇指指腹自攒竹经鱼腰、丝竹空到上关止，反复推摩数次。

（4）揉太阳 按摩师将两手拇指桡侧，分别置于被按摩者头部两侧太阳处，进行上下、左右、前后环转揉动，再以两拇指指腹同时用力自头维起，经太阳推至耳门止，反复推抹。

（5）掐四白　按摩师以两手拇指掐四白，然后以两手拇指指腹自四白分推到瞳子髎。

（6）推颊车　按摩师将两手拇指指腹置于被按摩者两侧颊车进行按揉，然后将拇指置于两耳前下方听会，沿下颌外缘，经颊车至大迎，反复推抹。

（7）双揪铃铛　按摩师双手分别以拇指、食指指腹揉捏两侧耳部，并向下方揪耳垂3～5次。

（8）推桥弓　按摩师以一手扶额头，使被按摩者头稍向同侧偏斜，再将另一手五指并拢以掌侧沿胸锁乳突肌自上向下推抹。

2. 胸腹部保健按摩程序

（1）两肋分推法　按摩师将两手拇指分置于锁骨下缘的俞府，余四指抱定胸部两侧，沿肋间隙由内向外分推至腋正中线上，由上而下，分推各肋间隙至乳根高处止。

（2）按中府、云门　按摩师以两手全掌自胸大肌内缘，沿肋向梳摩至中府、云门处，再将两手小鱼际置于中府、云门穴处着力长按。

（3）膻中揉法　按摩师将一手中指或食指置于膻中上，顺时针、逆时针方向各揉数次，然后再以大鱼际各揉数次。

（4）上腹横摩　按摩师将一手置于一侧腹哀、章门处，经关门、太乙到对侧腹哀、章门处，反复数次。

（5）腹部斜摩　按摩师将一手置于一侧腹哀，向对侧内下方摩动，到归来止，反复数次。

（6）龙凤呈祥　按摩师双手拇指伸直，手握空拳，在被按摩者腹部经行一前一后的滚动，边滚边移。

（7）狮子滚绣球　按摩师一手握空拳置脐部，另一手以全手掌滚揉。握拳手呈滚绣球状滚动。

3. 下肢前侧保健按摩程序

（1）提拿下肢前侧　按摩师以两手拇指与其余四指对合着力于下肢前侧，循经从上向下顺序拿到足内、外踝，反复数次。

（2）拳顶合揉　按摩师双手握拳，以拳顶置下肢肌肉两侧，双拳对合旋转揉动，自上向下逐步移动。

（3）按股前法　按摩师将两手拇指置于髀关、伏兔、阴市、梁丘、足三里、下巨虚、解溪诸穴进行长按。

（4）推下肢两侧　按摩师一手扶被按摩者髂前上棘，一手合掌着力于股前，自上向下反复推运。

（5）下肢拍打　按摩师五指并拢呈虚掌状，沿股前自上向下进行拍打，有节奏感。

4. 肩背腰部保健按摩程序

（1）指推大杼　按摩师将两手拇指指腹，分置脊椎两旁的大杼平高处，其余四指置其两侧，自内向外下方沿背部肋间隙，分推至两侧腋中线，自上向下推至胃俞平高处止。

（2）掌推肩胛　按摩师一手固定被按摩者肩部，另一手用掌根部自肩中俞，沿肩胛骨脊柱缘，经膏肓向外下方点按并斜推至腋中线止。

（3）双滚肩背　按摩师沉肩，屈肘，悬腕，手握空拳，以小鱼际及掌背尺侧，在肩背部进行滚法。

（4）按揉膀胱经　按摩师将单掌或双掌的掌心置于大杼的高度自上向下至肾俞处止，轻缓旋转按揉。

（5）叠掌按腰　按摩师双手掌重叠，置于腰部，以命门为中心，进行有节律的按压。

（6）双龙点肾 按摩师两手拇指伸直以指端置于两侧肾俞，余指扶定身体两侧，双手拇指同时向内略向上斜相对着力点按，以连续点按3次为宜。

（7）顺藤摸瓜 按摩师以一手扶被按摩者肩部，另一手以掌根自肩部直推到被按摩者足跟部，并用力握足跟部。

5.下肢后侧保健按摩程序

（1）拿下肢后侧 按摩师两手拇指与四指分开，反复提拿被按摩者腿部肌肉数次（自上向下逐步移动到踝部）。

（2）点按后下肢 按摩师将一手或双手拇指指腹分别置于承扶、殷门、委中、承山、昆仑处，进行长按。

（3）推后下肢 按摩师以全掌着力于股后，自上向下反复直推。

（4）下肢拍打 按摩师五指并拢呈虚掌状，沿下肢后侧自上向下按经行拍打。

6.上肢部、头部保健按摩程序

（1）点按百会 以拇指指腹点按百会。

（2）干洗头 以十指雀啄头部。

（3）扫散少阳 以十指在头颞部进行扫散。

（4）拿颈肌 术者一手扶头部，另一手拇指与食指、中指分别置于颈部棘突两侧颈肌位进行拿揉。

（5）双手揉球 以双掌心合置于肩关节前后，一前一后，一上一下相对揉动肩部，并揉捏三角肌。

（6）双龙点肩 以两手拇指指端在肩部穴位点按。

（7）双手搓臂 以两手掌心搓抖上肢。

（8）搓劳宫 以两手拇指搓受术者手部劳宫并点按腕部大陵。

（9）推手三阳、推手三阴法 以两手掌心自上向下进行直推。

（10）捋抖十指 以食指、中指从受术者指根捋到末节。

（11）摇臂抻抖 按摩师者一手扶肩，另一手握腕关节进行旋转，再屈肘使上臂内收，再引腕伸直抖动。

（12）大鹏展翅 以双手托被按摩者双臂，并导引双臂外展内外旋转。

（七）足部按摩疗法

足部按摩疗法是通过刺激足反射区来防治疾病的一种方法。足反射区包括足底、足内侧、足背及踝部等处的反射区，是指一个区域，而不是一个点，因此与穴位的概念不同。通过对反射区的刺激使体内生理功能得到调整，从而能起到保健治病的作用。

1.足部按摩疗法的基本原理

（1）中医理论 经络系统将人体脏腑组织器官联系成为一个有机的整体，通过气血的运行使人体各部的功能活动得到协调和相对的平衡。在十二正经和奇经八脉中，足太阴脾经、足厥阴肝经、足少阴肾经、阴维脉、阴跷脉都起于足部，而足阳明胃经、足少阳胆经、足太阳膀胱经、阳维脉、阳跷脉则终止于足部。这些经络都联系特定的脏器。同时足部的38个穴位与足部反射区基本一致，因此，通过经络这个通道，达到舒经活血、气血流畅、协调脏腑、调和阴阳的目的。

（2）现代医学原理

① 神经反射学说 足部反射区是足部神经聚集点。因此，当器官或某部位发生病变时，其相应的反射区亦产生变化；同理，反射区发生病变时，亦会影响相关器官的功能。当按摩

足部反射区时，可引起皮肤上大量的神经末梢兴奋并传递至神经中枢，同时阻断了其他病理冲动传入神经中枢。此外，对足部的良性刺激，通过神经反射活动，启动机体内部的调节机制，增进各组织器官的功能，从而起到防病治病的作用。

② 血液循环学说　足部按摩能改善足各反射区的血液循环，使其血管扩张，血流加快，血流量增大，从而促进器官组织的新陈代谢，使相关脏腑的功能得到改善。

③ 生物全息胚理论　生物全息医学认为，任取人体某一局部，它都完整地排列着全身相关组织的反应点，是全身各器官的缩影，足部也是如此。器官发生异常在反射区可有所表示，故对足部反射区的刺激可以使相关脏腑得到调整，既可起到保健作用，又能达到治疗效果。

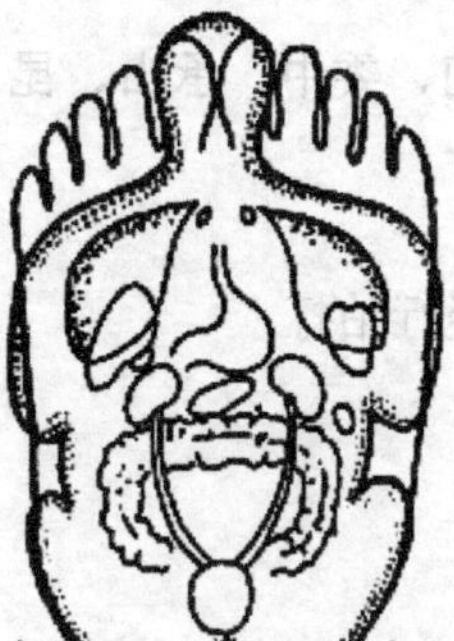

图7-23　左右足并拢相当于人体缩影

2.足部反射区简介

双脚并拢在一起，可以看成是一个坐着的人（图7-23）。脚的拇趾，相当于人的头部。脚底的前半部相当于人的胸部（其中包括肺和心脏）。脚底中部相当于人的腹部，有胃、肠、胰、肾等器官。右脚有肝、胆，左脚有心、脾等。脚跟相当于盆腔，有生殖器如子宫、卵巢、前列腺、睾丸、膀胱、尿道、阴道及肛门等。脚的内侧，构成了足弓的一条线，相当于人的脊柱（颈椎—胸椎—腰椎—骶骨—内外尾椎，文中所用方位术语，按解剖学的一般规定，对人体来说，头部的方向为上，脚的方向为下。对脚部来说，脚背的一面为上，脚底的一面为下；脚趾的方向为前，脚跟的方向为后；拇指一侧为内，小趾一侧为外）。

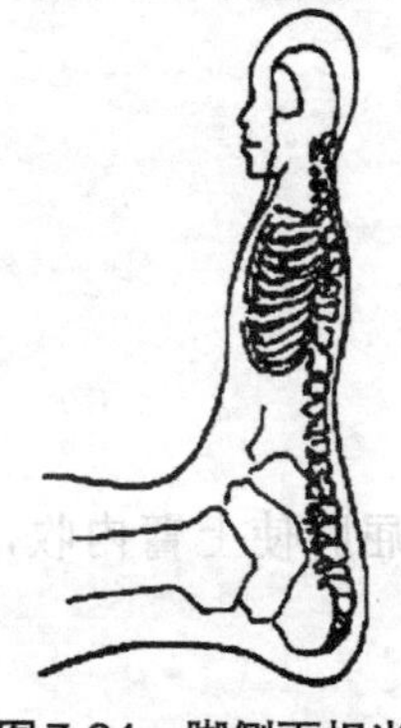
图7-24　脚侧面相当于人的侧位像

从脚的侧面看相当于一个人的侧位像（图7-24）。拇指相当于头部，拇指背侧为面部，拇指跖面为头后部，拇指根部相当于颈，向下依次是胸、腰、骶、臀等部位，踝关节相当于髋关节等。实际上人与人之间本来就存在着差异，脚与脚不可能一模一样，尺寸大小、形状比例各不相同。而且人们对体表敏感点的发现和认识也有一个发展的过程，这个过程至今没有终结。因此，我们对反射区进行定位时，应考虑到实际情况的复杂性，以我们对脏腑器官与体表敏感点的感性经验为基础，对每个反射区大体上规定一个范围，指出各反射区相对位置（图7-25～图7-28）。

3.操作规程

足部按摩的操作过程主要依靠双手互相配合来完成。用力进行按摩的手称施力手，另一只手称辅助手。为了保持施术力度的相对稳定，一般情况下施力手应固定用某一只手（如右手）。

（1）操作要求

① 定位准确，姿势正确　准确定位是足部按摩取得满意疗效的首要条件，要求操作者熟练掌握足部各个反射区的位置，以及确定位置的体表标志和方法。姿势包括操作者和受术者的体位。受术者取坐位或半卧位，操作者与受术者相对而坐，把受术者的脚放在身前的小凳上或自己膝上。操作时应注意施力手和辅助手的相对姿势，以方便施力治疗。

② 力度适当，时间足够　按摩操作要有一定的力度。力度过小起不到治疗作用，力度过大使受术者产生剧烈疼痛。力度大并不等于疗效好，更不等于舒适。根据患者的病情和体质，选择相应的治疗时间，以保证足够的刺激量。

（2）常用手法　如果操作者能正确使用按摩手法，即遵循持久、有力、均匀、柔和的原则，常可达到事半功倍的疗效。使用手力按摩时，选择不同手法是为了更好地达到反射区的有效刺激，不同的手法具有特定的技巧和动作要求。

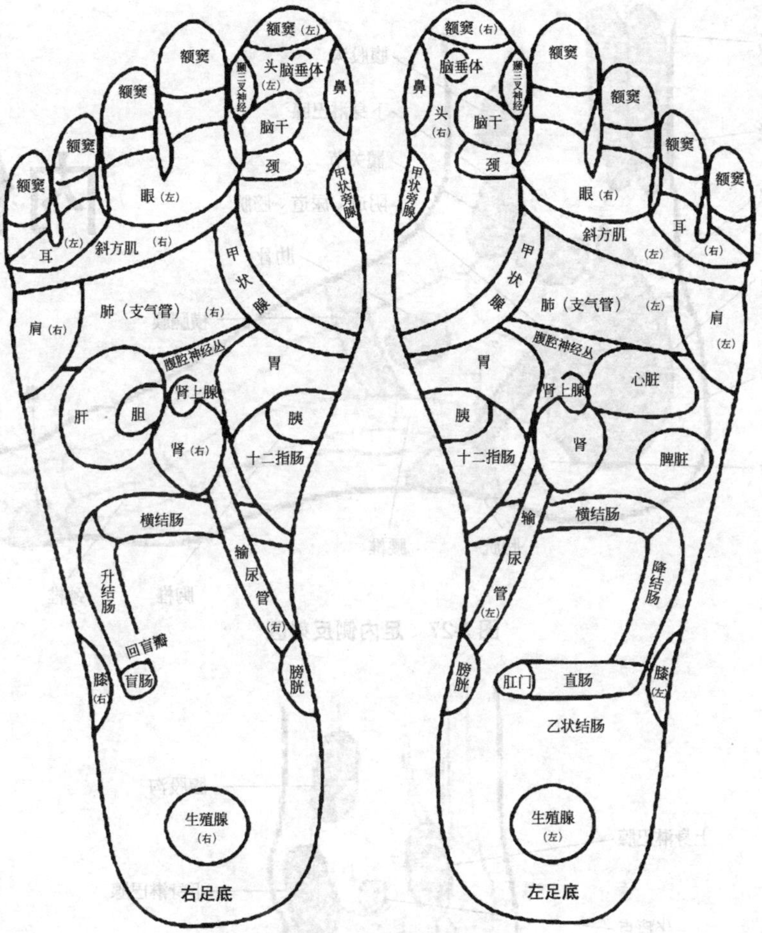

图7-25 足底部反射区

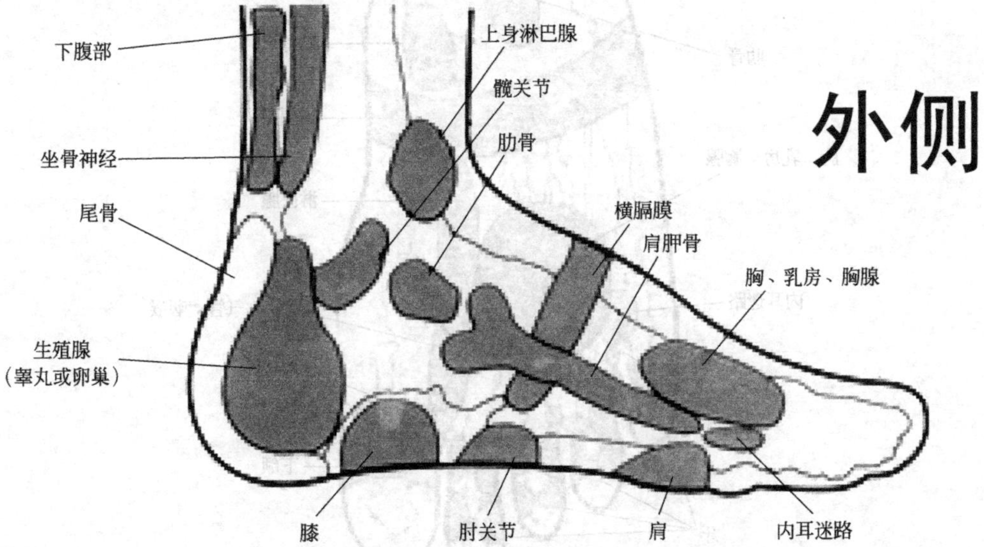

图7-26 足外侧反射区

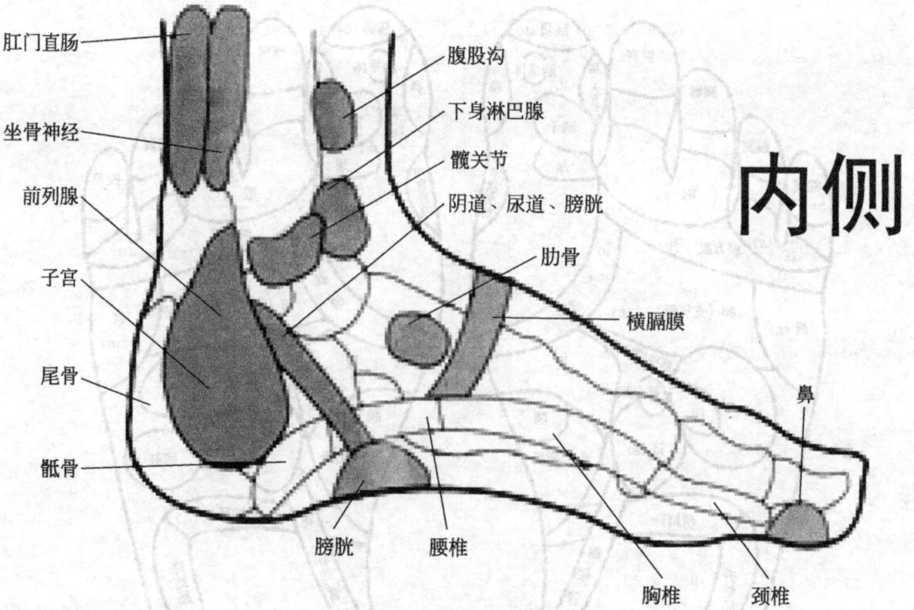

图7-27 足内侧反射区

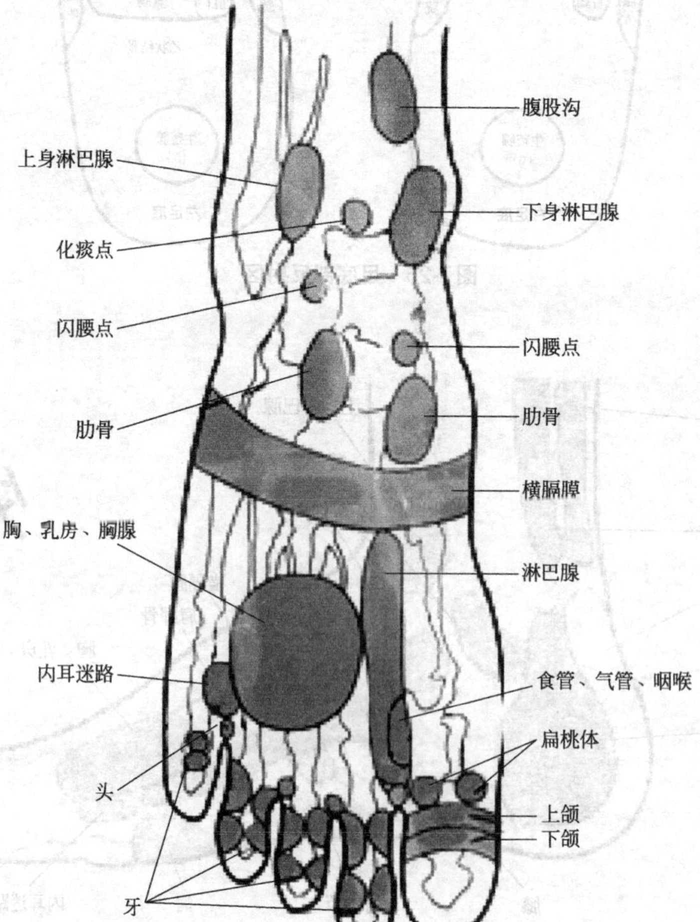

图7-28 足背反射区

① 单食指叩拳法 操作者用一手持脚，另一手的食指第1、2指间关节弯曲扣紧，其余四指握拳，食指指间关节为施力点，点压反射区的方法。

动作要领：将食指弯曲，拇指靠于食指末节，给食指以向上的力量，保持食指指骨同手掌、前臂、上臂成一条直线，以固定着力点，可以省力。食指关节按压时，压一次提起一次，解除压力。有些带状反射区，可先用力压下，使患者感到疼痛，然后慢慢移动。本法刺激量较大，故点压力量应由小到大，不可暴力猛然点压。

适用部位：本法在足部按摩中尤为常用，大部分穴位都可用本法治疗，常用于肾、肾上腺、输尿管、膀胱、额窦、垂体、头部、眼、耳、斜方肌、肺及支气管、心、脾、胃、胰、肝、胆、十二指肠、横结肠、降结肠、乙状结肠、直肠、肛门、腹腔神经丛、肩、肘、膝、上下颌、扁桃体、性腺、上下身淋巴结等反射区。

② 拇指指腹按压法 以一手的拇指指腹施力。

动作要领：操作时拇指指腹要贴紧体表，用力要稳健，速度要缓慢均匀，应沿骨骼走向施行，且在同一层次上推动。

适用部位：当相距很近的几个穴位或反射区都需用推拿时，多采用本法操作，如肾、输尿管、膀胱、结肠等足反射区。

③ 擦法 操作者用手掌的大鱼际附着在足部一定部位上，稍用力下压，沿上下或左右方向进行直线往返摩擦，使治疗部位产生一定热量的方法。

动作要领：以大鱼际附着于足部，紧贴皮肤进行往复、快速的直线运动。

适用部位：适用于脚掌心。

④ 叩法 分为食指叩法和撮指叩法两种。

食指叩法是操作者将拇、食两指指腹相对，中指指腹放在食指指甲上，三指合并捏紧，食指端略突出，以腕力带动手指上下叩击足部反射区。

撮指叩法是操作者将五指微屈，五指端捏在一起，形如梅花状，以腕力带动五指上下叩击足部反射区。

动作要领：操作时应以腕部带指，用力要均匀。

适用部位：食指叩法适用于足部各个穴位和反射区，撮指叩法适用于足部肌肉少的穴位和反射区。另外，足跟痛时用叩法疗效较好。

⑤ 摇法 操作者一手握住或扶住足趾或踝关节近端肢体，另一手握住足趾或踝关节远端肢体，在关节的生理运动范围内，足趾或踝关节做缓和回旋的被动摇动的方法。

动作要领：操作时动作要和缓，用力要稳健，摇动范围在正常生理活动范围之内，由小到大，频率由快而慢，然后再由大至小，频率则逐渐转快。为保护关节，需要在手法操作前先行放松关节。

适用部位：适用于足趾关节及踝关节。

（3）准备工作

① 向受术者介绍操作过程以及操作后可能出现的反应，解除受术者的紧张和顾虑。

② 手应保持温暖，若手凉可将双手搓热或用温热水浸泡片刻。

③ 双手应保持清洁，每次重新操作前应洗手。

④ 应剪短指甲，避免在操作中损伤受术者足部皮肤。

⑤ 受术者的双足应洗净擦干，若在操作前用药物浸泡24～30min则能增强治疗效果。

⑥ 按摩局部需涂抹润滑膏，防止擦破皮肤，有细菌感染者，涂1%氯霉素霜；患有脚癣者，用2%咪康唑霜；足部皲裂者，用2%尿素；皮肤较干燥者，用2：1的凡士林和液体石蜡混合制成的油膏涂抹。如有市售的按摩膏也可根据情况选用。

（4）操作顺序及时间要求　操作时首先检查心脏对应反射区，以防发生意外。当心脏患有严重病症时，应减轻力度和缩短操作时间。检查完心脏后，可按如下顺序进行：排泄系统→足底→足部内侧→足部外侧→足背→排泄系统。先左足，后右足，此顺序有利于毒素的排泄。如果处于紧急情况，需立即缓解症状的，如偏头痛、牙痛、关节扭伤等病症，可直接按摩其相应反射区。

按摩时间因人而异，一般需要30～40min做完双脚。每个穴位和反射区，一般按摩1min左右，但对肾、输尿管、膀胱反射区，时间可稍长一些，以强化泌尿功能，利于体内毒素排出。对严重的心脏病、糖尿病、肾脏疾病患者每次按摩时不应超过10min，遇有不适者应随时减轻手法，出现虚脱者立即停止手法，并针对患者情况做适当处理。另外，吃饭、洗澡之后1h内及空腹时，均不宜进行按摩操作。

4. 足部按摩疗法的适应证和禁忌证

（1）适应证　足部按摩疗法适用于全身各个系统的疾病，多用于日常自我保健或与其他疗法配合使用。

（2）禁忌证

① 足部皮肤有外伤、脓疮、红肿、瘀血时。

② 患有各种严重出血性疾病，如尿血、呕血、便血、咯血等，以及有出血倾向的造血系统疾病，如血小板减少、过敏性紫癜等。

③ 患有活动性结核病、梅毒以及长期服用激素和极度疲劳者。

④ 脑血管疾病的昏迷期。

⑤ 严重细菌、病毒感染以及各种急性中毒抢救期。

⑥ 妇女月经期和妊娠期。

⑦ 精神极度紧张及大怒、大悲时。

5. 足部按摩疗法的注意事项

（1）操作时要保持室温，不可有风直吹足部，治疗结束后注意足部保温，不可用冷水洗脚。

（2）操作结束半小时内，操作者与受术者均需饮用温开水300～500mL，患有严重心肾疾病的患者饮水量要适当减少。

（3）治疗时应避开骨骼突起部位，以免损伤骨膜。老人的骨骼变脆、关节僵硬，儿童皮薄肉嫩，治疗时不可用力过大。

（4）淋巴、脊椎和尾骨等反射区，一定要朝心脏方向推拿，以利于推动血液和淋巴循环。

（5）在服药期间采用足部按摩疗法治疗时，若所用的是镇静剂，一般应停用，其他的药物应遵循医嘱。

（6）按摩后有的人会出现低热、发冷、全身不适、局部轻度肿胀、尿液颜色变深并有气味等，这多与毒素的排出有关，可引导其继续配合治疗。

6. 足部按摩疗法的康复应用

足部按摩疗法适用于绝大多数疾病，其疗效的好坏很大程度上取决于治疗部位的选择和搭配，只有选择了针对疾病的有效反射区，才能通过按摩手法，达到防病治病的目的，治疗时选区一般遵循以下原则。

（1）基本选区　由于足部按摩疗法强调的是提高机体免疫和排泄功能，所以将肾、输尿管、膀胱、脾、腹腔神经丛这五个反射区作为常规操作的基本选区。任何疾病都可以在这五个区上进行手法操作，再配合其他反射区。

（2）重点选区　重点选区是指各种病症所累及的部位和脏腑器官相对应的反射区。如颈椎病的重点选区在颈项、颈椎；痛经的重点选区是子宫、卵巢等。在重点选区进行手法操作时，力度和时间应适当。

（3）配伍选区 根据具体病症和患者的身体情况，在基本选区和重点选区的基础上，可以选择一些起辅助治疗作用的反射区来配合使用。

【应用举例】

（1）神经衰弱

① 用单食指叩拳法点压肾反射区、输尿管反射区、膀胱反射区、垂体反射区、头部反射区、肝反射区、心反射区、胃反射区各30s。

② 用食指刮压法刮压甲状腺反射区30s。

③ 用单食指叩拳法点压头部反射区、垂体反射区各30s。

④ 用拇指指腹按压法按压颈项反射区1min。

⑤ 用撮指叩法叩击性腺反射区30s。

⑥ 用食指刮压法刮压甲状腺反射区30s。

⑦ 用食、中指叩拳法点压子宫反射区30s。

⑧ 用双食指刮压法刮压腹腔神经丛30s。

（2）单纯性肥胖

① 用单食指叩拳法点压肾反射区、输尿管反射区、膀胱反射区、垂体反射区、心反射区各30s，脾反射区1min。

② 用食指刮压法刮压甲状腺反射区30s。

③ 用双指钳法按压甲状旁腺反射区30s。

（3）肩关节周围炎

① 用单食指叩拳法点压肾上腺反射区、头部反射区、肩部反射区各1min。

② 用拇指推法推按颈项反射区、肩胛部反射区各30s。

③ 用单食指刮压法刮压斜方肌反射区30s。

（4）颈椎病

① 用双指钳法按压颈椎反射区1min。

② 用拇指指腹按压颈项反射区1min。

③ 用单食指叩拳法点压小脑反射区、脑干反射区、肩反射区各30s。

④ 用食指刮压法刮压斜方肌反射区30s。

⑤ 用单食指叩拳法点压胸椎反射区30s。

四、拔罐治疗技术

拔罐法是以罐等为工具，利用燃烧、加热、抽吸等方法排除罐内空气以产生负压，使其吸附于腧穴或应拔部位的体表，产生刺激，造成充血或瘀血，以达到调整机体功能，恢复生理状态，祛除疾病的一种常用外治法。

（一）拔罐疗法的基本原理

1. 中医理论

（1）平衡阴阳、扶正祛邪 拔罐通过对机体局部的良性刺激，再依靠人体自控调节系统的传达与调节，从而起到调整某些脏器功能的作用，使之达到扶正祛邪、平衡阴阳的功效。

（2）疏通经络、宣通气血 经络是运行营卫气血的通路，当出现经络的运行不畅或气血的偏盛偏衰时，人体就会发生疾病。拔罐疗法则从其穴前导之，或在对应之穴启之，使所闭之穴感受到刺激，循经传导，则所滞之气血亦缓缓通过其穴，而复其流行。从而营卫调和，经络疏通，增强体质。

（3）活血散瘀、除湿逐寒　拔罐疗法通过对腧穴局部的负压吸附作用，使体表组织产生充血、瘀血等变化，改善血液循环，使经络气血畅通，则瘀血化散。

（4）托毒排脓　由于负压吸附不仅可以吸出肌肉血脉中的风寒湿气，达到驱风散寒除湿的作用，更可使毒气郁结、恶血瘀滞之症之毒血吸出，瘀阻消散，从而托毒排脓，改善症状。

2. 现代医学原理

拔罐治疗时，罐内形成负压，使局部毛细血管充血，甚至破裂，红细胞破裂，表皮瘀血出现自身溶血现象，随即产生一种类组胺物质，随体液周流全身，刺激各个器官，增强其功能活动，提高机体的抵抗力。同时，拔罐法的机械刺激，可通过皮肤感受器和血管感受器的反射途径传到中枢神经系统，调节兴奋与抑制过程，使之趋于平衡，加强对身体各部分的调节，使与治疗部位皮肤相应的内脏及组织代谢旺盛，细胞吞噬活动增强，促进了机体功能的恢复。

（二）拔罐疗法常用的器具（图7-29）

1. 竹罐

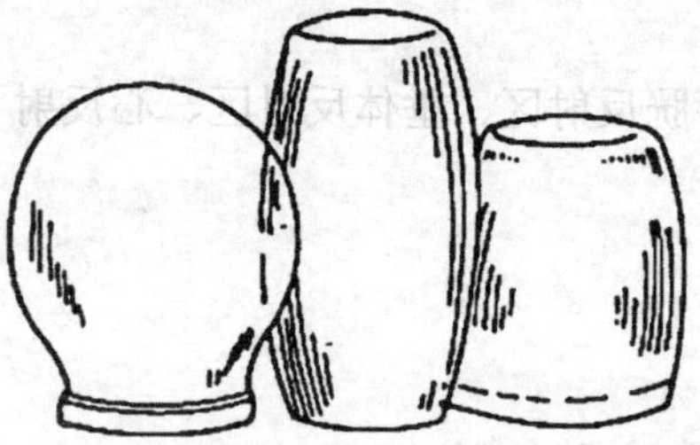

(a) 玻璃罐　(b) 竹罐　(c) 陶罐

图7-29　常用罐

用竹子制成，在南方应用较普遍。排气方法的不同，对选材、制作也有区别。

（1）竹制火罐　用火力排气法时可选用。使用前，先用温水浸泡几分钟，使竹罐质地紧密不漏空气。优点：轻便、耐用、不易打破。缺点是易燥裂漏气，不易观察皮肤的变化。

（2）竹制煮罐　用水或药液煮罐或熏蒸法时选用。其优、缺点同竹制火罐。

2. 陶瓷罐

陶瓷罐为陶罐和瓷罐的统称，一般不严格区分。多是用陶土制成，用于火力排气法。优点是价格低廉，吸拔力大；缺点是罐具较重，容易打破，无法观察罐内皮肤变化。在北方农村应用较普遍。

3. 玻璃罐

玻璃罐是用耐热玻璃烧制而成，用于火力排气法。优点是清晰透明，便于拔罐时在罐外观察皮肤的变化，由于可掌握出血量的多少，特别适用于刺络拔罐法。缺点是容易破损，导热快。在医疗单位这种罐应用最多。此外，凡是口小且光滑、腔大、有吸拔力的玻璃器皿（如罐头瓶、玻璃茶杯等）均可代替火灌应用。

（三）拔罐疗法常用体位与操作规程

1. 常用体位

（1）卧位　应用范围广泛，常用的有仰卧位、俯卧位和侧卧位。对初诊、年老体弱、小儿和有过敏史、晕针史的患者，均宜采用卧位。

① 仰卧位（图7-30）　患者自然平卧于床上，双上肢平摆于身体两侧。取头、面、胸腹、上肢掌侧、下肢前侧及手足部位的穴位时均可采用此体位。

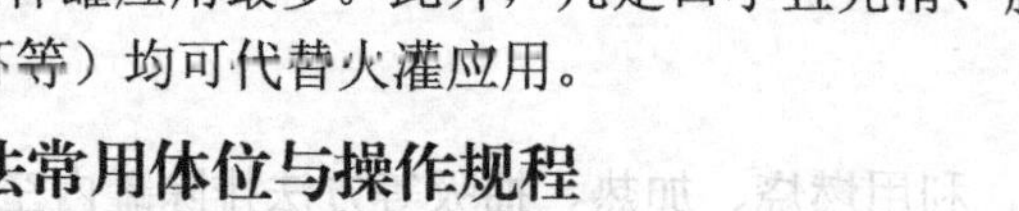

图7-30　仰卧位

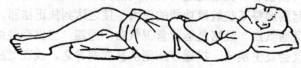

② 俯卧位（图7-31）　臂平摆于身体两侧，颌下垫一薄垫。这是最常用的体位。取头颈、肩背、腰骶及下肢后侧诸穴时可采用此体位。

③ 侧卧位（图7-32）　令患者侧卧于治疗床上，同侧下肢呈屈曲状，对侧的腿自然伸直，双上肢屈曲放于身体的前侧，适用于周身除接触床的各个部位。

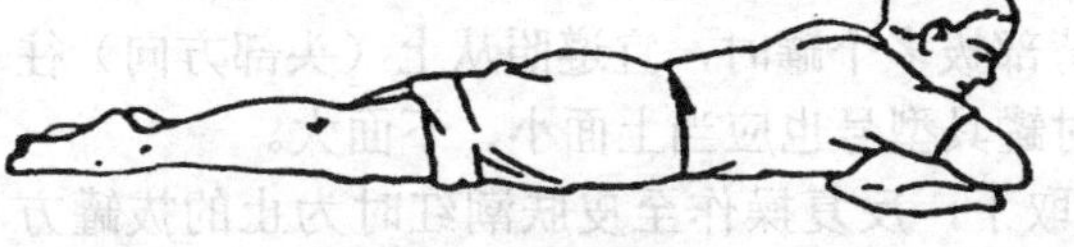

图7-31　俯卧位

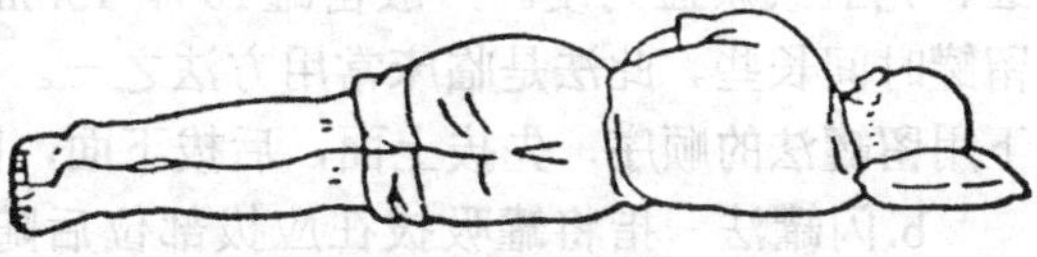

图7-32　侧卧位

（2）坐位（图7-33）。

2.操作规程

（1）材料制备

① 燃料

a.乙醇溶液　火罐是以火热作为排气手段的，因此在拔罐时常选用浓度为75%～95%的乙醇溶液，在家庭拔罐无乙醇时，也可用高度数的白酒代替。乙醇作为燃料具有热能高、火力旺、能迅速排出罐内空气、负压大、吸附力强等特点，当盖罐后火便速灭，不易烫伤皮肤。

b.纸片　是拔罐较为常用的燃料，在应用中应选择质薄易燃纸，不宜选用厚硬及带色纸，因其燃点低，热力不够，影响排气，如有不慎，还会出现结炭坠落而烫伤皮肤，故一般不宜选用。

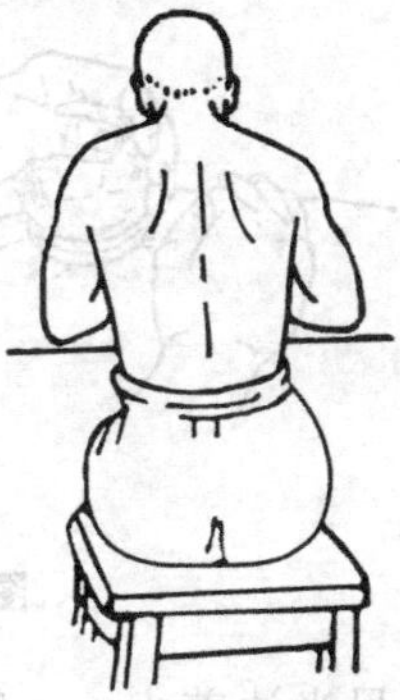

图7-33　坐位

② 消毒清洁用品　酒精脱脂棉球是常用的消毒清洁用品。术前用以清洁皮肤、消毒罐具，拔罐时用以燃火、排气。在拔罐过程中，有时可因失误而烫伤皮肤，故在术前还需准备一些纱布敷料、医用胶布、烫伤药膏之类，以作应急之用。

③ 针具　在拔罐治疗时，有时需用针罐、刺血罐、抽气罐，所以需要准备毫针、三棱针、皮肤针等。

④ 润滑剂　是接受治疗前涂在施术部位和罐口的一种油剂，以加强皮肤与罐口的密度，保持罐具吸力。一般选用凡士林、石蜡油、植物油等做润滑剂。有时为走罐提高疗效，还选用具有药性的油剂，如红花油、松节油、按摩乳等，以增强活血功能。使用润滑剂不仅能提高治疗效果，还有保护皮肤避免烫伤的作用。

（2）清理吸拔部位　若应拔部位皮下脂肪少、皮肤干燥，拔罐前宜用消毒的温湿毛巾擦拭，以减少漏气和烫伤；若应拔部位凹凸不平或有多头痈、溃疡等，宜采用面垫法；若患部因疮疡而干硬者，宜预先用消毒湿毛巾浸软，可以避免拔罐时疼痛，而且能吸拔得深入、彻底。如果因治疗需要，必须在有毛发的地方或毛发附近处拔罐时，应预先剃除毛发，然后在应拔部位涂适量的凡士林或采用面垫；如患者不愿剃或不能剃时，也可试用热肥皂水将毛发、皮肤洗净后涂适量的凡士林或垫面垫拔罐。

新罐初用、瘦弱患者及在骨骼突出处拔罐时，为防止罐口损伤皮肤或漏气，可在罐口涂少许凡士林；小儿拔罐时，必须在应拔部位涂一层凡士林或贴一块湿布片（或湿纸），以免损伤皮肤。

（3）选择罐具　根据拔罐部位的大小及治疗需要，选择相应型号的罐具。若用闪火法，应当准备几个备用罐，以便在罐口烧热时能及时更换。在寒冷季节拔玻璃或陶瓷罐时，为避免患者有寒凉感觉，应预先将罐在火上烘烤（只能烤罐的底部，不可烤罐口，以防烫伤），当罐与皮肤温度相近时再拔罐。此外，还应当准备排气所用的各种器具及辅助用具，以及治疗皮肤损伤、晕罐等意外情况的药品和器械。

（4）具体操作

① 罐法

a.留罐法 又称坐罐法，指将罐吸拔住后，在应拔部位上留置一段时间，直至皮肤潮红、充血或瘀血为度。一般留罐10～15min，吸力强的可以留罐时间短些，吸力弱的可以留罐时间长些。此法是临床常用方法之一。在背部拔多个罐时，宜遵照从上（头部方向）往下用留罐法的顺序，先拔上面，后拔下面，同时罐具型号也应当上面小、下面大。

b.闪罐法 指将罐吸拔在应拔部位后随即取下，反复操作至皮肤潮红时为止的拔罐方法，若连续吸拔20次左右，又称连续闪罐法。此法的兴奋作用较为明显。适用于肌肉痿弱局部麻木或功能减退的虚弱病症。

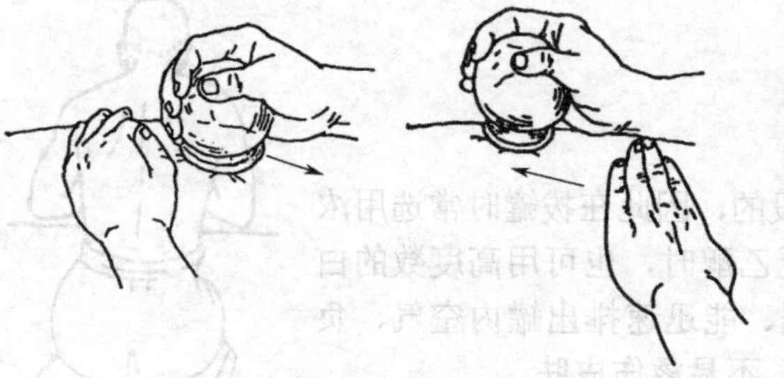

图7-34 走罐法

c.走罐法（图7-34）又称拉罐法、推罐法、行罐法、移罐法、旋罐法、滑罐法等。操作前先在罐口或吸拔部位上涂上一层润滑剂作为介质，再以闪火法或滴酒法将罐吸附于所选部位的皮肤上，然后，医者用左手扶住并拉紧皮肤，右手扶住罐底，用力在应拔部位上下或左右缓慢地来回推拉旋转移动；移动时，将罐具前进方向的半边略提起，以另半边着力，一般腰背部宜沿垂直方向上下推拉，胸胁部宜沿肋骨走行方向平行推拉，肩部、腹部宜用罐具自转或在应拔部位旋转移动，四肢部宜沿长轴方向来回推拉。需加大刺激量时，可以在推拉旋转的过程中对罐具进行提、按，也可稍推拉或旋转即用力将罐取下重拔，反复操作多次，至所拔部位皮肤红润、充血，将罐起下。用水、香皂液、酒类等容易挥发的润滑剂时（用香皂液做润滑剂走罐时，又称滑罐法），应随时在前进方向涂擦润滑剂，以免因润滑不够引起皮肤损伤。此法适用于面积较大，肌肉丰厚之处，如脊背、腰臀、大腿等部位的酸痛、麻木、风湿痹痛等症。走罐法操作的关键在于，当罐具吸拔住之后，立即进行推拉或旋转移动，不能先试探是否拔住，因证实拔住后就较难移动，用力过大会造成患者疼痛甚至皮肤损伤。在推拉旋转几次之后，才能补充润滑剂或停歇。速度宜缓慢，快则易致疼痛。每次推拉移动的距离不宜过长。

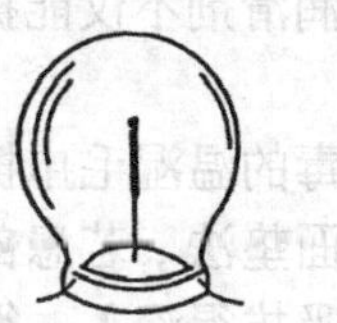

图7-35 针罐法

d.水罐法 即在罐内装入1/3的温水，闪火后迅速将罐扣在治疗部位上。

e.针罐法（图7-35） 即在针刺留针时，将罐拔在以针为中心的部位上5～10min，待皮肤潮红、充血或瘀血时，将罐轻轻起下，然后将针起出。此法能起到针罐配合，加强针刺效果的作用。

f.刺络拔罐法 即在应拔的部位消毒后，用三棱针点刺或用梅花针在局部叩打，再行拔罐，以加强刺血治疗作用。此法多用于治疗丹毒、乳痈、跌打损伤等。

② 排气方法 即采取一定方式排除罐内空气的方法。分为火力排气法、水煮排气法、水蒸气排气法、药煮排气法、药蒸气排气法、挤压排气法、抽气排气法。

a.火力排气法

（a）投火法（图7-36） 多用于侧面横拔位。ⓐ操作时用镊子夹住酒精棉球，点燃后将酒精棉球投入罐内，迅速将罐扣在应拔部位。ⓑ将软质纸稍折叠，或卷成纸卷（较罐的深度约长2cm，点燃后烧去3cm左右时投入罐中，迅速将罐扣在应拔部位。

（b）贴棉法 多用于侧面横拔位，但用于小型罐具时吸拔力较小。操作时用脱脂棉片，四周拉薄后略蘸75%乙醇溶液，贴于罐内上中段，点燃后迅速扣在应拔部位。

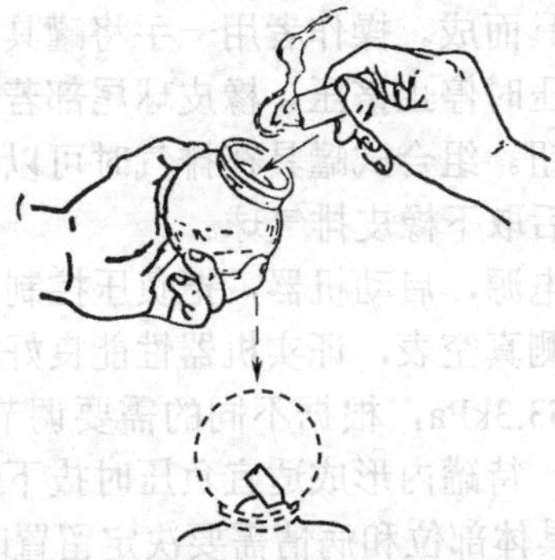

图7-36　投火法

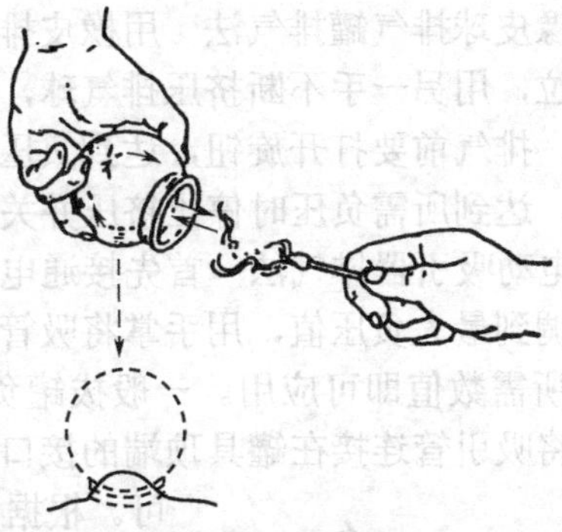

图7-37　闪火法

（c）滴酒法　适用于各种体位。操作时在罐内上中段滴75%乙醇溶液数滴（也可用药酒），然后将罐横转1～3周，使75%乙醇溶液均匀地附于罐内壁上（勿使75%乙醇溶液沾到罐口，以免灼伤皮肤），点燃后手持罐底迅速扣在应拔部位。疗效甚佳。

（d）闪火法（图7-37）适用于各种体位及罐法，尤其适用于需连续拔罐的情况，在临床中最为常用。操作时用镊子夹住酒精棉球或纸片，点燃后伸入罐内旋转片刻，迅速抽出酒精棉球或纸片，将罐扣在应拔部位。需较大的吸拔力时，可将燃烧的酒精棉球在罐内上中段的罐壁旋转涂擦，使75%乙醇溶液沾在罐壁上燃烧，然后迅速将棉球抽出并将罐扣在应拔部位，为提高效率，临床中常用细铁丝将纱布缠绕在7～8号的粗铁丝上，制成闪火器备用。操作时，将闪火器伸入装75%乙醇溶液瓶内蘸一下75%乙醇溶液，然后轻轻挤压或甩出多余的75%乙醇溶液，点燃使用。每蘸一次75%乙醇溶液，可连续拔多次罐，不用时吹灭即可。

（e）架火法　适用于俯卧、仰卧的大面积部位及四肢肌肉丰厚的平坦部位，施术部位不平时，可在施术部位涂些凡士林，以利于黏着架火物品。然后将不易燃、不传热、直径2～3cm的物品，如将墨水瓶盖、药瓶盖等胶木瓶盖或橘皮等物品，置于应拔部位的中心，再放一酒精棉球于其上，点燃后立即将罐扣上。它的特点是不受燃烧时间的限制，吸拔力强，但适用部位受限制。

b.水煮排气法　是用沸水煮罐以形成罐内负压的排气方法。先将竹罐放在沸水内煮2～3min（不宜超过5min），再用筷子或镊子将罐夹出（罐口朝下），水液甩净，迅速用折叠的消毒湿毛巾捂一下罐口，吸去水液，立即将竹罐扣在应拔部位，扣罐后，手持竹罐按于皮肤约30s，使之吸牢。此法是民间常用的方法之一。

c.水蒸气排气法　是用沸水形成的蒸汽熏蒸罐具而产生罐内负压的排气方法。先将水在壶内煮沸，当水蒸气从壶嘴或套在壶嘴上的橡皮管内大量喷出时，将罐具对准喷气口套入2～3s，随即取下迅速扣在应拔部位，扣罐后，手持罐具按于皮肤约30s，使之吸牢。此法操作简单安全，但在使用时不要使罐口在喷气口时间太久，以免温度过高，烫伤皮肤。

d.药煮排气法　是用药液煮竹罐形成罐内负压的排气方法。

e.药蒸气排气法　是用药蒸气蒸竹罐形成罐内负压的排气方法。

f.抽气排气法（图7-38）是直接抽出罐内空气，使罐内形成负压的拔罐方法。它的优点是可以避免烫伤，操作方法容易掌握，负压的大小可以调整。常用的有以下几种。

（a）空气唧筒式排气法　将药瓶罐罐口扣紧于应拔部位，用注射器针头从橡皮塞处刺入，抽出瓶内空气以形成负压，或将罐具顶部气嘴与空气唧筒连接使用。

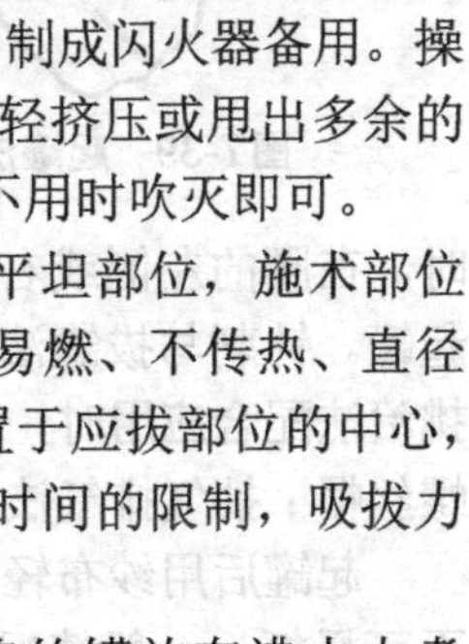

图7-38　抽气排气法

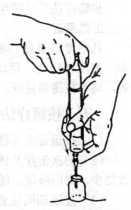

（b）橡皮球排气罐排气法　用橡皮排气球连接罐具而成。操作者用一手将罐具底部紧压在应拔部位，用另一手不断挤压排气球，达到所需负压时停止挤压。橡皮球尾部若安装有开关旋钮时，排气前要打开旋钮，达到负压时再关闭旋钮。组合式罐具在排气时可以用一只手进行操作，达到所需负压时停止挤压并关闭气门，然后取下橡皮排气球。

（c）电动吸引器排气法　首先接通电动吸引器的电源，启动机器，把负压控制旋钮按顺时针方向调到最大负压值，用手掌将吸管口堵住，观测真空表，证实机器性能良好时，将负压调节到所需数值即可应用。一般拔罐负压需40～53.3kPa，根据不同的需要调节负压值。使用时，将吸引管连接在罐具顶端的接口处进行排气，待罐内形成适宜负压时拔下吸引管即可。根据负压大小、具体部位和病情需要决定留置时间。

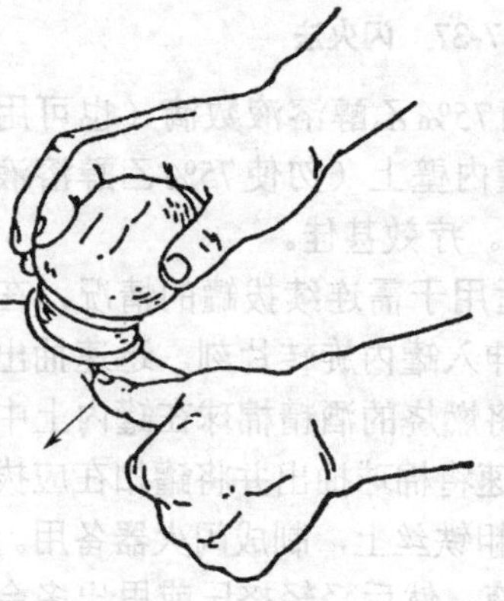
图7-39　起罐法

③ 起罐法　起罐（又称脱罐，图7-39）的常用方法是用一手轻按罐具向一侧倾斜，另一手食指或拇指按住倾斜面罐口处的肌肉，使罐口与皮肤之间形成空隙，空气进入罐内则罐自落，不可硬拉或旋转罐具，以免损伤皮肤。橡皮排气球抽气罐时，打开气门使空气进入罐内，则罐具脱落。用电动吸引器抽气罐时，将连接罐具的吸引管拔下则罐具脱落，放松负压控制旋钮，关闭电源。

在背部拔多个罐时，宜按顺序先上后下起罐。贮水或药液拔罐时，需注意防止液体漏出，特别是应拔部位为水平面（如患者俯卧位，在其背部拔罐）时，应先将拔罐部位调整为侧位再起罐，也可在罐的一侧涂少量温水（如腰部拔罐时，在腰的左侧或右侧涂水），然后将罐移向涂水的一侧，使罐口从朝下的方向转为朝上再起罐。针刺与拔罐法配合应用时，起罐后若针孔出血，宜用消毒干棉球拭净。拔罐与割治、挑治法配合应用时，起罐后，宜用消毒敷料覆盖伤口。用自动起罐器起罐时，放松气嘴处的螺丝帽；抽气排气法拔罐，放松阀门即可。

起罐后用纱布轻轻拭去罐斑处的小水珠，嘱患者避免擦伤罐斑处的皮肤。若有瘙痒，切不可搔抓。一般情况下，罐斑处的发绀色可于几天内消失。治疗疮痈等症时，常会拔出脓血，应预先在罐口周围填以脱脂棉或纱布，以免起罐时脓血污染衣服被褥等物品；起罐后擦净脓血并对伤口进行适当处理。应用走罐法起罐后应擦净润滑剂。

（四）拔罐疗法的适应证和禁忌证

1. 适应证

拔罐疗法广泛适用于除禁忌证以外的内、外、妇、儿、骨伤、皮肤及五官科疾病。

2. 禁忌证

凡中度或重度心脏病、全身性水肿、有出血倾向、白血病、高热、全身剧烈抽搐或痉挛、高度神经质、活动性肺结核、全身皮肤病、皮肤过敏、孕妇腰骶部、腹部及敏感穴位等，均为拔罐禁忌证。

（五）拔罐疗法的注意事项

（1）拔罐要求是稳、准、快。

（2）初次治疗及体弱、易紧张、年老等易发生意外反应的患者，宜选小罐具，且拔的罐数要少，宜用卧位。随时注意观察患者的面色、表情，以便及时发现和处理意外情况。

（3）拔罐期间注意询问患者的感觉，患者有晕罐征兆，如头晕、恶心欲吐、面色苍白、四肢发凉、呼吸急促、脉细数等症状时，应及时取下罐具，使患者平卧，取头低脚高体位。

轻者喝些开水，静卧片刻即可恢复。重者可针刺百会、水沟、内关、合谷等穴；或重灸关元、气海、百会等穴；必要时服用速效救心丸等急救药物。

（4）病情重、病灶深及疼痛性疾患，拔罐时间宜长；病情轻，病灶浅及麻痹性疾患，拔罐时间宜短。拔罐部位肌肉厚，如臀部、大腿部，拔罐时间可略长；拔罐部位肌肉薄，如胸部，拔罐时间宜短。气候寒冷时，拔罐时间适当延长；天热时则相应缩短。

（5）若罐口处出现烫伤、烙伤为事故。而治疗需要拔出水疱或血疱则不属事故，皮肤过敏或水肿患者拔罐后容易出现水疱应事先交代清楚，小水疱应注意防止擦破，可不作处理任其自然吸收；也可涂少许甲紫，或用酒精消毒后，敷盖消毒干敷料。非治疗需要的大水疱可用消毒毫针刺破放出液体，也可用消毒注射器抽出水疱内的液体，然后敷依沙丫啶溶液纱布，再用消毒干敷料覆盖并固定。治疗需要的水疱则应注意保护，由其自然吸收，因其渗出液的自然吸收过程对于增强免疫功能临床意义重大。

（6）针刺或刺络拔罐时，若用火力排气法，消毒后必须等碘伏溶液、乙醇溶液完全挥发后才能拔罐，以防灼伤皮肤。留针拔罐时，宜选用透明罐具，以便随时观察局部变化。要防止因肌肉收缩发生弯针、折针现象，避免将针撞到深处造成损伤。拔罐放血时，达到治疗所需的出血量即应起罐。为便于观察，宜选用透明罐具，出血量过多时，应立即起罐并按压止血。拔瘀血或脓肿时，若流出缓慢、皮肤有皱缩凹陷，说明瘀血或脓液基本拔出，当及时起罐。

（六）拔罐疗法的康复应用

1.原发性高血压

（1）取穴　曲池、风门、足三里。肝火亢盛型加太阳、阳陵泉；阴虚阳亢型加肝俞、肾俞、三阴交、太冲；肾精不足型加血海、关元、阴陵泉、太溪、复溜。

操作：采用单纯罐法或刺络拔罐法；阴虚阳亢型采用单纯罐法或水罐法，也可用针刺后拔罐法；肾精不足型采用单纯罐法或留针拔罐法，均留罐15～20min，每日1次或隔日1次，10次为一个疗程。

（2）取穴　①大椎、肝俞、承筋；②灵台、胆俞、委中；③脾俞、肾俞、足三里。

操作：重点取背部及下肢穴，每次取一组，采用刺络拔罐法，留罐20min，隔日1次。10次为一个疗程。

（3）取穴　第7颈椎至骶尾部督脉及其两侧膀胱经内侧循行线。

操作：采用走罐法至皮肤紫红为度，有心脏病或肾脏病者，走罐后于心俞、志室上闪罐4～5次，然后取曲池、足三里、三阴交施以针刺后拔罐法，留罐10min，隔日1次，10次为一个疗程。

2.脑卒中

（1）取穴　上肢瘫痪取大杼、肩髃、肩髎、曲池、手三里、外关、合谷、肩贞；下肢瘫痪取环跳、风市、飞扬、伏兔、阳陵泉、足三里、悬钟、昆仑、委中、丰隆、三阴交、阴陵泉。

操作：采用单纯罐法或留针拔罐法、罐后加灸法，留罐10～20min，隔日1次。

（2）取穴　华佗夹脊胸1至腰5、风门、曲池、外关、合谷、环跳、足三里、下关、颧髎、大椎。

操作：采用梅花针叩刺背部华佗夹脊穴及风门，余穴施以毫针刺，均予以拔罐10～20min，每日或隔日1次，10次为一个疗程。

3.坐骨神经痛

取穴：根性坐骨神经痛取腰部阳性反应点、肾俞、腰阳关、环跳、委中、承山；干性坐骨神经痛取环跳、委中、承山、足三里。

操作：上穴均采用针刺后拔罐15min，隔日治疗1次，10次为一疗程。

4.肥胖症

（1）取穴 脾俞、胃俞。脾胃蕴热加天枢、曲池、内庭、三阴交；脾胃俱虚加中脘、气海、关元、肾俞、足三里；肝肾阴虚加肝俞、肾俞、三阴交、然谷、太乙；真元不足加肾俞、命门、三阴交、太溪。

操作：脾胃蕴热采用单纯罐法或刺络拔罐法；脾胃俱虚、真元不足均采用单纯罐法或针罐法。留罐20～24min，隔日1次，10次为一个疗程。

（2）取穴 关元、水道、天枢。

操作：采用留针拔罐法。隔日1次，10次为一个疗程。

（3）取穴 ①中脘、天枢、关元、足三里、阴陵泉；②神阙、大横、气海、丰隆、三阴交。

操作：采用留针拔罐15min。两组穴交替使用，腿围、臀围较大者，加箕门、伏兔。每日1次，10次为一个疗程。

5.肩关节周围炎

（1）取穴 肩髃、肩外俞、曲垣、肩髎、肩贞、天府、阿是穴。

操作：每次选穴3～5个，针刺后拔罐20min，3日2次。

（2）取穴 风池、大椎、颈夹脊穴。经脉闭阻配曲池、昆仑；气滞血瘀配膈俞；肝肾不足配天柱、三阴交。

操作：以闪火法吸拔诸穴10～15min，每日1次。

6.软组织损伤

（1）取穴 上肢损伤者，主穴取双侧手三里及局部阿是穴，按循经取穴法配以近端取穴；腰部损伤者，取腰阳关、委中、阿是穴；肩背部损伤取肩贞、天宗、肩髎、大椎、阿是穴。

操作：上肢损伤者，手三里用泻法，阿是穴用三棱针点刺出血后拔罐15～20min。每日1次。腰部损伤者及肩背部损伤均采用走罐法并留罐10～15min。

（2）取穴 患处。

操作：急性损伤者，患处常规消毒后用三棱针散刺出血，或用梅花针重叩至局部出血，然后拔罐5～15min；慢性损伤者，取患处局部腧穴或阿是穴，针刺留针10～20min，出针后拔罐5～10min。急性损伤者每日治疗1次，慢性损伤者隔日治疗1次。

7.梨状肌损伤综合征

（1）取穴 关元俞、腰阳关、肾俞、环跳、殷门。

操作：用药罐法，留罐10min，隔日1次。

（2）取穴 环跳、秩边、阳陵泉、足三里、昆仑。

操作：针刺后拔罐10min。

8.急性腰扭伤

（1）取穴 阿是穴、委中（患侧）。

操作：用三棱针在阿是穴散刺至微出血，并薄薄地涂一层石蜡油，行走罐，罐中有瘀血时起罐，然后在委中点刺出血数滴。

（2）取穴 压痛点。

操作：在压痛点用毫针直刺1.5寸，在上下左右各1.5寸处针刺，留针10min，然后用梅花针叩刺，拔罐10min，以出血1mL效果为佳，还可配合委中、飞扬用泻法针刺，隔日1次，5次为1疗程。

9.关节炎

取穴：采用患部与循经取穴为主的原则，也可采用阿是穴。肩部取肩髎、肩贞；肘臂部取曲池、天井、尺泽；腕部取阳池、外关、阳溪、腕骨；背部取身柱、腰阳关；髋部取环跳、居髎；股部取秩边、承扶、阳陵泉；膝部取膝眼、梁丘、阳陵泉；踝部取申脉、照海、昆仑。其中行痹加膈俞、血海；痛痹加关元、肾俞；着痹加足三里、商丘；热痹加大椎、曲池；久痹加丰隆、膈俞。

操作：行痹多用闪罐法、走罐法；痛痹多用针挑、灸罐法、水煮罐法；着痹多用药罐法；热痹多用刺络拔罐法；久痹采用药罐法、刺络拔罐法，留罐时间可稍长；腕踝部穴位采用小竹罐拔罐。

五、艾灸治疗技术

艾灸疗法是将艾绒放在体表的穴位上烧灼、温熨，借灸火的温和热力以及药物作用，通过经络的传导，达到温和气血、扶正祛邪、防治疾病目的的一种外治方法。

艾灸是随着火的利用而萌芽的，古人在取暖时，某些病证由于受到火的熏烤或烧灼而有所缓解，从而得到了熏烤或烧灼可以治病的启示，于是发明了灸法。灸法自应用于医疗实践以来，传至春秋战国时期已颇为盛行，在文献中可见到最早提及艾灸的《左传》，记载着鲁成公十年（公元前581年）晋景公有病，请秦国的医缓诊治，医缓说："疾不可为也，有盲之上，病在膏之下，攻之不可，达之不及，药不治焉。"这里所说的"攻"指艾灸，而"达"指针刺。

（一）艾灸疗法的基本原理

1.温经散寒

《素问·异法方宜论》说："北方者，天地所闭藏之域也，其地高陵居，风寒冰冽……藏寒生满病，其治宜灸焫。"《素问·调经论》又说："血气者，喜温而恶寒，寒则泣不能流，温则消而去之"。可见灸法具有温经散寒的作用。

2.扶阳固脱

《素问·生气通天论》说："阳气者，若天与日，失其所则折寿而不彰"。这说明阳气之重要性。阳衰则阴盛，阴盛则寒，为厥，甚则欲脱，当此之时，就可用艾灸来温补，扶助虚脱之阳气。故《扁鹊心书》说："真气虚则人病，真气脱则人死，保命之法灼艾第一。"《伤寒杂病论》也说："下利，手足厥冷无脉者，灸之。"可见阳气下陷或欲脱之危证皆可用灸法。

3.消瘀散结

《灵枢·刺节真邪》说："脉中之血，凝而留止，弗之火调，弗能取之。"气为血之帅，血随气行，气得温则行，气行则血亦行。灸能使气机通调，营卫和畅，故瘀结自散。

4.防病保健

《备急千金要方》说："凡入吴蜀地游宦，体上常须两三处灸之，勿令疮暂瘥，则瘴疠瘟疟毒气不能著人也"。《扁鹊心书》说："人于无病时，常灸关元、气海、命门、中脘，虽未得长生，亦可保百余年寿矣"。由此说明灸法可起到防病保健的作用，也就是说无病施灸，可以激发人体的正气，增强抗病的能力，使人精力充沛，长寿不衰。

（二）艾灸疗法的分类及操作方法

1.艾炷灸（图7-40）

（1）直接灸（图7-41）

① 瘢痕灸　又称化脓灸，临床上多用小艾炷，亦有用中艾炷者。施灸前先在施术部位

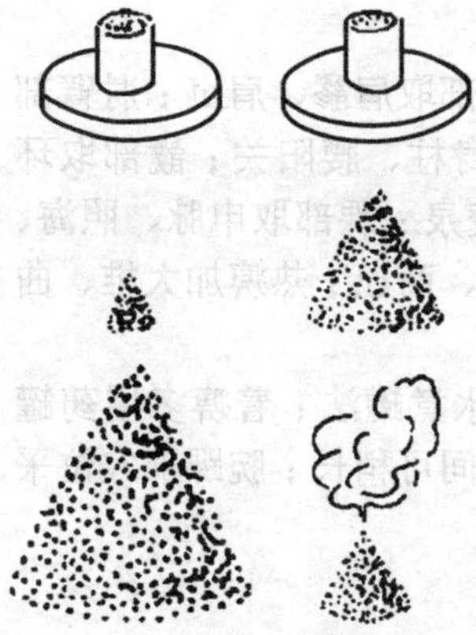

图7-40 艾炷灸

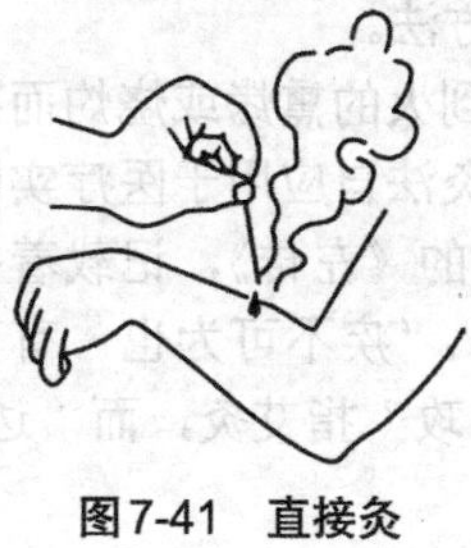

图7-41 直接灸

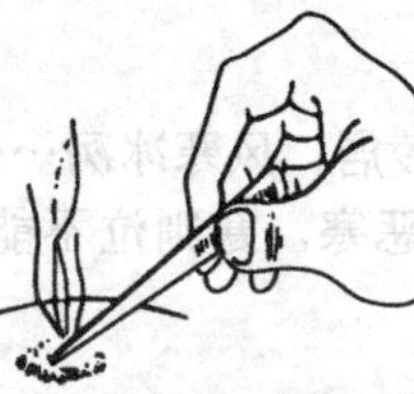

图7-42 无瘢痕灸

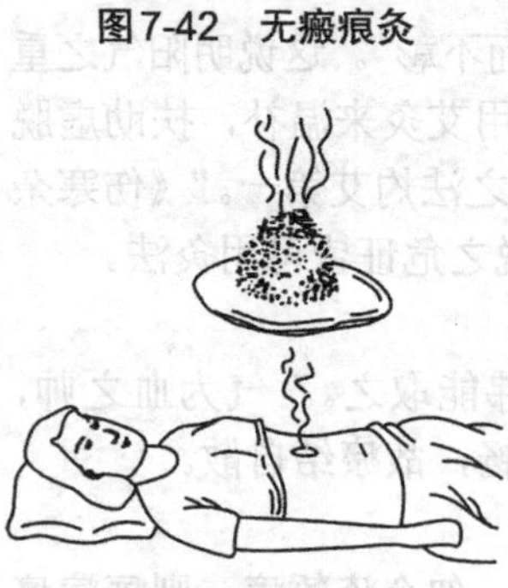

图7-43 间接灸

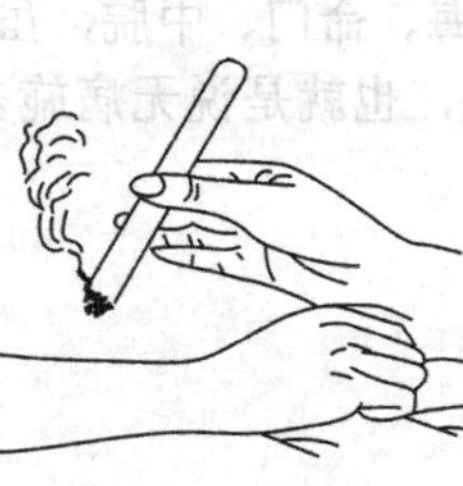

图7-44 温和灸

上涂以少量大蒜液，以增加黏附性和刺激作用，然后放置艾炷，从上端点燃，烧近皮肤时患者有灼痛感，可用手在穴位四周拍打以减轻疼痛，应用此法，一般每壮艾炷须燃尽后，除去灰烬，方可换炷，每换一壮，即涂大蒜液一次，可灸7～9壮。灸毕，在施灸穴位上贴敷淡水膏，大约一周可化脓，化脓时每天换膏药一次。灸疮45天左右愈合，留有瘢痕。

② 无瘢痕灸　又称非化脓灸，临床上多用中小艾炷。施灸时先在所灸腧穴部位涂少量的凡士林，以使艾炷便于黏附，然后将艾炷放置于腧穴部位，点燃施灸，当艾炷燃剩2/5或1/4而患者感到微有灼痛时，即可易炷再灸。若用麦粒大艾炷施灸，当患者感到有灼痛时，医者可用镊子将艾炷熄灭（图7-42），然后继续易炷再灸，待将规定壮数灸完为止。一般应灸至局部皮肤有红晕而不起瘢痕为度。

（2）间接灸（图7-43）

① 隔姜灸　将鲜生姜切成直径2～3cm、厚0.2～0.3cm的薄片，中间刺以数孔，然后将姜片置于应灸的穴位部位或患处，再将艾炷放姜片上面点燃施灸，当艾炷燃尽，易炷施灸。待规定壮数灸完为止。

② 隔蒜灸　将鲜大蒜头切成厚0.2～0.3cm的薄片，中间用针刺数孔，然后置于应灸腧穴部位或患处，然后将艾炷放在蒜片上点燃施灸。待艾炷燃尽，易炷再灸，直至灸完规定的壮数。

③ 隔盐灸　将纯净的食盐填敷于脐部，或于盐上再置一薄姜片，上置大艾炷施灸。一般灸3～7壮。此法有回阳、救逆、固脱之功，但需连续施灸。不拘壮数，以待脉起、肤温、证候改善。

2.艾卷灸

（1）悬灸

① 温和灸　将艾卷的一端点燃，对准应灸的腧穴或患处，在距皮肤2～3cm处进行熏烤，使患者局部有温热而无灼痛为宜，一般每处灸5～7min，至皮肤有红晕为度（图7-44）。如果遇到局部知觉减退者或小儿等，医者可将中、食两指分开，置于施灸部位两侧，这样可通过医者手指的感觉来测知患者局部的受热程度，以便随时调节施灸的距离，防止烫伤。

② 雀啄灸　施灸时，艾卷点燃的一端与施灸部位的皮肤并不固定在一定的距离，而是像鸟雀啄食一样，一上一下活动地施灸（图7-45）。

③ 回旋灸　施灸时，艾卷点燃的一端与施灸部位的皮肤虽保持一定的距离，但不固定，而是向左向右方向移动或反复旋转地施灸（图7-46）。

（2）实按灸　施灸时，先在施灸腧穴部位或患处垫上布或纸数层，然后将药物的一端点燃，趁热按到施术部位上，使热力透达深部，若艾火熄灭，再点再按（图7-47）。

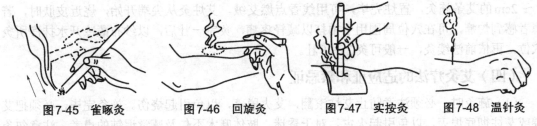

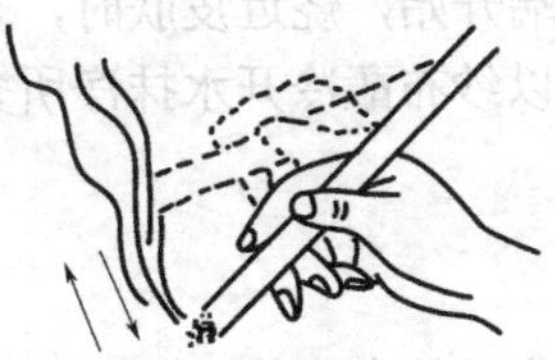

图7-45　雀啄灸

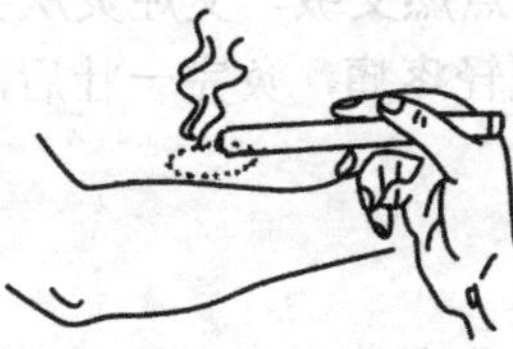

图7-46　回旋灸

图7-47　实按灸

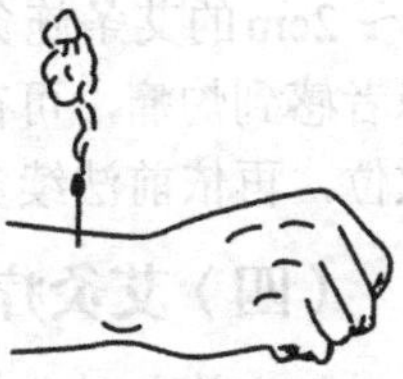

图7-48　温针灸

3. 温针灸

温针灸是针刺与艾灸相结合的方法，适用于既需要艾灸又需针刺留针的疾病（图7-48）。在针刺得气后，将针留在适当的深度，在针柄上穿置一段长约2cm的艾卷施灸，或在针尾上搓捏少许艾绒点燃施灸，直待燃尽，除去灰烬，再将针取出，此法是一种简而易行的针灸并用的方法，其艾绒燃烧的热力可通过针身传入体内，使其发挥针和灸的作用，以达到治疗的目的。常用的为太乙针灸和雷火针灸。

（1）太乙神针的通用方：艾绒100g，硫黄6g，麝香、乳香、没药、松香、桂枝、杜仲、枳壳、皂角刺、细辛、川芎、独活、雄黄、白芷、全蝎各1g。上药研成细末，和匀，以桑皮纸一张，约30cm见方，摊平，先取艾绒23g均匀铺在纸上，次取药末6g，均匀掺在艾绒里，然后卷紧如爆竹状，外用鸡蛋清涂抹，再糊上一层桑皮纸，两头留空3cm，捻紧即成。

（2）雷火神针的通用方：沉香、木香、乳香、茵陈、羌活、干姜各9g，麝香少许，艾绒100g。其制法与太乙神针相同。

4. 温灸器灸

温灸器是一种专门用于施灸的器具，用温灸器施灸的方法称温灸器灸。临床常用的温灸器有温灸盒和温灸筒（图7-49）。施灸时，将艾绒点燃后放入温灸筒或温灸盒里的铁网上，然后将温灸筒或温灸盒放在施灸部位即可。

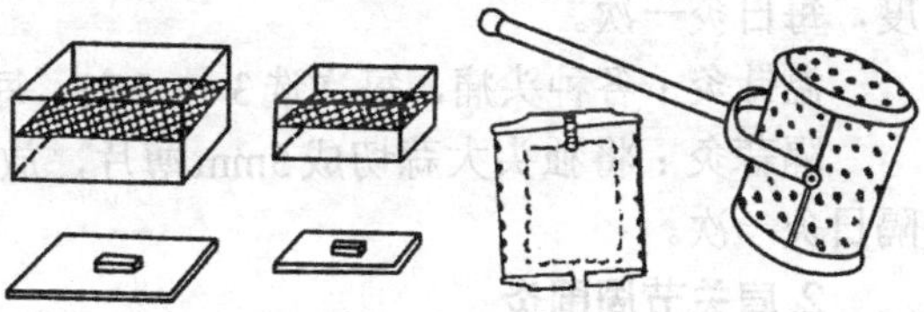

图7-49　温灸器

（三）艾灸疗法的操作规程

1. 辨证施灸

在使用艾灸疗法时，必须严格按照中医基础理论和经络腧穴理论及针灸治疗的基本规律选取不同的部位、经络、穴位、时间及补泻方法辨证施灸。

2. 选择体位

患者的体位是否合适，对于正确取穴和进行灸疗操作有一定的影响。部分重症和身体虚弱的患者，体位的选择更为重要，体质虚弱或精神紧张者要采用卧位。不舒服的体位，操作期间，往往可因移动肢体而引起意外。总之，选择体位以医者能正确取穴，操作方便，患者肢体舒适，并能持久为原则。

3. 点穴

施灸时必须取准穴位，还需嘱咐患者不可移动体位，以保持穴位的准确。此外，还需使施灸的部位平直，一方面以便艾炷能平放，防止施灸时艾炷滚下，烫伤皮肤；另一方面，艾条灸及温针灸时能使火力集中。

4. 置炷与点火

点穴后，不同的艾灸疗法有不同的置炷要求，如艾炷灸，可先涂些大蒜液、凡士林，然后将艾炷粘贴其上；温针灸则在针刺入穴位后，将艾绒捏在针柄上或在针柄上套置一段

1～2cm的艾条施灸，置炷完毕，可用线香点燃艾绒，艾炷灸从尖端开始，烧近皮肤时，若患者感到灼痛，可在穴位周围用手拍打以减轻疼痛，灸完一壮后，以纱布蘸冷开水抹净所灸穴位，再依前法续灸，一般可灸7～9壮。

（四）艾灸疗法的适应证和禁忌证

（1）施灸时，必须注意防止艾炷滚翻，艾火脱落，以免引起烧伤。施灸完毕，必须把艾卷或艾炷彻底熄灭，以免引起火灾。对于昏迷、肢体麻木不仁及感觉迟钝的患者，注意勿灸过量并避免烧伤。

（2）施灸的程序，一般是先上后下，先背后腹，先头后四肢；先阳经，后阴经；施灸壮数先少后多。特殊情况，灵活掌握。

（3）施灸后，皮肤多有红晕灼热感，不需处理，即可消失。如灸后皮肤起疱，小者可自行吸收，大者可用消毒针头穿破，放出液体，然后涂擦甲紫，敷以消毒纱布固定即可。应用敷灸若出现药物过敏者，要及时处理，对症治疗。施用瘢痕灸法，在灸疮化脓期间不宜做重体力劳动。如灸疮污染局部发炎时，可用消炎药膏或玉红膏涂敷。

（五）艾灸疗法的康复应用举例

1. 头痛

取穴：百会、太阳、头维、上星、列缺、合谷、阿是穴。风寒型加风池、风门；风热型加曲池、外关、大椎；风湿型加风池、阳陵泉；肝阳上亢型加太冲、阳辅、太溪；肾虚型加太溪；气虚型加气海、足三里、脾俞；血虚型加三阴交、血海；痰浊型加中脘、丰隆、足三里。

艾炷灸：头部窗位可用小艾炷灸，每次选用4或5穴，艾炷直接施灸。

温和灸：点燃艾条，靠近穴位熏烤，灸20min左右，或以略有热痛感觉、皮肤红润为度，每日灸一次。

温针灸：各种头痛，每次选3～5穴，每穴灸3壮（或5～10分钟），每日灸1次。

隔蒜灸：将独头大蒜切成5mm薄片，放在阿是穴上，艾炷置蒜片上。每次灸3～5壮，隔日灸一次。

2. 肩关节周围炎

取穴：肩髃、肩贞、臂臑、曲池、外关。

温和灸：每次选用2～4个穴位，每穴灸10～20min，每日或隔日灸一次。

艾炷隔姜灸：每次选用2～4个穴位，每穴灸5～10壮，艾炷如枣核大，每日或隔日施灸一次。

温针灸：每次选用2～4个穴位，每穴灸10～15min，每日或隔日灸一次。

3. 落枕

取穴：落枕穴、压痛点、天柱、后溪、悬钟。

温和灸：每次选用3～4个穴位，每穴灸15～20min，每日灸1～2次。

艾炷隔姜灸：每次选用2～3个穴位，多选用局部病处腧穴，每穴灸5～10壮。艾炷如枣核大，每日灸1～2次。

温灸器灸：每次选用2～3个穴位，多选用病变局部腧穴，每次灸10～20min，每日灸一次。

4. 扭伤

取穴：颈部取风池、天柱、后溪；肩部取肩髃、肩贞、臑俞、条口；肘部取曲池、天井、尺泽、小海；腕部取阳池、阳溪、阳谷；指部取阿是穴；腰部取肾俞、腰阳关、后溪；

髋部取环跳、秩边、承扶；膝部取膝眼、阴陵泉、梁丘、鹤顶；踝部取昆仑、解溪。

艾炷灸：每穴施灸3～5壮，每日1～2次。

艾条灸：艾条悬灸，每穴5～10min，阿是穴可灸至20min，每日1～2次。

隔姜灸：老姜片上置艾炷3～7壮，每日1～2次。

5.腰痛

（1）取穴：肾俞、腰阳关、阳陵泉、委中、命门。适用于寒湿腰痛。

温和灸：每次选2～5穴，每穴灸10～15min，肾俞、腰阳关可灸至20min，每日灸一次。

艾炷灸：每次选用2～4个穴位，一般穴灸3～5壮；肾俞可灸至10壮，每日灸一次。

隔附子饼灸：将附子饼置于穴位上，上置艾炷灸，每穴灸5壮，肾俞、腰阳关可灸10～15壮，每日灸一次。

（2）取穴：志室、三阴交、膈俞、气海俞、太冲、阿是穴。适用于劳损腰痛。

温和灸：每穴悬灸5～10min，志室、阿是穴、气海俞可灸至15～20min，每日灸一次。

艾炷灸：每次选用2～4个穴位，一般穴灸3～7壮；志室、阿是穴可灸至10壮，每日灸一次。

（3）取穴：关元、命门、肾俞、太溪、然谷。适用于肾虚腰痛。

温和灸：每穴灸5～10min，关元、肾俞可灸至20min，每日灸1～2次。

隔附子饼灸：每次选用3～5个穴位，取附子饼置于穴位上，上置艾炷灸，每穴灸5壮，肾俞、关元、阿是穴可灸15壮，隔日灸一次。

六、刮痧治疗技术

刮痧疗法是运用刮痧器具刮拭皮表，达到疏通经络、挑出痧毒、治愈疾病的一种治疗方法。属于自然疗法之一。

（一）刮痧疗法的基本原理

1.中医理论

人体是一个有机的整体，当内脏出现疾病时，在体表特别是在脊柱两侧会出现病理反应点（又称阳性反应点，即痧象），也就是十二皮部分布的地方，它是内在脏腑通向体表的枢纽。刺激机体的某个部位或某穴位的皮部发生变化时，就会引起相应的全身反应。同样，术者对于人体外在的刺激，也会通过经络而传导入里，起到调整脏腑的作用。在经络理论中，皮部是经脉功能反映于体表的部位，也是经脉之气散布的所在。刮痧疗法是中医外治法中的一种，它的基本原理也源于经络理论。刮痧疗法中“皮部”是其治病的着眼点，借助某些特殊工具，对体表的特定部位进行良性刺激，这种刺激产生的痧痕通过经络的传导作用传至体内，激发并调整体内紊乱的生理功能，使之阴阳达到相对的平衡状态，各部之间的功能协调一致，从而达到治病和增强人体抗病能力的作用。

2.现代医学原理

刮痧疗法的实质是一种特殊的物理疗法，即通过刮治对局部或对某些穴位进行一定程度的刺激，通过人体神经末梢或感受器官的传导和反射作用，促进大脑皮质的正常功能，从而调整各组织之生理功能而产生效应。进而言之：①通过神经反射作用或体液的传递，对中枢神经系统发出刺激信号，通过中枢神经的分析、综合，用以调整自主神经，遏阻病势的恶性循环，对机体各部位的功能产生协调作用，并达到新的平衡；②使血液和淋巴液的循环增强，使肌肉和末梢神经得到充分的营养，从而促进全身的新陈代谢功能旺盛；③对循环、呼吸、中枢系统具有镇静作用；④直接刺激末梢神经，调节神经和内分泌系统，增强细胞免疫，从而增进人体的防御功能。

（二）刮痧疗法常用的器具及介质

1. 刮痧器具

可分为民间使用与专业使用两类。民间使用之刮痧器具多为因地制宜，简便易寻者，因而种类繁多；专业使用者较为精制，目前多以牛角制品为主。归纳起来主要有以下数种。

（1）植物团　常用的植物，如丝瓜络、八棱麻，取其茎粗糙纤维，除去果肉壳等，捏成一团，使之柔软而具有弹性。适用于人体肌肉薄弱处（如肋间骨区等）。

（2）贝壳刮具　如以小贝壳等制成的刮具。选取大小不一、边缘光滑（或磨成钝圆形）的贝壳，此为沿海或湖泊地区渔民常用的一种刮痧工具，需从患者疾病的性质取材，如寒盛的取热温类药材，热盛则选寒凉类药材等。

（3）动物角质刮板　如羚羊角、水牛角等，尤以水牛角为常用。用角质制成的刮板，制成边缘光滑、圆滑即可。具体规格要根据刮拭部位不同，制成不同厚薄、大小不一的刮板，施于人体各部位。这种刮板具有清热解毒作用，且具有不导电、不传热等特点。

（4）代用刮具　根据取材方便的原则，一般常取下列物类代用。瓷类的小盏、瓷杯、汤杯、汤匙等用其边缘刮拭。又如有机玻璃纽扣（应选边缘光滑、较大纽扣）是近代新应用的刮痧工具，取材方便，清洁消毒处理容易，不易破损，便于捏拿。可按人体部位不同而选择相应大小的代用刮具。

（5）手指　医者以手指代刮具，即以手指相对用力，做捏、挤、提、点、按等动作。此法主要用于撮痧法。

（6）针具　用于挑痧、放痧。凡圆铜针、棉线针、三棱针等针具均可，但要质地坚硬，尖部锋利，无锈，无弯曲。

2. 刮痧常用的介质

在进行刮痧操作时，要选用一些介质做润滑剂，其主要作用有三：①有利于施术操作；②避免损伤皮肤；③可增强疗效（使用药类介质）。其常用介质可分为液体、固体、药剂三种。液体介质如水（以蒸馏水、凉开水为佳）、植物油（如香油）等；固体介质如凡士林、面霜、板油等；药剂是根据病情，经过辨证后选用不同的中草药制成油剂以供使用。

（三）刮痧疗法的常用刮法及基本手法

1. 常用刮法

根据不同的疾病和病情，选择不同的刮治部位和相应的操作手法，才能最好地发挥刮痧的治疗作用。因施术所用刮具不同，故刮痧方法又可分刮痧法（用刮具）、撮痧法（用手指）、拍痧法（用手掌）和挑痧法（用针具）四大类。

（1）刮痧法（图7-50）　刮痧法指选用相应的刮具，在人体相应体表进行刮动，使皮肤出现“痧痕”的一种操作，应按顺序刮治。刮动时，用力要均匀，一般采用腕力，同时要根据患者的反应随时调整刮动的力量，以达到预期的治疗效果。根据患者年龄、体质差异，又可选用直接刮法或间接刮法。间接刮法适用于年龄小、体质虚弱、不耐直接刮者；直接刮法适用于普通患者。

① 直接刮法　即施术者持刮痧器具在涂抹了刮痧介质的皮肤表面直接刮拭的一种方法。此法以受力重、见效快为特点（图7-51）。

② 间接刮法　即施术者在刮痧部位铺上薄布或薄纱，持刮痧工具薄布和薄纱布上刮动，

刮痧器具不直接接触患者皮肤的一种刮痧方法（图7-52）。此法以受力轻、动作柔为特点。由于薄布或薄纱阻隔，影响直接观察皮表变化，为避免刮伤或过刮，可每刮十余次即揭开薄布或薄纱观察一次，当皮肤出现红、紫痧点时，停止刮拭。

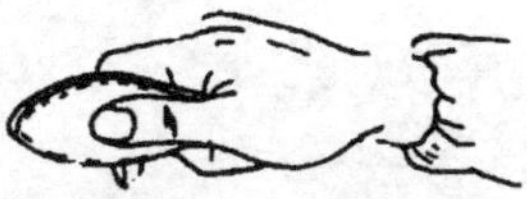

图7-50 刮痧法

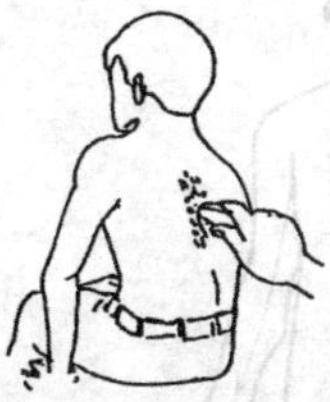

图7-51 直接刮法

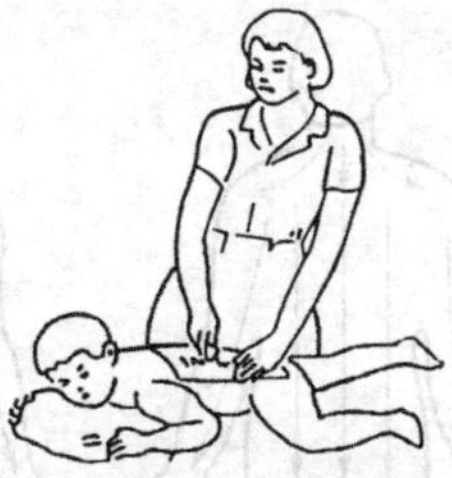

图7-52 间接刮法

（2）撮痧法 撮痧法指施术者在患者体表的一定部位，用手指扯、夹、挤、抓，至出现红紫痕为止的一种方法。根据不同的指法和力度又可分为扯法、夹法、挤法和抓法。

① 扯法 施术者以拇、食指合力提扯撮痧部位，用力较重，以扯出痧痕为止（图7-53）。

② 夹法 俗称“钳痧”。施术者五指屈曲，用食、中两指的第二指节对准撮痧部位，把皮肤与肌肉夹起，然后松开，一夹一放，反复进行，发出“吧吧”声响，用力较重，至被夹部位出现痧痕为止（图7-54）。

③ 挤法 施术者将两手拇、食指同时放在撮痧部位，围出1～2cm^{2}面积的表皮做对抗挤压，至出现痧痕为止，一般用于头额部位（图7-55）。

④ 抓法 施术者以拇、食、中三指对合用力，交替、反复、持续均匀地提起撮痧部位或穴位，并在体表游走，至出现痧痕为止（图7-56）。

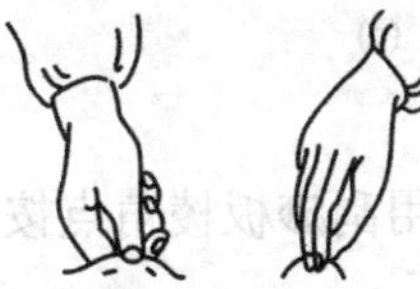

图7-53 扯法

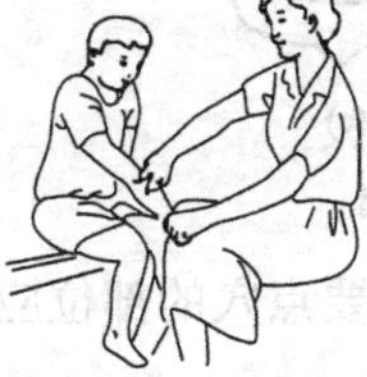

图7-54 夹法

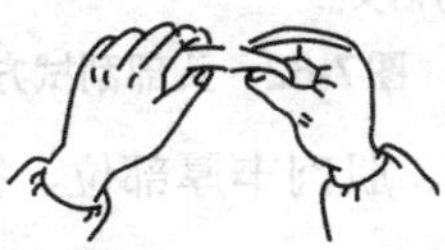

图7-55 挤法

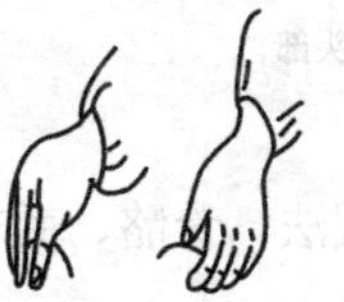

图7-56 抓法

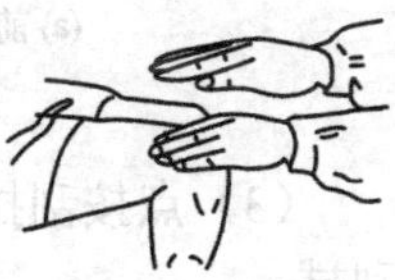

图7-57 拍痧法

（3）拍痧法 拍痧法指施术者在涂有刮痧介质的部位，以双掌有节奏地轮流拍打，至皮下出现红点或皮肤由红变紫色的一种方法（图7-57）。此法多用于关节处。

（4）挑痧法 挑痧法即施术者常规消毒治疗部位，左手捏起皮肉，右手持针，轻轻地刺，然后用双手挤出紫暗色瘀血，反复操作5～6次，最后用消毒棉球擦净（图7-58）。

此外，挑痧法还含挑筋法，即常规消毒，将针尖轻触挑点中心，缓慢进针，将皮肤纤维拉断或拨出，挑至没有纤维随针然后于挑口处挤压出血，挤至血色鲜红。

2.刮痧疗法的基本手法

（1）拿刮板法 拿刮板法是用手掌握着刮板，治疗时厚的一面对手掌，保健时刮板薄的一面对手掌［图7-59（a）、（b）］。

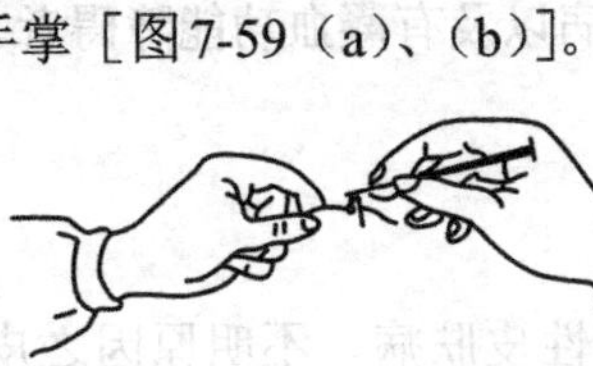

图7-58 挑痧法

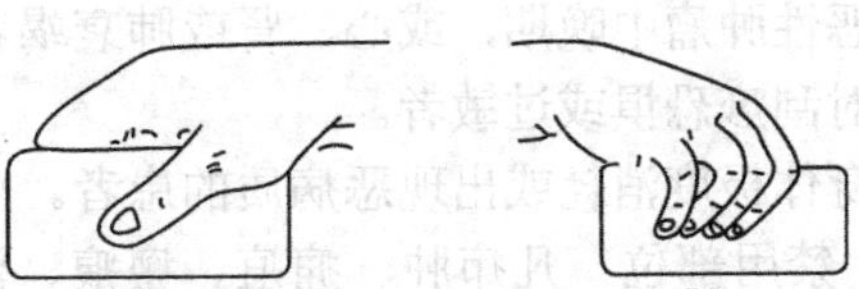

(a) (b)

图7-59 拿刮板法

（2）刮拭方向　刮拭方向：颈、背、腹、上肢、下肢从上向下刮拭［图7-60（a）］，胸部从内向外刮拭［图7-60（b）］。

头部刮拭方向见图7-61、图7-62。

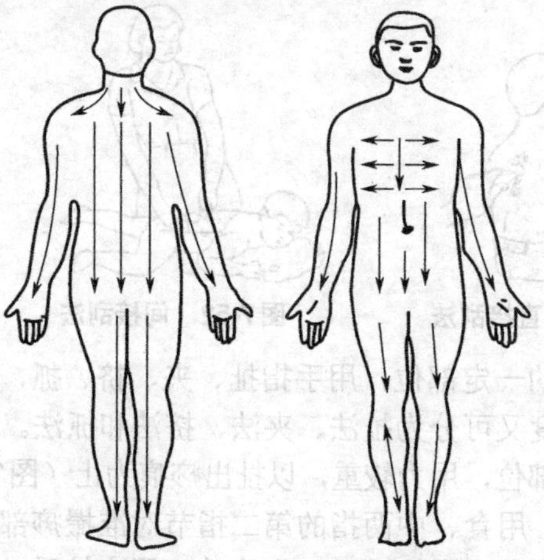

图7-60　身体刮拭方向

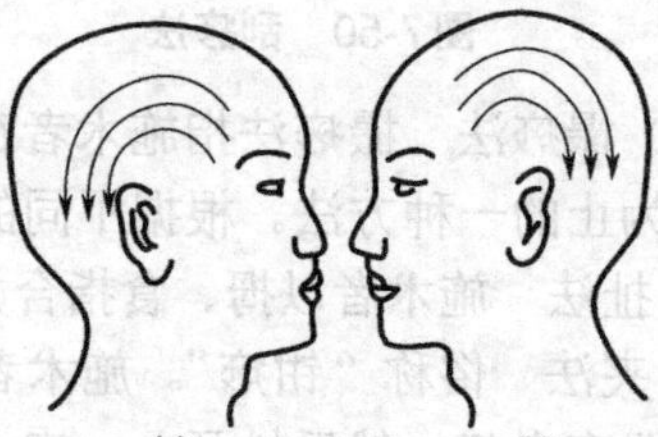

图7-61　头部刮拭方法

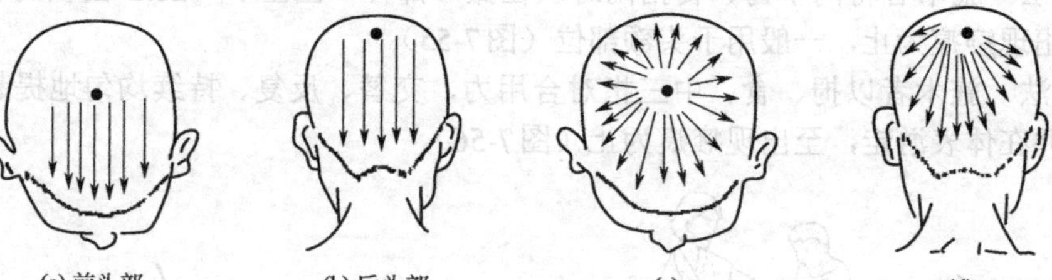

图7-62　头部刮拭方向

（3）点按刮拭法　骨骼、关节、肌肉丰厚部位、需要点穴的部位应采用刮痧板棱角点按刮拭。

（4）刮痧须知　刮痧时应用力均匀（包括上下、内外、左右），刮痧部位应尽量拉长。

（四）刮痧法的适应证和禁忌证

1. 适应证

刮痧法的适应范围十分广泛，不仅适用于痧证，内科、儿科、妇科、皮肤科、眼科和耳鼻喉科等临床多种常见病和部分疑难病症均可治疗，而且都有较好的疗效。

2. 禁忌证

（1）病症

① 破伤风、狂犬病、精神失常及精神病发作期者。

② 血小板减少症、活动性出血性疾病、血友病、白血病以及有凝血功能障碍者。

③ 恶性肿瘤中晚期，或心、肾或肺衰竭者。

④ 对刮痧恐惧或过敏者。

⑤ 身体极度消耗或出现恶病质的患者。

（2）禁用部位　凡疖肿、痈疽、瘢痕、溃烂及性传染性皮肤病、不明原因之皮肤疱块等，均不宜直接在病变部位刮。妊娠妇女的腹部及双侧乳房也不宜刮拭。

（五）刮痧疗法的优点及注意事项

1. 优点

刮痧疗法是中医学的重要组成部分，既同源于针灸、按摩疗法，又同属民间疗法。故而长期在民间广为流传和应用，深受群众欢迎。

因此，刮痧疗法既具有针灸疗法的一般特点，又具有自身特点，集中表现在：器械简易、简便易学、方便经济。

2. 注意事项

（1）注意清洁消毒　刮治前，施术者的双手、患者的刮拭部位均应清洁干净或常规消毒，刮痧用具必须常规消毒，严防交叉感染。

（2）刮前须检查刮痧用具，不可使用有缺口、欠光滑者，以免损伤患者皮肤。

（3）手法不可忽重忽轻，或强力牵拉，避免损伤皮肉筋脉。

（4）勿在患者过饥、过饱、过度紧张、酒醉、大渴和过劳时施行刮痧。

（5）治疗中出现晕刮，症见面色苍白、出冷汗、头晕目眩、心慌、恶心呕吐、四肢发冷或神昏仆倒等，应立刻停止刮痧，让患者平卧，饮温开水或热茶，稍顷多能好转。晕刮严重者，可刮刺百会、水沟、内关、涌泉、足三里等穴，必要时应配合其他急救措施。

（6）刮痧后1h内不能用冷水洗脸及手足。同时刮痧后患者应适当休息片刻，可适当饮用温开水或姜汤或清凉茶，以帮助新陈代谢。禁食生冷、酸辣、油腻或难消化食物。有汗者，应及时擦汗，切忌当风受凉。当日不可做重体力活动。

（六）刮痧疗法的康复应用

1. 脑卒中

取穴：头部刮治参照头痛，背部刮夹脊穴；若口眼㖞斜，加刮病侧面部，并用手指按揉阳白、太阳、四白、地仓、翳风，病侧与健侧每日交替刮拭；半身不遂者，加刮肩髃、曲池、手三里、外关、合谷、环跳、阳陵泉、足三里、解溪、太冲；神志不清者，指压水沟。

操作：患者取坐位或侧卧位，术者以中等力度刮头部5～10min，继则在背部涂上刮痧介质，以中等力度刮至局部潮红为度。然后根据口眼㖞斜或半身不遂等选刮相应部位。刮治力度适中，刮至局部潮红为度。每日刮治一次，20日为一疗程。手足部可配合拍痧法。

2. 腰痛

取穴：刮治整个腰部；下肢主要刮委中。湿邪盛者，加刮阴陵泉；肾阴虚者，加刮太溪；肾阳虚者，加刮命门。

操作：患者取俯卧位，实证者以较重力度刮腰部与委中，刮至局部出现痧痕为宜；虚证者，以较轻力度刮腰部及委中，刮至局部潮红即可。每5日刮治一次，5次为一疗程。可据病情，在刮治期间，辅以拍痧法或挑痧法。

3. 肥胖症

取穴；腹部刮治全腹，重点刮中脘至关元区域；背部刮肝俞至三焦俞区域。

操作：患者取坐位，或先仰卧后俯卧位，术者在刮治部位涂以刮痧介质，中等力度刮腹部，较重力度刮背部及足部，刮至局部潮红。腹刮之时间宜长，可20min左右。每日刮治一次，20次为一疗程。

4. 肩关节周围炎

取穴：肩部刮患侧肩关节周围及肩胛部，肘部刮曲池。若麻木至肘关节以下者，加刮合谷。

操作：患者取坐位，术者在肩、肘部涂以具有活血化瘀作用的刮痧介质，然后从上往下先刮肩部，刮至局部出现痧痕为宜，再进入下一个部位。此外，肩部可配用拍痧法，以增强疗效。

5.颈椎病

取穴：项部刮两侧风池至大椎区域，腰部刮肾俞与命门，下肢刮三阴交与太溪。

操作：患者取坐位，施术者在刮治部位涂以具活血化瘀作用的刮痧介质，然后左手扶住患者额部，右手以中等力度从风池刮至大椎，刮至局部潮红或有痧痕；腰部及下肢穴位采用补法，以较轻力度刮至潮红即可。刮治5次为一疗程，可连刮2～3个疗程。

6.落枕

取穴：颈项部从风池刮至风门，肩部刮肩井，手部刮落枕。

操作：患者取坐位，施术者在刮治部位涂以具活血化瘀作用的刮痧介质，左手扶住患者额部，右手以中等力度从风池刮至风门，以局部出现痧痕为宜。继以较轻力度刮落枕，刮至局部潮红即可。

七、药敷治疗技术

药物贴敷疗法是将各种不同的药物制成一种专用的剂型贴敷于某些穴位或特定的部位上，利用贴敷药物对机体的刺激和药理作用，从而达到调理机体和治疗疾病的目的的方法。该法是中医常用临床外治方法之一，也是中医治疗学的重要组成部分，并较内治法更为简便、实用，是我国劳动人民几千年来在同疾病做斗争中总结出来的独特的行之有效的治疗方法。

（一）贴敷疗法的基本原理

1.中医理论

贴敷疗法发生功效多因药物贴于皮肤后，通过药物的渗透、吸收或药物对腧穴的刺激，对局部发生直接作用或通过经络的传导，达到刺激机体、调整系统功能的效果。

在经络理论中，皮部是经脉功能反映于体表的部位，也是络脉之气散布之所在，居于人体最外层，是机体的卫外屏障，具有卫外、安内的功效，起到对外接受信息，对内传达命令的作用，是机体的受纳器和效应器。因此，皮部在人体的生理、病理和治疗中，有着十分重要的通信联络作用。贴敷是借助药物贴于皮部，对体表形成特定刺激，并通过透皮吸收和经络刺激，激发并调整体内紊乱的生理功能，使各部位之间的功能协调一致，增强人体抗病能力，以达到扶正祛邪、治愈疾病的目的。因此，贴敷的基本功效如下。

（1）调和阴阳，改善脏腑功能　由于贴敷药物的配伍，可对机体产生良性刺激，使各系统功能得以调整，保证机体处于阴平阳秘的状态。当气血凝滞或经脉空虚时，通过药物刺激，可以引导营卫之气始行输布、鼓动经脉气血，濡养脏腑组织器官，温煦皮毛。同时，使脏腑功能得以振奋，鼓舞正气，加强祛除病邪之力。

（2）祛除邪气，疏通经络　不通则痛，血瘀经脉闭阻，贴敷通过药物直接作用于瘀血局部，使经脉通畅，气血得以运行。同时，通过药物对经络腧穴或皮部的刺激，将充斥于体表病灶，乃至深层组织、器官的风、寒、痰、湿、瘀血、火热、脓毒等各种邪气从皮毛透达于外，使其得以疏通。

2.现代医学理论

（1）整体作用

① 透皮吸收作用　通过动脉通道、角质层转运和表皮深层转运而被吸收，药物通过一种或多种途径进入血液循环。

② 水合作用　中药外敷后，局部形成一种汗水难以蒸发扩散的密闭状态，使角质层含

水量增加，角质层经水合作用后可膨胀成多孔状态，易于药物穿透。

③ 表面活性剂作用　中药中含有的表面活性剂，可促进被动扩散的吸收，增加表皮类脂膜对药物的透过率。

④ 促进吸收作用　贴敷药物中如冰片、麝香、沉香、檀香等，可使皮质类固醇透皮能力提高8～10倍。

（2）局部作用

① 抗菌、抗病毒作用　通过对外用药进行药理分析证实，部分中药有抗菌、抗病毒的化学成分，因而对局部有良好的抗感染作用。同时部分药物还有抑制或杀灭真菌的作用。

② 去腐生肌作用　有些药物可促进细胞的增生分化与肉芽组织的增长速度，在一定程度上加速伤口愈合；并可促进巨噬细胞增生，巨噬细胞具有吞噬细菌、异物和坏死组织碎片，提高局部抗感染的能力；还可调节胶原代谢，改善创面血液循环，增加局部血、氧供给，加速创面新陈代谢，促进创面愈合。

近年来，人们还将透皮吸收促进剂引进中药外治领域，使药物呈分子或亚分子状态均匀地分布于基质中，以利于迅速、均匀地透皮吸收。

（二）药物贴敷疗法的器具、基质与渗透剂等

1.器具

（1）粉碎器　用于研磨、捣烂、切制、碾压等。各种适用工具均可。使药物被粉碎、溶合，综合发挥药效。

（2）粘贴剂　如胶布、网状绷带等，使已制成并贴于患处的药物固定，不发生脱落或移动。

2.基质

基质是已粉碎好并溶合的药物的载体，也可称为调和剂。常用基质有醋、酒、凡士林、菊花汁、蜂蜜、银花露、葱、姜、蛋清、油脂、纱布等。

3.渗透剂

渗透剂是促进药物向皮下渗透的促进物，可提高药物综合疗效。一般而言，基质物本身就具有渗透剂的作用，不需另加。使用水性物质为基质时，要注意补充基质，以免水性物质干燥后失去渗透作用，影响疗效。

4.药糊剂

药糊剂是将药物研成细末，在药粉末里加上调和剂（水、油、酒、醋、蜜、茶等），调和均匀制成糊状，或将鲜药汁与面粉调成糊状，而制成糊剂。具有抗感染、止痒、吸水、保护创面的作用，对热证、肿毒、损伤等疗效显著。

5.药膏剂

药膏剂是一种硬糊剂，是将药粉直接和油脂类（如猪油、羊油、松脂、麻油、黄白蜡、蛋清、饴糖、凡士林等）调和均匀，制成硬糊状，而成为膏剂。制剂柔软、滑润，穿透性强，涂展性好，对皮肤无刺激性，临床使用广泛。多用于干燥肥厚性皮肤病及少许湿润的创面的治疗。

6.膏药

膏药又称薄贴，是将药粉配和香油、黄丹或蜂蜡等基质炼制而成的硬膏，再将药膏摊涂在一定规格的布、皮、桑皮纸等上面而成。膏药黏性较好，应用方便，药效持久，便于收藏携带，适合治疗多种疾病。

（三）药物贴敷疗法的适应证与禁忌证

1. 适应证

药物贴敷疗法适应证广，可用于内、外、妇、儿、五官科等多种疾病。

2. 禁忌证

由于外用药物的剂型较多，其功效、性质较广泛，故贴敷疗法没有绝对的禁忌证，既可用于机体表面，又可作用于内部；既可用于有伤口的病症，又可用于无伤口的病症。唯在使用中应注意通过辨证施药，不可药性与病症相悖。另外对于使用贴敷药物有变态反应（过敏反应）者应及时调整用药，以防过敏加重。对危、急、重症者，应慎用。

（四）药物贴敷疗法的优点和注意事项

1. 优点

（1）途径直接，作用迅速　贴敷疗法通过药物直接作用于患处，通过透皮吸收，使局部药物浓度明显高于其他部位，作用直接，直达病所，发挥药效作用较强。

（2）用药安全，适应证广　贴敷疗法是以透皮吸收发挥药物作用，较其他给药途径用药安全，同时也扩大了用药范围。

（3）使用简便，易于推广　贴敷药物的制作可简可繁，家庭多用较简单的药物配伍及制作，易学易用。

（4）药源广泛，价廉效广　贴敷疗法的药物取材多较简单，甚至有一部分来自于生活用品，包括葱、姜、蒜等随地取材，无需耗费过多金钱。且贴敷药方组成多来自于临床经验，疗效显著，在疾病的初期即自行解决，节省大量人力财力。

（5）稳定可靠，副作用小　贴敷疗法是将药物施于体表，以达到治病的目的。此法便于随时观察、了解病情变化，随时加减更换药物，很少发生副作用，具有稳定可靠的特点。

2. 注意事项

（1）治病遵内治之理，重视辨证论治　贴敷治病，同样要按照中医基本原则，辨证选方用药，才能取得良好的治疗效果。

（2）贴敷部位（穴位）要按常规消毒　因为皮肤受药物刺激会产生发红、水疱和破损，容易发生感染。通常用酒精棉球作局部消毒。

（3）合理选择调和剂　为促进药效的发挥，选择调和剂时应注意其本身药性所长。如用醋调贴敷药，具有解毒、化瘀、敛疮等作用，虽用猛药，可缓其性；酒调贴敷药，具有行气、通络、消肿、止痛等作用，虽用缓药，可激其性。

（4）穴位贴敷后药外加固定，以防止药物脱落或移位　通常选用的为纱布覆盖，医用胶布固定，或不含药物的清膏。贴在头面部的药物，外加固定特别重要，尤应防止药物掉入眼内发生意外。

（5）贴敷部位（每个或每组穴位）不宜连续贴敷过久，应交替使用，以免药物刺激太久，造成皮肤溃疡，影响继续治疗。一般为每日换药一次。同时用药厚度要适中，不可太厚或太薄。

（6）头面部、关节、心脏及大血管附近，不宜用刺激性太强的药物进行发疱，以免发疱遗留瘢痕，影响容貌或活动功能。

（7）孕妇的腹部、腰骶部以及某些敏感穴位，如合谷、三阴交等处不宜采用贴敷发疱治疗。有些药物如麝香等孕妇禁用，以免引起流产。

（8）小儿的皮肤薄嫩，不宜用刺激性太强的药物，贴敷时间也不宜太长。

（9）随时注意观察，中病即止。如有不适，要立即撤除药物，并易方贴敷，以愈为度。

有皮肤过敏或皮肤破损者，不宜用此法。

（五）药物贴敷疗法的康复应用

1.面瘫

处方：熟附子、制川乌各90g，乳香30g。

用法：诸药共研细末，分成8～10包，每取一包，加生姜末3g拌匀，用开水调成糊状，先嘱患者用热生姜片擦患处，擦至局部充血为好，再将药糊敷患侧（上至太阳，下至地仓），宽约3cm。用纱布盖住，胶布固定，并嘱患者用热水袋热敷。每天换药一次。

2.腰痛

处方：肉桂5g，川乌、乳香、蜀椒各10g，樟脑1g。

用法：诸药共研细末，加适量白酒炒热后，趁热贴敷于肾俞（双）、命门、次髎（双）上，外用玻璃纸盖上，胶布固定。每2日换药一次。

3.痹证

（1）处方：乌头30g，干姜、高良姜、白胡椒、北细辛、肉桂、丁香各15g。

用法：诸药共研细末，取药末1g，加白面粉一匙和匀，用生姜、葱白煎取汁调成膏状，摊于布上，贴患处，固定一夜，晨起除之。主治寒湿冷气凝于四肢关节。

（2）处方：芥子、延胡索各30g，甘遂、细辛各15g。

用法：诸药共研细末，入麝香1g和匀，姜汁调匀成膏备用，取药膏3g，摊于4cm×4cm玻璃纸上，贴于被选定穴位上。背痛：按患部位置上下，选用临近的华佗夹脊穴3对。腰痛：取肾俞、秩边、委中。上肢痛：取曲池、臂臑、外关。下肢痛：取阳陵泉、环跳、承山。膝痛配膝眼。酌情使用阿是穴，外用胶布四周固定。每贴4～6h，5天后再贴。主治痛痹。

4.外伤出血

（1）处方：毛冬青15g，冰片3g。

用法：毛冬青叶晒干研粉，加少许冰片外用贴敷。

（2）处方：马勃粉30g。

用法：马勃粉直接敷压伤口处。

（3）处方：大黄、白及各30g。

用法：两药入锅内炒成焦黄色取出待凉后研成细末，调敷患处，加压包扎。

5.扭伤

（1）处方：山楂100g，细辛10g。

用法：将两药共研细末，用黄酒调匀成糊状敷于患处，外以纱布覆盖，胶布固定。每日或隔日换药一次。主治胸胁部扭挫伤。

（2）处方：泽兰叶鲜品60g。

用法：捣烂敷患处，每日3～6次。主治损伤瘀肿。

（3）处方：新鲜三七叶15g。

用法：上药捣烂外敷，用大片状树叶盖在药上，用绷带包扎固定，每日换药一次。主治急性扭伤。

【复习思考题】

1. 医疗体育的绝对禁忌证和相对禁忌证是什么？
2. 医疗体育的特点是什么？
3. 康复训练要坚持的运动原则是什么？
4. ACSM危险分级标准是什么？

5. 用于ACSM危险分级的冠状动脉疾病危险因素有哪些?
6. 基础性运动治疗技术主要包括哪几类?
7. 常见的运动治疗形式有哪几种?
8. 运动治疗的作用是什么?
9. 运动疗法的主要适应证与禁忌证是什么?
10. 简述运动性治疗的一般原则?
11. 10RM是指什么?
12. 运动处方的三要素指的是什么?
13. 什么叫代谢当量(MET)?
14. 常见的步行训练方法有哪些?
15. 医疗体操的概念和特点是什么?
16. 常见的中医传统治疗技术包括哪几类?
17. 按摩的基本手法有哪些?
18. 足部按摩疗法的适应证和禁忌证是什么?
19. 简述拔罐的具体操作方法?
20. 拔罐疗法的适应证和禁忌证是什么?

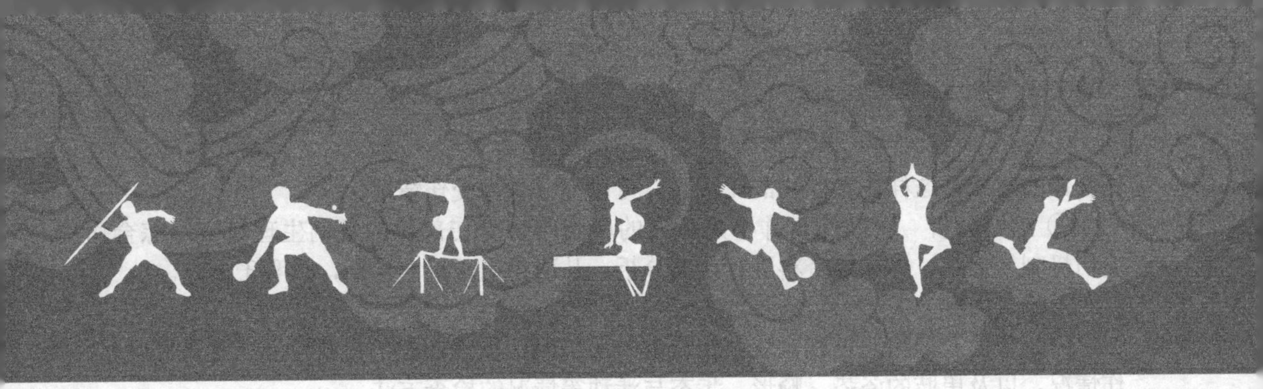

第八章　运动损伤检查方法及日常生活活动能力评定

【学习目标与要求】

1. 掌握运动损伤的检查手法。
2. 掌握肌力评定的标准。
3. 掌握肌力测试的方法。
4. 掌握Barthel指数评定方法及评定标准。
5. 掌握五级20项日常生活活动能力分级法。

第一节　运动损伤的检查方法

运动损伤的原因复杂多样，受伤的机制、程度也千差万别，而且每个人的自身素质和情况也不尽相同，因而诊断的难度较大。这就要求仔细、认真、全面地询问受伤史和受伤机制，系统全面地进行体格检查。

一、病史调查

1. 损伤时间

根据损伤发生的时间分为急性损伤和慢性损伤。

（1）急性损伤　是指由于一次内在或外来暴力所造成的组织损伤。伤后症状迅速出现，病程一般较短，受伤者记忆深刻。

（2）慢性损伤　是指累积多次微小损伤所产生的运动损伤。症状出现缓慢，病程迁延较长，受伤者往往无法确定受伤的时间和地点。

2. 运动损伤表现

运动损伤主要表现为：软组织损伤和骨组织损伤两大类。

二、物理检查

1. 检查原则

① 按序检查　一般顺序为望、触、动、量和其他特殊检查。先检查受伤部位，继查远、近两侧，再查整个患肢和健侧肢体，以及全身和其他部位，这样可以避免遗忘和漏诊。

② 两侧对比　要充分暴露肢体，对其有一个全面的了解。四肢创伤的优势是可以做两

侧肢体的对比，这样在参照物的比较下，可以充分认识受伤情况。

③ 综合分析　物理检查并不是孤立的应当结合受伤部位的解剖生理特点，综合病史、受伤机制、症状、体征等资料进行全面分析，从而得出正确的诊断，以利于治疗。

2. 检查内容

（1）望诊　是指通过视觉观察伤员的一般情况，受伤部位的皮肤色泽、瘀血、肿胀和损伤情况，以及患肢的姿势、畸形、步态与活动等情况的检查方法。

（2）触诊　是通过手的触摸，对骨骼、关节肌肉、肌腱、韧带以及压痛部位和肿块进行检查的方法。疼痛常常是运动损伤最常见的主诉，而压痛则是重要的体征。压痛最明显的部位，往往就是损伤最严重的部位，因此对四肢创伤不可忽略触诊检查。

（3）动诊　是指通过活动四肢和躯干，进行肌肉收缩和关节活动度检查的方法。对患肢进行检查时须与健侧肢体对比，超过或不及者均为异常。

（4）量诊　指通过使用简单的工具对四肢和躯干进行测量。测量内容主要包括肢体的长度、周径、关节活动范围、肌力、感觉障碍区、腱反射等。

第二节　肌力评定

肌力评定是临床医学和康复医学常用的运动功能评定技术，也是最基本的检测内容，通过测定受试者在主动运动时肌或肌群的收缩力量，以评定肌的功能状态。

一、概述

具体内容参见“第六章　第三节　康复评定概述”的相关内容。

二、影响肌力的因素

具体内容参见“第六章　第三节　康复评定概述”的相关内容。

三、肌力测定

在一定的测试体位下，检测受试者完成有关动作的能力，并测评相关功能肌群的肌力水平。现介绍主要测评部位和测评动作。

不同部位肌的主要测试动作如下。

（1）颈　前屈和后伸。

（2）躯干　前屈、后伸、旋转、上提骨盆。

（3）上肢

① 肩胛骨　内收和外展。

② 肩关节　前屈、后伸、外展、水平后伸、水平前屈、外旋和内旋。

③ 肘关节　屈曲和伸展。

④ 前臂　旋前和旋后。

⑤ 腕关节　掌屈和背伸。

⑥ 手　掌指关节屈曲和伸展、近端指间关节屈曲、远端指间关节屈曲、手指内收和外展、拇指掌指关节屈曲和伸展、拇指指间关节屈曲和伸展、拇指内收和外展、拇指和小指对掌。

（4）下肢

① 髋关节　屈曲、伸展、内收、外展、内旋和外旋。

② 膝关节　屈曲和伸展。

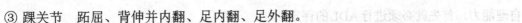

③ 踝关节　跖屈、背伸并内翻、足内翻、足外翻。

④ 足　跖趾关节屈曲、趾间关节屈曲、跖趾关节及拇趾趾间关节伸展。

（5）部分肌的肌力手法检查　肌力手法检查内容较多，一些评定过程也较为繁杂，限于文稿篇幅，这里选择部分肌力测评部位及动作进行介绍，目的在于熟悉肌力手法的检查方法，其他肌与肌群的肌力检查可参阅有关书籍。

① 颈前屈

测评方法：患者取仰卧位，肩放松，抬头屈颈，检查者固定患者胸廓下部，感受前额抵抗。

检测主要肌群：主动肌（胸锁乳突肌）和副动肌（头长肌，颈长肌，前、中、后斜角肌等）。

运动范围：颈椎前屈直至生理性前凸消失（图8-1）。

评定结果：5级和4级，能抵抗加在前额的较大或中等阻力；3级和2级，体位同上，患者屈颈幅度达全范围或部分范围；当患者试图屈颈时，能触及胸锁乳突肌收缩者为1级，不能者为0级。

② 躯干旋转

测评方法：患者取仰卧位或坐位，双手抱颈，检查者固定患者下肢。

检测主要肌群为主动肌（腹内斜肌和腹外斜肌），副动肌（背阔肌、竖脊肌、多裂肌、腹直肌）。

运动范围：旋转胸廓，一侧肩胛骨离开台面（图8-2）。

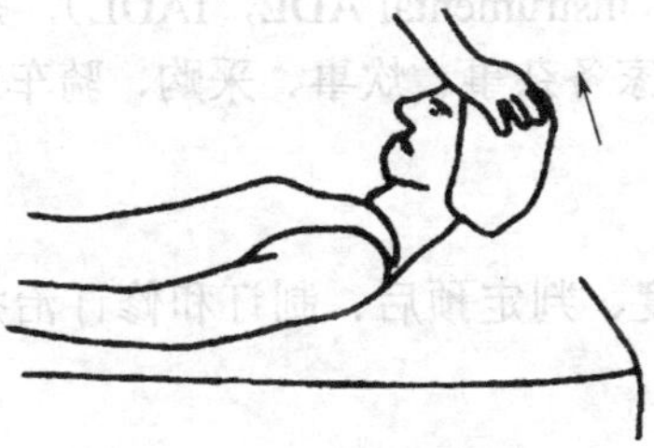

图8-1　颈前屈

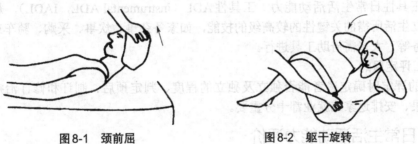

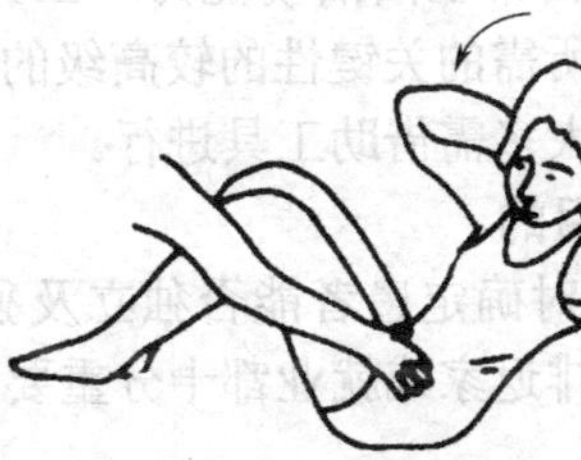

图8-2　躯干旋转

评定结果：5级，患者能屈曲躯干和旋转胸廓向一侧，以及完成反向动作；4级，朝向运动方向一侧的肩胛骨能完全离开台面，对侧仅部分抬起；3级，仅有朝向运动方向一侧的肩胛骨离开台面；2级，患者坐位，可旋转胸廓至两侧；患者仰卧，在试图转体时，检查肋下缘能否触及肌收缩，有为1级，无为0级。

③ 肩关节外展

具体内容参见“第六章　第三节　康复评定概述”的相关内容。

第三节　日常生活活动能力评定

日常生活活动（activities of dailyliving，ADL）能力反映了人们在家庭（或医疗机构内）和在社区中的最基本能力，因而在康复医学中是很基本也很重要的内容。

ADL是在童年期逐步形成、获得，并随着实践而发展，最终趋于完善。这些活动对健康人来说是简单易行的，但对于病、伤、残者来说，则可能变得相当困难和复杂。残疾人若无力去完成日常生活活动，就可能导致自尊心和自信心的丧失，进而又会加重生活能力的丧失。

在日常生活活动中受挫，常可损害个体形象，影响患者与他人的关系，亦可影响到整个家庭和社会。在日常生活活动中最大限度的自理，构成了康复工作的重要领域。要改善患者自理能力，首先就必须进行ADL的评定。

一、日常生活活动能力概述

1.定义

日常生活活动是指人们为独立生活而每天必须反复进行的、最基本的、具有共同性的身体动作群，即进行衣、食、住、行、个人卫生等基本动作和技巧。日常生活活动能力对每个人都至关重要。对于一般人来说，这种能力是极为普通的，而在残疾者往往是难于进行的高超技能。残损的程度愈大，对日常生活活动能力的影响愈严重。

2.范围

日常生活活动包括运动、自理、交流及家务活动等。运动方面有：床上运动、轮椅上运动和转移、室内或室外行走、公共或私人交通工具的使用。自理方面有：更衣、进食、如厕、洗漱、修饰（梳头、刮脸、化妆）等。交流方面有：打电话、阅读、书写、使用电脑、识别环境标志等。家务劳动方面有：购物、备餐、洗衣、使用家具及环境控制器（电源开关、水龙头、钥匙等）。

3.ADL分类

（1）基本的或躯体的日常生活活动能力　基本的或躯体的ADL（basic or physical ADL，BADL or PADL），是指每日生活中与穿衣、进食、保持个人卫生等自理活动和坐、站、行走等身体活动有关的基本活动。

（2）工具性日常生活活动能力　工具性ADL（instrumental ADL，IADL），是指人们在社区中独立生活所需的关键性的较高级的技能，如家务杂事、炊事、采购、骑车或驾车、处理个人事务等，大多需借助工具进行。

4.ADL评定目的

ADL的评定对确定患者能否独立及独立的程度、判定预后、制订和修订治疗计划、评定治疗效果、安排返家或就业都十分重要。

二、日常生活活动能力评价

ADL提出至今已出现了大量的评定方法。常用的评定方法有五级分级法、八级分级法、五级20项日常生活活动能力分级法、Barthel指数、Katz指数、PULSES、修订的Kenny自理评定等。

1.五级分级法

这是根据纽约大学医学中心康复医学研究所制定的分法归纳整理的，即按日常生活的独立程序分成五级。

Ⅰ级：能独立活动，无需帮助或指导，用“√”表示。

Ⅱ级：能活动，但需指导，用“S”（supervision）表示。

Ⅲ级：需要具体帮助方能完成活动，用“A”（assistance）表示。

Ⅳ级：无活动能力，必须依靠他人抬动或操持代劳，用“L”（lifting）表示。

Ⅴ级：即指该项活动不适于患者，用“×”表示。

在上述各级中，如果患者是在有辅助装置（轮椅、矫表支具或拐杖等）的条件下进行的，则必须注明辅助装置的名称。

记录方式：通过表格记录日常生活能力测定结果及功能进展情况。

（1）日常生活活动能力测定报告单见表8-1。

（2）日常生活活动能力的测试及进展情况记录表见表8-2。

表8-1　日常生活活动能力测定报告单

姓名	性别	年龄		病室	病历号	
职业	住址					
入院日期	主管医师			初测日期		
发病日期		损害类型	弛缓性			
			痉挛性			
残疾情况						
发病原因						
褥疮情况						
手术情况						

表8-2　日常生活活动能力的测试及进展情况记录表

床上活动		G/1	G/2	日期	测定人
躺卧—坐起					
翻身	向左				
	向右				
仰卧—俯卧					
料理床铺					
使用床头柜					
使用信号灯					

在表中依次列出日常生活活动能力的测定项目，逐项记录测得的等级（填写等级符号）、测定日期及测定者姓名。

初次测定的记录用蓝笔记载，在G/1栏内填写等级符号，画“√”表示患者能够独立完成该项活动；画“×”表示患者不适宜做该项活动，如果患者不能完成，则在该项活动栏内留空格，不作任何标记。

进展情况的记录用红笔记载，在G/2栏内填写等级符、事情。

表8-2是床上活动的记录部分，轮椅活动、自理活动、阅读和书写、电灯电话及钱币的使用、行走、上下楼梯及乘车等项目的记录情况依此类推。

五级分级法及其记录方式简单、明确，对患者有无独立活动能力、需要哪类帮助等情况一目了然，因此便于临床应用。

2. Barthel指数评定

Barthel指数评定（the Barthel index of ADL）由美国Florence Mahoney和Dorothy Bar-thel设计并应用于临床，是国际康复医学界常用的方法。Barthel指数评定简单，可信度高，灵敏度也高，使用广泛，而且可用于预测治疗效果、住院时间和预后。

Barthel指数分级是通过对进食、洗澡、修饰、穿衣、控制大便、控制小便、如厕、床椅转移、平地行走及上下楼梯10项日常活动的独立程度打分的方法来区分等级的。记分为0～100分。100分表示患者基本的日常生活活动功能良好，不需他人帮助，能够控制大、小便，能自己进食、穿衣、床椅转移、洗澡、行走至少一个街区，可以上、下楼。0分表示功能很差，没有独立能力，全部日常生活皆需帮助。

根据Barthel指数记分，将日常生活活动能力分成良、中、差三级：

＞60分为良，有轻度功能障碍，能独立完成部分日常活动，需要部分帮助；

41～60分为中，有中度功能障碍，需要极大的帮助方能完成日常生活活动；

≤40分为差，有重度功能障碍，大部分日常生活活动不能完成或需他人服侍。

Barthel指数分级是进行日常生活能力测定的有效方法，其内容比较全面，记分简便、明确，可以敏感地反映出病情的变化或功能的进展，适于做疗效观察及预后判断的手段。

Barthel指数记分法见表8-3。

表8-3 日常生活活动（ADL）能力量表（Barthel指数）

姓名　　　　性别　　　　年龄　　　　诊断

项目	评分	标准	评估日期		
大便	0	失禁或昏迷			
	5	偶有失禁（每周＜1次）			
	10	控制			
小便	0	失禁或昏迷或需由他人导尿			
	5	偶有失禁（每24h＜1次）			
	10	控制			
修饰	0	需要帮助			
	5	自理（洗脸、梳头、刷牙、剃须）			
如厕	0	依赖他人			
	5	需部分帮助			
	10	自理（去和离开厕所、使用厕纸、穿脱裤子）			
进食	0	较大或完全依赖			
	5	需部分帮助（切面包、抹黄油、夹菜、盛饭）			
	10	全面自理（能进各种食物，但不包括取饭、做饭）			
床椅转移	0	完全依赖他人，无坐位平衡			
	5	需大量帮助（1～2人，身体帮助），能坐			
	10	需少量帮助（言语或身体帮助）			
	15	自理			
平地行走	0	不能步行			
	5	在轮椅上能独立行动			
	10	需1人帮助步行（言语或身体帮助）			
	15	独立步行（可用辅助器，在家及附近）			
穿衣	0	依赖他人			
	5	需一半帮助			
	10	自理（自己系、开纽扣，关、开拉锁和穿鞋）			
上下楼梯	0	不能			
	5	需帮助（言语、身体、手杖帮助）			
	10	独立上下楼梯			
洗澡	0	依赖			
	5	自理（无指导能进出浴池并自理洗澡）			
		总得分			
		评估人			

3.五级20项日常生活活动能力分级法

这是我国的《康复医学》教材中介绍的分级方法。

Ⅰ级：不能完成，全靠别人代劳。

Ⅱ级：自己能做一部分，但要在别人具体帮助下才能完成。

Ⅲ级：在别人从旁指导下可以完成。

Ⅳ级：能独立完成，但较慢，或需要使用辅助器和支具。

Ⅴ级：正常，能独立完成。

五级20项日常生活活动能力测定内容及记分标准见表8-4。

表8-4 日常生活活动能力测定内容及记分标准

序号	项目	完成所需时间	完成情况				
			不能完成（0分）	在帮助下完成（25分）	在指导下完成（50分）	独立完成但较慢（75分）	独立完成，速度基本正常（100分）
1	穿上衣，扣衣扣						
2	穿裤子，系腰带						
3	穿鞋、袜						
4	用匙						
5	端碗						
6	用筷						
7	提暖瓶倒水						
8	收拾床铺						
9	开关电灯						
10	开关水龙头						
11	用钥匙开门						
12	平地步行						
13	上下楼梯						
14	坐上及离开轮椅						
15	利用轮椅活动						
16	上下公共汽车						
17	刷牙						
18	洗澡						
19	洗脸						
20	如厕						

总评：2000分正常，1500分轻度障碍，1000分轻残，500分残疾，0分严重残疾。

三、日常生活活动能力评定的实施及注意事项

日常生活活动能力测定方法包括测试时的客观观察和记录两部分。

（一）测试方法

1.直接观察法

直接观察法就是由测定者亲自观察患者进行日常生活活动的具体情况，评估其实际活动能力。测定时，由测定者向患者发出动作指令，让患者实际去做。譬如对患者说“请你坐起来”“请你洗洗脸”“让我看看你是怎样梳头的”等，要逐项观察患者进行各项动作的能力，进行评估及记录。对于能直接观察的动作，不要只是采取询问的方式，要了解能做什么及完成的程度，并要竭力做到客观，避免主观，以防止患者夸大或缩小他们的能力。

2. 间接评估法

间接评估是指对于一些不能直接观察的动作，通过询问的方式进行了解和评估的方法。譬如通过询问了解患者是否能够控制大、小便等。

3. 日常生活活动能力测试室

日常生活活动能力测试室是用来做日常生活活动能力测定的场所，同时又是功能训练的一个单位。它为患者提供日常生活活动的基本条件，使康复医疗工作人员能够直接观察患者活动的具体情况。

日常生活活动能力测试室的设置，必须尽量接近实际生活的环境条件。具有卧室、盥洗室、浴室、厕所、厨房等必要的设备及其相应的日常生活用品。例如：床、椅、水龙头、电灯、辅助器等，而且要使一切设备、用具安置得像家里的实际情况那样，放在适当的位置上，以便患者操作。在康复中心或综合医院的康复部、康复病房内，应设日常生活活动能力测试室。北京的中国康复研究中心设有一个现代的日常生活活动能力测试室，内有卧室、浴室（淋浴和盆浴）、盥洗室、厕所、厨房几部分，包括床、椅、各式水龙头、各种门橱把手、各式电灯开关、厨房灶具及手杖、拐、轮椅等辅助器及其他日常生活必需用品。室内的一些设置配备有电动开关，可根据需要调整高低及左右位置。这种测试室设备先进，使用方便，有利于日常生活活动能力的测定和功能训练。高层次的康复医疗机构可以参考。一般的康复医疗单位，可以根据各自的具体情况，设立一个符合基本要求的日常生活活动能力测试室。

（二）测试记录

对日常生活活动能力的测定结果，即对患者日常生活基本功能的评估，必须作出客观的记录，记录要简明、可靠。为了评估康复疗效及功能进展情况，必须在记录中注明测定日期及测定者的姓名，以便比较。

以表格方式记录简便而实用，可以根据确定的日常生活活动能力分级法，自行设计记录表格。这种记录模式一目了然，尤其是表8-4“日常生活活动能力测定内容及记分标准”，既能表明现有的功能水平，又能反映功能的变化，集初试和进展记录于一表，值得参考。

（三）注意事项

评定前应与患者交谈，让患者明确评定的目的，以取得患者的理解与合作。评定前还必须对患者的基本情况有所了解，如肌力、关节活动范围、平衡能力等，还应考虑到患者生活的社会环境、反应性、依赖性等。重复进行评定时应尽量在同一条件或环境下进行。

在分析评定结果时应考虑有关的影响因素，如患者的生活习惯、文化素养、职业、社会环境、评定时的心理状态和合作程度等。

【复习思考题】

1. 简述运动损伤的检查手法。
2. 简述肌力评定的标准。
3. 简述肌力测试的方法。
4. 简述Barthel指数评定方法及评定标准。
5. 简述五级20项日常生活活动能力分级法。

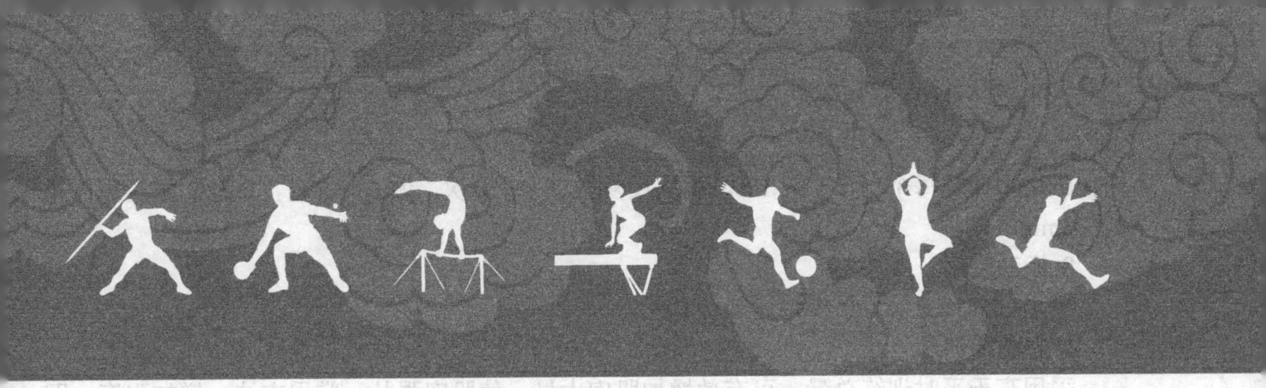

第九章　常用康复治疗技术和康复疗法

【学习目标与要求】

1. 掌握肌力训练的方法。
2. 掌握关节活动度训练的意义。
3. 掌握关节活动度训练的方法。
4. 掌握物理治疗的方法及作用。
5. 掌握制订运动处方的原则。
6. 能为康复和锻炼者制订运动处方。

第一节　肌力训练

提高肌力、耐力、肌肉的适应性和协调性，对恢复运动和提高运动能力、防止运动再损伤、提高运动效率是十分重要的。肌力和耐力训练原则与常用的训练方法如下。

一、肌力与肌耐力训练注意事项

训练前要做热身运动；损伤或术后早期训练要保护损伤部位；在使用负荷器材或设备前，要了解如何操作，治疗人员要介绍在使用设备时容易出现的问题；强调训练在个人能够承受的负荷范围内进行；逐渐增加负荷；训练要兼顾所有大肌肉群，包括健侧肢体，使其均衡进步；重力和有不安全因素的训练，如杠铃举重训练需要有人协助或保护；不要过度训练，容易再损伤；训练时注意正确呼吸，不要憋气，如举杠铃上举时呼气，回到原位时吸气。

二、训练方法

1. 负荷强度训练

根据训练肌力和耐力的目标不同而有差异，高强度对提高肌力有效，低强度对增加耐力有效。

2. 训练量化

训练中将负荷量化的方法比较多，如反复一个动作的次数。例如：肌力训练直腿抬高，每次下肢伸直抬高，可加沙袋负荷3～5s，回到原位，再重复该动作6～8组，重复1～3

遍。肌耐力训练每个动作5～10s，每次反复做20～50次，做1～5遍。每遍间隙至少休息2～3min。

3.运动频率

最多2d训练1次，最少每周训练1次。

4.超负荷训练

采用高于平时训练总量，可有效增加肌肉力量，使肌肉强壮。常用方法：增加强度，即重量或阻力；增加次数，即增加同一重量负荷下连续次数，用lRM计算，即仅能完成1次的最大负荷。

5.肌力协调性训练

肌力协调性是指肌肉间相互配合的功能。不同的运动项目，应用的主要肌群不同，根据运动专项技能，在适当时机增加该专项运动的基础肌力训练项目，例如足球运动员受伤恢复早期，注意训练下肢运动的肌力与灵活性，训练方式必须与足球运动的基础动作相仿，训练特定肌肉。只有结合实际的特定项目训练，才能达到增进肌力协调性训练目标的目的。

6.增强髋部肌群肌力

（1）患者取侧卧位，患腿在上，健腿在下，治疗人员面向患者站立，用两手托起患腿至水平位，然后让患者做主动的全范围屈髋动作。

（2）患者取侧卧位，患腿在上，健腿在下，用一滑板托起患腿至水平位，然后让患者做主动全范围屈髋动作。

（3）患者取仰卧位，下肢屈髋、屈膝，治疗者面向患者站立，双手将下肢托起，屈髋、屈膝90°。下方手托住足跟及踝关节，上方手放在大腿远端，向足的方向施加阻力。

7.增强髋后伸肌群肌力

（1）取侧卧位，患腿在上，健腿在下，术者站在患者身后，用两手托起患腿至水平位，然后让患者做主动的全范围伸髋动作。

（2）患者取俯卧位，下肢伸直然后让其做全范围伸髋动作。

8.增强内收肌群肌力

（1）患者取仰卧位，健腿往健侧外展，患腿伸直，用一滑板将患腿托至水平位，然后让其主动在滑板上全范围内收髋。

（2）患者取侧卧位，患腿在下伸直，术者站在其侧面用双手托起健肢至外展位，然后让其主动全范围的抗阻内收髋，或站立位做全范围的抗阻内收髋。

9.增强髋外展肌群肌力

（1）患者取仰卧位，两腿伸直，然后让其主动全范围外展髋。

（2）患者取侧卧位，患腿在上伸直，然后让其主动全范围外展髋，或站立位做全范围外展髋。

10.增强髋内、外旋肌群肌力

（1）取仰卧位，健肢伸直。术者站在患者患肢侧将患肢屈膝、屈髋90°，让小腿置于水平位，然后让其全范围内旋、外旋髋关节。

（2）取仰卧位，健肢伸直，用吊带将患肢屈膝、屈髋90°，让小腿置于水平位，然后让其全范围内旋、外旋髋关节。

（3）患者取坐位，在其踝部放一沙袋，让其做主动的内、外旋髋关节。

11.增强膝部肌群肌力

（1）取侧卧位，双下肢伸直，患侧在上，做主动外展运动。

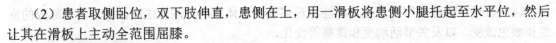

（2）患者取侧卧位，双下肢伸直，患侧在上，用一滑板将患侧小腿托起至水平位，然后让其在滑板上主动全范围屈膝。

12. 增强屈膝肌群肌力

（1）膝部屈曲主动运动：患者取俯卧位，双下肢伸直。让其主动全范围屈膝，或站立位做全范围伸膝动作。

（2）俯卧位，双下肢伸直，在其小腿的远端放一沙袋，然后让其做全范围屈膝抗阻训练，或将弹力带或弹簧的一端固定在床头，一端固定在小腿的远端，做全范围屈膝。

13. 增强伸膝肌群的肌力

（1）取侧卧位，健侧下肢伸直，患侧在上，术者面向患者站立，并用双手将患侧小腿托起至水平屈曲位，然后让其主动全范围伸膝。

（2）取坐位，做全范围的伸膝动作，可将沙袋放置于小腿远端，进行抗阻训练。

14. 增强踝部背伸肌群的肌力

（1）患者取卧位或坐位，做全范围的踝背伸动作。

（2）将弹力带放在足背，两端固定在远端，做全范围背伸踝的动作。

15. 增强踝跖屈肌群肌力

（1）取侧卧，患肢在上，患肢置于水平位，做全范围的踝跖屈动作。

（2）用弹力带做抗阻力全范围踝跖屈。

16. 增强踝内、外翻肌群肌力

（1）患者仰卧，双下肢伸直，做全范围的踝内、外翻动作。

（2）坐位或站立位，让患者主动做全范围的踝内、外翻动作。

（3）仰卧，双足分开，将弹力带绕在双足上并绷紧，训练时一足固定，另一足做外翻或双足同时外翻。

第二节　关节活动度训练

关节活动范围是指关节活动时所通过的运动弧。由于各种原因导致关节周围纤维组织挛缩与粘连，可使关节活动范围障碍，影响肢体功能。关节活动度训练的目的是运用多种康复训练的方法增加或维持关节活动范围，提高肢体运动能力。

一、关节活动度训练的原则

（1）在功能评定的基础上，决定训练的形式，如被动训练、主动-辅助训练和主动训练等。

（2）患者处于舒适体位，同时确保患者处于正常的身体列线；必要时除去影响活动的衣服、夹板等固定物。

（3）治疗师选择能较好发挥治疗作用的功能位。

（4）扶握将被治疗关节附近的肢体部位，以控制运动。

（5）对过度活动的关节、近期骨折的部位或麻痹的肢体等结构完整性较差的部位予以支持。

（6）施力不应超过有明显疼痛范围的极限。

（7）关节活动度训练可在：①解剖平面（额面、矢状面、冠状面）；②肌肉可拉长的范围；③组合模式（数个平面运动的合并）；④功能模式等情况下进行。

（8）在进行训练中和完成后，应注意观察患者总体状况，注意生命体征、活动部分的皮温和颜色改变，以及关节活动度和疼痛等变化。

二、关节活动度训练的基本方法

1. 被动训练

适用于肌力在3级以下患者。患者完全不用力，全靠外力来完成运动或动作。外力主要来自康复治疗师、患者健肢或各种康复训练器械。被动训练的目的是增强瘫痪肢体本体感觉、刺激屈伸反射、放松痉挛肌肉、促发主动运动；同时牵张挛缩或粘连的肌腱和韧带，维持或恢复关节活动范围，为进行主动运动做准备。

（1）患者处在舒适、放松体位，肢体充分放松。

（2）按病情确定运动顺序。由近端到远端（如肩到肘，髋到膝）的顺序有利于瘫痪肌的恢复，由远端到近端（如手到肘，足到膝）的顺序有利于促进肢体血液和淋巴回流。

（3）固定肢体近端，托住肢体远端，避免替代运动。

（4）动作缓慢、柔和、平稳、有节律，避免冲击性运动和暴力。

（5）操作在无痛范围内进行，活动范围逐渐增加，以免损伤。

（6）用于增大关节活动范围的被动运动可出现酸痛或轻微的疼痛，但可耐受；不应引起肌肉明显的反射性痉挛或训练后持续疼痛。

（7）从单关节开始，逐渐过渡到多关节；不仅有单方向的，而且应有多方向的被动活动。

（8）患者感觉功能不正常时，应在有经验的康复治疗师指导下完成被动运动。

（9）每一动作重复10～30次，每日2或3次。

2. 主动-辅助关节活动度训练

在外力的辅助下，患者主动收缩肌肉来完成的运动或动作。助力可由治疗师、患者健肢、器械、引力或水的浮力提供。这种运动常是由被动运动向主动运动过渡的形式。其目的是逐步增强肌力，建立协调动作模式。

（1）由治疗师或患者健侧肢体通过徒手或通过棍棒、绳索和滑轮等装置帮助患肢主动运动，兼有主动运动和被动运动的特点。

（2）训练时，助力可提供平滑的运动；助力常加于运动的开始和终末，并随病情好转逐渐减少。

（3）训练中应以患者主动用力为主，并作最大努力；任何时间均只给予完成动作的最小助力，以免助力替代主动用力。

（4）关节的各方向依次进行运动。

（5）每一动作重复10～30次，每日2或3次。

3. 主动关节活动度训练

适用于肌力在3级的患者，主要通过患者主动用力收缩完成的训练。既不需要助力，也不需要克服外来阻力。其目的是改善与恢复肌肉功能、关节功能和神经协调功能等。

（1）根据患者情况选择进行单关节或多关节、单方向或多方向的运动；根据病情选择体位，如卧位、坐位、跪位、站位和悬挂位等。

（2）在康复医师或治疗师指导下由患者自行完成所需的关节活动；必要时，治疗师的手可置于患者需要辅助或指导的部位。

（3）主动运动时动作宜平稳缓慢，尽可能达到最大幅度，用力到引起轻度疼痛为最大限度。

（4）关节的各方向依次进行运动。

（5）每一动作重复10～30次，每日2或3次。

4. 四肢关节功能牵引法

是通过将挛缩关节的近端肢体固定，对其远端肢体进行重力牵引，以扩大关节活动范围的一种关节活动度训练方法。适用于各种原因所致的关节及关节周围组织挛缩或粘连所致的关节活动度障碍患者。

（1）根据患者关节障碍的不同，选用各关节专用的支架或特制的牵引器。

（2）将所需牵引的关节近端的肢体固定于牵引器上。

（3）在关节的远端肢体施加牵引力量，并使牵引力作用点准确落在被牵拉组织的张力最大点上。

（4）牵引力量应稳定而柔和，患者的局部肌肉有一定紧张或轻度疼痛，但不引起反射性肌痉挛且可耐受。

（5）牵引时间10～20min，使挛缩的肌肉和受限的关节缓缓地被牵伸。

（6）不同关节、不同方向的牵引可依次进行，每日2或3次。

5. 连续被动运动（CPM）

是利用专用器械使关节进行持续较长时间的缓慢被动运动的一种训练方法。训练前可根据患者情况预先设定关节活动范围、运动速度及持续被动运动时间等指标，使关节在一定活动范围内进行缓慢被动运动，以防止关节粘连和挛缩。

（1）适应证　四肢骨折，特别是关节内或干骺端骨折切开复位内固定术后；人工关节置换术后，韧带重建术后；创伤性关节炎、类风湿关节炎滑膜切除术后，化脓性关节炎引流术后；关节挛缩、粘连松解术后，关节镜术后等。

（2）禁忌证　连续被动运，动如对正在愈合组织产生过度紧张时应慎用或推迟应用。

（3）仪器设备　对不同关节进行连续被动运动训练，可选用各关节专用的连续被动运动训练器械。训练器械是由活动关节的托架和控制运动的器械组成，包括针对下肢、上肢、甚至手指等外周关节的专门训练设备。

（4）程序

① 开始训练的时间可在术后即刻进行，即便手术部位敷料较厚时，也应在术后3天内开始。

② 将要训练的肢体放置在训练器械的托架上，并予以固定。

③ 开机，选择活动范围、运动速度和训练时间。

④ 关节活动范围，通常在术后即刻常用20°～30°的短弧范围内训练。

⑤ 关节活动范围可根据患者的耐受程度每日渐增，直至最大关节活动范围。

⑥ 确定运动速度，开始时运动速度为每1～2min为一个运动周期。

⑦ 训练时间，根据不同的程序，使用的训练时间不同，每次训练1～2h，也可连续训练更长时间，根据患者的耐受程度选定，每日1～3次。

⑧ 训练中密切观察患者的反应及连续被动运动训练器械的运转情况。

⑨ 训练结束后，关机，去除固定，将肢体从训练器械的托架上放下。

6. 牵张训练

牵张训练是通过治疗师被动牵张患者的肌肉和肌腱，或患者通过自身的姿势改变进行主动牵张训练，使肌肉、肌腱和韧带恢复长度，肌张力降低，关节活动度增加的一种训练方法。

（1）适应证　由于各种原因所致肌肉、肌腱等软组织挛缩，关节活动范围受限，影响患者日常功能活动或护理的肌挛缩等。

（2）禁忌证　骨性关节活动障碍、新近的骨折又未做内固定、局部组织有血肿或急性炎症、神经损伤或吻合术后1个月内、严重的骨质疏松等。

（3）牵张训练的原则　①牵张训练前的评定，明确功能障碍的情况，选择合适的训练方式。②患者处于舒适体位，必要时在牵张前应用放松技术、热疗和热身训练。③牵张训练时，牵张力量应轻柔、缓慢、持续，达到一定力量，持续一定时间，逐渐放松力量，休息片刻后再重复。④牵张后，可应用冷疗或冷敷，以减少牵张所致的肌肉酸痛，冷疗时仍应将关节处于牵张位。⑤在获得进展的活动范围内进行主动训练，可增加肌肉功能；同时加强肌肉之间的平衡能力训练。

（4）牵张训练的训练方式

① 被动牵张　是由治疗师用力被动牵引患者肢体的一种牵张方法。牵张训练前，先做一些低强度的运动或热疗，以使关节组织有一定的适应性；先活动关节，再牵张肌肉；被牵张的关节应尽量放松；康复治疗师的动作应缓慢、轻柔，循序渐进地进行；每次牵张持续时间10～20s，休息10s，再牵张10～20s，每个关节牵张数次。关节各方向依次进行牵张，每日2或3次；牵张中避免使用暴力或冲击力，以免损伤组织。

② 自我牵张　由患者依靠自身重量为牵拉力来被动牵张其挛缩的组织。常用的训练方法有如下。

a. 肩关节牵张训练　面向墙面，患侧上肢前屈靠墙，手指尽力向上爬墙。如有墙梯，手指可通过墙梯尽力向上。身体尽量向前靠拢，即可牵张患侧的肩关节前屈肌；身体侧向墙面，患侧上肢的手指侧向尽力向上爬墙，即可牵张患侧的肩关节外展肌。每次持续时间5～10s，重复10～20次，每日2或3次；开始训练时肩关节有疼痛，牵张角度应小，时间应短，以后逐渐缩短身体与墙的距离，增加牵张角度与时间。

b. 髂胫束牵张训练　患侧侧身向墙，离墙站立，一手撑墙，一手叉腰，做侧向推墙动作，使患侧髋部尽量接触墙壁，即可牵张患侧的髂胫束；每次持续5～10s，重复10～20次，每日2或3次；训练中应注意两脚平放于地面而不应离地，离墙壁距离可逐渐增加。

c. 股内收肌群牵张训练　两足分开站立，两手叉腰，重心移向健侧，同时稍屈健膝，患侧股内收肌群即被牵张；每次持续5～10s，重复10～20次，每日2或3次；如两侧均需牵张，即可左右训练。两足分开站立，距离可根据需要增加或缩小。

7. 其他治疗

对关节活动度障碍患者还可配合其他治疗方法，如手法治疗，包括按摩、推拿、关节松动术等手法治疗，以及各种理疗方法等，可根据患者功能障碍情况加以选用。

三、注意事项

（1）患者应在舒适的体位下进行，并尽量放松，必要时脱去妨碍治疗的衣物或固定物。

（2）应在无痛或轻微疼痛、患者能忍受的范围内进行训练，避免使用暴力，以免发生组织损伤。

（3）如感觉功能障碍者需进行关节活动度训练时，应在有经验的治疗师指导下进行。

（4）同一肢体数个关节均需关节活动度训练时，可依次按从远端向近端的顺序逐个关节或数个关节一起进行训练。

（5）关节活动度训练中如配合药物和理疗等镇痛或热疗措施，可增加疗效。

第三节　运动损伤的物理治疗

物理治疗（physical therapy）是应用天然或人工的物理因素作用于人体以进行治疗、康复、预防、保健的方法。运动损伤的物理治疗是指针对不同的损伤特点，采用不同类型或不同剂量的物理治疗方法进行治疗。通常，运动损伤分为急性损伤和慢性损伤。物理治疗的方式也有区别。天然物理因素包括日光、海水、空气、泥沙等。人工物理因素包括电、光、声、磁、热、冷等。物理治疗是运动损伤常用的治疗方法。物理治疗学以独特的操作方式和疗效，解决骨关节与软组织在修复过程中的某些问题。例如，组织水肿、肌腱与肌肉损伤、疼痛、伤口不愈合、局部炎症、瘢痕增生、周围神经损伤、骨折愈合等。

选择几种物理治疗的方法综合治疗，或单用某种方法可改善局部组织血液循环和代谢，加速损伤组织的修复，起到消炎、消肿、止痛、缓解肌肉痉挛和改善功能作用。以下介绍几种常用的运动损伤的物理治疗方法。

一、中频电疗法

用频率1～100kHz的电流治疗疾病的方法，称为中频电疗法（medium frequency electrotherapy）。中频电疗法包括等幅中频电疗法、干扰电疗法、正弦调制中频电疗法等。

【适应证】主要适应于术后粘连、瘢痕、尿潴留、皮神经炎、注射后硬结、周围神经炎、扭挫伤、慢性软组织损伤、颈腰肌损伤等。

【禁忌证】急性化脓性炎症、有出血倾向者、孕妇腰腹部、安装心脏起搏器者不宜。

【治疗作用】中频电疗法目前使用十分广泛，常用于关节术后强化肌肉力量训练，防止肌肉萎缩的治疗，具有防治粘连、软化瘢痕、消肿止痛的作用。

（1）改善血液循环　中频电作用后局部开放的毛细血管数增多，血流速度及血流量均有所增加，局部血液循环改善，增强了组织营养和代谢，可使水肿消散，致痛物质和炎症产物排出。

（2）训练肌肉　1～50Hz的低频调制中频电流可用于训练肌肉，防止肌肉萎缩。中频电对人体组织作用的深度大于低频电。中频电流易于通过人体，达到较深的肌肉层。常用于术后肌肉运动训练中，预防肌肉萎缩，提高肌肉张力。

（3）镇痛有即时镇痛和多次治疗后的镇痛作用　中频电流对周围感觉神经粗纤维的非痛性刺激可产生镇痛效应。尤其是低频调制中频电流，其镇痛作用较明显，但单次治疗的镇痛作用维持时间不长。常用于软组织损伤，局部疼痛和肌肉损伤，对感觉神经没有强烈刺激。

（4）软化瘢痕，松解粘连　电流刺激能扩大细胞间距，使粘连分离；消散慢性炎症，加快浸润吸收；促进血肿、硬结消散和软化。

（5）消炎作用　中频电流对部分慢性非特异性炎症有效。

二、等幅中频电疗法

应用频率为1000～5000Hz的等幅正弦电流治疗疾病的方法称为等幅正弦中频电疗法。其频率在音频范围，又习惯称音频电疗法。最常用的电流频率为2kHz。

【适应证】主要适用于术后粘连、瘢痕、尿潴留、皮神经炎、注射后硬结、周围神经炎、扭挫伤、慢性软组织损伤、颈腰肌损伤等。

【禁忌证】急性化脓性炎症、有出血倾向者、孕妇腰骶部、安装心脏起搏器者不宜。

【治疗作用】在骨与组织损伤方面的应用，多用于预防和治疗瘢痕组织，治疗关节纤维性强直、扭挫伤、神经损伤、术后粘连、炎症后浸润硬化、关节周围炎、血栓性静脉炎、注射后硬结、血肿机化、狭窄性腱鞘炎、肌纤维组织炎等。

（1）镇痛、止痒 用2kHz等幅电流作用于人体后痛阈明显上升，但单次治疗的镇痛作用维持时间不长。多次治疗可累积较好的镇痛效果。镇痛治疗常采用较高频率的电流。

（2）促进血液循环 有利于消炎、镇痛和神经血管功能的恢复。

（3）软化瘢痕、松解粘连 是音频电疗法突出的作用，可使瘢痕颜色变淡、质地变软、缩小变平，并可使粘连松动解离，血肿、硬结消散软化。

（4）消炎、消肿、消散慢性炎症，加快浸润吸收 经过半波整流的等幅中频电流再叠加直流电可以进行药物离子导入。

三、调制中频电疗法

调制中频电疗法又称脉冲中频电疗法，是由低频正弦电流调制的中频电疗法，称为正弦调制中频电疗法。临床多用电脑中频电疗仪，设备已设置不同种类和不同调幅度的调制波组合的多个处方。

【治疗作用】

（1）镇痛 有显著的镇痛作用。以调幅度为50%的100Hz连调波的镇痛效果最好，变调波也有较好的镇痛作用。

（2）促进血液、淋巴循环 间调波与变调波能促进血液和淋巴循环。

（3）训练肌力 断调波可引起正常肌肉和失神经支配肌肉收缩，并可防止肌肉萎缩。

【基本治疗技术】应用调制中频电疗仪。①电极选用导电橡胶电极或者黏胶电极。②操作参照等幅中频电疗法。③采用半波正弦调制中频电流进行药物离子导入治疗，方法参照直流电药物离子导入。④更换处方应该先将电流输出调回零位，再缓慢调节输出钮使电流达到耐受剂量。

四、高频电疗法

采用频率在100kHz以上的电流治疗疾病的方法，称为高频电疗法（high-frequency electrotherapy）。高频电疗法包括达松伐尔疗法、中波疗法、短波疗法、超短波疗法、分米波疗法、厘米波疗法、毫米波疗法等。

【适应证】高频电疗对各种炎症有较好的疗效，常用于软组织损伤、组织炎症、局部肿胀、组织疼痛和骨折的治疗。高频电的无热量剂量用于关节术后早期消退关节水肿，控制疼痛有较好疗效。

【禁忌证】有出血倾向者、肿胀或有关节内积液者，要严格掌握超短波的剂量，通常只用无热量，以免加重局部组织充血、加重水肿和疼痛。控制疗程不宜过长，以免刺激结缔组织增生，增加组织粘连。

【治疗作用】

（1）对人体组织的穿透深度，在达到一定能量强度的高频电疗法作用较深。

（2）温热效应 电能可以转变为热能，高频电具有热效应与非热效应。随着剂量增高，高频电疗法可产生明显的温热效应，并有不同的作用机制。而小剂量或脉冲式高频电作用于人体产生非热效应的治疗作用，可使感觉神经兴奋性下降，痛阈升高；可以加速受损的周围神经再生和传导功能的恢复。

（3）非热效应又称为高频电磁振荡效应。患者治疗部位没有明显感觉，但机体组织会产生一系列生物物理效应。

【基本治疗技术】

1.电极放置法

（1）对置法　将两个电容电极相对放置于治疗部位的两侧或上下。

（2）并置法　将两个电容电极并列放置于治疗部位的同侧。

2.治疗强度

目前高频电疗没有客观和准确的治疗剂量指标。人们通常将短波与超短波的治疗剂量按患者的温热感觉程度分为四级。

（1）无热量（Ⅰ级剂量）　无温热感。适用于急性炎症、急性损伤早期、水肿显著处。

（2）微热量（Ⅱ级剂量）　刚能感觉温热感，适用于亚急性、慢性损伤。

（3）温热量（Ⅲ级剂量）　明显而舒适的温热感，适用于慢性损伤。

（4）热量（Ⅳ级剂量）　刚能耐受的强烈热感，适用于恶性肿瘤。

3.治疗方法

（1）急性损伤　采用无热量，5～10min/次，1～2次/天，5～10次为一疗程。

（2）亚急性病　采用微热量，10～15min/次，1次/天，10～15次为一疗程。

（3）慢性病　采用微热量或温热量，15～20min/次，1次/天，15～20次为一疗程。

五、微波电疗法

微波波长范围为1mm～1m，频率范围为300MHz～300GHz。医用微波电疗分为3个波段：分米波（波长1～10dm，频率300～3000MHz）、厘米波（波长1～10cm，频率3000～30000MHz）和毫米波（波长1～10mm，频率30000～300000MHz，即30～300GHz）。

临床上常用的厘米波为波长12.25cm、频率2450MHz的电磁波。分米波电疗法：69cm（433.9MHz）、65cm（460.1MHz）、33cm（915MHz）。毫米波电疗法：8.3mn（36.04GHz）。

【适应证】一般治疗适用于肌筋膜炎、神经炎、关节损伤、关节滑膜炎、髌骨软化症、髌腱末端病、网球肘、软组织损伤、肌腱和韧带损伤、伤口延迟愈合、慢性溃疡、扭挫伤、颈椎病、腰椎间盘突出症等。

【治疗作用】

（1）热效应　微波辐射机体会使肌肉、内脏器官、体液产热量增高，局部温度升高显著。而骨骼、脂肪组织因含水量不多，对微波的辐射能量吸收也较低，温度不会明显升高。热效应具有解除痉挛、止痛、消散炎症等作用。

（2）非热效应　微波的非热效应较显著。对急性炎症阶段伤病有良好的消炎、镇痛、消肿作用。有抑制细菌、杀菌的作用。低功率、短时间的微波辐射对神经系统有兴奋作用。

【注意事项】

（1）不准无负荷开机，不准用金属板材料正面阻挡微波辐射，否则会损坏磁控管。

（2）掌握正确的治疗剂量，急性炎症选择小功率，通常选择无热量；亚急性或慢性炎症选择中等或中等以上剂量。

（3）暴露治疗部位，或者穿单层薄棉织内衣裤进行治疗。

（4）腹部治疗避免饱餐，以免造成胃肠道过热而导致糜烂、穿孔。

（5）使用金属器械时要避免金属器械表面微波反射对眼部、对设备的损伤。

（6）治疗伤口应避免油膏与湿敷料。

（7）避免直接对眼部或四周环境辐射，以防止微波对人眼部的损伤以及对环境的电磁波污染。

（8）避免在头面部、小儿骨髓与阴囊部位进行治疗。

六、毫米波疗法

毫米波疗法（millimeter wave therapy）是通过极高频的谐振产生生物学效应和治疗作用，又称为微波谐振疗法。

【适应证】肌筋膜炎、颈椎病、腰椎疾病、外周神经损伤、神经炎、骨关节滑膜炎、骨折、软组织扭挫伤与感染、伤口愈合迟缓、慢性盆腔炎、颞颌关节功能紊乱、癌痛、恶性肿瘤。

【治疗作用】

（1）消炎止痛　改善组织微循环，加速渗出物排泄，促进水肿吸收，消散炎症；作用于神经节段、反射区时可调节相应区域的神经、血管或器官的功能，对局部或相关穴位可呈现较好的镇痛作用。

（2）促进骨痂生长　可改善骨折端的血液循环，加速骨痂生长，促进骨折愈合。

（3）增强免疫功能　实验研究中报告毫米波有增强免疫系统功能的作用。可保护骨髓造血功能，增强骨髓增殖，对肿瘤细胞有抑制作用。

【基本治疗技术】

（1）将辐射器放在病患部位或穴位、痛点上，辐射器紧贴皮肤或隔1～2mm的间隙。

（2）每次治疗20～30min。穴位治疗时每穴5～10～20min，每次2～4个穴位，总计时间30～40min，1次/天，10～15次为一疗程。

【注意事项】

（1）毫米波辐射容易造成角膜、晶状体和虹膜的损伤，应注意防护眼部。

（2）治疗的局部须保持干燥，以免毫米波被体表的水分吸收。

（3）局部有金属异物者、孕妇、置有心脏起搏器者禁用或慎用。

七、磁疗法

利用磁场作用治疗疾病的方法称为磁疗法，亦称磁场疗法。按磁场的类型和作用方式，磁疗法分为静磁场疗法、动磁场疗法、磁针疗法等。

【物理特性】磁疗技术正在被广泛应用，依据所用的材料不同，分为永磁磁疗仪和电磁磁疗仪两大类。

（1）磁体和磁性　①能吸引铁、镍、钴及其合金的物体称为磁体。②磁铁吸引铁钉、铁屑的特性称为磁性。各种物质的磁导率和磁阻率不同，磁性不同，依磁性大小的不同，所有物质可依次分为铁物质、顺磁性物质和抗磁性物质。

（2）磁力和磁场　①磁体两端的磁性最强称为磁极。磁极具有同名极相斥、异名极相吸的力。一个是南极（以S表示），一个是北极（以N表示），磁感应线总是由N极流向S极。②磁场是指磁体的磁力作用所及的空间。

（3）磁化和磁感应　①原来不具有磁性的物质经磁场作用后变得有磁性，该物体因直接接触得到磁性的过程称为磁化；②物体在磁体附近被磁化的现象为磁感应。

（4）磁场强度和磁感应强度　①穿过某处单位面积上的磁感应线数，即为此处的磁场强度，磁感应线即表示磁场强度的方向和大小；②磁感应强度指垂直通过单位面积的磁通量（磁感应线数），其计量单位为特斯拉（T）、毫特斯拉（mT），1T=1000mT。

【适应证】软组织损伤、骨关节疾病、神经损伤、慢性支气管炎、慢性胃炎。

【禁忌证】恶性肿瘤、高热、急性化脓性炎症、出血倾向、活动性结核。

【治疗作用】磁疗可以在体内产生微电流，血液的流动使之产生感应电流，对体内生物电活动产生影响。体内存在生物电流，在磁场作用下影响生物电流分布及能量状态。磁场影响酶活性，酶的催化作用增强，增加经络穴位的电磁活动，从而促进机体新陈代谢。

（1）镇痛　促进血液循环，纠正组织缺氧状态、缺血导致的疼痛；磁场降低神经末梢的兴奋性，提高痛阈，缓解疼痛。

（2）消肿　改善血管舒缩功能，增强局部血液循环，血流加速，促进渗出物吸收，消散水肿。对于运动所致的软组织损伤、急性扭挫伤、术后局部肿胀有明显作用。

（3）镇静　增强大脑皮质的抑制过程，改善睡眠，入睡加快，延长睡眠时间；松弛肌肉，缓解痉挛。

（4）消炎　增高血管通透性，促进炎症产物排除；增强免疫功能，促进白细胞吞噬功能，促进炎症消散。

（5）降血压和降血脂　调节自主神经和血管的功能，使外周血管扩张，降低血压；促进脂质代谢，降低血脂和血液黏稠度，抑制血小板的黏附作用，防止血栓形成，减少血液在血管内的阻力。

（6）软化瘢痕　损伤和术后早期，磁疗有防止瘢痕增生和促进瘢痕软化的作用。

【基本治疗技术】磁疗法的治疗剂量分为低磁场（＜50mT）、中磁场（50～150mT）、高磁场（150～300mT）和强磁场（＞300mT）四级。

1.静磁场疗法

利用恒定磁场治疗疾病的方法称为静磁场疗法。

（1）直接敷磁法　多采用直径1～2cm、表面磁感应强度为0.05～0.2T的磁片，将磁片直接敷贴于皮肤上。方法有单磁片法、双磁片法、多磁片法，敷贴磁片的范围应超过病患区。

（2）间接敷磁法　磁片通过棉织物等材料间接作用于人体。将磁片缝制于布料、衣服或物品上，成为磁疗用品，如磁疗腰带、磁疗护膝或者磁疗鞋等。

2.动磁场疗法

利用动磁场治疗疾病的方法称为动磁场疗法。

（1）旋转磁场疗法　应用旋磁治疗仪，治疗仪有两个治疗用磁头，分同名极和异名极。使磁头紧贴于病患部或穴位的皮肤，治疗时磁头下有震动感，每次15～20min，1次/天，10～15次为一疗程。

（2）电磁疗法　如低频交变磁场、脉动电磁场、脉冲磁场。将磁头置于治疗部位，治疗部位可以裸露，也可穿薄层衣服。每次15～20min，1次/天，15～20次为一疗程。

八、光疗法

利用人工光源或日光辐射能量治疗疾病的方法称为光疗法。物理治疗学中的光疗法指利用人工光源辐射治疗疾病的方法。有红外线、可见光、紫外线、激光等。光疗法也是运动损伤的物理治疗应用中最常用的方法。

（一）红外线疗法

【适应证】关节炎症、肌肉筋膜炎症、软组织损伤、压疮、肌肉痉挛、皮肤溃疡、神经炎、注射后硬结、关节术后粘连。

【禁忌证】出血倾向、高热、活动性结核、急性感染性炎症、血管阻塞性病变、恶性肿瘤。

【治疗作用】红外线主要是热作用。热可以加速生物化学反应，加速血液循环和新陈代谢，改善组织营养状态。

（1）镇痛　热效应可降低感觉神经兴奋性，提高痛阈。缓解肌肉痉挛，改善组织缺血、缺氧状态，有利于疼痛的缓解。

（2）消炎和消肿　红外线改善皮肤组织的血液循环，促进新陈代谢。促进炎症渗出物吸收与消散，促进肿胀的消退。

（3）缓解肌肉痉挛　热作用使骨骼肌张力降低及胃肠平滑肌松弛，蠕动减弱。降低肌张力，使肌肉松弛，缓解肌肉痉挛。

（4）松解粘连　热作用条件下改变皮肤和皮下组织的内环境，增加结缔组织的延展性，具有松解粘连、软化瘢痕的作用。

（5）促进血液循环　红外线照射时皮肤及表皮下组织将吸收的红外线能量转变成热能，热可以引起血管扩张、血流加速、局部血液循环改善、组织的营养代谢加强，促进神经、肌肉和上皮组织的生长，促进其功能恢复。

【基本治疗技术】

（1）红外线辐射器　辐射头发出的全部为红外线，适于局部治疗。依据红外线有松解粘连的作用，针对关节或组织粘连，先采用红外线照射20～30min/次，再行松动手法治疗。

（2）石英红外线灯（白炽灯）发出95%的红外线、5%的可见光，有防护罩，对局部病灶较深的部位效果较好。

（3）照射方法　暴露局部皮肤，辐射器垂直于照射部位，距离30～60cm，以患者有舒适的温热感为准，20～30min/次，1～2次/天，一般10～20次为一疗程。结合损伤和疾病的具体情况，还可与局部外用药或与针灸同时进行。促进软组织扭挫伤和神经损伤的愈合。

【注意事项】

（1）人体对红外线的耐受与皮肤升温有关。红外线照射皮肤至45～47℃或更高，皮肤痛感出现，温度再升高，就会出现水疱。首次照射前必须询问并检查局部感觉有无异常，如果有感觉障碍，一般不予治疗，必须照射时需注意观察，以免烫伤。如：糖尿病患者会有皮肤感觉障碍，治疗期间要密切观察皮肤温度改变，防止烫伤。

（2）瘢痕、新鲜植皮部位的血液循环与散热功能较差，红外线照射时宜拉开距离，以免烫伤；对于水肿增殖的瘢痕，即瘢痕增殖期，不宜用红外线照射，以免促其增殖。

（3）红外线照射眼睛易引起白内障及视网膜灼伤，需注意保护眼睛。照射头部时，应戴绿色防护镜或用浸水棉花敷于眼睛上。

（4）通常不用于急性外伤后，而选用于亚急性或慢性损伤。血管阻塞性病变时也不宜选用红外线。

（二）激光疗法

激光（laser）是受激辐射光放大产生的光。激光在医学和其他专业方面的应用越来越广阔。激光也是一种光，光的本质和普通光一样，既是电磁波，又是粒子流。但激光发生的机制与普通光不同。处于基态的原子，受到其他原子或电子撞击或者吸收了光子，获得足够能量时，就从基态变为激发态，这过程称为激发。处于激发态的原子是不稳定的，原子从一个能级跳到另一个能级的过程称为原子的跃迁。原子跃迁到较低能级或是返回到基态，释放出部分能量，以热的形式与火光的形式辐射。

【物理特性】激发射过程和谐振腔的结构决定了输出的激光束具有下列特性。

（1）亮度高　激光是当前最亮的光源，指激光在单位面积上的能量密度特别大。激光比普通光源的亮度要提高几万或几亿倍。这种高度集中的能量，可以进行切割、汽化、凝固等治疗。

（2）方向性强　激光沿轴线方向输出，集中在特定的发散角度，是定向辐射。激光方向性好的特性，可用于定位、导向、测距等。

（3）单色性好　激光的光颜色最纯，光波频率单一。由于激光光谱线宽度很窄，单色性就越好，所以激光的单色性极纯。

（4）相干性好　相干性指光的干涉现象。当光的频率相同，振动方向和位相也相同，是最好的相干光源。激光就是利用相干性的特点，在医学上用途很广。

【适应证】骨折、断肢再植术后、腰背软组织损伤、硬化性骨髓炎、颈椎病、腰椎间盘突出症、脑外伤后综合征、臂丛及其周围神经损伤、肩关节周围炎、急慢性软组织损伤、血管性头痛、面神经麻痹、神经痛、肋软骨炎、跟骨刺、慢性前列腺炎、盆腔炎等。

【治疗作用】

（1）促进神经和上皮再生　低能激光照射后促进上皮和周围神经损伤后的再生修复。He-Ne激光、半导体激光和CO_2激光均能加速慢性皮肤溃疡或创面的愈合，促进新生上皮覆盖，可以延长异体皮肤移植存活时间，用半导体激光照射可以促使组织瓣成活。

（2）促进骨折愈合　He-Ne激光照射可刺激骨痂部位血管新生，加速骨的形成。CO_2激光照射对骨折的修复有利。

（3）消炎、消肿　可明显改善肢体血液循环。小剂量激光可用于急性和慢性感染性炎症治疗。

（4）调节免疫功能　He-Ne激光照射胸腺区可以增强细胞的免疫功能；照射脾区可以促进B细胞分化，增强机体的体液免疫功能。

（5）止痛　低强度激光可使局部组织的5-羟色胺含量减少，对各种疼痛的治疗很有效，特别是半导体激光更为有效。局部穴位照射，痛阈显著升高，用于治疗面神经麻痹、三叉神经痛等疾病有良好的止痛效果。

【基本治疗技术】依据各种不同的激光仪器，对使用的技术操作要求不同。

（1）检查治疗设备　严格按照不同类型的激光设备说明和操作规范的要求进行操作。

（2）局部照射　可采用低强度激光He-Ne激光原束光或聚焦照射、半导体激光、CO_2激光等高强度激光散焦照射，灯头距离照射区皮肤0.5～1m，功率密度以照射区不产生明显热感为度，每区10～15min，1次/天，10～15次为一疗程。

（3）穴位照射　可采用低强度激光的原光束照射，照射病患区或穴位，距离皮肤30～50cm；灯头距离照射区皮肤0.5～1cm或直接接触照射，每个穴位3～5min，每次可照射3～5个，1次/天或1次/2天，10～15次为一疗程。

【注意事项】

（1）不要使激光照射到木板、纸等易燃物品上，以免引起燃烧。不要让激光照射到眼部或其他人员身上，以免造成损伤。不要使激光照射到墙壁和家具，激光反射会对人体造成损伤。

（2）治疗时要充分裸露治疗部位，治疗过程中不要任意挪动体位，保证治疗部位的准确性，避免烫伤非治疗部位。

九、超声波疗法

应用500～5000kHz的超声能通过各种方式作用于人体以治疗疾病的方法称为超声波疗法（ultrasound therapy）。超声波疗法与超声药物导入疗法，使用频率高于20kHz的声波，因超过人们的听阈，故称为超声波。通常用于治疗的超声波频率为800kHz。近年来，40kHz、1000kHz（1MHz）、3MHz、3.2MHz也常用于临床。超声药物导入疗法是将药物加入接触剂中，用超声波的作用将药物经皮肤或黏膜导入体内的治疗方法，又称超声导入疗法，适用于各种运动损伤的治疗。

【物理特性】

（1）机械作用　超声波以一种机械的振动波，形成对组织和细胞的微细按摩作用，可以促进药物离子进入细胞内，使血管内凝聚物分解。

（2）空化作用　超声波通过液体时，由于交变声压的作用，产生“空化作用”，对机体有损害作用，控制超声强度可以避免。

（3）温热作用　组织吸收声能产生内生热。超声剂量只需0.1～0.2W/cm^2 ISATA时就产生非热效应。

（4）化学作用　超声波的触变作用和弥散作用能诱发化学反应，对高分子化合物和复杂蛋白质的解聚反应和聚合反应发生影响。

（5）反射与折射　当超声波射到不同介质的分界面时，由于不同介质的声阻不同，会发生反射与折射，超声波发生器的超声探头是用石英晶片制成的，由于石英声阻比空气声阻大很多，因此石英振动产生的超声波射向空气时，会被空气全部反射，故在超声治疗中特别要注意超声探头不能空载。

（6）衰减与介质性质　与密度、黏滞性、导热性等有关，超声波在气体中传播时衰减最大，固体中衰减最小。

（7）驻波　两列频率相同、振幅相同的波，在同一条直线上沿相反方向传播、叠加后形成的波称为驻波。它的特点是在直线上各点振动的振幅不同，某些点始终不动，振幅为0，称为波节。

【适应证】超声波在临床上应用范围很广，可用于各科疾病，也是运动损伤治疗常用的方法。如软组织扭伤、挫伤、髌骨软化症、瘢痕组织、血栓性静脉炎、神经痛、面神经麻痹、肋间神经痛、肩关节周围组织损伤、颈椎病、肱骨外上髁炎、肌肉肌腱损伤、骨折后愈合不良、注射后硬结、半月板损伤。

【禁忌证】结核病、出血倾向部位、恶性肿瘤。

【治疗作用】超声波对机体组织的作用与其他物理因子有共同特点。随着对组织作用强度的增大其破坏作用也增加。在临床实践中依据具体情况选择使用方法和剂量。

（1）促进血液循环　①对血流动力学有明显影响，超声作用停止后15min血液仍保持在超声作用时状态；②对血生化影响会使血液pH值增加，碱性化，血液生化成分改变。

（2）促进酶活性变化　小剂量超声波促进酶活性变化，改善皮肤组织营养，增强汗腺分泌，促进结缔组织增生和皮肤组织愈合。

（3）增强结缔组织伸展性　大剂量超声波增强结缔组织伸展性，对瘢痕、皮肤硬结有软化和消散作用。

（4）温热效应　超声波产生热是一种组织内生热的过程，是一种声的机械能转变成热能的过程。超声波的热作用具有重要的治疗意义，可使组织局部血管扩张，血流加快，代谢旺盛，肌肉张力下降，疼痛减轻，结缔组织的延展性增加。超声波产热的多少与超声波的频率、剂量、介质的物理特性以及治疗方法等有关。

（5）空化作用　超声雾化吸入疗法就是利用超声波的空化作用，将药液变为雾滴（直径1～8pm），使液体均匀地分散在气相中，用于治疗呼吸系统疾病。

（6）触变作用　在超声波作用下，组织胶体液中分散质和分散相重新分配。因此对某些疾病，如关节炎，肌肉、肌腱、韧带等退行性疾病，有较好的治疗作用。

（7）超声药物导入　主要特点如下。①增加细胞膜通透性，增强药物的弥散与渗透。药物不会被电解。②增加细胞对药物的敏感性。③药物大分子解聚增加，透入孔道扩张，能将整个药物分子导入体内。超声波频率越低穿透组织越深，药物导入越多。④所用药物不限于电离物质，药源广泛。⑤具有超声波和药物的综合作用。超声波可加速组织的新陈代谢，改善组织的营养，减轻炎症，镇痛，软化瘢痕，松解粘连，增加渗透，促使损伤的组织修复和组织器官的功能恢复正常。

【基本治疗技术】

1. 仪器设备

0.8～1MHz的超声连续波或脉冲波的超声波治疗仪。通常使用直径1cm和5cm的超声探头、反射器和接触剂（液体石蜡、矿物油、甘油等），以及拟导入的药物乳剂、软纸等。

2. 直接接触法

患者充分暴露治疗部位，涂以接触剂并将超声探头置于治疗部位。

（1）固定法　将超声探头以适当压力固定于治疗部位。连续波的中等剂量一般为0.3～0.4W/cm^2。如治疗局部过热或疼痛，应移动超声探头或降低强度以免发生烫伤。

（2）移动法　超声探头紧密接触治疗部位，做缓慢往返或圆圈移动，超声探头移动速度以1～2cm/s为宜，连续波的中等剂量一般为1.0～1.2W/cm^2。

（3）水囊法　将不含气体的水囊置于体表凹凸不平的治疗部位，水囊与皮肤及超声探头之间均涂接触剂，以适量压力将超声探头压在水囊上，按直接接触的固定法进行治疗。

（4）水下法　适用于表面凹凸不平的、细小的和痛觉敏感的部位。患者将手足等治疗部位与超声探头放入水中，超声探头对准治疗部位，距离皮肤2～4cm。

（5）超声药物导入法　是将药物加入接触剂中，利用超声波的机械振动，将药物分子导入人体，以达到治疗目的。随着对组织作用强度的增大其破坏作用也增加。在临床实践中依据具体情况选择使用方法和剂量。

【注意事项】

（1）超声探头切忌空载和碰撞，会导致超声探头内晶片破裂或过热而损坏。

（2）操作程序：先在超声探头上事先均匀涂敷一层接触剂，压紧超声探头使之与皮肤表面紧密接触，没有细微间隙，才可调节输出。水下法治疗时，要用去气水，不得有气泡。

（3）固定法或皮下骨突部位治疗时，超声强度宜＜0.5W/cm^2。超声探头不能在骨突部位停留，在骨突部位超声探头接触不良造成空载。骨骼声阻大，骨、软骨、骨膜、骨髓因界面反射形成驻波而产生热，会引起骨膜疼痛。如有疼痛不适，应该立即关机，查明原因再继续治疗。

十、传导热疗法

将加热后的介质直接接触人体体表，达到治疗的方法，称为温热疗法（heat therapy）。也称为传导热疗法，也就是将热由体外传递至体内以治疗疾病的方法。传导热疗法是外源性的温热疗法。

传导热疗法包括：①干热敷，如用热水袋、热沙、热盐、化学热袋等；②湿热敷，如用湿热袋、药物热敷、电热袋、蜡疗、泥疗等。

（一）石蜡疗法

石蜡疗法（paraffin therapy）是将加热后的石蜡作为导热体，作用于机体以治疗疾病的方法。石蜡有良好的可塑性、延展性、黏稠性，治疗时能与局部皮肤紧密接触，将热能传至机体，起到治疗作用。在关节运动功能受限早期，蜡疗是松解粘连、软化瘢痕的理想治疗方法之一。

【适应证】骨折或骨关节术后关节挛缩、关节纤维性强直、肌筋膜炎、腱鞘炎、神经炎、滑囊炎、肌肉损伤、软组织扭挫伤亚急性或慢性期、瘢痕增生、粘连和浸润。

【禁忌证】高热、昏迷、急性化脓性炎症早期、风湿性关节炎活动期、结核、孕妇腰腹部、恶性肿瘤、有出血倾向、有开放性与感染性伤口等。

【治疗作用】石蜡是石油蒸馏的产物，是高分子碳氢化合物，热容量大，导热系数小，加热后能吸收大量热，而且保温时间较长。冷却时缓慢放出大量热，是良好的导热体。治疗时石蜡阻止热的迅速传递，使热缓慢由体表向较深组织传递。

（1）温热作用　石蜡的温热作用可以缓解痉挛，加强血液循环，减轻组织水肿，促进炎症吸收，加速组织修复，减轻疼痛。对亚急性和慢性扭挫伤有较好的治疗效果。

（2）机械作用　石蜡具有良好的可塑性和延展性，可紧贴皮肤，冷却时体积缩小，对组织产生机械压迫作用，促进水肿吸收。

（3）润滑作用　石蜡具有油性，可增加敷蜡部位皮肤的润滑性，软化瘢痕。

【基本治疗技术】

（1）蜡饼法　蜡疗所用石蜡在常温下为白色半透明固体，熔点50～55℃。石蜡熔解后装在浅盘，蜡液厚2～3cm，冷却至石蜡凝结成块时（表面45～50℃），用小铲刀将蜡块取出，敷于四肢与躯干，外包塑料布，再加棉垫保温，每次20min，1次/天，10次为一疗程。

（2）浸蜡法　将加热后完全熔化的石蜡液冷却至55～60℃，将患者手足浸入蜡液后即迅速提出，蜡液在手足浸入部分的表面冷却形成一薄层蜡膜，用此方式反复多次，使皮肤包上多层蜡，直至蜡层达到0.5～1cm厚，成为蜡套，然后再持续浸入蜡液中，此法适用于四肢远端。

（3）刷蜡法　将加热后完全熔化的蜡液冷却到55～65℃时，用排笔将蜡涂刷于患部，反复多次，使皮肤敷上的蜡膜至1～2cm厚时，然后用塑料布和棉垫包裹保温。此法多用于躯体、肢体或面部。

以上各种方法也可每次30～40min，1次/天，15～30次为一疗程。

【注意事项】

（1）切不可采用直接加热法熔蜡，以免引起石蜡变质、燃烧，发生危险。多采用间接加热法熔蜡。

（2）对瘢痕组织、血液循环障碍和神经病变导致感觉障碍部位治疗时应谨慎，避免过热烫伤。

（3）要保持治疗部位相对固定不动，以免蜡膜或蜡饼破裂而致蜡液直接接触皮肤，因过热而引起烫伤。在伤口部位用蜡后应弃去。

（4）定时地清洁石蜡，使用后应先除去蜡块表面杂物，以保持石蜡清洁质纯。蜡量减少，需酌情定时加入10%～20%新蜡。

（二）湿热袋敷疗法

湿热袋敷是一种湿热敷方法。热袋内的硅胶颗粒，在水箱内加热时可吸收大量的热和水分，具有良好的保温和热疗作用。

【适应证】肌肉损伤、软组织扭挫伤、瘢痕增生、纤维粘连和浸润、肌纤维组织炎、慢性关节炎和神经痛。

【禁忌证】与石蜡疗法相同。

【治疗作用】

（1）热袋的湿热与热蒸气作用于人体皮肤表面，缓慢释放热量，温热作用持久。

（2）热效应可缓解痉挛，促进血液循环，减轻水肿，促进炎症吸收，加速组织修复，减轻疼痛。对亚急性和慢性扭挫伤有较好的治疗效果。

【基本治疗技术】根据需要准备多个大小适宜的亚麻布袋，内装硅胶颗粒，适用于身体的不同部位，袋角缝有布吊环，为加热时悬吊用。应有相应容量的恒温水箱，能保持70～80℃的恒温，布袋悬挂于专用的恒温水箱中加热20～30min，或热袋浸2h后即用于热敷治疗。选用形状大小合适的热袋，拧出多余的热水，患者暴露治疗部位，铺数层干毛巾，再放上热袋，外盖毛毯保温，每次20～30min，1次/天，10～15次为一疗程。

【注意事项】

（1）避免将热袋置于恒温箱内干烧。

（2）治疗前要检查布袋是否有破口，以免加热后漏出的硅胶烫伤皮肤。

（3）热袋拧出多余的水，不得滴水，不要将身体压在热袋上，以免重力挤压出热水引起烫伤。

（4）检查局部皮肤，及时询问患者感觉，以免烫伤。

（5）热袋与皮肤间垫以干毛巾，注意治疗过程中随着热袋的降温，可逐步取出毛巾。

（6）老年体弱者、感觉障碍或血液循环障碍者治疗时，热袋温度宜稍低。

十一、冷疗法

利用低温冷却使生物组织产生生理性或代谢性抑制来治疗某些疾病的方法，称为冷疗法（cryo therapy）。低温疗法可分为三类：低于体温与周围空气温度、在0℃以上者为冷疗法；−100～0℃为冷冻疗法；−100℃以下者为深度冷冻疗法。冷疗法多用于手术和运动损伤的早期处置。冷疗可以分为局部冷疗和全身冷疗两种。局部冷疗就是用氯乙烷、冰袋或冰垫冷敷或用冰块按摩身体某一部分等。它可以帮助消炎、镇痛、解除痉挛和退热。全身冷疗包括用乙醇擦浴、冷水浴、冬泳等，被广泛地用于健身，提高了身体对外界环境的适应力。运动损伤中冷疗常用于消肿消炎，以及消除肌肉痉挛、减轻疼痛和出血。冷疗法具有缓解症状、保存功能，控制损伤症状发展的作用。

【适应证】各种损伤和术后早期局部治疗。

【禁忌证】对冷疗法过度敏感者，治疗时会出现心动过速、血压下降、虚脱者。

【治疗作用】

（1）消肿、镇痛　冷疗使血管收缩，限制炎症渗出，缓解和控制水肿。皮肤温度降低后可减轻疼痛、缓解肌肉痉挛，减缓细胞代谢过程而防止组织破坏。冷冻使感觉神经末梢麻木，降低了机体对疼痛的敏感性反应。

（2）抑菌　冷疗后局部皮肤温度降低，降低了损伤局部的感染率。

（3）止血　低温能使血管收缩，血流减缓，控制出血。用于外伤初期有出血和水肿倾向的患者。

（4）促进功能恢复　低温配合主、被动运动治疗运动损伤中的关节扭伤、肌肉拉伤等。在康复治疗过程中采用冷疗与运动疗法相结合，早期就开始关节活动，可以缓解痉挛，减轻疼痛，防止肌肉失用性萎缩，减少局部肿胀和组织粘连，尽早恢复功能。

（5）止痛　冷热交替疗法对于损伤的亚急性期有较好的治疗作用。冷热交替，能有效促进渗出液的吸收，刺激血液循环，具有较好的止痛作用。

（6）冷疗时间　短时间（大约15min）冷疗，可以使小动脉产生血管收缩效应，使组织代谢减慢，减轻了炎症症状；冷疗10～30min，可以降低肌肉痉挛的发生。如果冷却时间较长，血管将产生扩张，出现皮肤充血反应，皮肤表面的温度也会略有升高。冷却更长一段时间后，当局部温度减低到15℃时，皮肤表面的知觉会变得麻木、迟钝，周围神经的传导速度变慢；到40℃的时候，神经传导则完全消失。

【基本操作技术】

（1）冰块或者冷水冷敷　急性损伤立即选用冰块或者冷水做局部冷敷。将毛巾或厚层棉纱垫浸入冰水后拧出多余水分，敷于患部，每2～3min更换1次，可持续15～20min。

（2）冰袋冷敷　将碎冰块放入橡胶囊中，或使用化学冰袋，敷于患部，或缓慢移动摩擦，持续15～20min。

（3）冰块按摩　将冰块直接放在患部，反复往返移动按摩，每次5～7min。

（4）冷气雾喷射　喷雾器内装有易气化的冷冻剂，一般多用氯乙烷，为气态，一定压力的作用下变成液态。液态的氯乙烷喷洒在人体皮肤上，迅速气化，同时带走大量热量，在人体组织损伤部位血管收缩，神经纤维传导速度变慢，使感觉功能下降，疼痛缓解。同时由于受伤部位的血管收缩，还可以防止伤处瘀血和水肿。在距体表2cm处向患部喷射5～20s，间歇0.5～1min后再喷，反复数次，共3～5min，直至皮肤苍白为止。此法多用于肢体，禁用于头面部。

（5）冰水浸浴　将病患的手、肘或足浸入含碎冰的4～10℃的冰水中，数秒钟后提出。反复多次。也可以在浸入制冷后接着做被动活动或主动活动，复温后再浸入，反复浸，30min内浸入3～5次，以后逐渐延长浸入的时间达1min。

（6）冷风吹　采用循环式冷冻治疗机、低温治疗仪等冷疗器械。应用冷空气治疗仪，治疗仪内液氮汽化后产生冷气，通过吹风机或喷射器吹向患部，持续数分钟至10min，此法适用于肢体。冷疗机有不同大小的冷治疗头，温度可调节。治疗时将冷治疗头置于患部缓慢移动，每次10～15min。

（7）冷热交替疗法　对于损伤的亚急性期有较好的治疗作用。冷热交替，能有效促进渗出液的吸收，刺激血液循环，同时具有较好的止痛作用。方法是0℃的冰袋及42℃的热水袋，交替外敷患者损伤处，冷冻数秒，再热敷数秒后再冷冻数秒，每次治疗持续20min。

（8）冰敷配合运动训练　即低温条件下的伸展运动。在运动部先进行15～20min的冰敷，使损伤部位疼痛减轻，然后进行主动或被动伸展运动训练3～5min，再冰敷3～5min，再进行主动的运动练习3～5min，应重复进行2～3遍。

【注意事项】

（1）注意保护冷疗区局部的皮肤，防止冻伤。

（2）冷疗时间不要过长，否则冷作用可引起继发性血管扩张反应。

（3）冷喷治疗仪用于躯干和四肢损伤，禁用于头面部，以免导致眼、鼻和上呼吸道损伤。

（4）用冰疗时间不宜太长。当皮温过低（约15℃）时，时间过长将会导致反射性血管扩张，出现皮肤红斑、水肿、瘙痒或痛感，甚至冻伤。皮肤反应往往发生在用冰冷敷9～16min

后，将冰移去4～8min后消失。用冰冷敷10min后或出现上述现象时，必须暂时停止，待局部皮肤复温后再重复使用。

（5）热疗加冷疗，做冷热交替，原则上应先热后冷，热疗时间较长，冷疗时间较短，中间要有交换缓冲时间，冷热交替循环。

（6）对冷过敏者要注意安全，不宜实施全身冷治疗。

第四节　康复运动处方的制订

一、运动处方的概念和发展

（一）运动处方的概念

康复医师或体疗师，用处方的形式，按康复或锻炼者的年龄、性别、健康状况、身体锻炼经历和心肺或运动器官的功能水平等，规定康复者或健身活动参加者锻炼的内容和运动量的方法，称为运动处方。它的作用在于指导人们有目的、有计划、科学地进行康复和锻炼。

一个理想的运动处方应当在建立个性化的基础上，以个体功能负荷试验所反映的客观事实为依据，制订适合于康复或锻炼者个体的运动处方。

自从1954年美国生理学家Karpovich首次提出这一概念，世界各国的学者都对这个概念进行了诠释。Karpovich认为：运动处方类似医生给患者开的医药处方，它指出了符合个人状况的运动程序。日本学者加贺谷熙彦提出：运动处方是以获得个人期望的体力为目标，并以适应其体力现状所决定的运动的质和量进行训练。我国康复医学家周士枋则认为：在运动疗法的治疗中常以处方的形式来确定运动的种类和运动强度、运动量，并提出在运动中应注意的事项，即为运动处方。尽管表述各有侧重，但中心内容都是统一的。

（二）运动处方的分类

随着康复医学不断发展，运动处方的应用范围日益扩大，种类也不断增加。

1.按照锻炼的对象和作用分类

（1）治疗性运动处方　用于某些疾病和创伤康复期的患者，使体疗更加定量化、个别化，以达到治愈及康复的目的。

（2）预防性运动处方　用于基本健康的中老年人，以及长期从事脑力劳动，希望参加体育活动的人，主要作用是帮助他们采取适当的体育活动，以预防某些疾病（如冠心病、肥胖症等），增强体质，防止过早衰老。

2.按照锻炼的系统和器官分类

（1）心脏体疗康复运动处方　以提高心肺功能为目标，可用于冠心病、高血压病、糖尿病、肥胖症等内脏器官系统疾病的防治、康复及预防性的健身锻炼。

（2）运动器官体疗康复运动处方　以改善肢体功能为主要目的，可用于各种原因引起的运动器官功能障碍、身体发育畸形的矫正以及健身等。

此外，使用辅助用具、穿戴假肢、操纵轮椅的训练等，也都应有相应的运动处方。

二、制订运动处方的基本原则

（一）循序渐进原则

康复治疗及体育锻炼必须注意贯彻循序渐进原则。开始的运动强度和量较小，以后随着功能能力的提高而逐渐加大。应当牢记，身体的功能水平提高之后再从事较为剧烈的运动，而非通过从事剧烈的运动来提高身体功能水平。从事不能习惯或过于激烈的运动常可引发心血管系统疾病。

（二）因人而异原则

功能状况较差、平时没有运动习惯的人可以从低强度、长时间的水平开始，逐渐提高功能水平。功能状况好的人运动强度的起点可以达到运动强度的高限，以提高或维持他们的功能。

对于老年人来讲，增进心血管健康水平是他们进行健身锻炼的主要目的。确定他们的运动强度有如下一些原则。

（1）要增进老年人的健康水平并使他们能长期坚持锻炼，制订运动强度时要从较低的水平开始，根据个人的耐受能力和喜好来逐渐增加。

（2）因为许多老年人患有各种各样的疾病，运动强度的增加要采用相对保守的进度。

（3）运动不需要很剧烈，而且也不需要期望总是产生良好的效果；每天总共30min的中等强度运动就能有益健康。

（4）长时间或高强度运动能产生额外的健身效果，但与此同时也会导致出现心血管疾病的危险。

（三）持之以恒原则

心肺耐力的恢复与增强有其自身的生理周期，所谓“冰冻三尺，非一日之寒”。心肺耐力锻炼的周期通常为5～6个月，在此期间，既要有短期目标也要有长期目标。运动处方的运动强度根据康复和锻炼者的提高情况而定期调整，调整的依据即为功能负荷试验所体现的受试者功能能力的客观结果。高强度练习方案使发生心血管危险和外伤的概率增大，而能持之以恒的练习者较少，所以，合理的练习计划也应该考虑到人们能够坚持下去的可能性。个人的练习目标（如降低血压、减少体脂、提高最大摄氧量等）将有助于确定运动处方的效果。血管和骨骼肌肉问题增加，也不利于长期坚持锻炼计划。

三、运动处方的主要内容

（一）活动内容

运动的种类就是锻炼应采用的方法和手段。主要包括耐力性项目、力量性项目、放松性项目和治疗矫正性项目等。

1. 耐力性项目

耐力性项目的活动主要适用于改善心脏功能及其代谢功能，防治冠心病、糖尿病、肥胖症等，常见的有行走、健身跑、骑自行车、游泳、登山、原地跑、跳绳、上下楼梯等。此外，乒乓球、网球、羽毛球、篮球、滑雪等对改善心血管的功能也有良好作用。

2. 力量性项目

力量性项目的活动适用于训练肌肉力量、关节功能和消除局部脂肪积聚，可进行被动、主动、抗阻的肢体运动和能增强局部肌力的专门训练。如腹肌、背肌练习，实心球、沙袋或哑铃、肌力练习器等。

3. 放松性项目

放松性项目活动适用于放松精神和躯体以消除疲劳和防治高血压病、神经衰弱等疾病，放松练习有散步、打太极拳、做保健体操、做气功等。

4.治疗矫正性项目

治疗矫正性项目活动适用于治疗某些疾病和伤残。针对性的医疗体操有哮喘、肺气肿等疾病的呼吸体操，内脏下垂时锻炼腹肌的体操，肢体骨折后的功能锻炼，脊柱畸形、扁平足的矫正体操等。

虽然可供选择的运动项目和种类很多，但对于康复和锻炼者来说，首先要确定自己进行健身锻炼的主要目的，或者是在某一段时间内健身的主要目的，再根据目的有针对性地选择运动项目。在同一类项目中也要根据自身的身体条件、个人喜好、外界环境、经济条件等来选择适宜的运动方式，不可随大流或勉强自己做力所不及的活动。

（二）运动强度

运动处方制订的核心内容即为运动强度的确定。通过功能负荷试验得到人体的功能能力（F.C.）并不能直接指导心肺耐力康复和健身锻炼。运动能力（E.C.）是进行体疗康复时应达到并保持的运动强度，运动能力由功能能力的百分数计算而来，两者间的转换关系如表9-1所示。

如表9-1所示，按照受试者的功能能力水平查出运动能力的百分比，再计算出运动能力的MET。此方法可确定功能能力的范围。

表9-1 转换关系查询表

功能级别	功能能力/MET	运动能力/%	备注
4	3	40～50	医务监督心电
3	3～5	50～60	医务监督心电
2	5～7	60～70	医务监督心电
1	8～10	60～70	一般监督
正常	10～15	60～80	无需监督
运动员	16	70～90	无需监督

在功能负荷试验的过程中，以每级负荷的MET为横坐标，每级负荷结束后即刻的心率为纵坐标，作直线；将上述确定的E.C.范围带入横坐标，找到与之对应的纵坐标心率范围，即为靶心率（THR）。这是运动处方重要的项目之一，是康复及锻炼者在运动过程中控制强度的首要指标。靶心率的确定，要求康复及锻炼者在进行运动处方推荐的体育活动时，应适时监控自己的心率范围不要超过或低于靶心率所规定的范围。若心率高于靶心率的高值，则会增加体育运动的风险；低于靶心率的低值，则无法达到促进心肺耐力恢复和锻炼的目的。

（三）持续时间

运动持续时间和运动强度两个因素决定着运动中能量消耗的总量，两者呈反比关系。也就是说，要达到一定的锻炼效果就要付出一定的运动总量，这个总量可以由小强度长时间或大强度短时间两种组合方式来达到。对于康复者和老年人来说，为了减少运动中出现意外的情况，通常用小强度长时间的方式来运动。例如采用耐力练习进行心脏功能的锻炼，经过一段时间准备活动达到预定的强度之后，至少要持续锻炼15min以上，方可收效。一般为30min左右。

（四）每周或每日锻炼次数

不论是心脏康复，还是运动器官康复，一般采用隔日锻炼1次或每周3～4次，使机体的“超量恢复”有足够的时间，以便收到更好的效果。但如果间隔超过3～5天，运动效果的继续作用就会消失，锻炼效果就会降低。

（五）重复次数、完成组数及组间隔时间

这部分内容包括对每次练习的总体安排。每次运动锻炼的内容分准备、训练和结束三个部分。在不同运动阶段中，这三个部分的时间所占比例也不相同。如参加运动锻炼的早期，准备部分时间要长些，约15min，训练部分20～25min，结束部分5～10min。稍后对运动有一定的适应后，则准备部分可相应缩短，训练部分可控制在半小时或稍长些，结束部分10min左右。时间划分要因人而异，不可一概而论。

如果采用医疗体操作为体疗手段时，应规定每节体操重复的次数、一共要完成几组以及组与组之间休息的时间。不同的方案将收到不同的锻炼效果，表9-2为心脏康复运动处方示例。

表9-2 心脏康复运动处方

姓名：张三　　性别：男　　年龄：22岁
一、功能负荷试验测试结果
F.C.：13.5METs　　E.C.：8.1～10.8METs（60%～80%）
二、心率监控
活动时每5～10min测定一次脉搏（10s），调整运动量，使其维持在低限和高限以内。
低限：22b/10s
高限：25b/10s
三、活动安排
1.准备活动
5～10min
心率逐渐进入靶心率范围，活动四肢及关节
慢跑、躯干及四肢关节体操
2.基本部分
20～40min
耐力训练为主，心率保持在靶心率范围内，不能完成时可稍休息
水中慢跑；不计分打篮球或羽毛球
3.整理活动
5～10min
持续性慢走，直到心率不高于（安静时心率+20）次/min
放松走、整理拉伸体操（避免憋气）
四、运动量
每周活动3～5次。
五、建议
（1）做以下活动时应小心谨慎：节律体操、力量练习、参加竞赛、搬运重物。
（2）避免以下情况出现：做静力练习及憋气、负荷过重、超过靶心率、感冒发热时运动。

处方者：
处方日期：

【建议及注意事项】

（1）加强运动中的医务监督及自我监督，防止过度疲劳及意外损伤。
（2）避免从事不习惯、过于激烈及超出身体负荷能力的体育活动。
（3）锻炼期间应遵循正常及以往习惯的生活作息制度。
（4）锻炼期间注意合理的饮食和营养。
（5）老年人在锻炼期间应禁烟。
（6）锻炼应适度，避免竞争。

【复习思考题】

1. 简述肌力训练的方法。
2. 简述关节活动度训练的意义。
3. 简述关节活动度训练的方法。
4. 简述物理治疗的方法及作用。
5. 制订运动处方的原则是什么?
6. 如何为康复和锻炼者制订运动处方?

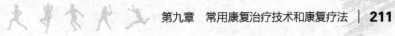

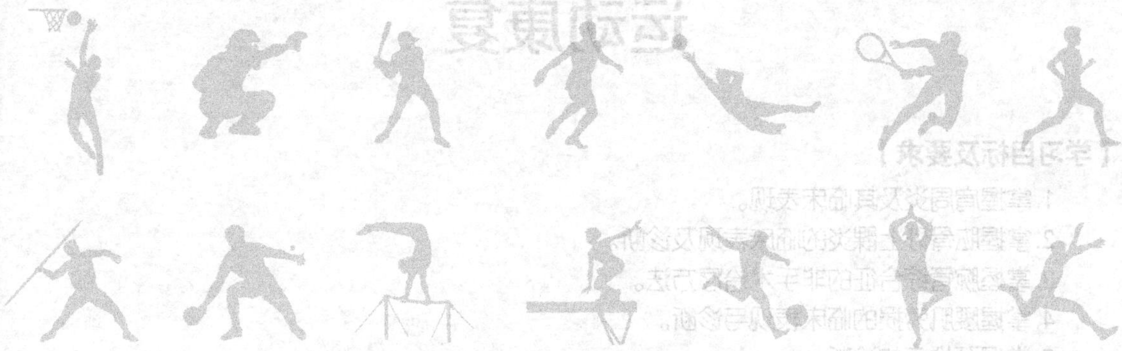

第三篇　常见伤病的运动康复

第十章　常见慢性运动系统疾病的运动康复

【学习目标及要求】

1. 掌握肩周炎及其临床表现。
2. 掌握肱骨外上髁炎的临床表现及诊断。
3. 掌握腕管综合征的非手术治疗方法。
4. 掌握腰肌劳损的临床表现与诊断。
5. 掌握颈椎病的诊断。
6. 掌握腰椎间盘突出症诱发因素及主要体征。
7. 掌握腰椎间盘突出症的保守治疗原则。
8. 了解足跟痛的运动疗法。
9. 掌握髌骨软骨病的运动康复方法。

第一节　颈椎病的运动康复

一、概述

颈椎病是一种综合征，又称颈椎综合征。它常见于中老年人。是由于人体颈椎间盘逐渐地发生退行性变、颈椎骨质增生，或颈椎正常生理曲线改变后刺激或引起的一组综合症状。这类患者轻则常常感到头、颈、肩及臂麻木，重则可导致肢体酸软无力，甚至出现大小便失禁及瘫痪等。

颈椎位于缺少活动的胸椎和重量较大的头颅之间，其活动度较大，又需支持头部使之保持平衡，故颈椎容易发生劳损，尤以下颈椎为甚。由于颈部长期劳损，其椎间盘组织以及骨与关节逐渐发生退行性变，影响附近的神经、脊髓、椎动脉而出现各种临床症状。

（一）临床表现与诊断

颈椎病的临床表现依病变部位、受压组织及压迫轻重的不同而有所不同。其症状可以自行减轻或缓解，亦可反复发作；个别病例症状顽固，影响生活及工作。根据临床症状大致分为神经根型、脊髓型、椎动脉型及交感神经型。然而在临床上多为混合型颈椎病。

1. 神经根型颈椎病

主要症状有颈肩背疼痛及颈神经刺激或者受压症状。其重要体征为：①颈部有不同程度的畸形及僵硬现象；②压痛点在受累颈脊神经的颈椎横突下方及其背支支配的区域；③椎间孔压缩试验阳性；④臂丛神经牵拉试验阳性或压头试验阳性；⑤颈神经受到刺激时，其远隔部位早期表现为疼痛过敏；当受到压迫较重或者时间较久时，其远隔部位表现为感觉减退；⑥支配肱二头肌及肱三头肌腱的主要神经兴奋时，腱反射活跃，反之，则腱反射减退或消失；⑦神经根受到压迫后，轻者其所支配的肌肉力量减弱，重者可以见到肌肉萎缩。

2. 脊髓型颈椎病

① 出现于一侧上肢或两上肢的单纯运动障碍，单纯感觉障碍或者同时存在的感觉及运动障碍。②出现于一侧下肢或两侧下肢的神经功能障碍。③偏侧症状：出现于同侧上下肢的感觉及运动障碍。④交叉症状：出现于一侧上肢和对侧下肢的感觉或运动障碍。⑤四肢症状：出现于四肢的神经功能障碍。⑥头部症状：主要表现为头痛、头晕或头皮痛。⑦骶神经症状：表现为排尿或排便障碍。

3. 椎动脉型颈椎病

① 椎动脉供血不足的典型症状：发作性眩晕、复视伴有眼震，有时出现恶心、呕吐，甚至耳鸣、耳聋。②脑干症状：肢体麻木、感觉异常，持物落地。③枕部跳痛。④发作性昏迷。

4. 交感神经型颈椎病

（1）交感神经兴奋症状　①头痛或偏头痛、头沉、头昏，枕部痛或颈后痛；②眼裂增大、视物模糊、瞳孔散大、眼窝胀痛、眼目干涩等；③心跳加快、心律失常、心前区疼痛和血压升高等；④肢体怕凉怕冷，局部温度偏低，或肢体遇冷时有刺痒感，继而出现红肿或疼痛加重；⑤发汗障碍。

（2）交感神经抑制症状　有头晕眼花、眼睑下垂、流泪、鼻塞、心动过缓、血压偏低、胃肠蠕动增加或嗳气等。

5. 颈椎病的X线检查

（1）正位片　观察有无寰枢关节脱位、齿状突骨折或缺失。第7颈椎横突有无过长，有无颈肋。钩锥关节及椎间隙有无增宽或变窄。

（2）侧位片

① 曲度的改变　颈椎发直、生理前突消失或反弯曲。

② 异常活动度　在颈椎过伸过屈侧位X线片中，可以见到椎间盘的弹性有改变。

③ 骨赘　椎体前后接近椎间盘的部位均可产生骨赘及韧带钙化。

④ 椎间隙变窄　椎间盘可以因为髓核突出，椎间盘含水量减少发生纤维变性而变薄，表现在X线片上为椎间隙变窄。

⑤ 半脱位及椎间孔变小　椎间盘变性以后，椎体间的稳定性低下，椎体往往发生半脱位，或者称之为滑椎。

⑥ 项韧带钙化　项韧带钙化是颈椎病的典型病变之一。

（二）康复评定

1. 一般状况评定

①颈椎活动范围；②肌力的评定；③感觉和反射的测定；④疼痛与压痛点的测定；⑤肌电图和神经传导测定；⑥影像学的评定；⑦能力评定。

2. 专项评定

主要是脊髓型颈椎病的功能评定。

颈椎JOA评分的评价项目比较全面，包括了上肢功能、下肢功能、感觉障碍及膀胱功能，分别进行计分，便于进行简单的统计学分析。该方法基本上能客观地对脊髓型颈椎病的脊髓功能作出评价。根据术前与术后的评分可以计算出改善率，进行疗效评价并便于研究和交流。

二、颈椎病的运动康复

颈椎病患者应注意日常工作、生活体位。颈部屈伸体位与颈椎承受的压力关系密切，正常的颈椎姿势是颈部保持中立位，若颈部前伸屈下颈椎的压力会随之逐步加大。长时间低头或仰头可造成颈椎周围的肌肉、韧带、关节囊的松弛和劳损，影响颈椎稳定。所以工作、生活时颈部都要保持正确的姿势，电脑、电视应置于略低于平视位置。椎动脉型颈椎病应避免诱发疾病的体位及动作。睡眠时枕头的高度应以保持颈部的生理曲度为准，避免过高或过低造成颈椎过伸或过屈，枕头的硬度也要适中。

根据患者的病情情况可采用佩戴颈托和围领、颈椎牵引疗法，常用的是松枕带牵引（适用于脊髓型颈椎病以外的各型颈椎病），并采用物理因子（低中频电疗、超短波、温热疗法）治疗等。

颈椎病保守治疗康复方案如下。

1.活动期

为维持颈部周围肌肉力量，应进行颈部抗阻等长肌力练习（图10-1），在最用力处保持10s为1次，10次/组，2～3组/日，最好对照镜子练习，确保练习时颈部肌肉用力，但头部不偏向任何方向，保持在中立位。

2.恢复期

急性期后应继续加强肌力练习，进一步提高颈部的稳定性，及确保在逐渐恢复日常生活活动时颈部的安全，并且尽量避免复发。

（1）床边抬头颈部肌力练习　仰卧位，胸部在床边，头和颈部在床外，保持头颈与身体呈一条直线。可双手抱头或双臂伸直上举以增加难度，在最用力处保持10秒或保持此姿势至力竭为1次，10次/组，2～3组/日（图10-2）。

（2）颈部活动度训练　颈部医疗体操（图10-3），在颈部有牵拉感或微痛处保持10～15s，5次/组，1～2组连续练习，2次/日。练习前必须由专业医生指导，了解哪些方向的活动可做，哪些则应尽量避免。

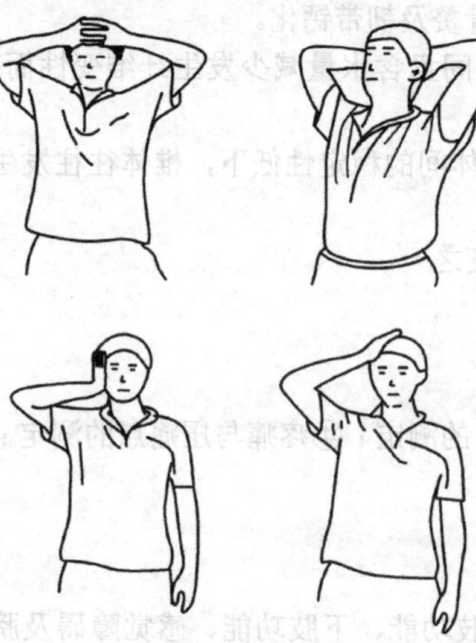

图10-1　颈部抗阻等长肌力练习

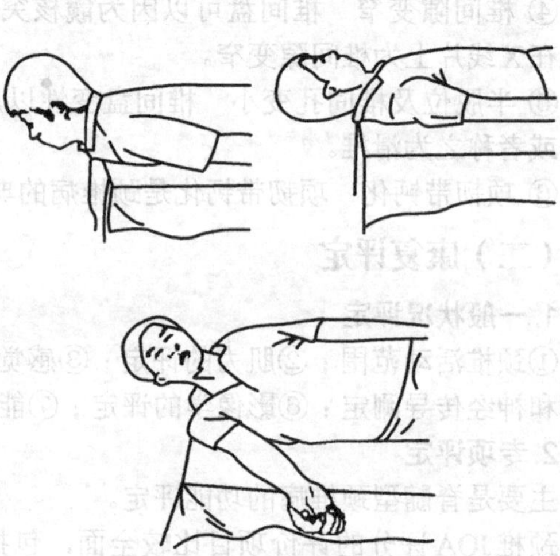

图10-2　床边抬头颈部肌力练习

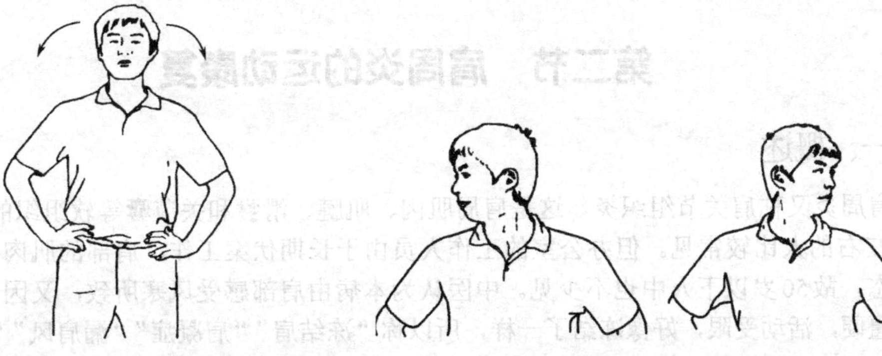

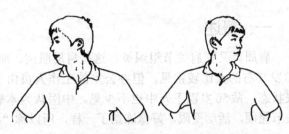

(1) 第一节　颈部先向左侧屈，然后颈部向右侧屈

(2) 第二节　先颈部向右旋转，然后颈部向左旋转

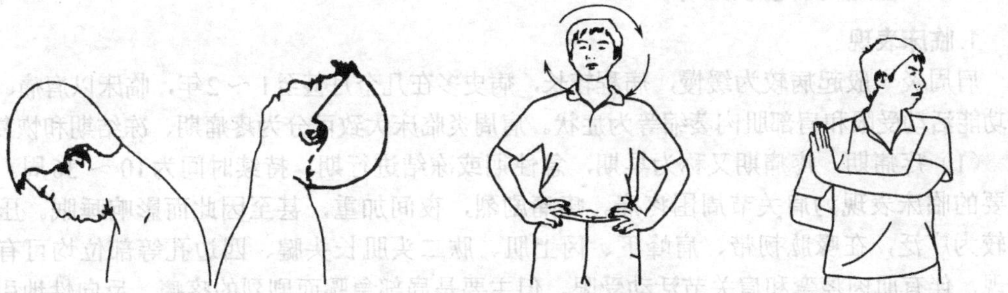

(3) 第三节　先将下颌内收，然后头用力向上顶，停留片刻，再放松还原

(4) 第四节　先颈项向左、前、右绕环至还原，避免后仰。然后向相反方向绕环

(5) 第五节　头向左旋，左手经体前伸向右肩上方，还原。然后方向相反进行锻炼

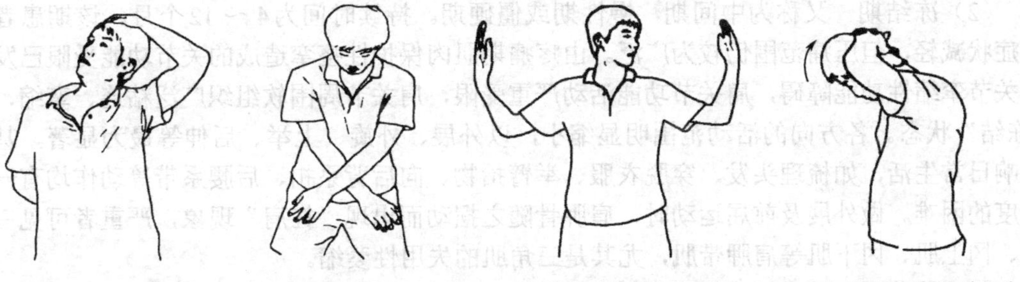

(6) 第六节　颈项向左侧凸，左手经头顶上方触右耳，还原。然后方向相反进行锻炼

(7) 第七节　低头含胸，两臂在身前交叉，尽量伸向对侧，左臂在上

(8) 第八节　挺胸，两臂尽量外旋，肘屈曲，手与头平，头左旋，眼看左手，反方向再做一次

(9) 第九节　两手抱头后，手指交叉。稍低头，两肘向两侧张开。用力抬头，两手向前用力，与头对抗，不使后仰

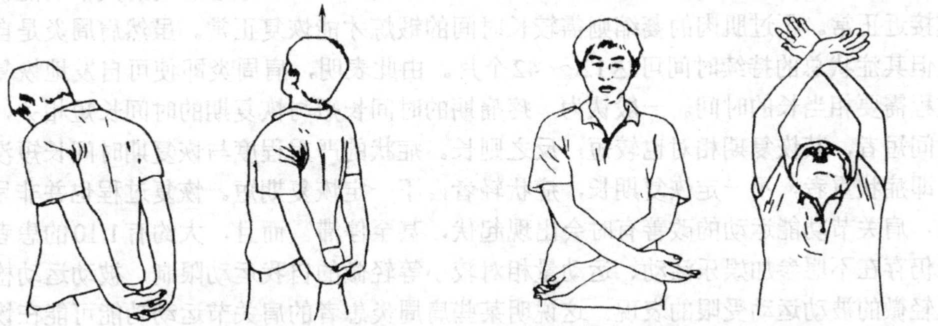

(10) 第十节　低头含胸，两手在背后，手指交叉，肘半屈，手心向上。挺胸，用力伸肘，同时翻掌向下。后顶部向上伸。还原至准备姿势

(11) 第十一节　两臂半屈，在体前下交叉，上举到头上，抬头眼视双手。两臂分开，经体侧下降回到准备姿势

图10-3　颈椎训练操

第二节 肩周炎的运动康复

一、概述

肩周炎又称肩关节组织炎，这是肩周肌肉、肌腱、滑囊和关节囊等软组织的慢性炎症，50岁左右的人比较常见。但办公室的工作人员由于长期伏案工作，肩部的肌肉韧带处在紧张状态，故50岁以下人中也不少见。中医认为本病由肩部感受风寒所致，又因患病后胸肩关节僵硬，活动受限，好像冻结了一样，所以称“冻结肩”“肩凝症”“漏肩风”“五十肩”。

（一）临床表现与诊断

1.临床表现

肩周炎一般起病较为缓慢，病程较长，病史多在几个月甚至1～2年，临床以肩痛、肩关节功能活动受限和肩部肌肉萎缩等为症状。肩周炎临床大致可分为疼痛期、冻结期和恢复期。

（1）疼痛期 疼痛期又称为早期，急性期或冻结进行期，持续时间为10～36周。该期主要的临床表现为肩关节周围疼痛。疼痛剧烈，夜间加重，甚至因此而影响睡眠。压痛范围较为广泛，在喙肱韧带、肩峰下、冈上肌、肱二头肌长头腱、四边孔等部位均可有压痛表现，伴有肌肉痉挛和肩关节活动受限。但主要是局部急骤而剧烈的疼痛，反向性地引起肌肉痉挛。因此，肩关节本身还有一定范围的活动度，一般外展为45°～75°，后伸10°～30°，外旋30°，上举110°。

（2）冻结期 又称为中间期，慢性期或僵硬期。持续时间为4～12个月。该期患者疼痛症状减轻，但压痛范围仍较为广泛。由疼痛期肌肉保护性痉挛造成的关节功能受限已发展到关节挛缩性功能障碍，肩关节功能活动严重受限，肩关节周围软组织广泛粘连、挛缩，呈“冻结”状态。各方向的活动范围明显缩小，以外展、外旋、上举、后伸等最为显著，甚至影响日常生活，如梳理头发、穿脱衣服、举臂抬物、向后背系扣、后腰系带等动作均有一定程度的困难。做外展及前屈运动时，肩胛骨随之摆动而出现“扛肩”现象，严重者可见三角肌、冈上肌、冈下肌等肩胛带肌，尤其是三角肌的失用性萎缩。

（3）恢复期 又称末期，解冻期或功能恢复期。持续时间为5～26个月。该期不仅疼痛逐渐消减，而且随着日常生活、劳动及各种治疗措施的进行，肩关节的活动范围逐渐增加，肩关节周围关节囊等软组织的挛缩、粘连逐渐消除，大多数患者的肩关节功能恢复到正常或接近正常。不过肌肉的萎缩则需较长时间的锻炼才能恢复正常。虽然肩周炎是自限性疾病，但其症状总的持续时间可达12～42个月。由此表明，肩周炎即使可自发地恢复，但这一过程需要相当长的时间。一般认为，疼痛期的时间长短与恢复期的时间长短相关，即疼痛期时间短者，其恢复期相对也较短，反之则长。症状的严重程度与恢复期时间长短没有相关性，即症状重者，不一定恢复期长，症状轻者，不一定恢复期短。恢复过程也并非呈直线形发展，肩关节功能运动的改善有时会出现起伏，甚至停滞。而且，大约有1/10的患者在恢复期后仍存在不愿参加娱乐活动、运动量相对较小等轻微的自我运动限制，被动运动检查也可发现轻微的被动运动受限的表现。这说明某些肩周炎患者的肩关节运动功能可能在恢复期后也会遗留一些症状。

2.影像学表现

X线检查多为阴性，病程久者可见骨质疏松。

（二）运动康复评定

1.一般状况评定

① 肩关节活动范围；②肌力的评定；③感觉和反射的测定；④疼痛与压痛点的测定；⑤影像学的评定；⑥ADL能力评定，详见第八章。

2.专项评定

肩关节功能评分见表10-1。

表10-1 美国肩肘外科协会评分表（ASES）（满分100分）

指标	分数
（1）肩部疼痛程度	
无疼痛	5分
轻微疼痛	4分
一般活动后疼痛	3分
中度疼痛	2分
明显疼痛	1分
肩关节由于疼痛功能完全丧失	0分
（2）肩关节功能情况（4分=正常；3分=轻度影响；2分=困难；1分=需要帮助下才能完成；0分=不能完成	
男性患者手插后裤兜，女性患者戴胸罩	
会阴部清洁卫生	
洗澡时洗对侧肩头	
用餐具进餐	
梳头	
手和上臂能够在肩部水平活动	
手提5kg重物	
穿衣	
睡向患肩	
推门	
超过头顶手的动作	
投掷	
掷重物	
做日常工作	
日常体育活动	
（3）肌力测定（5分=正常；4分=良好；3分=可以；2分=差；1分=肌束颤动；0分=瘫痪）	
三角肌前群	
三角肌中群	
外展肌群	
内旋肌群	
（4）稳定性（5分=正常；4分=痛苦试验阳性；3分=偶尔半脱位；2分=复发脱位一次；1分=反复脱位；0分=脱位状态）	
前方稳定性	
后方稳定性	
下方稳定性	

ASES是近年来为统一标准化评分系统而制定的一套评分，包括患者自我主观评估和医师客观评估两个部分，疼痛和稳定度按100分级进行自我评定，功能评分通过10个日常生活活动的完成情况进行评定，医师客观评估包括活动度、肌力、稳定性以及是否存在各种体征（如局部压痛、撞击等），最后评分仅由自我主观评估部分的得分计算得出（疼痛50%、功能50%）。

二、肩周炎的运动康复

肩周炎的治疗原则是针对肩周炎的不同时期，或是其不同症状的严重程度采取相应的治疗措施。一般而言，应以保守治疗为主，若诊断及时、治疗得当，可使病程缩短，运动功能及早恢复。

（一）早期

由于本期病变主要位于关节囊，以炎症造成疼痛为主，关节活动因疼痛而受限，所以本期的治疗目标是以缓解疼痛，避免造成粘连为主。主要运动手法是关节活动度（ROM）练习，以促进肩关节周围血液循环，加速炎性物质代谢，缓解局部组织的痉挛。下面以右侧肩部为例进行介绍。

1. 摆动练习

首先是肩关节的前屈、后伸方向的摆动，待适应基本无痛后增加内收、外展方向的摆动，最后增加环绕（划圈）的动作，一般每个方向20～30次/组。疼痛明显时在健侧手的保护下摆动手臂（图10-4）。

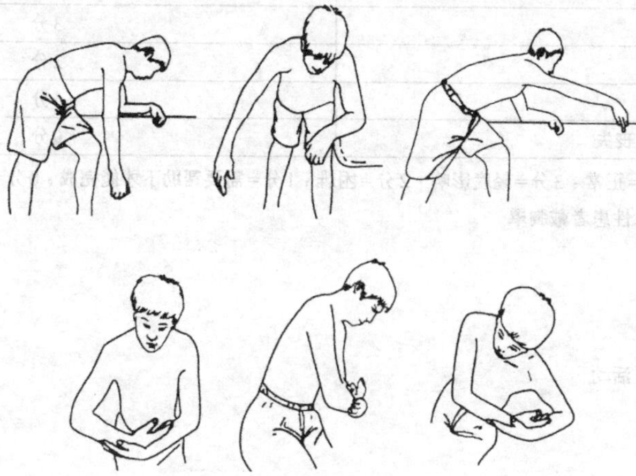

图10-4　摆动练习

2. 耸肩练习

双臂自然垂于身体两侧，向上耸肩，于最高位置保持5s，放松1次，反复进行，每次5min，2～3次/日。可用健侧手托住患侧肘部以保护，在不增加肩部疼痛的前提下完成（图10-5）。

3. 扩胸练习

双臂自然垂于身体两侧，双肩后张做扩胸动作，于最高位置保持5s，放松1次，反复进行，每次5min，2～3次/日。可用健侧手托住患侧（图10-6）。

4. 含胸练习

双臂自然垂于身体两侧，双肩向前做含胸动作，于最高位置保持5s，放松1次，反复进行，每次5min，2～3次/日。可用健侧手托住患侧（图10-7）。

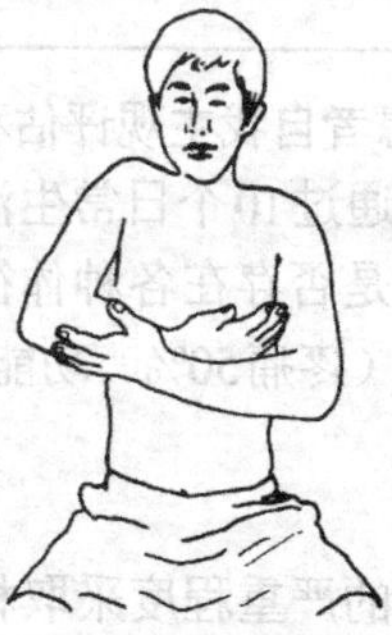

图10-5　耸肩练习

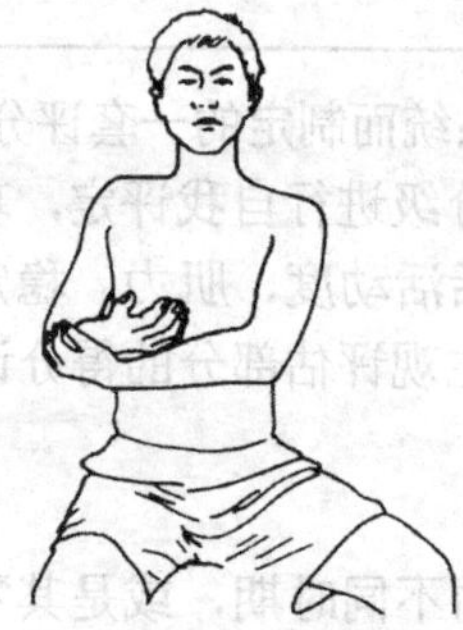

图10-6　扩胸练习

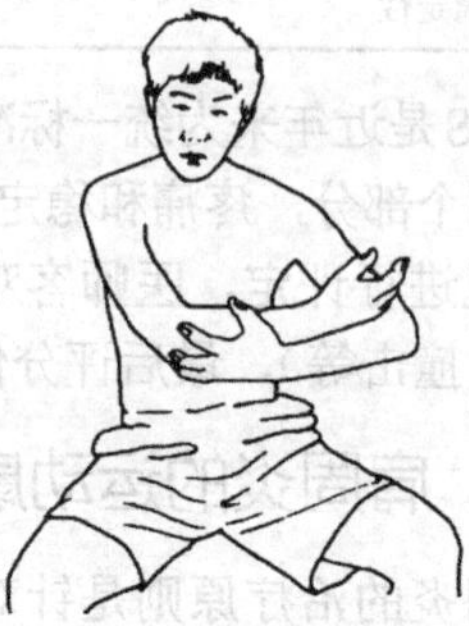

图10-7　含胸练习

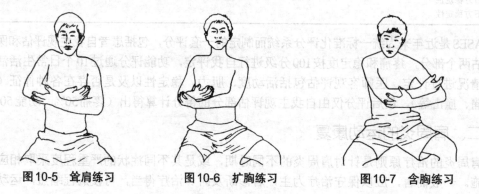

（二）冻结期

在肩周炎的冻结期关节功能障碍是其主要问题，疼痛往往由关节功能障碍所引起。治疗重点以恢复关节运动功能为目的。在这一阶段，应坚持肩关节的功能锻炼。除了被动运动之外，患者应积极主动地配合，开展主动运动的功能训练，主动运动是整个治疗过程中极为重要的一环。

1.仰卧肩前屈

至感到疼痛处保持并轻微颤动1～2min为1次，3～5次/组，1～2组/日。并逐渐增加被动活动角度。

2.仰卧肩外展

至感到疼痛处保持并轻微颤动1～2min为1次，3～5次/组，1～2组/日。并逐渐增加被动活动角度（图10-8）。

3.仰卧肩后伸

至感到疼痛处保持并轻微颤动1～2min为1次，3～5次/组，1～2组/日。并逐渐增加被动活动角度（图10-8）。

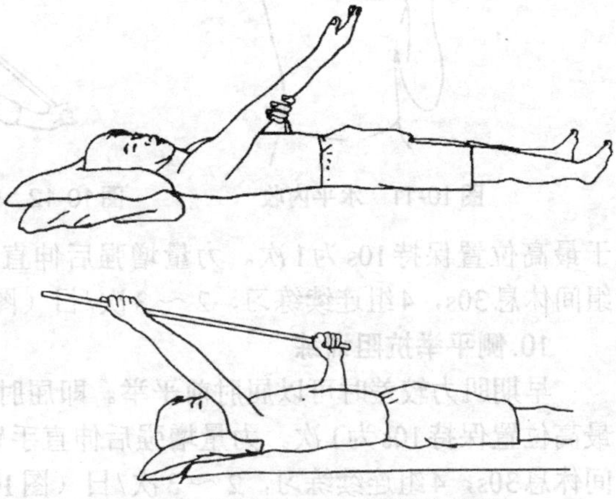

图10-8　仰卧肩外展、仰卧肩后伸

4.仰卧外展位外旋

至感到疼痛处保持并轻微颤动1～2min为1次，3～5次/组，1～2组/日。并逐渐增加被动活动角度（图10-9）。

5.仰卧外展位内旋

至感到疼痛处保持并轻微颤动1～2min为1次，3～5次/组，1～2组/日。并逐渐增加被动活动角度（图10-10）。

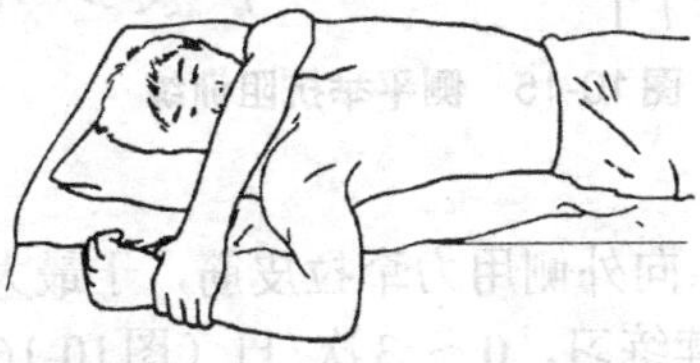

图10-9　仰卧外展位外旋

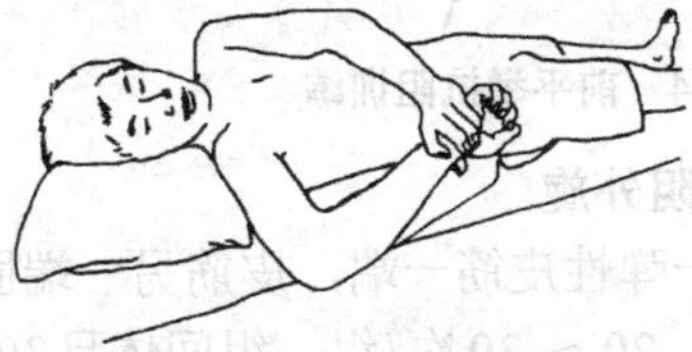

图10-10　仰卧外展位内旋

6.水平内收

至感到疼痛处保持并轻微颤动1～2min为1次，3～5次/组，1～2组/日。并逐渐增加被动活动角度（图10-11）。

7.水平外展

至感到疼痛处保持并轻微颤动1～2min为1次，3～5次/组，1～2组/日。并逐渐增加被动活动角度（图10-12）。

8.手背后

至感到疼痛处保持并轻微颤动1～2min为1次，3～5次/组，1～2组/日。并逐渐增加被动活动角度。同时强化肌力训练，以提高肩关节主动活动的范围，并加强关节的稳定性（图10-13）。

9.前平举抗阻训练

早期肌力较差时可以屈肘前平举。即屈肘90°，手臂在体前抬起至无痛角度，不得耸肩，

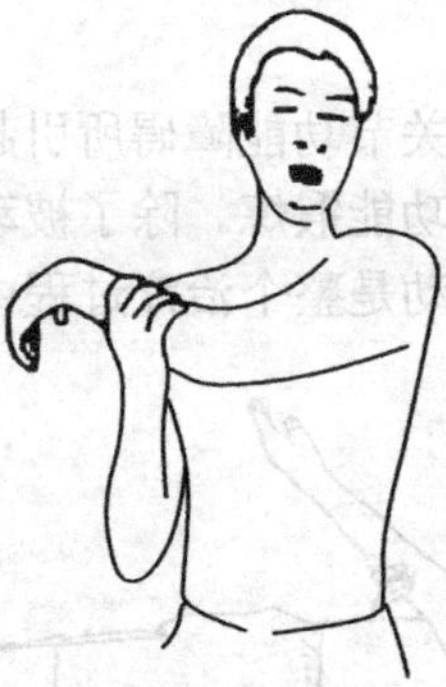

图10-11 水平内收

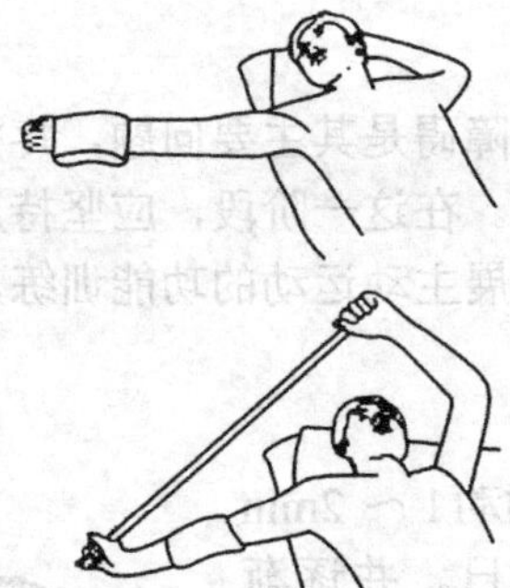

图10-12 仰卧水平外展训练

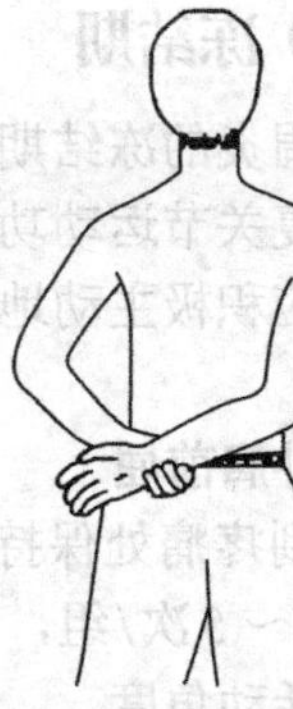

图10-13 手背后

于最高位置保持10s为1次。力量增强后伸直手臂同时手握一定负荷进行，20 ～ 30次/组，组间休息30s，4组连续练习，2 ～ 3次/日（图10-14）。

10.侧平举抗阻训练

早期肌力较差时可以屈肘前平举。即屈肘90°，在体侧抬起至无痛角度，不得耸肩，于最高位置保持10s为1次。力量增强后伸直手臂同时手握一定负荷进行，20 ～ 30次/组，组间休息30s，4组连续练习，2 ～ 3次/日（图10-15）。

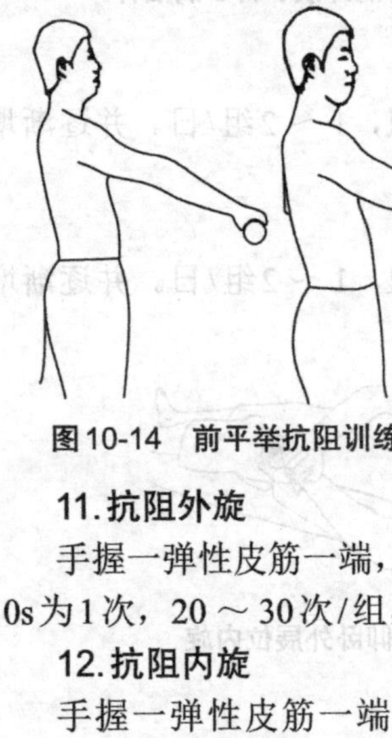

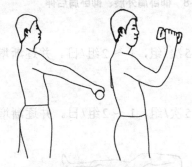

图10-14 前平举抗阻训练

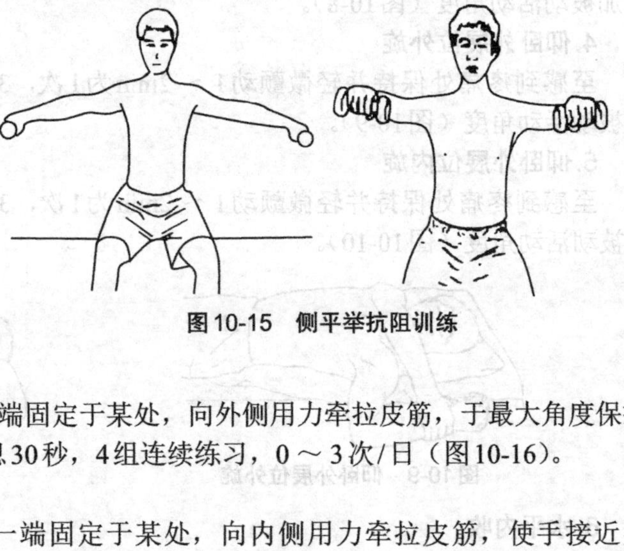

图10-15 侧平举抗阻训练

11.抗阻外旋

手握一弹性皮筋一端，皮筋另一端固定于某处，向外侧用力牵拉皮筋，于最大角度保持10s为1次，20 ～ 30次/组，组间休息30秒，4组连续练习，0 ～ 3次/日（图10-16）。

12.抗阻内旋

手握一弹性皮筋一端，皮筋另一端固定于某处，向内侧用力牵拉皮筋，使手接近身体，于最大角度保持10s为1次，20 ～ 30次/组，组间休息30s，4组连续练习，9 ～ 3次/日（图10-17）。

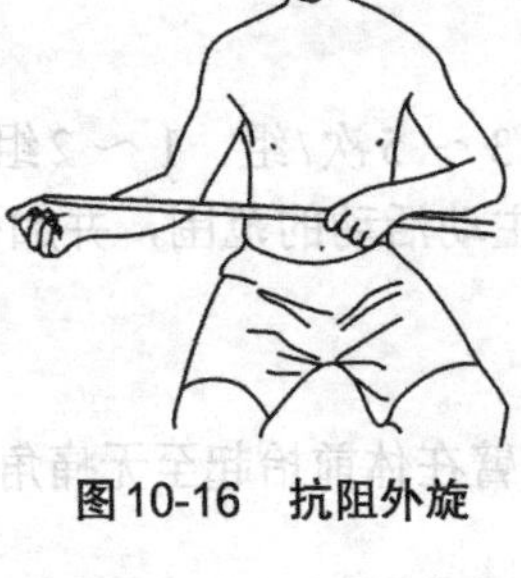

图10-16 抗阻外旋

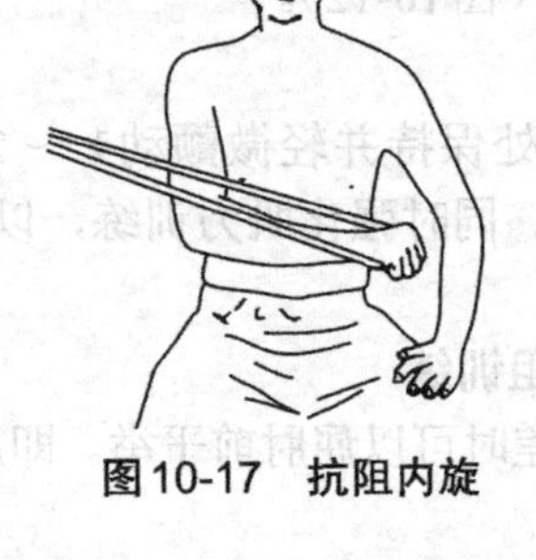

图10-17 抗阻内旋

（三）恢复期

在恢复期以消除残余症状为主，主要以继续加强功能锻炼为原则，增强肌肉力量，恢复在先期已发生失用性萎缩的肩带肌肉，恢复三角肌等肌肉的正常弹性和收缩功能，以达到全面康复和预防复发的目的。

1.抱头张肩

后背靠墙站立。上身保持中立位，双手交叉抱于头后，肘关节用力向后张开，以手臂和肘去接触墙面（图10-18）。

2.推桌子

保持身体的前倾以及双上肢开于桌边，既不能“扩胸”，也不能“含胸”，连续练习3～5次为1组，2～3组/日（图10-19）。

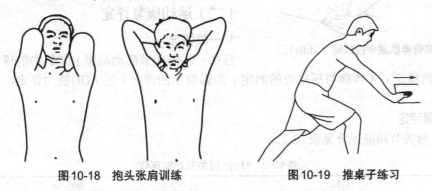

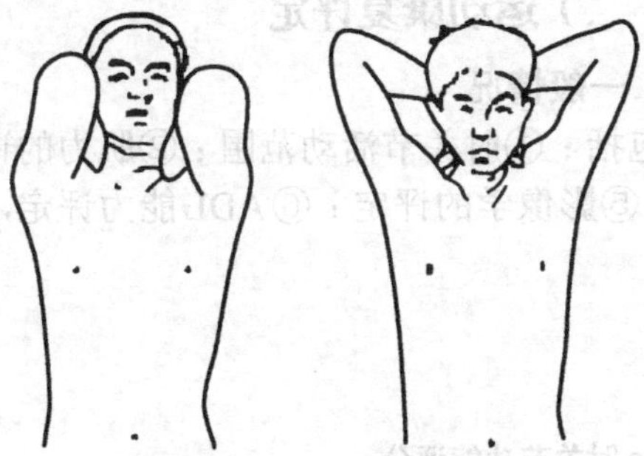

图10-18　抱头张肩训练

图10-19　推桌子练习

第三节　肱骨外上髁炎的运动康复

一、概述

肱骨外上髁炎又称“网球肘”，是骨科的一种常见病。多见于35～50岁男性。中老年人也常患本病。疾病的本质是肱骨外上髁部伸肌总腱的慢性损伤性肌筋膜炎。腕部持重或活动过度与发病有直接关系。但中老年人受凉也可诱发本病，不一定有明显损伤史。肱骨远端外侧的外上髁处是伸指、伸腕肌肉的附着点。手部用力及腕关节活动过度会损伤肌肉附着点，造成伸肌总腱的肌筋膜炎。该处有一根细小的血管神经束，从肌肉、肌腱深处发生，穿过肌膜或腱膜，最后穿过深筋膜，进入皮下组织。肌肉附着处的肌筋膜炎将造成该神经血管束的绞窄，是引起疼痛的主要因素。

肱骨外上髁肌肉附着点受到暴力较大时可造成肌腱及筋膜撕裂，也是引起疼痛的原因。损伤后可形成纤维增生和粘连。纤维粘连进而可刺激肘关节外侧的侧副韧带和环状韧带。损伤可反射性地造成肱桡关节滑膜炎。因此，肱骨外上髁炎不同患者损伤程度可能是不同的，受累组织可能是广泛的。

肱骨外上髁炎发病与职业有关。不仅见于网球运动员，家庭妇女、木工、建筑工人等需手和腕反复用力劳动的职业也易患此病。中老年人发病可能没有明确的损伤史。

（一）临床表现与诊断

1.症状

肘关节外侧疼痛。起病缓慢，无急性损伤史。但劳累可诱发疼痛。如一次大量洗衣、拎重物等是中老年肱骨外上髁炎的常见诱因。疼痛为持续性的，呈钝痛、酸痛或疲劳痛。疼痛可放射到前臂外侧。严重时握力下降，拧毛巾时疼痛尤甚，是该病的特点之一。

2.体征

可见肱骨外上髁或桡骨小头处或伸腕肌的肌间沟压痛明显，或有伸腕肌紧张或痉挛或轻度肿胀，或触及桡骨小头轻度移位、腕部抗阻力背伸试验阳性（使患者腕屈曲，医者一手压于患者手背部，令患者用力背伸，如出现肘外侧疼痛为阳性）。

伸肌腱牵拉试验（Mills征）：患者半握拳，肘微屈，腕尽量屈曲，前臂完全旋前，再伸直，如果肘外侧疼痛为阳性（图10-20）。

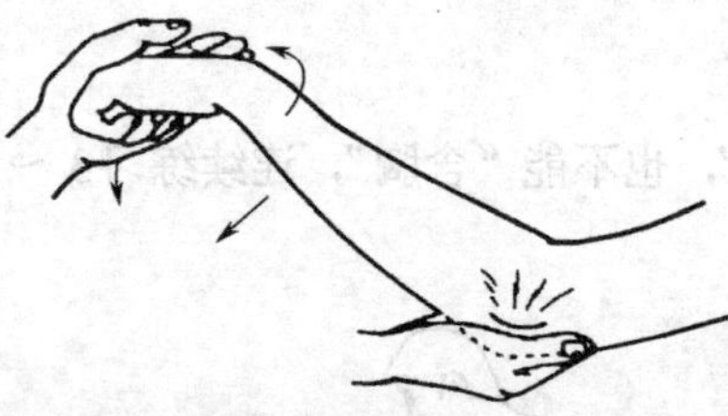

图10-20 前臂伸肌腱牵拉试验（Mills征）

3.影像学表现

X线，少数病例有骨膜不规则或外骨膜外有少量钙化点出现。

（二）运动康复评定

1.一般情况

包括：①肘关节活动范围；②肌力的评定；③感觉和反射的测定；④疼痛与压痛点的测定；⑤影像学的评定；⑥ADL能力评定，同前，详见第八章。

2.专项评定

Mayo肘关节功能评分见表10-2。

表10-2 Mayo肘关节功能评分

指标	得分/分
疼痛（满分45分）	
无疼痛	45
轻度疼痛：偶尔疼痛	30～44
中度疼痛：偶尔疼痛，需服止痛药，活动受限	15～29
重度疼痛：丧失活动能力	0～14
活动范围（满分20分）	
活动弧≥100°	20
活动弧50°～100°	10～19
活动弧＜50°	5～9
稳定性（满分10分）	
稳定：没有明显的内翻外翻不稳	10
中度不稳定：内外翻不稳＜10°	5～9
完全不稳定：内外翻不稳＞10°	0～4
ADL能力（满分25分）	
梳发	0～5
能自己吃饭	0～5
个人卫生	0～5
穿衣	0～5
穿鞋	0～5

Mayo肘关节功能评分从患者的关节疼痛、活动度、稳定性以及ADL能力方面进行综合分析。该评分系统满分为100分，如患者总分≥90分为优，在75～89分为良，60～74分为中，总分＜60分为差。采用目测类比评分法进行临床疼痛测定，0分代表无疼痛，10分代表疼痛剧烈、难以忍受，让患者根据自己的实际疼痛情况打分。

二、肱骨外上髁炎的运动康复

（一）非手术治疗

早期，避免负重，不要长时间拎重物行走。一次洗衣服不宜过多，防止肱骨外上髁肌筋膜劳损。严重者可采取物理因子治疗（红外线局部照射、超短波治疗、超声波治疗、TENS治疗），痛点封闭效果较好，可服止痛剂。并配合肌力训练等。

（二）手术治疗

严重或反复发作的非手术治疗无效者考虑手术治疗。

1.术后0～3天

（1）张手握拳练习　用力、缓慢、尽可能大张开手掌，保持2s，用力握拳保持2s，反复进行，在不增加疼痛的前提下尽量多做，一般每小时进行5～10min。

（2）参见肩周炎的运动康复图示。

2.术后4天～4周

（1）肘关节屈曲活动度练习　坐位，屈肘，肌肉完全放松，用健侧手握住患侧手腕，用力拉向自己，或手顶在墙或桌边固定，肌肉完全放松，身体逐渐前倾，使拳与肩头的距离接近，加大屈肘的角度，两种方法均至疼痛处停止，待组织适应疼痛后再加大角度，一般为每次10～15min，1～2次/日。

（2）伸展练习　坐位，伸肘，拳心向上将肘部支撑固定于桌面上，前臂及手悬于桌外。肌肉完全放松，使肘在自身重力或重物作用下缓慢下垂伸直。至疼痛处停止，待组织适应疼痛后再加大角度，一般为每次10～15min，1～2次/日。

（3）静力性肌力训练　即屈肘肌力（肱二头肌）练习，坚持至力竭放松为1次，5～10次/组，2～4组/日；伸肘肌力（肱三头肌）练习，强度同屈肘肌力练习；注意力量练习的重量应根据自身条件而定，练习时不应该有疼痛感，以勉强完成规定次数为宜，练习后应及时给予冰敷。

3.术后4周

（1）恢复前臂的旋转活动度　①旋前，至疼痛止，待组织适应疼痛后再加大角度，一般为每次10～15min，1～2次/日；②旋后，强度同旋前运动；两组动作用力要均匀，缓慢，不可使用暴力（图10-21、图10-22）。

（2）恢复前臂的旋转肌力　前臂抗阻旋转练习最用力处保持10～15s或完成动作为1次，5～10次为一组，组间休息30s，2组连续练习，1～2次/日；每次动作必须非常小心，在无或微痛范围内活动，以避免再次损伤（图10-23）。

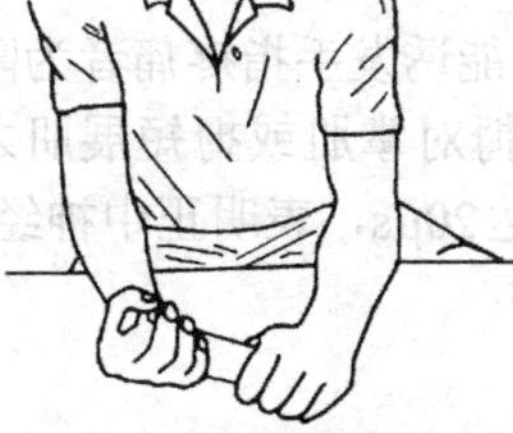

图10-21　前臂旋前训练

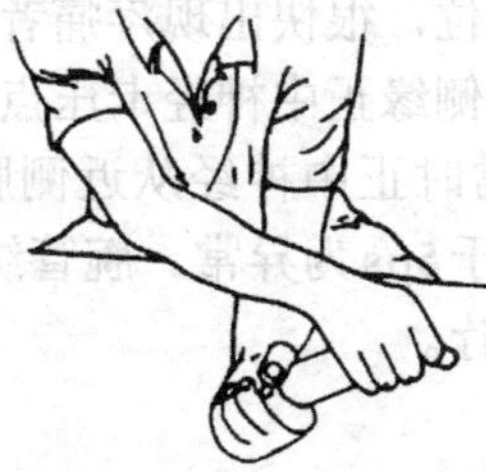

图10-22　前臂旋后训练

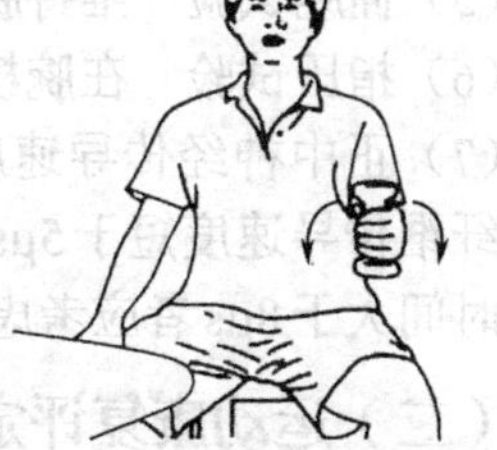

图10-23　前臂抗阻旋转练习

（3）肘关节支具保护　运动、劳动时佩戴肘关节保护支具，可减少肌肉收缩时对伸肌的过度反复牵拉，可有效地缓解症状，避免复发。

第四节 腕管综合征的运动康复

一、概述

正中神经在腕管内受压，发生手指麻木、疼痛及（或）大鱼际肌萎缩，称腕管综合征（图10-24），好发于中年女性及妊娠期女性，右侧多于左侧。

腕掌侧的腕骨沟两侧均为骨性隆起，其间由腕横韧带相连，构成了腕管。腕管内有拇长屈肌腱及其腱鞘、指浅屈肌腱、指深屈肌腱及屈肌总腱鞘、尺动脉正中神经通过。在此骨性纤维鞘管内，所通过的组织排列十分紧密。任何原因引起腕骨内压力增高，均可使正中神经受损而发生功能障碍。腕部慢性劳损，腕管内腱鞘囊肿、脂肪瘤、腕骨骨折、关节炎、肢端肥大症、黏液性水肿、淀粉样变性等均可使腕管变窄、腕横韧带增厚而引起本综合征。

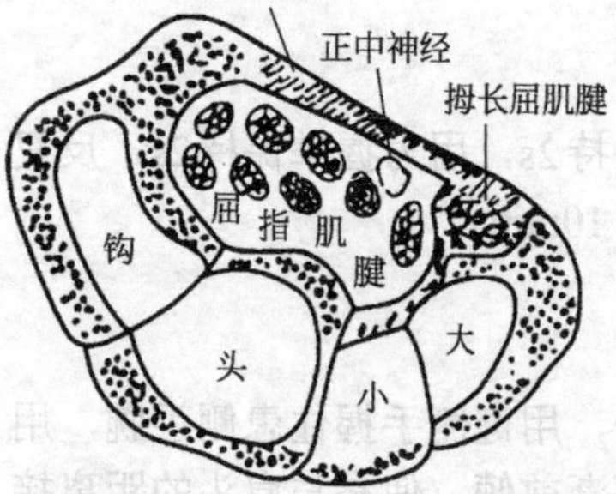

图10-24 腕管综合征示意图

（一）临床表现与诊断

1.症状

腕管综合征以中年女性多见。多为单侧，也可双侧发病。常为多年从事手工劳动的工人、家庭妇女和农民。最先出现手掌和手指的麻木、针刺、烧痛感。劳动后加剧，休息后减轻。感觉异常可仅限于桡侧三个手指，也可能五个手指都累及。刺痛感可向上放射。症状常在夜间加剧而影响睡眠。可能持续多年，而仅有桡侧三个手指的轻度感觉减退。仅晚期病例可有拇短展肌等正中神经支配的手部小肌肉萎缩和无力。

2.体征

检查时可见：患侧手掌桡侧伴及上述三个手指感觉减退，手力减退。拇指无力表现最突出。大鱼际肌萎缩，拇指对小指障碍。感觉减退区皮肤营养差，干燥、脱屑。

疑有腕管综合征时应进一步行如下检查以明确诊断。

（1）Tinel征 在腕韧带近侧缘处用手指叩击正中神经部位，拇、示、中三指有放射性痛者为阳性。

（2）屈腕试验 双肘搁于桌上，前臂与桌面垂直，两腕自然掌屈。此时正中神经被压在腕横韧带近侧缘，腕管综合征者很快出现疼痛。

（3）可的松试验 在腕管内注射氢化可的松，如疼痛缓解则有助于确诊。

（4）止血带试验 将血压计充气到收缩压以上30～60s即能诱发手指疼痛者为阳性。

（5）伸腕试验 维持腕于过伸位，很快出现疼痛者为阳性。

（6）指压试验 在腕横韧带近侧缘正中神经卡压点用指压迫能诱发手指疼痛者为阳性。

（7）正中神经传导速度 正常时正中神经从近侧腕横纹到拇对掌肌或拇短展肌之间的运动纤维传导速度短于5μs。如长于5μs为异常。腕管综合征可达20μs，表明正中神经受损。传导时间大于8μs者应考虑手术治疗。

（二）运动康复评定

一般情况：包括①腕关节活动范围；②前臂、手部肌力的评定；③感觉和反射的测定；④疼痛与压痛点的测定；⑤影像学的评定；⑥ADL能力评定。

二、腕管综合征的运动康复

1.非手术治疗

手及腕劳动强度大时应注意劳动间期休息，防止腕部正中神经持续性受压。另外，在劳动前和劳动后放松腕部，充分活动腕关节，有助于防止腕管综合征的发生。首先，要保持腕关节休息，可戴护腕或用石膏固定，限制腕关节活动，促进腕管内组织水肿的消退。理疗对消肿、止痛有一定疗效。也可用醋酸氢化可的松局部封闭。但不宜反复、多次进行，以免加重损伤。

2.手术治疗

保守治疗无效或多次复发的患者需手术治疗。因骨折、脱位或占位性病变致腕管综合征者也应手术治疗。手术切开腕横韧带，使正中神经得到减压。有骨折、脱位者行切开复位或行必要的矫形治疗。有占位性病变时应切除。

（1）术后0～7天　为避免整个上肢的功能下降过多，以及其他并发症的发生，应尽早并尽量活动肩关节、肘关节、手指。

① 张手握拳练习　必须轻柔有控制，不得引起明显疼痛，在不增加疼痛的前提下尽量多做，一般每小时进行5～10min。

② 轻柔活动肩关节和肘关节，做关节活动度训练。

（2）术后7～14天　开始腕关节活动度训练。

① 腕掌屈　用健侧手握住患侧手背，被动向做腕掌屈动作，患侧手指放松，缓慢用力，至动作极限保持10s，10次/组，2组/日。

② 腕背伸　用健侧手握住患侧手心，被动向做腕背伸动作，患侧手指放松，缓慢用力，至动作极限保持10s，10次/组，2组/日。

③ 腕桡侧屈　手臂平放床上或桌上，手悬出床（桌）之外，手掌与桌面呈垂直方向，用健侧手握住患侧手掌，向大拇指方向做被动抬手腕动作。至感到疼痛处停止0～10min，待疼痛减轻后继续加大角度。不得反复进行。

④ 腕尺侧屈　手臂平放床上或桌上，手悬出床（桌）之外，手掌与桌面呈垂直方向，用健侧手握住患侧手掌，向小拇指方向做被动推动手腕动作。至感到疼痛处停止2～3min，待疼痛减轻后继续加大角度。不得反复进行。

⑤ 可做轻微的抓握练习及手指关节活动度练习。

（3）术后2～4周　开始小负荷的抗阻肌力训练。

① 腕掌屈　坐位，前臂置于桌面，手心向上，手中握一重物作为负荷，如哑铃、水瓶等，腕屈曲到最大范围坚持5s，再缓慢放下为1次，10次/组，组间休息30s，2～4组连续练习，1～2次/日。

② 腕背伸　坐位，前臂置于桌面，手心向上，手中握一重物作为负荷，如哑铃、水瓶等，做腕背伸动作，强度同腕掌屈。

③ 腕桡侧屈　坐位，前臂置于桌面，腕关节伸直，拇指在上，手中握一重物作为负荷，如哑铃、水瓶等，做腕桡侧屈动作，强度同腕掌屈。

④ 腕尺侧屈　坐位，前臂置于桌面，腕关节伸直，拇指在上，手中握一重物作为负荷，如哑铃、水瓶等，做腕尺侧屈动作，强度同腕掌屈。

⑤ 做强化被动关节活动度练习。

（4）术后4～6周　在继续强化关节活动度练习的基础上，继续加强力量的练习，并开始功能化练习。

① 拧毛巾练习 双手握住毛巾，同时向相反方向转动手腕到最大范围。双手互换方向到最大范围为1次。此练习加强腕关节旋转，提高腕关节灵活性。

② 拧杯盖练习 患侧手环状握紧瓶盖，向顺时针方向转动到极限后再向逆时针方向转动1次。

第五节 腰肌劳损的运动康复

一、概述

慢性腰肌劳损又称“功能性腰痛”或“腰背肌筋膜炎”等，主要是指腰髋部肌肉、筋膜等软组织慢性损伤。慢性腰肌劳损往往是多种因素造成的。例如，长时间的体力劳动或运动，可因腰部负荷过重而造成腰肌的损伤。长期缺乏体育锻炼的肥胖者，站立时重心前移，也很容易引起腰部韧带、肌肉的劳损。腰部长时间遭受风寒，也可以引起慢性腰背部僵硬、疼痛。急性损伤处理不当或治疗不彻底，也会发展成慢性腰肌劳损。劳累后加重是慢性腰肌劳损的特点。

经常的反复的积累性轻微损伤（劳损），可引起肌肉附着点、骨膜、韧带等组织的充血、水肿、渗出、纤维组织增生和粘连等病理改变，刺激和压迫神经末梢导致腰痛。病变发生以后，为了减少病变部位的活动，一些肌肉常呈痉挛状态，而持续性的腰肌痉挛也可造成软组织的积累性劳损，从而加重组织的病理改变。

通过近年来依照循证医学的原则对下腰痛的诊治方法进行分析与评估，运动疗法以其既有良好效果，又经济节省的特点，受到广泛重视。有研究证实腰肌力量、耐力较强的人群腰痛发生得少，这也反证了以肌力训练为重点的运动疗法的有效，应该把运动疗法作为治疗腰痛的基础及根本治疗方式。这一点对国人更应强调，由于传统文化的影响，国人对疾病的治疗仅片面认为是服药、打针及手术等，不把运动疗法当作治疗方法之一，这是一错误的观念。对腰痛的治疗尤为如此，腰肌薄弱是腰痛的根源，只有通过运动治疗增强腰肌、腹肌的力量及耐力，提高脊柱的稳定性，才是治疗腰痛之本。

（一）临床表现与诊断

1. 症状

腰部酸痛或胀痛，部分刺痛或灼痛，劳累时加重，休息时减轻；适当活动和经常改变体位时减轻，活动过度又加重，不能坚持弯腰工作。常被迫时时伸腰或以拳头击腰部以缓解疼痛。

2. 体征

腰部有压痛点，多在骶棘肌处、髂骨脊后部、骶骨后骶棘肌止点处或腰椎横突处。腰部外形及活动多无异常，也无明显腰肌痉挛，少数患者腰部活动稍受限。

3. 影像学表现

X线检查一般无异常发现。

（二）康复评定

包括：①症状；②体征；③疼痛与压痛点的测定；④影像学的评定；⑤ADL能力评定。

二、腰肌劳损的运动康复

注意纠正日常生活、工作中的姿势，如正确的站姿、正确搬运重物，在劳动中要注意尽可能变换姿势，注意纠正习惯性姿势不良。正常的日常坐姿应使腰肌放松，前凸回缩一点，这样腰椎的压力小，同时腰肌不用太费力。正确站姿是昂首挺胸，腰部轻度前凸，收腹，不要弯腰驼背，以防止腰椎劳损。搬运重物是要靠近重物站立，双腿分开，屈膝屈髋至重物高度，不要弯腰，通过伸直膝、髋关节抬起重物，站直后移动脚来转身，避免扭动下腰。

腰骶部慢性劳损患者有剧痛时可卧床休息，也可用围腰制动，或用宽腰带加以保护。工作时可配围腰，以减少腰肌牵拉，但每天必须解除围腰，作腰背肌及腰肌锻炼。

疼痛剧烈者应配合止痛药物、物理因子治疗（热疗、蜡疗、红外线、超声波、激光局部照射）、推拿、封闭治疗等。

（一）急性疼痛期

（1）仰卧抱膝腰椎屈曲练习　每次保持10～30s，间歇5s，3～5次/组，1～2组/次（图10-25）。

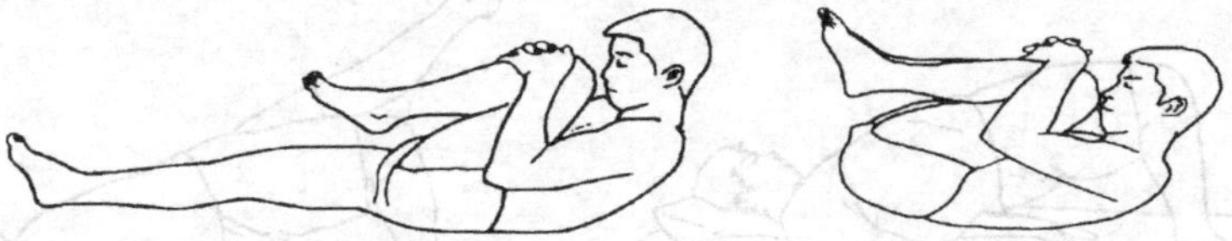

(a) 抱单腿腰椎屈曲练习　　(b) 抱双腿腰椎屈曲练习

图10-25　仰卧支撑腰椎伸展练习

（2）俯卧支撑腰椎伸展练习　俯卧，用肘关节撑起上身，使腰部肌肉完全放松，于最大位置保持一定时间或完成动作为1次。在练习腰椎后伸的活动度的同时，还有助于缓解腰痛。随角度增大，可逐渐增加强度改为俯卧伸肘支撑。每次保持5min，2～3次/日（图10-26）。

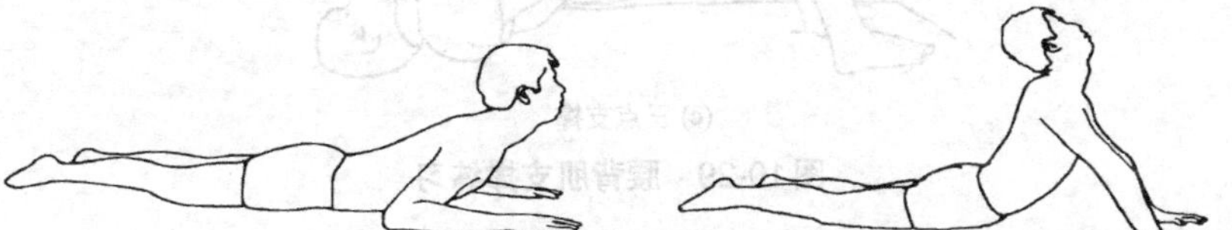

图10-26　俯卧支撑腰椎伸展练习

（3）坐位转体　坐位，上身正立，双手胸前握住橡皮筋，抗阻力向一侧转体拉紧皮筋，注意是使用腰部力量，而不能用手臂力量牵拉皮筋。每次保持10～30s，间歇5s，5～10次/组，2～3组/日（图10-27）。

（4）抗阻侧屈　站立位，手握哑铃，手臂下垂放于体侧，先缓慢有控制地弯向握哑铃一侧，再缓慢用力，使上身恢复至正直的中立位，左右两侧均练习（图10-28）。每次保持10～30s，间歇5s，5～10次/组，2～3组/日。

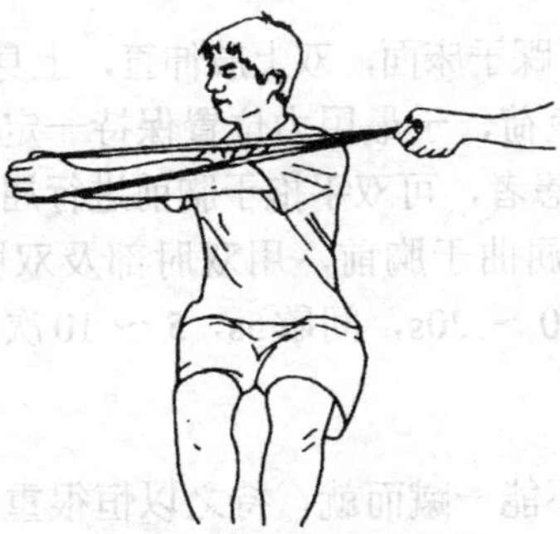

图10-27　坐位转体

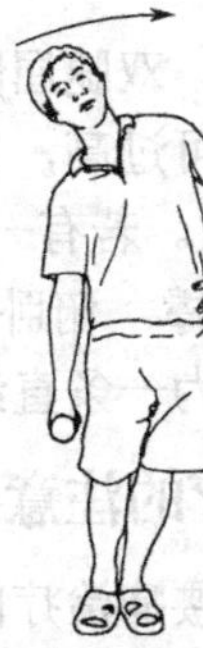

图10-28　抗阻侧屈

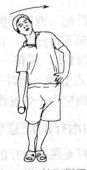

（二）缓解期

急性疼痛缓解后应以肌力训练为主，以提高腰背部周围肌肉的力量，使脊柱稳定性提高，有效地预防疼痛的复发。拟骑自行车动作，动作要缓慢而有力，必要时可于踝关节处加沙袋等为负荷，20～30次/组，间歇20s，3～5组连续进行，2～3次/日。

（1）双桥练习　仰卧床上，双腿屈曲，以双足、双肘和后头部为支点（五点支撑）用力将臀部抬高，如拱桥状［图10-29（a）］，保持30s为1次，10次/组，2～3组/日，早期练习可在他人保护下进行。

随肌力及腰部控制能力的加强，可进一步增加难度，改为单腿的单桥练习［图10-29（b）］，及将双臂放于胸前，仅以双足和头后部为支点进行（三点支撑）练习［图10-29（c）］。

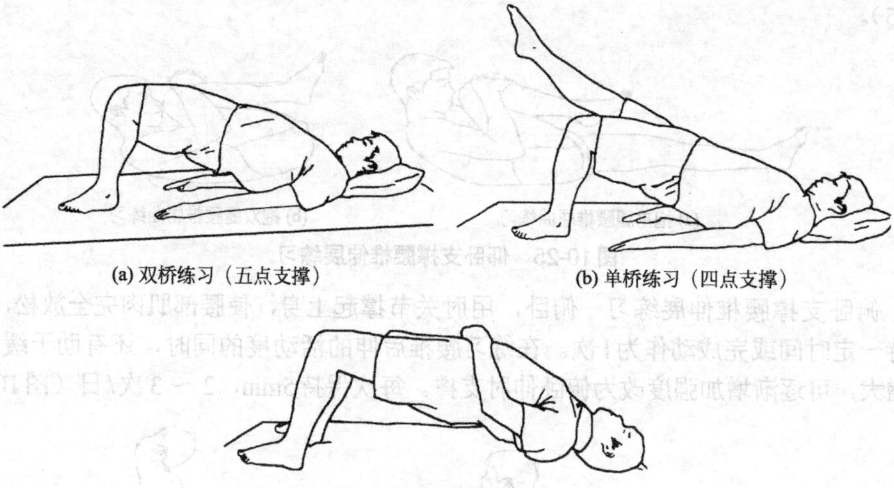

(a) 双桥练习（五点支撑）　　(b) 单桥练习（四点支撑）

(c) 三点支撑

图10-29　腰背肌支撑练习

（2）腹肌仰卧举腿　仰卧位，双腿并拢伸直，通过抬腿的高度控制强度（抬腿越高，强度越小），通过腹肌收缩来控制骨盆，以达到练习腹肌的目的。若患者因伤痛、长期卧床以致腹肌力较差无法进行此项运动时，应先行腹肌等长收缩练习。

（3）空中自行车练习　平卧，双腿抬起，在空中模拟骑自行车动作，动作要缓慢而有力，必要时可于踝关节处加沙袋等为负荷，20～30次/组，间歇20s，3～5组连续进行，2～3次/日。

（4）飞燕练习　俯卧床上，双臂放于身体两侧，双腿伸直，然后将头、上肢和下肢用力向上抬起，不要使肘和膝关节屈曲，要始终保持伸直，如飞燕状。保持至力竭为1次，5～10次/组，2～3组/日。

（5）屈腿仰卧起　双腿屈髋屈膝，双脚平踩于床面，双上肢伸直，上身抬起，使肩胛骨离开床面，上身抬起不可过高，以免增加腰椎负荷，于最用力位置保持一定时间（力竭）或完成上身抬起动作为1次。若有一定力量基础的患者，可双手抱于胸前进行屈腿仰卧起坐练习。

（6）俯卧四点支撑　俯卧于床上，双臂屈曲于胸前，用双肘部及双脚尖将身体支撑抬起，至身体完全腾空为一条直线，每次保持10～20s，间歇5s，5～10次/组，2～3组/日。

（三）运动治疗的注意事项

（1）运动治疗是腰痛治疗的根本，但是不能一蹴而就，持之以恒很重要，坚持数周才能达到治疗效果，要避免复发，必须持之以恒。

（2）平时保持正确的坐、立位及工作姿势是防治腰痛之源。只有平日坚持正确姿势，避免错误姿势，才能使腰部减少劳损，避免腰痛复发。

（3）严重腰部疾病患者，如脊椎骨折、脱位、脊椎肿瘤、结核为运动疗法之禁忌证。

（4）对重症骨质疏松症患者，运动疗法，尤其是强化器械疗法要慎用。

第六节 腰椎间盘突出症的运动康复

一、概述

腰椎间盘突出症是下腰痛的主要生物原因。本病最基本的病因是腰椎间盘的退行性改变。正常椎间盘富有弹性、韧性，具有强大的抗压能力，可承担450kg的压力而无损伤。但在20岁以后椎间盘即开始逐渐退变，髓核含水量逐渐减少，椎间盘的弹性和抗负荷能力也随之减退，在这种情况下，因各种负荷的作用，椎间盘易在受力最大处，即纤维环的后部，由里向外产生裂隙，在此基础上，某些因素可诱发纤维环的破裂，导致髓核组织突出或脱出。

比较常见的诱发因素有：①咳嗽、便秘时用力排便等；②腰部姿势不当，当腰部处于屈曲位时，如突然加以旋转则易诱发髓核突出；③突然负重，在未充分准备时，突然使腰部负荷增加，易引起髓核突出；④腰部外伤，急性外伤时可波及纤维环、软骨板等结构，而促使已退变髓核突出；⑤职业因素，如汽车驾驶员长期处于坐位和颠簸状态，易诱发椎间盘突出。

（一）临床表现与诊断

1. 症状

（1）腰部疼痛　大多数腰椎间盘突出症患者都有腰痛，有些患者可在有明确的扭伤或外伤后出现，但有的患者却无明显的诱发因素。腰痛的范围比较广泛，但主要在下腰部及腰骶部，以时重时轻的钝痛为主，急性期可有撕裂样锐痛，平卧时疼痛可以减轻，久坐或弯腰活动时疼痛加重，疼痛可使腰部活动受限。

（2）一侧或双侧下肢放射痛　下肢放射痛可在腰痛发生前出现，也可在腰痛发生后或同时出现。疼痛主要沿臀部、大腿及小腿后侧至足跟或足背，呈放射性刺痛，严重者可呈电击样疼痛。为了减轻疼痛，患者往往采取屈腰、屈髋、屈膝、脊柱侧凸的保护性姿势。放射痛一般多发生在一侧下肢，即髓核突出的一侧，少数中央型突出的患者可以出现双侧下肢放射痛，一般一侧轻，一侧重。下肢放射痛的直接原因是突出物及其代谢产物对神经根的刺激。

（3）下肢麻木及感觉异常　下肢麻木的发作一般在疼痛减轻以后或相伴出现，其机制主要是突出物机械性压迫神经根的本体感觉和触觉纤维，麻木或感觉减退区域与受累的神经根相对应，下肢的感觉异常主要是发凉、患肢温度降低，尤以脚趾末端最为明显。这是由于椎旁的交感神经纤维受到刺激，引起下肢血管收缩的缘故。

（4）肌力减弱或瘫痪　突出的椎间盘严重压迫神经根时可产生神经麻痹而致肌肉力量减弱甚至瘫痪，这多为椎间盘突出神经根受压麻痹所致，表现为伸踇肌力或屈拇肌力下降，重者表现为足下垂。

（5）间歇性跛行　患者行走时，随着行走距离的增加而加重腰腿痛的症状，在休息一段时间以后又可行走，再走相同的距离又出现相同的症状。这是腰椎间盘突出后继发产生的腰椎管狭窄所致。

（6）马尾神经症状　中央型的腰椎间盘突出，若突出物较大或椎管骨性狭窄，可压迫马尾神经，出现会阴部麻木、刺痛、排尿排便无力，女性可有尿失禁、男性可出现阳痿。

2.体征

直腿抬高试验和加强试验阳性：这是诊断本病的重要检查方法。前者的检查方法是将膝关节伸直，并在此伸直位将被检查的下肢抬高，尚未抬到90°，即出现该侧坐骨神经牵拉痛时，即可认为阳性。后者的检查方法是在患肢直腿抬高到将痛未痛时，将足被动背伸，如出现坐骨神经痛即为阳性。椎间盘突出的椎间隙不同则压迫不同的腰神经根，因此造成神经功能障碍的症状也不相同。由于临床所见的腰椎间盘突出90%以上发生在第4～5腰椎间隙和第5腰椎及第1骶椎间隙，故临床常见小腿外侧、足外侧及拇趾皮肤感觉麻木，拇趾背伸肌力减弱，并有70%～80%患者膝腱反射或跟腱反射出现异常（亢进、减弱或消失）。

3.影像学表现

（1）平片表现

① 正位片上椎间隙左右不等，椎体呈侧凸，侧位片上椎体生理前凸，椎间隙变窄或后宽。

② Schmorl's结节，椎间隙变窄的相邻椎体内出现半圆形阴影，其周边呈致密硬化影。

③ 椎体前缘磨角，侧位表现为骨刺，呈水平方向突起，有别于临床常见的爪形骨刺、骨桥。

④ 椎体后缘增生后翘，上下关节硬化。

⑤ 椎体不稳、后移，棘突偏歪。

⑥ 椎小关节两侧不对称。

⑦ 椎间孔内骨片。

⑧ 椎间盘真空现象，在髓核处出现一透亮度略高于椎间盘的小区。

⑨ 后突髓核、纤维环钙化，正侧位片均可见与椎间隙相关的钙化影。

（2）CT表现

① 椎间盘向周围均一膨出，超出椎体边缘，此为椎间盘（纤维环）膨出的典型征象。

② 块影　椎间盘后缘正中或偏侧有局限性突出的软组织密度块影，突出物的CT值（60～120HU）高于硬膜囊的CT值（0～30HU），此块影使邻近的硬膜囊或神经根受压移位，是椎间盘突出的典型CT表现，其突出物的后缘平滑或不规则。

③ 钙化　脱出髓核有钙化或髓核脱出日久者可产生钙化，多与椎间盘相连。

④ 碎块　可由脱出的髓核突破后纵韧带后形成，游离于椎管内硬膜外脂肪中，常嵌顿在侧隐窝内，其与突出的椎间盘之间有断离征象。

⑤ 滑移　较大的髓核突出虽未形成碎块，但可向椎管上下方滑移，表现为逐层变小而保持突出髓核的原有形状。

⑥ 神经根湮没　如椎管脂肪较少，且硬膜囊或神经根与髓核为等密度，则突出的髓核与硬膜囊或神经根难以区别，则为神经根的湮没。

（3）CT有以下特殊征象　Schmorl's结节；真空现象，椎间盘内含气的低密度影，且边缘整齐清晰、无硬化。

此外，在CT图像上还可清晰地显示椎体骨质赘生、椎管或侧隐窝狭窄、黄韧带肥厚、上下关节硬化等伴随异常，CT在这方面比X线平片、造影的检出率要高。

4.鉴别诊断

（1）腰椎管狭窄症　指腰椎管因某些因素发生骨性和纤维结构的异常，导致一处或多处管腔狭窄，压迫硬脊膜与神经根出现临床症状。本病是腰腿痛常见原因之一。

腰椎管狭窄症临床上以下腰痛、马尾神经或腰神经根受压，以及神经源性间歇性跛行为主要特点。过去认为有无间歇性跛行是腰椎管狭窄症与椎间盘突出症的重要区别，实际上大约1/3椎间盘突出症患者也发生间歇性跛行。两者主要鉴别需要X线摄片、造影、CT、MRI来确立。

（2）腰椎滑脱症　腰椎滑脱可能出现下腰痛，滑脱程度较重时，还可发生神经根症状，且常诱发椎间盘退变、突出。腰骶部X线侧位片可了解有无椎体向前滑脱及其程度。

（二）康复评定

包括：①症状；②体征；③疼痛与压痛点的测定；④影像学的评定；⑤ADL能力评定，同前。

二、腰椎间盘突出症的运动康复

（一）非手术治疗

非手术治疗是腰椎间盘突出症及椎管狭窄症的首选治疗。

【适应证】①初次发病，病程短的患者；②病程虽长，但症状及体征较轻的患者；③经检查发现突出较小的患者；④由于全身性疾患或局部皮肤疾病，不能施行手术者；⑤不同意手术的患者。

【治疗原则】根据患者的病情选择：卧硬板床休息、牵引治疗、使用非甾体抗炎药、物理因子、封闭治疗等。

1.活动期

急性疼痛的发生阶段，必须改变生活习惯，减少活动量，停止体育活动及体力劳动，以卧床休息为主。并根据情况适当佩戴围腰保护，注意坐起、翻身等动作的安全性。

（1）腹肌等长收缩　仰卧位，上身向前、向上方向抬起用力（腹部肌肉用力，不引起动作），下肢稍微屈曲可以更方便腹肌发力。保持30s为1次，10次/组，2～3组/日（图10-30）。

（2）腰背肌等长收缩练习　仰卧位，上身用力压床，只是腰部肌肉用力，不引起动作。保持30s为1次，10次/组，2～3组/日（图10-31）。

（3）“双桥”练习。

以上肌力练习在不增加疼痛的前提下尽可能多做，以对抗卧床造成的肌力下降，同时应练习上肢和下肢的肌力，为恢复日常生活打下良好的体能基础。

（4）被动直抬腿练习　双下肢均可练习，以症状较重的一侧为主。练习时，仰卧位，将无弹性的带子等套在足部，用上肢力量将腿被动抬高，下肢伸直不得屈膝，尽量使腿与床面夹角在70°以上，抬到感觉微痛时停止进行持续牵伸，待机体适应后继续抬高，5～10次/组，2～3组/日（图10-32）。

（5）俯卧支撑腰椎伸展练习　见图10-33。

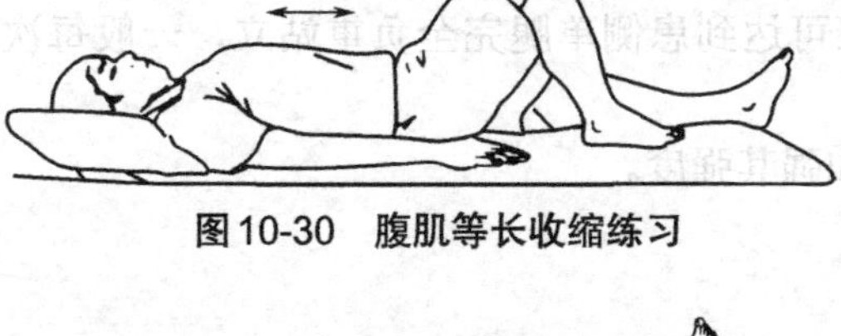

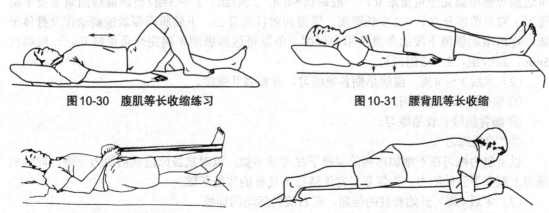

图10-30　腹肌等长收缩练习

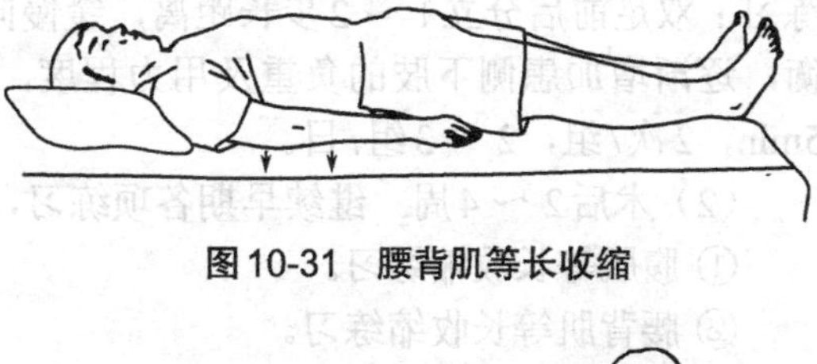

图10-31　腰背肌等长收缩

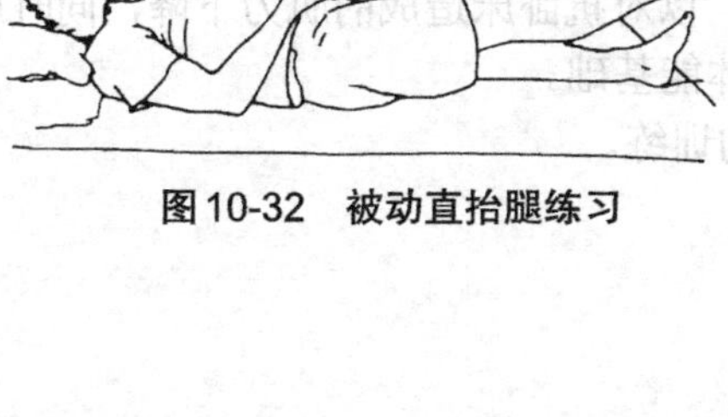

图10-32　被动直抬腿练习

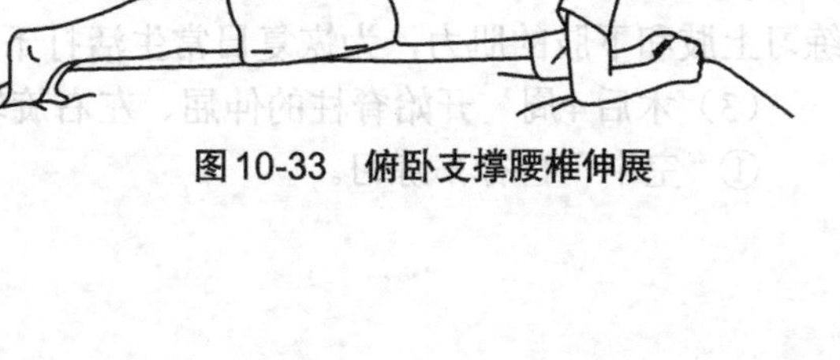

图10-33　俯卧支撑腰椎伸展

2. 恢复期

此阶段疼痛基本缓解，主要以强化腰腹部肌肉力量，稳定腰椎并改善腰椎活动度，逐步恢复正常和运动为目的。

内容：①腹肌仰卧举腿；②“空中”自行车练习；③“飞燕”练习；④屈腿仰卧起；⑤坐位转体；⑥俯卧四点支撑；⑦抗阻侧屈。

根据情况由专业医生决定是否可以进行腰椎屈曲练习。注意在上述功能练习的同时，还必须注意日常生活对腰椎的保护，功能巩固练习和治疗效果，避免复发。

（二）手术治疗

【手术适应证】①非手术治疗失败；②有马尾综合征者；③合并椎管狭窄者；④神经根损伤症状重者。腰椎间盘突出症常见的手术方法大体分为两类。一是单纯椎板间开窗髓核摘除术，此种手术创伤较小，术后恢复较快，早期可以活动，术后需坚持腰背肌力量练习。另一类为椎管扩大成形术，半椎板、全椎板切除减压术，椎弓根螺钉固定并植骨术。此种手术创伤较大，需在一段时间内限制腰部活动，术后运动康复也有所不同。

1. 单纯椎板间开窗髓核摘除术后运动康复

此类患者术后应佩戴围腰保护，围腰一般需佩戴1～3个月，注意坐起、翻身等动作的安全性。

（1）术后0～2周　术后麻醉清醒后，即可开始运动。

① 踝泵练习　清醒时尽可能多做，对促进循环，消退肿胀，防止深静脉血栓有重要帮助。

② 股四头肌等长练习　在不增加疼痛时尽量多做，大于500次/日。

③ 腘绳肌等长练习　在不增加疼痛时尽量多做，大于500次/日。

④ 被动直腿抬练习　5～10次/组，2～3组/日。此练习可以防止术后神经根粘连，为术后必做练习。

⑤ 主动直腿抬练习　保持至力竭为1次，5～10次/组，2～3组/日。练习时疼痛为正常现象，应予以耐受。

术后1周经X线片复查，由专业医生许可后，佩戴围腰方可下地站立、行走，但不得过多行走，防止头晕、恶心、眼发黑等体位性低血压情况的发生，多次练习站立后即可消失。负重和平衡练习：左右向负重及平衡练习，保护下站立，双足左右分立与肩同宽，缓慢向右移动重心，下肢肌肉绷紧控制动作及身体平衡，逐渐增加患侧下肢的负重及用力程度，争取可达到患侧单腿完全负重站立，一般每次5min，2次/组，2～3组/日。前后向负重及平衡练习：双足前后分立1～2步长距离，缓慢向前移动重心，下肢肌肉绷紧控制动作及身体平衡，逐渐增加患侧下肢的负重及用力程度，争取可达到患侧单腿完全负重站立，一般每次5min，2次/组，2～3组/日。

（2）术后2～4周　继续早期各项练习，并加强其强度。

① 腹肌等长收缩练习。

② 腰背肌等长收缩练习。

③“双桥练习”。

以上肌力练习在不增加疼痛的前提下尽可能多做，以对抗卧床造成的肌力下降，同时应练习上肢和下肢的肌力，为恢复日常生活打下良好的体能基础。

（3）术后4周　开始脊柱的伸屈、左右旋转活动的训练。

①“空中”自行车练习。

②“飞燕”练习。

③ 静蹲练习　上体正直，靠墙站立，双足与肩同宽，足尖及膝关节正向前方，左右腿均匀分配体重，缓慢下蹲至无痛角度，调整脚离墙的距离，使膝一直垂直于足尖，下蹲角度小于或等于90°，即下蹲角度小时距离墙近，下蹲角度大时距离墙远。膝屈至90°内，无痛及可控的最大角度保持一定时间为1次。此练习主要加强大腿前侧肌群肌力，锻炼股四头肌，提高膝关节控制能力及稳定性。力量增强后可抬起健侧腿，把重心完全移动至患腿单腿静蹲。锻炼股四头肌，尽快纠正健侧、患腿之间力量的差异。

④ 逐渐增加站立时间。

⑤ 跨步练习　包括前后、左右各个方向跨步练习，10次/组，组间间隔30s，2～4组连续进行，2次/日。

⑥ 开始逐渐增加坐位时间。

⑦ 腹肌仰卧举腿。

⑧ 俯卧四点支撑。

（4）术后8周　可逐步恢复正常站立、坐位时间，并根据复查结果由专业医生决定去除围腰。

① 坐位转体练习。

② 抗阻侧屈练习。

注意在功能练习的同时，还必须注意日常生活中对腰椎的保护，才能巩固练习和治疗效果，避免复发。

2.椎管扩大成形术后运动康复

由于手术损伤较大，早期为了保护患者脊柱的稳定性，康复治疗应稍缓。

（1）术后0～2周　术后麻醉清醒后，即可开始踝泵练习，股四头肌、腘绳肌等长练习，被动、主动直腿抬练习，腹肌等长收缩练习，腰背肌等长收缩练习，双桥练习运动。

以上肌力练习在不增加疼痛的前提下尽可能多做，以对抗卧床造成的肌力下降，同时应练习上肢和下肢的肌力，为恢复日常生活打下良好的体能基础。

（2）术后3～4周　术后3～4周经X线片复查，由专业医生许可后，佩戴围腰方可下地站立行走，但不得过多行走，防止头晕、恶心、眼发黑等体位性低血压情况的发生，练习站立数次后即可消失。

① 负重和平衡练习。

② 坐位训练，避免久坐，每次不超过10min。

（3）术后4～8周　①屈腿仰卧起。②“空中”自行车练习。③“飞燕”练习。④静蹲练习。⑤逐渐增加站立时间。⑥跨步练习：包括向前跨步练习，向后跨步练习，左右侧向跨步练习，10次/组，组间间隔30s，2～4组连续进行，2次/日。⑦俯卧四点支撑。⑧脊柱伸屈、侧屈和旋转活动度训练。

（4）术后8周　逐步恢复正常站立、坐位时间，并根据复查结果由专业医生决定去除围腰保护。

① 坐位转体练习。

② 抗阻侧屈练习。

注意在功能练习的同时，还必须注意日常生活中对腰椎的保护，才能巩固练习和治疗效果，避免复发。

第七节 髌骨软骨病的运动康复

一、概述

1.疾患描述

髌骨软骨病主要是由于膝关节在半蹲位反复屈伸扭转，髌骨与股骨关节面相互摩擦、撞击，导致髌骨关节软骨面长期慢性磨损而发病。主要病理改变是髌骨软骨的退行性变。

2.同病异名

① 髌骨软骨软化症。

② 髌骨软化症。

3.患病率

占北京大学运动医学研究所门诊病例的10.5%，膝关节运动损伤的40.5%。

4.病因

① 直接外伤。

② 随年龄增加而损伤。

③ 软骨营养障碍。

④ 软骨溶解。

5.危险因素

运动员：篮球、排球及体操运动员发病率最高，田径及举重运动员次之。

二、检查、诊断、功能测评

（1）外伤史，多数患者有半蹲位膝关节一次或反复屈伸扭转过劳的受伤史。

（2）症状 初期为关节不适和酸软无力，以后出现关节疼痛，以半蹲位及下楼为重。

（3）体征 髌骨压痛，关节面摩擦感，伸膝抗阻试验阳性，患侧单腿半蹲试验阳性，少数患者出现股四头肌萎缩及关节积液。

（4）影像照片 X线片早期正常。晚期出现软骨下骨硬化，囊性变。关节边缘唇样增生。MRI：可以发现髌骨软骨损伤的表现。

三、运动治疗

（1）股四头肌肌力训练 仰卧位，患肢直腿抬高与床面呈30°角，保障至力竭，一天2次。

（2）静蹲训练 上身背靠墙，两腿分开同肩宽，膝关节屈曲30°，坚持至力竭，逐渐增加时间至每次20min，一天2次。

（3）股四头肌训练 渐进性股四头肌抗阻训练，一天2次。

四、物理因子治疗

（1）低热量或无热量短波或超短波治疗，每次10～20min，一天一次。

（2）蜡疗及中药热敷。

五、健康教育

坚持股四头肌肌力训练，以增加膝关节稳定性，减轻症状。避免疼痛弧，患者在膝关节半蹲位屈伸时往往出现疼痛，说明该角度使髌骨软骨受损部位受到摩擦、撞击而导致症状，避免软骨损伤部位受到刺激是受损软骨得以修复的基本保证。故凡能引起上述膝关节症状的运动及日常生活活动（如上下楼）的角度均应尽量避免。

六、药物治疗

（1）氨基葡萄糖（glucosamine，商品名：维骨力或葡立），1～2粒/次，bid，3个月为一个疗程。

（2）口服非甾体类抗炎药止痛。

（3）中药热敷。

七、康复工程

可以应用对髌骨有固定作用的膝关节支具，以减轻症状，但是不能依赖，应进行股四头肌肌力训练来增加关节稳定。

八、转诊

伴有膝关节严重骨关节炎的患者，应转诊至骨科行手术治疗。

第八节　足跟痛的运动康复

一、概述

1.疾患描述

本病指由多种原因所致的后足跟疼痛，渐进性发展，早晨起床后或久坐后起立而开始步行时，疼痛较明显，但在行走过程中疼痛可渐减轻，而久行则增加疼痛。

2.同病异名

① 足底跖筋膜炎。

② 跟骨骨膜炎。

3.高发人群

常见于20～40岁的成年人。

4.原因

（1）慢性劳损或炎症　跖筋膜在足跟内侧粗隆附着处反复受到牵拉，筋膜出现劳损或慢性炎症。

（2）神经卡压　支配屈小趾肌的神经受到卡压而引起疼痛。

（3）滑囊炎　跟骨下滑囊炎引起肿痛。

（4）退行性变　如足底脂肪垫萎缩，承重缓冲力减弱；至于跟骨刺，约50%跖筋膜炎患者有跟骨刺，但与疼痛无直接关系。

（5）危险因素

① 扁平足。

② 跑步训练不适当。

③ 风湿性多关节炎。

④ 体弱（久病后或分娩后）

二、检查与诊断

根据自觉疼痛及客观检查压痛的部位，可推知其病变性质。

（1）足跟跖部痛　多为跖筋膜炎。

（2）足跟内侧痛　多为足跟内侧神经卡压或神经炎。

（3）足跟外痛　多为足跟外侧神经炎。

（4）足跟后面痛　可为跟腱后滑囊炎、跟骨骨赘。

（5）两足足跟痛　应考虑是否是一些全身性疾病在跟骨或踝关节的反映，如强直性脊柱炎、风湿性多关节炎、痛风（可作相关的实验室检查，以助诊断）。

三、运动治疗

（1）跟腱牵伸练习，轻度伸展跟腱的运动（足保持背屈）或站斜板。

（2）牵伸跖筋膜练习，足趾被动背伸（轻度），坚持10s，重复10次，每日练习1遍。

（3）药物治疗

① 中药热洗方，qd。

② 疼痛难忍时，或并有其他关节炎时，服对乙酰氨基酚或非甾体类抗炎药，如莫比可、扶他林。

③ 平日体质较差又有足跟痛者，服六味地黄丸6g，bid。亦适用于有跟骨刺患者，也可服多种维生素、多种矿物质制剂。

（4）矫形鞋　鞋内加用足跟垫，穿较宽软的鞋子，以免压迫或频繁摩擦足跟。选择合适的鞋子，必要时晚间可穿戴软性踝足矫形器，以保持踝关节处于轻度背伸位。

四、物理因子治疗

（1）红外线局部照射，如在照射前局部先涂敷扶他林等消炎止痛软膏，效果更佳。

（2）冰敷　急性疼痛发作时效果较好。

（3）超短波治疗。

五、转诊

本病对非手术治疗反应良好，一般不需作手术治疗，个别病例经久不愈，疼痛难忍，可转科考虑手术治疗（跖筋膜切开或神经减压）。

【复习思考题】

1. 简述肩周炎及其临床表现。
2. 简述肱骨外上髁炎的临床表现及诊断。
3. 简述腕管综合征的非手术治疗方法。
4. 简述腰肌劳损的临床表现与诊断。
5. 日常生活中如何防治腰肌劳损？
6. 日常生活中如何防治颈椎病？
7. 简述椎动脉型颈椎病的诊断。
8. 腰椎间盘突出症诱发因素有哪些？
9. 腰椎间盘突出症主要体征是什么？
10. 简述腰椎间盘突出症的保守治疗原则。

第十一章 常见慢性代谢综合征的运动康复

【学习目标及要求】

1. 掌握慢性代谢综合征的概念。
2. 了解心血管疾病的核心内容。
3. 掌握糖尿病的概念和诊断标准。
4. 能设计糖尿病患者康复治疗的运动方案。
5. 了解脂肪肝的诊断方法。
6. 了解脂肪肝的运动康复方法。
7. 掌握肥胖的诊断标准。
8. 能制订肥胖康复治疗的运动方案。
9. 了解脑卒中及其运动康复治疗方案。
10. 了解慢性疲劳综合征的运动康复方法。

概 述

一、慢性代谢综合征的概念

人类文明的发展跨越了农业时代、工业化时代、后工业时代、信息时代，在科学技术和医学高度发达的今天，人们再也不会因某些感染或传染病而谈虎色变，取而代之的是那些慢性病严重困扰着追求健康的人们。冠心病、糖尿病、高血压、脑卒中、脂肪肝、肥胖症，甚至慢性综合性肾病悄悄地在人群中普及开来，有时这些病可能同时发生于同一个人身上，这使得人们开始意识到这些病的发生可能具有共同机制。1999年世界卫生组织将这一类疾病概括地定义为慢性代谢综合征。而我国所做的最新诊断标准建议，只要具备肥胖症、高血压病、高血糖和血脂水平异常中的任何三项或以上者，即可被诊断为慢性代谢综合征。

之所以称之为代谢综合征，就是因为它们的根本问题在于代谢功能出了问题。比如脂肪本来可以被氧化分解产生能量，以供机体运动、思考、睡眠甚至食物消化所需。然而所摄入的脂肪不能被充分地代谢掉，多余的脂肪储存在皮下、组织或器官、血管壁等部位，从而造成动脉硬化、肥胖症、脂肪肝等。再比如，我们饮食中所摄取的糖一般可以通过氧化或无氧酵解的途径分解供能，或储存于肌肉或肝脏中作为能源储备。但由于糖代谢功能出了问题，导致多余的糖留在血液中而致高血糖症或糖尿病。而代谢综合征通常是经历了较长的时间，在日积月累的某种机制作用下逐渐形成的，因而被称为慢性代谢综合征。

二、运动对慢性代谢综合征的影响

运动对人体最直接的影响之一就是促进机体的新陈代谢。一方面在运动过程中，机体的氧供应和能源物质的供应水平都得到了提升，即能源物质的动员和分解供能速率都得到了提高；另一方面，在运动之后的休息时间，机体在运动过程中所亏缺的能量将得到进一步补充，因此，能量代谢过程在运动后的一段时间内仍处于较高水平。也就是说，运动过程中能量需求增加，能量代谢过程比平时更加活跃和充分，所以运动对能量代谢能力是一种很好的锻炼。慢性代谢性疾病就是由于饮食结构不合理和长期运动缺乏所导致的疾病，因而合理运动是慢性代谢综合征康复与治疗的最根本的途径。

长期坚持运动锻炼的人，其心肺功能得到根本改善，肌肉较不运动的人更发达，这使得他们的基础代谢率较一般人高，这意味着在从事同样的活动时，经常参加运动的人比不运动的人消耗的能量多。比如同样体重的两个人坐在一起聊天，两个人看起来进行了同样的活动，但经常运动的那个人比不经常运动的那个人消耗了更多的能量。所谓基础代谢率是指一个人在清醒、安静、静止的状态下，单位时间内所消耗的能量，该指标是用于评价一个人的能量代谢水平的。同时它也是用来评价一个人的身体功能状况的重要指标，一般身体功能状况良好的人，基础代谢率较高。年轻人比老年人基础代谢率高。运动生理学的研究表明，人体肌肉量的多少在很大程度上决定着基础代谢率的高低，肌肉发达的人比肌肉不发达的人从事同样的运动时所消耗的能量多，甚至同样是睡觉，肌肉发达的人也较不发达的人消耗的能量多。进一步的研究认为，不单单是肌肉量，肌肉的代谢功能与基础代谢率也直接相关。而肌肉代谢功能的改善需要长期坚持从事运动锻炼才能收到理想的效果。所以，只有长期、科学地进行运动锻炼才能对慢性代谢性疾病的康复和治疗产生效果。

生理学上将肌肉的功能分为运动功能、维持功能和代谢功能三个方面。运动功能就是肌肉收缩使机体产生运动动作或身体移动；维持功能是指肌肉维持人的身体姿势的功能，当我们站立、静坐或者做任何动作时，甚至在我们睡眠时，我们的肌肉，特别是某些部位的特殊肌肉仍然保持一定程度的收缩，以维持身体的姿势；代谢功能则是肌肉具有的自身能量代谢和调节机体整体代谢水平的功能。从此可以看出肌肉功能对我们健康的重要作用无可替代。然而，通常人们只关注肌肉的运动功能，而忽视了肌肉的维持功能和代谢功能，殊不知现代人常见的慢性腰痛、椎间盘突出、颈椎病，甚至某些心血管病、高脂血症等都与肌肉的维持功能和代谢功能有关。

事实上，运动对机体内分泌系统、神经系统等各器官、系统的影响作用都是积极和综合的。正如美国某位运动生理学家所言：运动不是药，它更不能包治百病，但它对人体的积极影响作用是任何药物都难以替代的。

第一节 心血管疾病的运动康复

一、概述

（一）何为心血管疾病

心血管疾病是我们日常生活中最常见的慢性病之一，因此谈到它我们每个人都不陌生，如果要对心血管疾病进行详细解释或给它下一个准确的定义，恐怕连许多医生（非心血管科的医生）也很难说得准确。但是作为一个罹患心血管疾病的患者或者作为一名心血管疾病的运动康复治疗师，弄清心血管疾病为何物是必需的。

在医学上，心血管疾病是心脏疾病和血管疾病的统称，也可以说是心脏、血管系统疾病的统称，按照医学分类方法，我们通常所说的心血管疾病可以分为如下三类（表11-1）。

表11-1 心血管疾病分类表

心血管疾病	心脏疾病	冠心病
		心肌病
		瓣膜病
	血管疾病	脑血管病
		周围血管病
		其他：肾、胃、肠血管病
	相关疾病	高血压病

因为这些种类的疾病有着共同的或相似的病因、发病机制和治疗手段，所以医学上将这些病归为一类，即心血管疾病。比如我们平常所说的动脉粥样硬化是指脂肪组织在血管内壁的沉积，这种现象通常发生在全身多部位的血管，而心脏冠状动脉血管的粥样硬化危害最大，所以大家谈到动脉硬化似乎就只知道冠心病。当心脏冠状动脉发生粥样硬化时，供应心肌的血流量就会受到影响，导致心肌缺血，长此以往，心肌就会受到损害。而当冠状动脉完全被堵塞时，心肌梗死就发生了。发生在脑部的动脉硬化同样是经历了这样的过程，当脑部某个部位的动脉血管完全被堵塞时，脑梗死就发生了。当动脉硬化和血液栓块儿同时发生时，最容易导致心肌梗死、脑梗死、肺栓塞等。这些都是危及生命的急、重病，其抢救的手段都是快速溶栓、扩张血管。

在美国、欧洲，甚至有些发展中国家，心血管疾病已成为健康第一杀手。据世界卫生组织的报道，全世界每年死于心血管疾病的人数高于死于癌症的人数，心血管疾病排在人类死因的第一位。仅2005年，全球死于心血管疾病的人数就高达1750万人，占总死亡人数的30%。其中有760万人死于心脏病，570万人死于脑血管疾病。而在这些总死亡人口中，80%的人来自中、低收入的发展中国家。我国医学统计所得的疾病死亡普查中，心血管疾病的患病率和死亡率均居榜首。而且在大量的农村人口中，心血管疾病的患病知晓率也较低，因此，针对心血管疾病的健康普查和健康教育在我国广大的农村地区显得尤为迫切。

在医学界，人们习惯地将心血管急症称为心血管事件，而将脑血管急症称为脑血管意外。心血管事件和脑血管意外都是因为血管堵塞，心脏和脑部供血受阻造成的。而血管堵塞则是由于脂肪在血管内壁沉积，造成血管管腔狭窄、管壁弹性减退，血流受到不利影响。特别是当血液中有斑块儿存在时，斑块儿被阻塞在血管狭窄处时，心血管事件或脑血管意外就发生了。世界卫生组织总结了大量的医学研究成果后提出，造成脂肪在血管壁沉积的三大致因是：吸烟、不健康的饮食和缺乏运动。

研究表明，心血管损伤是从青少年时期开始积累的，待心血管疾病发病时，其病理效应可能已积累了十几年甚至几十年。因此，当人们检查发现患了心血管疾病时，其动脉粥样硬化程度可能已进展到了一定程度。所以，心血管疾病的预防应从青少年开始，最主要的预防措施就是健康饮食、合理运动、避免吸烟。关于心血管疾病相关的健康教育，世界卫生组织给出了10条核心内容。

（1）心血管疾病是可以预防的，尽管它是世界范围内的健康第一杀手。

（2）80%的心血管疾病患者来自中、低收入的发展中国家，而且男、女发病率相等，绝经期后的妇女患病危险度更高。

（3）吸烟、不健康饮食和缺乏运动使患心血管疾病的可能性大大增加。

（4）戒烟可以大大降低患心血管疾病的风险。

（5）每天参加30min以上的运动有助于预防心血管事件和脑血管意外的发生。

（6）每天要吃至少5种水果和蔬菜，控制食盐的摄入量——每天不要超过一茶匙。这样可以有效降低患心血管疾病的风险。

（7）高血压是引起心血管事件和脑血管意外发生的重要诱因，因此要经常有规律地检查并控制血压在正常范围。

（8）糖尿病增加了患心血管疾病的风险，要控制血糖水平在正常范围内。

（9）肥胖症也增加了心血管事件和脑血管意外发生的概率，因此要参加有规律的运动锻炼，健康饮食，将体重控制在理想范围内。

（10）发生心血管事件和脑血管意外时应立即就医，否则将有生命危险。

（二）合理运动对心血管疾病的治疗作用

运动是把双刃剑，合理的运动可以促进健康水平的提升，而不合理的运动会对健康造成伤害甚至危及生命。那么运动对于心血管系统的影响就更加值得关注和深入研究。因为我们运动过程中的运动负荷首先作用于心血管系统，因此，运动负荷对心血管系统的影响是必然的，其结果有两个方面：科学的运动可以促进心血管系统功能的重建与恢复；不科学的运动则可能对其造成损害。

大量的研究证实，运动锻炼是控制心血管疾病的最有效途径之一。科学、合理的运动对心血管疾病的影响作用表现在两个方面：一是预防心血管疾病的发生；二是防止心血管疾病的复发和恶化，促进其康复。美国哈佛医学院的一项多年追踪研究表明，长期从事有规律的运动锻炼可以大大提高心血管疾病患者的生存时间，心血管事件的发生较少，并能明显降低脑血管意外的发生概率，同时可以辅助控制血压。多年的追踪研究发现，每1万心血管事件发生者中，有规律运动者比不运动者明显减少60%以上。该项研究把每周运动量按照每周体力活动所消耗的千卡热量来统计。结果显示，随着运动量的增大，心血管事件发生的概率明显下降。而每周2000～2900kcal的热量消耗似乎对心血管事件的预防效果最好，这就进一步证明了运动对心血管疾病影响的积极效果。

运动对心血管疾病的积极影响在不同年龄段的人群中效果也是不同的，美国伯明翰女子医院的心血管疾病研究小组进行过一项多年追踪研究，结果见图11-1。

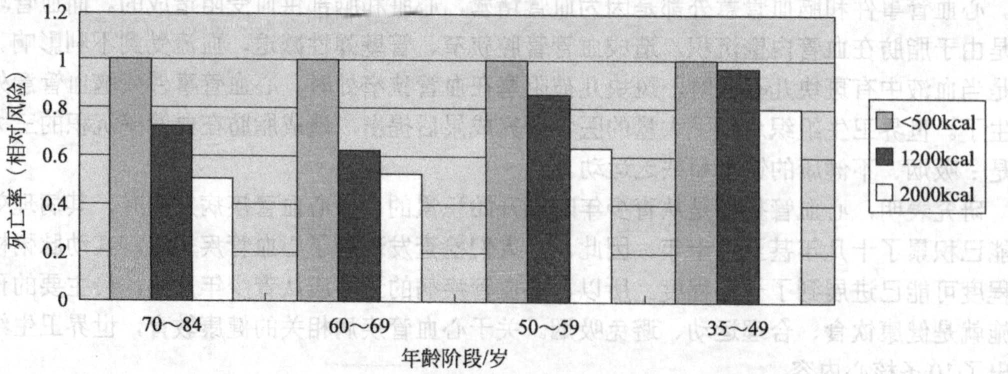

图11-1 不同年龄阶段运动量与心血管疾病死亡风险度之关系

（引自《北欧医学杂志》，2006）

图中纵轴表示心血管疾病造成死亡的风险度，蓝色矩柱表示每周运动耗能低于500kcal

的人群由于心血管疾病而死亡的风险度，紫色立柱表示每周运动耗能为1200kcal的人群的风险度，黄色立柱则表示耗能为2000kcal的人群的风险度。假设小于500kcal的人群的风险度为1，那么其他运动能耗量的人群风险度显然随能耗量的增加而降低。图中最明显的差异在于年龄越大的人群，其每周运动能耗量对于降低心血管病死亡风险的效果越明显。如，70～84岁组中，每周运动耗能2000kcal组，死亡风险较每周耗能500kcal组降低了一半。以上研究都是以运动中能量消耗总量作为衡量运动量的指标，这里存在一个问题：假如一个人每天运动消耗700kcal的热量，那么他是以每分钟消耗10kcal，持续运动70min好呢，还是以每分钟消耗7kcal，持续运动100min好呢？这其实是运动强度问题。即对于心血管病患者来讲，运动锻炼时强度应该如何选择？这方面也有大量的研究，这些研究得出了共同的结果，我们将其总结如下。

① 对于心血管疾病的康复来说，没有一个十分固定的运动强度的限制。

② 中等强度的运动对于大多数患者来说都是有益的。

③ 对于过去没有运动经历的患者来说，中、低强度的运动较为合适。

④ 对于过去有运动经历或运动习惯的患者，中等或中等以上的运动强度较为适合。

⑤ 运动强度的高低还要依患者的病情而定。

运动之所以能够有效地预防心血管事件的发生和促进心血管疾病的康复，其原因是多方面的，其中，运动能够提高心血管患者的心血管系统功能是重要的原因之一。美国多项相关研究表明，长期从事中等强度的有氧运动能够有效地提高心血管患者的最大摄氧量（即运动过程中单位时间内机体所消耗的氧量，这是衡量机体有氧代谢能力及心血管系统功能的重要指标，与健康密切相关），平均增长幅度在19%～27%。

运动对血压的影响作用也十分明显。众多的研究表明，长期从事有规律的运动锻炼能够使高血压病患者收缩压（高压）平均降低3～5mmHg，舒张压（低压）降低2～3mmHg。同时，运动可以辅助药物作用，使血压更容易得到控制。而运动对于收缩压的影响效果更为明显。

二、心血管疾病康复的运动方案及处方范例

运动处方范例1

［个人档案］

周××，男，55岁，患冠心病合并高脂血症3年，长期服用扩冠药物，未从事过有规律的运动锻炼。身体其他器官、系统功能良好，体形匀称。在办公室工作，久坐，不爱运动。有20余年吸烟史，确诊为冠心病后戒掉。

［锻炼内容］

1.准备活动

上肢伸展运动：两臂做侧平举、上举、后伸等动作，动作到位后静止停留10s后再恢复放松，每个动作重复6次。

下蹲-起立练习：做下蹲-站起动作，重复6～8次。要求动作要慢，慢蹲慢起，速度均匀。蹲起过程中要保持上体直立，目视前方。禁忌低头弯腰。

2.基本活动

以低强度和持续运动为主要运动方式，这样可以锻炼心肌耐力，改善心肌血液循环，增强心脏与全身能量代谢的协调性。该患者在快步走、慢跑或登山（登上小山坡）几种运动方式中变换。春、夏、秋季每周进行一次登山，3～4天从事慢跑或快步走练习。冬季则以快步走和慢跑为主，天气过于寒冷的时候就改为室内跑步机练习。

快步走要注意变换速度，由慢到快，再由快到慢，具体地要根据个人的感觉（呼吸、心跳加快，但不感觉难受为适度）灵活调节。这部分练习要持续30～40min，初始阶段从“10min快走+10min休息+10min快走+10min休息+20min快走”的方式开始锻炼，总练习量为40min快走，至此算完成一天的练习。随着身体功能的提高，逐步完成40min持续的快步走练习。

选择难度不大的山丘进行锻炼是心脏病康复的最好运动方式，在登高的过程中心脏承受的运动负荷较在平坦路面进行快步走或慢跑要大，四肢肌肉所承受的负荷则相对较小，因而登山运动可以将运动负荷集中在呼吸循环系统，而不至于由于四肢，特别是腿部肌肉耐力影响了心肺承受足够的运动负荷。该患者在从事了1年快步走后，身体功能有了明显提高，此后则选择郊区的小山丘进行登山练习，每次上、下一次需要2.5h左右。下山速度缓慢，运动强度属于中等强度，心率控制在每分钟160次以下。如果在登山过程中超过此心率，则休息5min，直到心率恢复到每分钟120次左右时再继续。

运动处方范例2

[个人档案]

范××，男，62岁，患冠心病合并心律不齐（早搏或心动过缓）十余年。55岁退休后开始从事有规律的锻炼，目前状态稳定，心律不齐症状基本消失，身体健康状况良好。

[锻炼内容]

1.准备活动

范先生选择在一个休闲运动场锻炼，从他家到运动场骑车需15min左右，从每天出家门的准备活动开始，骑车速度由慢到快，以控制自己的心率为监控手段。范先生基础心率（清晨、安静、躺卧状态下的心率）为每分钟68次，骑车过程中的心率控制在每分钟100次以下。

2.基本活动

沿着运动场的一个小坡快步走，上坡时速度稍快，心率控制在每分钟180次左右；下坡时稍慢，使心率处于恢复过程中。上、下坡加起来的距离约60米。每次练习要完成上下坡快走4～5趟，每趟之间休息5～8min，根据自己的情况控制休息时间。

3.整理活动

整理活动以下肢和腰腹的伸展运动为主，主要目的是拉长肌肉，避免肌纤维微小的痉挛，促进循环，调节神经、肌肉状态。其实最容易达到腰腹和下肢拉长并放松的动作就是简单的深蹲动作，在深蹲动作下，人体背部、腰部、臀部、大腿、小腿等部位都得到了拉伸，当头部下放时，颈部肌群也被拉长了，所以在运动之后反复做几次这样的深蹲并静待5～10s，对于全身大部分肌群都具有拉伸、放松、抗痉挛的作用。做这个动作时，要尽量使身体团缩在一起，保持两脚全脚掌着地，切忌脚跟抬起，否则不仅会影响到小腿肌群的拉伸效果，而且还会影响到整个身体肌肉系统的放松。所以，在做深蹲式整理放松时，关键要领是：全脚掌着地—全身团缩—意念放松。

[专家提示]

人们从静止到运动状态时最需要唤醒的系统就是心血管系统，在过度急躁和激烈的准备活动中，受损害最大的器官也是心脏。对于患有心脏病的锻炼者来说，准备活动和运动前的其他准备工作也就显得十分重要。

1.运动前的准备

首先锻炼者应穿着宽松、舒适和有弹性的运动服装，同时要穿着舒适的运动鞋。其次，要把平时常用的心脏病急救药物带在身上，以备运动中发病时急用。对于患冠心病的患者来说，随身携带急救药物（通常是扩冠和缓解血管痉挛的药物）更是必需的，因为有时心脏不能适应新的运动强度时就会犯病。

2. 准备活动

心脏病患者的运动康复应以低强度的持续运动为主，因此准备活动以伸展运动和关节活动为主要活动方式，同时要避免低头弯腰的伸展运动和上下台阶运动。准备活动的最主要任务是使心跳逐渐加快，以适应接下来的运动锻炼活动。准备活动结束时心率应达到：个人安静时心率+30次/min的水平即可。

第二节　糖尿病的运动康复

一、认识糖尿病

（一）什么是糖尿病

我们生活的每一天都是以各种各样的“活动”的形式度过的，我们走路、驾车、打电话、吃饭、思考甚至睡眠，这些活动都需要消耗能量，因此，我们的机体内一刻不停地在进行着新陈代谢，这包括物质代谢和能量代谢。物质代谢就是体内老化的细胞凋亡，新生的细胞不断产生和补充的动态过程；而能量代谢就是机体将通过饮食获取的能源物质（糖、脂肪、蛋白质）转化为生物能量供机体利用的过程。在机体所有的活动中，糖是基本的能源物质，所以我们的身体内糖的代谢、运输和储存也在一刻不停地进行着。

所谓糖尿病，简单地讲，就是人体糖代谢过程中，机体利用和储存糖的过程出了问题，大量的糖不能被有效利用或储存而停留在血液中，导致血糖水平升高。因此，糖尿病的典型症状就是高血糖症。我们的血糖水平通常由体内多种化学物质和激素控制，其中最重要的激素是由胰岛β细胞分泌的胰岛素。胰岛素分泌不足或其作用减弱都是导致糖尿病的直接原因。由于胰岛素分泌不足而导致的糖尿病称为Ⅰ型糖尿病；而由于体内的胰岛素不能发挥应有的作用（胰岛素受体对胰岛素敏感性下降，也称为胰岛素抵抗）的基础上出现胰岛素产生、分泌过程缺陷的称为Ⅱ型糖尿病。除此之外，目前已知的糖尿病种类还包括：基因突变糖尿病、药物所致糖尿病、妊娠糖尿病及其他疾病导致的糖尿病等。无论Ⅰ型糖尿病还是Ⅱ型糖尿病，其典型症状都有：尿多尿频、口渴多饮、视物模糊、体重减轻、精神萎靡、能量代谢紊乱等。

自从1921年胰岛素药物诞生以来，所有类型的糖尿病都可以得到控制，但这种病至今没有办法得到治愈。Ⅰ型糖尿病可以通过胰岛素泵或定时注射胰岛素的方法进行控制，而Ⅱ型糖尿病可以通过饮食控制、运动锻炼和药物并用的方法得到控制。

糖尿病的诊断标准如下（世界卫生组织推荐）。

（1）具有典型症状，以静脉血糖水平做依据，空腹血糖＞7.0mmol/L或随机血糖＞11.1mmol/L可以确诊糖尿病。

（2）若无典型症状，仅空腹血糖＞7.0mmol/L或随意血糖＞11.1mmol/L，应隔天再重测一次，仍达以上值者或加做糖耐量实验的2h血糖＞11.1mmol/L者，可以确诊为糖尿病。

（3）若随意血糖＜7.8mmol/L及空腹血糖＜5.6mmol/L者，可以排除糖尿病。

（4）若以上结果不明确，应进行口服糖耐量试验。具体步骤是：测试空腹血糖后要求被测试对象5min内喝下75g葡萄糖（150mL 50%浓度的葡萄糖水），然后分别在1h、2h、3h测试血糖变化情况。通常在测试糖耐量的同时测试胰岛素释放及C-肽水平，以了解是否存在胰岛素抵抗及胰岛素、C-肽释放是否不足或峰值后延。

根据世界卫生组织颁布的标准，如果在糖耐量测试中，2h后血糖高于11.1mmol/L，则可以确诊为糖尿病。

按照现代流行病学的研究，糖尿病是一组病因和发病机制尚未完全阐明的内分泌代谢疾病，以高血糖为其共同特征。因胰岛素分泌绝对或相对不足以及靶细胞对胰岛素敏感性降低，引起糖、蛋白质、脂肪和继发的水、电解质代谢紊乱。因为胰岛素的主要作用是在肝脏、肌肉及脂肪组织，控制着糖、蛋白质、脂肪三大营养物质的代谢和储存，因此，从医学病理学分类的角度，糖尿病属于慢性代谢综合征。

（二）糖尿病的流行病学特征

根据2000年世界卫生组织公布的数据，全球有1.71亿人患有糖尿病，占全球人口的2.8%，而且这个数字还在迅速地增加，预计到2030年这个数字将会翻番。糖尿病的发病以Ⅱ型糖尿病为多，发病分布遍及全球，但发展中国家为高发区，多在亚洲和非洲。这可能与当地人们生活方式的改变有关。另外，在过去的20年间，北美地区的糖尿病患者剧增，仅美国就有2400万糖尿病患者，而且其中的570万患者并不知晓自己已患糖尿病。另外还有5700万人属于糖尿病高危人群。

在一些发达国家，老年人是糖尿病发病的主要人群。资料显示，美国60岁以上的人口中糖尿病患病率为18%，65岁以上人口患病率则升至20%。土著居民比非土著居民患糖尿病的比率大。国际上的许多流行病学研究一致认为，一个国家的人均GDP达到700～1700美元时，正是糖尿病的高发期。因为这一时期，人们的生活开始步入温饱，很多人在这一时期身体迅速发胖，成为患上糖尿病的重要诱因。中国目前正处于这一阶段，由此看来，中国已成为糖尿病发病的“重灾区”。2013年中国有1.14亿糖尿病患者，中年人为高发人群，平均发病年龄为45岁，且近年来有进一步年轻化的趋势。

流行病学的研究发现，抽烟、高糖高脂膳食、高胆固醇、肥胖症、高血压病以及缺乏有规律的运动等都与糖尿病密切相关。此外，女性高血压病患者可能比男性高血压病患者患糖尿病的概率大3倍。

目前，人们对糖尿病的认识不足是该病种主要的流行病学特征之一，而且这是影响糖尿病控制和治疗的主要不利因素。据美国Albright的一项调查发现，美国大众最害怕的事情排名为飞机失事、被毒蛇咬、被闪电击中、被鲨鱼袭击和患病，而在患病的种类中，仅有3%的被调查者最害怕糖尿病。事实上，2014年美国有2900万人患有糖尿病，还有8600万人为Ⅱ型糖尿病的高危人群。从1987年以来，糖尿病相关死亡人数逐年上升，而心脏病、脑卒中和癌症死亡率则逐渐下降。最重要的是，像飞机失事、被毒蛇咬等都是不可控的偶发事件，而糖尿病是可以有效预防和控制的。

我国解放军总医院的一项涉及14个省2000多位糖尿病患者的调查也发现，在这些患者中，有近一半的男性和八成女性身体肥胖，而且大部分患者没有接受过全面有效的治疗。

（三）糖尿病的危害

糖尿病是可怕的，因为它与癌症、获得性免疫缺陷综合征、心肌梗死等疾病一样可以危及生命，一样可以对患者的生活质量造成巨大的影响。糖尿病似乎又没那么可怕，因为与上述疾病相比它更容易得到预防和控制。了解糖尿病的危害有利于人们对其引起重视，有利于患者或高危人群积极、自觉地进行糖尿病的预防和合理治疗。

糖尿病的危害主要表现在两个方面：一是对机体水代谢的不良影响；二是对血管的损害。

当血糖浓度升高超过肾脏的承受能力时，最接近肾小管部分的葡萄糖就难以被重吸收而留在尿中，这就增加了尿液的渗透压，阻止了肾脏对水的重吸收，从而导致多尿和机体水分的过分流失以及血液量的减少。这时，在渗透压的作用下，机体细胞和其他组织中的水分被充实到血液中，使机体处于缺水状态。糖尿病患者总是感到口渴而多饮，原因正在于此。

持续的高血糖会引起葡萄糖被吸收（而不是被消耗），持续的血糖升高会导致血管损害，因为在这种状态下，血管内皮细胞汲取了超出正常水平的葡萄糖，而这个过程并不需要胰岛素参与。这些过多的葡萄糖在内皮细胞中形成糖蛋白，引起基底膜变厚且功能下降。因此，糖尿病又被划归为血管损伤类疾病，包括微血管损伤和动脉血管损伤两类。

以上所述的水代谢异常和血管损伤都属于糖尿病的慢性危害。而糖尿病也有可能会出现急性危害的情况。糖尿病患者，特别是Ⅰ型糖尿病患者在患病初期可能会出现酮症酸中毒，这是新陈代谢异常的表现，酮症酸中毒的患者呼出气中有明显的酮酸味（烂苹果味），呼吸深而急促，恶心、呕吐、腹痛，意识模糊，甚至晕厥，严重者可能会危及生命。出现酮症酸中毒症状应立即去医院住院治疗。另外一种危险状态是糖尿病非酮症高渗性昏迷，虽然它发生的概率很小，但其严重后果与酮症酸中毒相当。这种情况多发生于Ⅱ型糖尿病，是脱水的直接后果。通常是由于患者饮用了大量的含糖饮料，导致体内水流失的恶性循环。

（四）糖尿病并发症

糖尿病并发症分为急性并发症和慢性并发症两类。急性并发症在上边已有提及，包括：糖尿病酮症酸中毒、糖尿病非酮症高渗性昏迷（Ⅱ型糖尿病常见）和急性低血糖症。慢性并发症则包括：糖尿病肾病、糖尿病神经病变、糖尿病心脑血管病变（心肌梗死、心绞痛及脑梗死）、糖尿病眼病、糖尿病足及皮肤病变（下肢疼痛、间歇性跛行、皮肤溃疡、足部坏疽）等。慢性并发症是患者血糖长期控制不佳导致大血管病变、微血管病变以及神经病变的结果，是造成糖尿病患者日后致残、致死、生活质量下降的主要原因。在糖尿病的死因中，慢性并发症占75%以上，其中，缺血性心脏病是糖尿病患者死亡的最主要原因，其次为糖尿病脑血管疾病及糖尿病肾病。

二、合理运动对糖尿病的治疗作用

糖尿病作为一种可控制的慢性病，其治疗与控制方法的有效性得到了大量的医学实验证明。世界卫生组织公布的糖尿病控制措施包括：①对患者进行糖尿病知识教育；②饮食控制；③合理运动；④口服药物控制（适用于Ⅱ型糖尿病）；⑤胰岛素注射（适用于Ⅰ型糖尿病或Ⅱ型糖尿病口服药物控制效果不良者）。从中可以看出，合理运动是治疗和控制糖尿病的重要手段之一。

糖尿病患者在医院听到最多的医嘱就是要合理膳食和适当运动。运动之所以能够有利于糖尿病病情的控制，原因就在于它能够有效地调节糖代谢，从而控制血糖水平。运动调节糖代谢的作用表现在两个方面，一是运动需要能量，而这其中的很大一部分能量来自于糖的分解供能，也就是运动消耗了机体原本代谢不掉的糖；二是运动能够有效地提高胰岛靶细胞对胰岛素的敏感性，从而恢复了胰岛素的作用，促进了糖的代谢和储存，最终降低了血糖水平。除此之外，运动还能够预防糖尿病并发症，改善糖尿病相关不利因素。比如运动可以促进血液循环；缓解轻中度高血压；合理的运动还可以减轻体重；改善血脂情况，使高密度脂蛋白升高，低密度脂蛋白降低；改善心肺功能，促进全身代谢。可以看出，合理的运动对糖尿病患者的影响是全面的和综合的，没有一种药物能够代替运动的作用。

许多研究证实，糖尿病是运动康复的最佳适应证。具体地，糖尿病的运动适应证包括：

① 病情控制稳定的Ⅱ型糖尿病；

② 体重超重的Ⅱ型糖尿病（最佳适应证）；

③ 稳定期的Ⅰ型糖尿病；

④ 定期的妊娠糖尿病等。

有些糖尿病则被禁止运动，这些病症包括：

① 合并各种急性感染；

② 伴有心功能不全、心律失常，并且活动后加重；

③ 严重糖尿病肾病；

④ 糖尿病足；

⑤ 严重的眼底病变；

⑥ 新近发生的血栓；

⑦ 有明显酮症或酮症酸中毒；

⑧ 血糖控制不佳。

三、糖尿病患者康复治疗的运动方案

针对糖尿病治疗的运动方案，原则上应当考虑如下几个问题。

① 患者所患糖尿病类型及病情现状，看是否适合从事运动治疗（如上所述）。

② 患者血糖控制情况和用药情况。

③ 患者的运动经历和现实运动能力。

假如某人患有Ⅱ型糖尿病，血糖控制稳定，那么他就具备从事运动治疗的基本条件。下一步就可以根据他的用药情况和运动能力来为他量身定做一份合理的运动治疗方案。这个过程需要考虑：选择什么样的运动方式？运动负荷如何控制？什么时间运动最佳？

（一）运动前的准备

运动前应到医院进行一次全面体检，与医生共同讨论目前的病情是否适合运动及应注意的问题，如何协调饮食治疗、运动治疗及药物治疗，以便使血糖维持在适当水平。

运动治疗方案包括三部分。

（1）运动前准备——热身活动（5～10min） 逐步增加运动强度，以使心血管适应，并提高关节、韧带、肌肉的活动效应。

（2）运动锻炼（30～45min） 为低、中等强度的有氧运动，并进行肌肉力量训练。

（3）运动后放松活动（5～10min） 如慢走、自我按摩，特别是对下肢肌肉的按摩等。这样做可促进血液回流，防止突然停止运动造成的肢体瘀血，回心血量下降，引起昏厥或心律失常。

（二）关于运动方式

原则上要选择有大肌肉群参加的有氧运动，比如篮球、足球、网球、游泳等。因为，肌肉是人体重要的代谢器官，是糖、脂肪、蛋白质代谢的重要场所。大肌肉群运动不仅能够有效地消耗糖，而且肌肉的代谢能力也得到了锻炼，肌肉发达了，人体的基础代谢率（即一个人清醒、安静、卧床时机体所消耗的能量。研究表明，人体基础代谢率同人体肌肉量的多少呈正相关）也就提高了，这从根本上改善了机体能量代谢的水平，因而对糖尿病的康复意义重大。但对于那些身体虚弱、平时没有运动习惯和运动爱好的患者来说，让他们从事篮球、足球等运动似乎很困难，为此，可以给这部分人设计一种“有氧运动+抗阻练习”的运动方案。即从事简单的周期性运动，如快步走、慢跑、骑自行车等运动，再结合杠铃、哑铃等肌肉力量训练。

（三）运动负荷

有氧运动的负荷以心率来计算，在运动中心率应以60%～80%的最大心率储备作为目标心率。具体计算方法如下。

最大心率：208－年龄×0.7

最大心率储备：最大心率－安静时心率

运动中的目标心率：最大心率储备×（60%～80%）+安静时心率

刚开始参加运动治疗的患者可以按60%最大心率储备来控制运动强度，随着体能的提高，可以将运动强度提升至80%最大心率储备。

力量训练的负荷可以以本人的最大力量的30%来进行训练，这需要在开始阶段对患者每个动作下的最大力量进行测试。如：卧推杠铃，首先要看看患者能够推起的最大重量是多少，然后再按照这个重量的30%进行日后的训练。通常在30%的最大重量下要重复6～8次。

除了负重练习，运动治疗中也可以安排一些无负重克服自身体重的力量训练，如：俯卧撑、仰卧起坐、单杠引体向上等。

（四）运动时间

糖尿病患者的运动治疗对于运动时间有着较严格的要求。首先，应当在饭后1～3h进行运动，因为这时患者的血糖水平通常是一天中最高的；其次要考虑患者服用什么药物控制血糖，这些药物的作用效果的高峰时间是不一样的。以下是目前常用的糖尿病治疗口服药物的基本药理和药效：可从20min开始，逐步延长至30～60min，其中可穿插必要的间歇时间，而运动累计时间一般以30～60min为宜。运动时间和运动强度（用心率来衡量）共同决定了运动负荷，两者可协调配合，运动强度大则运动量宜小（时间短）；反之则运动量可大。

（五）运动频度

糖尿病患者的锻炼以每周锻炼3～4次为最适宜，若每次运动量较小，而身体条件又较好，每次运动后均不觉疲劳的患者，运动频率可为每天1次。特别需要强调的是，运动锻炼不应间断，若运动间歇超过2天，则效果及蓄积作用将减弱。

【专家提示】

糖尿病患者从事运动锻炼需注意以下问题。

（1）了解自己运动前、中、后的血糖变化。

（2）无论运动前、中、后，血糖高于14mmol/L时，不要运动。运动要有规律，强度应循序渐进，由低到中。

（3）选择适合自己的运动，并合理安排时间。

（4）避免高强度运动，防止意外伤害。

（5）随身携带易于吸收的碳水化合物食物，如软饮料、葡萄干，以备出现低血糖情况下食用。

（6）穿着舒适合脚的鞋，并注意足部护理。

（7）锻炼前多饮水。

（8）如运动前血糖较低，应先加餐。运动会引起食欲增加，消化功能增强，应注意饮食控制。

（9）如果进行激烈的长时间运动，应监测血糖并注意调整胰岛素和口服降糖药用量。

（10）运动减体重亦应缓慢进行，以每周减重400g为宜。

（11）高血压：不应举重屏气。

（12）周围血管病变：走—休息—走，交替进行。

（13）视网膜病变：不举重、不潜水、头不低于腰。

（14）周围神经病变：避免过度伸展，不负重。

第三节 脂肪肝的运动康复

一、认识脂肪肝

肝脏是脂肪代谢的重要器官，有合成、利用和转运脂肪的功能。如果各种原因导致肝脏脂肪的代谢功能发生了障碍，脂肪来源过多，合成增加而利用、释放减少，内部平衡失调，使脂肪在肝组织细胞中蓄积过多，即可导致脂肪肝。

正常人每100g肝湿重含4～5g脂类，其中磷脂占50%以上，甘油三酯占20%，游离脂肪酸占20%，胆固醇约占7%，余下的为胆固醇酯等。在不同的病因下，蓄积在肝内的脂类可以是甘油三酯、磷脂、胆固醇或胆固醇酯，由于绝大多数脂肪肝是由于肝细胞内中性脂肪——甘油三酯蓄积所致，因此，通常所称的脂肪肝即属此类。

判断脂肪肝的标准有两项：一是肝脏中的脂肪与肝脏的重量之比；二是组织学上肝细胞脂肪性变占肝脏细胞总数之比。脂类蓄积量超过肝湿重的5%或组织学上每单位面积见30%以上肝细胞脂肪变性时，即可诊断为脂肪肝。根据肝细胞脂肪蓄积量的大小，将脂肪肝分为3度，脂肪重量为肝组织湿重的5%～10%时属于轻度脂肪肝，10%～30%时是中度脂肪肝，超过了30%就是重度脂肪肝。

二、脂肪肝的诊断

（一）早期诊断

脂肪肝早期发现很重要。定期给脂肪肝高危人群做肝脏B型超声检查是早期发现脂肪肝的最好方法，该方法具有经济、迅速、无创伤性的特点，最适用于脂肪肝的筛查。

脂肪肝的高危人群是指存在脂肪肝发病的危险因素，比普通人群更易发生脂肪肝的群体。主要包括长期中等量以上饮酒者（每日酒精摄入量大于40g或啤酒摄入量在1300mL，且持续5年以上）；肥胖症患者，特别是内脏脂肪性肥胖患者；糖尿病，特别是成人Ⅱ型糖尿病患者；高脂血症，特别是有甘油三酯升高者；长期服用对肝脏有损害作用的药物者；多坐少动的中老年人；以及有肥胖症、糖尿病和脂肪肝家族史的个体。这些人应争取每半年至一年到医院做一次肝脏B型超声检查，可以及早发现脂肪肝。

（二）具体诊断方法

可以通过肝胆B超或CT确诊脂肪肝，进一步查肝功能，必要时肝穿刺活检以排除是否并发脂肪性肝炎或肝硬化。以下为具体诊断和检查的项目。

（1）有易患病因素，如肥胖、Ⅱ型糖尿病、高脂血症而无饮酒史或饮酒折合酒精量每周少于40g。

（2）长期饮酒超过5年，折合酒精量男性＞40g/d，女性＞20g/d；或2周内有大量饮酒史（折合酒精量＞80g/d）。

（3）排除病毒性肝炎、药物性肝病、全胃肠外营养和自身免疫性肝病等。

（4）除原发病临床表现外，可出现乏力、肝区隐痛等症状。

（5）肝功能一般为正常。

（6）肝胆B超 ①肝区近场弥漫性点状高回声，回声强度高于脾脏和肾脏，少数表现为灶性高回声；②远场回声衰减，光点稀疏；③肝内管道结构显示不清；④肝Ⅲ轻度或中度肿大，肝前缘变钝。具备第①项加其余1项以上者可确诊为脂肪肝。

（7）CT检查 CT平扫表现为肝脏密度普遍低于脾脏，或肝/脾CT比值≤1。肝/脾CT比值≤1.0为轻度；肝/脾CT比值≤0.7，肝血管密度等于肝密度，肝内血管显示不清者为中度；肝密度显著降低甚至呈负值，肝/脾CT比值≤0.5，肝血管密度明显高于肝密度者为重度。

（8）肝穿刺活检 光镜下每单位面积1/3以上肝细胞脂肪变性，且无炎症、坏死、肝纤维化或肝硬化。具备（1）+（3）～（6）或（7）可临床诊断单纯性非酒精性脂肪肝，具备（1）+（3）～（5）+（8）［（6）、（7）可同时存在］可确诊为单纯性非酒精性脂肪肝。如果是第（2）项和上述组合，可分别临床诊断或确诊为酒精性脂肪肝。

【患脂肪肝后的症状】

患脂肪肝后不一定都感到身体不舒服和出现症状，是否出现症状要看引起脂肪肝的病因、病理类型以及脂肪肝发展到什么阶段。由妊娠、四环素中毒或急性脑病合并内脏脂肪变性综合征等原因引起的急性小泡性脂肪肝可出现类似急性或亚急性重症病毒性肝炎的临床表现，如明显的乏力、恶心、呕吐、黄疸、皮肤黏膜有出血点、意识障碍，甚至肾衰竭，但临床上这种类型的脂肪肝很少见。

临床上最多见的是由于肥胖、酗酒、糖尿病、高脂血症和药物等引起的慢性大泡性脂肪肝。约有25%以上的患者无症状或症状轻微，即使已发生了脂肪性肝炎，有时也无症状。当然，由于病因的不同也可出现明显的症状，但多数患者是发展为脂肪性肝硬化时才出现明显症状，从症状上不能区分脂肪肝发展到哪个阶段。归纳起来慢性脂肪肝的临床症状有如下表现。

（1）脂肪肝本身引起的症状 最早出现的症状是疲乏，常常感觉很累。进一步发展，可以出现右上腹不适、有沉重或受压感、腹胀、食欲减退、恶心、嗳气等，在重体力劳动或饮酒后加重；全身无力，有疲惫感，工作效率降低；男性乳房肿胀，女性月经不调；周围神经炎、舌炎、口角糜烂、皮肤有瘀血瘀斑，出现蜘蛛痣；经常流鼻血或刷牙时出血；严重者可出现腹水和下肢水肿症状。需要注意的是，症状的轻重与脂肪肝病变的程度和分期不完全一致，常因人而异。

（2）脂肪肝的基础病和并发症引起的症状 很多患者肝病的症状不明显，而是以引起脂肪肝的基础病或并发症来看病，有糖尿病会出现口渴、多饮、多尿症状；有高血脂、高血压和冠心病则可以有头晕、头痛、胸闷等症状；有肿瘤、关节病等疾病，长期使用相关治疗药物者，可以有原疾病的表现；当合并胆结石、急性胆囊炎可有右上腹痛、发热等；合并急性胰腺炎时可有上腹痛、恶心、呕吐及发热等急腹症表现。出现肝硬化时可有消化不良、出血、腹水等。

酒精性脂肪肝除上述表现外，可出现多系统多脏器功能损害症状。这是因为长期大量饮酒后，酒精不单是损害肝脏，还可以损害身体很多脏器，引起胃肠炎、消化性溃疡、胃食管反流、胰腺炎、糖尿病、酒精性心肌病、大脑功能减退、性功能障碍以及营养不良而出现相应的症状。

【脂肪肝的危害】

目前脂肪肝在我国已成为仅次于病毒性肝炎的第二大肝脏疾病，脂肪肝的发生率在普通人群中占10%左右，但在糖尿病、肥胖者及酗酒者中分别达到40%、50%和60%。近年来，脂肪肝流行呈现新的趋势。在白领阶层中泛滥成灾，如政府公务员、各领域中的知识分子、科技骨干、管理人员、艺术家以及企业家们，国内一项针对白领阶层的调查显示，30～45

岁的男性上班族中患脂肪肝的比率高达12.9%；脂肪肝已向年轻人中蔓延，并以30岁左右的人群居多，发病率高达20%～30%；儿童发病率有升高的趋势，黑龙江的一份调查结果更是让人触目惊心，重度肥胖儿童的脂肪肝发病率竟高达80%。

肝脏的功能相当复杂，几乎参与体内一切代谢过程，在维持生命活动过程中所起的作用之多是其他脏器所不能比拟的。肝脏功能受损，导致脂肪肝，会对机体的多个脏器和系统产生危害。

（1）当大量脂肪沉积在肝脏时，肝细胞正常功能发生障碍，吞噬、杀灭病原微生物，清除内毒素等免疫调控功能低下，易合并各种感染，如菌血症、自发性细菌性腹膜炎、尿道炎等。

（2）患脂肪肝后，肝脏对肠道产生的大量内毒素，食物中的化学物质、各种药物的解毒作用减退，使毒物在体内蓄积，可造成中枢神经系统功能障碍、药物中毒等一系列病变。

（3）脂肪肝常伴随着脂类和蛋白质的代谢紊乱，经常表现为消化不良、食欲减退、腹泻等消化道症状，并且易合并其他疾病，如高脂血症、高血压病、高血糖等。肝功能低下，直接影响肝内磷脂和血浆蛋白的合成，严重影响神经和血管功能，引起记忆力衰退和动脉硬化。

（4）人体多种凝血因子都由肝脏制造，肝功能破坏的严重程度常与凝血障碍的程度相平行。因此，肝功能受损的脂肪肝患者，易发生鼻出血和牙龈出血。

（5）肝脏是体内许多激素降解、排泄、转化的场所，如雌激素、皮质醇、胰岛素等。脂肪肝导致激素功能发生障碍，女性患者可出现月经不调或闭经、皮肤黑色素沉着、毛孔粗大、毛细血管扩张等；男性患者可出现明显的女性性征，如乳房发育及性功能减退等。

（6）脂肪在肝细胞内大量堆积，将严重影响肝细胞自身的血液供应、氧气供应及代谢功能，从而造成肝细胞大量肿胀、炎症浸润和变性坏死，进一步可发展成肝纤维化和肝硬化，甚至增加肝脏癌变的发生率。

【脂肪肝常见并发症】

（1）急性脂肪肝　急性脂肪肝发病急，并且并发症多，死亡率高，常见的并发症如下。

① 肝性脑病　可出现嗜睡、行为异常、昏迷等症状。

② 肾衰竭　可有少尿、无尿、水肿、血肌酐增高等表现。

③ 弥散性血管内凝血　表现为皮肤和黏膜出血、鼻出血、牙龈出血、消化道出血等，通过化验可以帮助诊断。

④ 脑水肿和脑疝　头痛、意识障碍、颈项抵抗等颅压高的表现。

（2）慢性脂肪肝　慢性脂肪肝主要是由肥胖、糖尿病、酒精等因素所致的脂肪肝，其病程迁延，并发症少，常见并发症如下。

① 高脂血症　由于脂肪在肝内沉积使肝脏受损，高密度脂蛋白合成减少，总胆固醇、甘油三酯、低密度和极低密度脂蛋白相对上升，超出正常值，从而引发高脂血症。高脂血症是脂肪肝最主要的并发症，而各种原因引起的高脂血症又可造成脂肪肝，形成恶性循环，主要表现为头晕、头痛、胸闷不适等症状。其主要危害是会导致动脉粥样硬化，进而引起冠心病、脑血栓、脑出血、肾脏损害等甚至危及生命。

② 高黏血症　高黏血症使血液中纤维蛋白原成分含量升高，各种纤维因子浓度过高，从而导致血液黏度升高。血液黏度的增高使血流减慢，血流量减少，微循环发生障碍，引起局部缺血、缺氧，造成组织损伤。其主要表现有肢体麻木、头晕、头痛、胸闷、颈强、耳鸣、视觉紊乱、失眠、健忘、多梦，易并发动脉、静脉血栓，心、脑、肾等器官的功能障碍。

③ 低血糖和溶血性贫血——酒精性高脂血症综合征　主要见于酒精性肝病患者，该病患者会出现黄疸、高脂血症和溶血性贫血等相关的症状和体征。

④ 肝纤维化和肝硬化　肝纤维化是所有慢性肝病走向肝硬化的必经之路。患者得了慢性脂肪肝后，在劳累、服药、不洁饮食等各种致病因子的作用下，以及脂肪浸润对肝脏的损伤下，可引起肝细胞的变性、坏死、再生和纤维组织异常增生等病理变化，这种改变在肝组织中反复发生，会使肝脏发生纤维化，如再继续发展下去，则会形成肝硬化，表现为乏力、消化不良、出血、腹水等症状。

⑤ 肝癌　非酒精性脂肪肝与肝癌无直接因果关系，但如果发展成肝硬化或导致脂肪肝的原因也在肝癌的形成中起作用，则肝癌的发生率增高。酒精性脂肪肝可以并发肝癌，这是因为酒精中的乙醇能增强肝炎病毒、亚硝胺、黄曲霉素等诱发肝癌因素的作用。因此，有人认为长期大量饮酒的肝脏病理变化会经历四个过程：脂肪肝→酒精性肝纤维化→肝硬化→肝癌。

三、合理运动对脂肪肝的治疗作用

现在许多人有种错误的观念，认为脂肪肝跟肝硬化、肝癌等病一样是治不好的，其实并非如此，采取合理有效的方法，脂肪肝不但可以治疗，还可以治愈。脂肪肝治疗的基本原则是及早治疗，防止其并发症发生。首先采取的措施就是治疗原发病，去除诱发因素。接下来就是进行饮食疗法，纠正饮食习惯和营养失衡的状态。而对患者进行运动疗法的干预，在脂肪肝综合治疗中占有十分重要的作用。

【运动疗法的益处】

“生命在于运动”“养生之道，常欲小劳”，这些经典的古训无一不道出了运动可以使人提高抗病能力和延年益寿的作用。现代医学认为，经常参加体育锻炼的人能使全身每一个器官、每一个细胞都得到益处，同样，运动对于肝组织的代谢也可以起到积极的促进作用。体育锻炼不但可以使能量消耗增加，促使更多的脂肪参与分解供能，使机体的能量代谢处于负平衡状态，也可以使身体成分的构成比例（糖、蛋白质、脂肪等）发生有益的变化，在增强体质、促进健康的同时，也预防了如肥胖等可能诱发脂肪肝发生的危险因素。国内外还有相关的研究表明，系统的体育锻炼，如游泳、健身跑等还有助于改善机体胰岛素抵抗，控制血糖水平，降低血压，提高高密度脂蛋白胆固醇和降低低密度脂蛋白胆固醇水平，从而促进肝内脂肪沉积的消退和改善肝功能，对脂肪肝特别是非酒精性脂肪肝具有积极的预防和治疗作用。通俗地讲，高密度脂蛋白胆固醇和低密度脂蛋白胆固醇是蛋白质存在的两种形式，低密度脂蛋白胆固醇惰性大，容易在血管壁、各器官沉积，因而低密度脂蛋白胆固醇太高是导致心血管疾病和脂肪肝的主要原因之一。而高密度脂蛋白胆固醇可以将血液和器官中的脂肪“带走”，从而可以减少脂肪沉积。因此，通常情况下，我们体内的两种胆固醇应该是高密度脂蛋白胆固醇高一点好，低密度脂蛋白胆固醇则低一点好。很多研究都证实，长时间、低强度的运动能够促使人体内的高密度脂蛋白升高，同时使低密度脂蛋白降低。那位“暴走妈妈”为了给身患肝癌的儿子捐肝，每天快步走几十公里，结果快速治好了自己的脂肪肝就是一个很好的例子。

【运动疗法中的注意事项】

脂肪肝患者可根据自己的病情、个人的爱好、原有的运动基础、是否患有其他慢性病、身体适应性、居住环境以及年龄大小等情况，来选择不同种类的运动项目和控制运动负荷。但在进行运动疗法的过程中，必须注意以下问题。

（1）运动前要进行体检　运动时有可能发生各种疾病或使某些潜在性疾病显性化。在进行运动疗法前，应测定患者安静时的心电图和血压，条件允许还要通过运动负荷试验对运动时的反应进行正确评估。并且要检查眼底、血糖和血脂等，以排除其他并发症。

（2）要严格控制运动强度　运动强度的增加要遵循循序渐进的原则。在开始运动前的10～15天，可以做一些轻缓的运动，调整呼吸，使心血管功能逐步增强，身体适应后可逐步过渡到选择强度较大的运动。运动强度不宜过大，以不感疲劳为宜。如一味追求快速的效果，而随意提高运动强度和延长运动时间，不仅不能改善血脂代谢，反而可能会加速脂代谢异常的发生，对身体健康产生不利影响。

（3）进行运动疗法要因时、因地、因人而异

① 顺应季节　春季早晚都是锻炼的最佳时机；夏季气温较高，户外活动时间不宜过长，不宜剧烈运动；秋季适宜锻炼，体力、食欲增强，可以适当增加运动强度和运动时间；冬季是万物生机潜伏闭藏的季节，应减少户外活动。一般的锻炼在上午10～12时或者下午4～6时进行效果佳。

② 因地制宜　户外运动一般选择花草树木繁茂的公园，以场地平坦、环境雅静、阳光明媚、空气新鲜的地方为最好，也可在家门口或室内进行。

③ 因人而异　应根据自己的生活习惯、兴趣的不同，选择适合自己的运动疗法项目和种类。千万不可每天结队跑步，强行要求自己跟上别人的步伐。参加运动量适中的集体活动是可以的，如扭秧歌、跳舞、做操等，使锻炼和兴趣相结合、锻炼和自身条件相结合。

（4）运动过程中的注意事项　合并有糖尿病的脂肪肝患者，身边要带上糖果、饼干，如出现低血糖先兆（如出冷汗、心慌等症状）的可及时食用。有过心绞痛病史的患者要带上速效救心丸。

选择合适的运动鞋。除透气性好外，还应有一定的伸展空间，避免脚与鞋帮摩擦引起脚部皮肤损伤，特别是合并有糖尿病的脂肪肝患者更应该注意运动鞋的选择。同时，运动鞋底要有一定厚度，有较好的弹性，以减少运动对下肢各关节的撞击力。

还应注意，如果感冒应暂停进行运动疗法。感冒时参加运动是有害无益的，运动会大量消耗体内的糖、脂肪和蛋白质等，从而削弱身体的抵抗力。此时，不仅感冒本身的症状可能会加重，甚至可能演变为病毒性心肌炎、肺炎和风湿病等其他疾病。

（5）每次运动治疗结束后也应注意　运动治疗全部结束后，要进行5～10min的整理活动，可做一些舒缓的运动，使身体逐步恢复到运动以前的水平。同时要注意，结束运动后如果出汗较多，不宜马上洗冷水浴和热水浴。正确的方法是运动后心率恢复正常，汗已擦干后再进行温水淋浴。

（6）虽然运动疗法对营养过剩性脂肪肝患者可产生良好的效果，但并非所有的脂肪肝患者都适宜参加体育运动。对伴有恶性营养不良、蛋白质热量提供不足、胃肠外营养、甲状腺功能亢进和肺结核等全身消耗性疾病，以及药物和毒物所致的脂肪肝患者，过多的运动会成为代谢的干扰因素，不利于疾病的康复。

即使是营养过剩性的脂肪肝患者，如果合并下列疾病时也应禁止运动：急性心肌梗死急性期；不稳定性心绞痛；充血性心力衰竭；严重的心律失常；重度高血压病；严重的糖尿病；肾功能不全；严重的脑血管疾病；肝功能明显损害或已发展至代偿期肝硬化；妊娠期急性脂肪肝等。

（7）可以进行运动疗法，但应有所控制的疾病　脂肪肝患者并发下列疾病时，进行运动疗法需谨慎小心，病情严重时决不能运动，病情好转时方可适度运动，并且运动时需在医疗监护下进行。这些疾病包括频发室性早搏和心房颤动；室壁瘤；心肌病和明显的心脏肥大；血糖控制不好的糖尿病，特别是常有低血糖发作者；肝肾功能损害；应用洋地黄或β-受体阻滞剂等药物时；严重肥胖或继发性肥胖者等。

第四节　肥胖的运动康复

一、认识肥胖

什么是肥胖呢？要给肥胖下个定义，首先要了解我们人体的主要组成成分。一般来说，人体主要由60%的水分，17%的蛋白质，5%的灰分，以及18%以甘油酯形式存在的脂肪组成。简单地说，所谓肥胖就是指人体内脂肪量超出正常范围，并可能引起人体生理功能出现异常或潜伏着诱发其他疾病的一种状态。在正常情况下，成年男性体内脂肪量占体重的15%～18%，女性为20%～25%。当男性体内脂肪含量超过体重的25%、女性超过30%以上即可认为是肥胖。

而肥胖和肥胖症的概念是否一样呢？肥胖就是指体内脂肪组织积蓄过多，从医学角度来看，是可不必进行临床处理的一种状态。而肥胖症则是指因体内脂肪组织过多积蓄而引起机体生理功能的障碍，出现一系列并发症如内分泌、循环、呼吸系统功能异常，必须进行临床治疗的一种临床疾病，也包括现在虽然还没有出现的并发症，但是如果不及时进行适当的处理，将来会发生以上并发症的一种临床状态。日常生活中我们所常提到的，多数是指前者，而非肥胖症。

（一）肥胖的诊断标准

1.新生儿肥胖的诊断标准

对于足月新生儿，一般以某地区正常儿童出生体重和身高为标准。婴儿出生体重与母亲妊娠期间的营养状况有关。从妊娠初期到末期，孕妇的体重增加不应超过12.5kg。所以，肥胖的最早预防应从宫内阶段开始。

2.儿童青少年肥胖的诊断标准

（1）身高标准体重法　此法是以身高为基准，采用同一身高人群的第80百分位数作为该身高人群的标准体重。凡超过身高标准体重20%为肥胖。肥胖程度分为3度，超过身高标准体重20%～29%为轻度，超过30%～49%为中度，超过50%为重度。

（2）体脂含量测量法　目前普遍认为用双能X线吸收法直接测量体脂含量是较为理想的方法。

（3）身高标准皮脂厚度和体重评价法　凡超过身高的皮脂厚度界值为肥胖，超过体重的界值为超重，两项同时超过界值则判为肥胖。

3.成人肥胖的诊断标准

（1）简易公式。

① 男性标准体重（千克）：（身高−105）×0.9。女性标准体重（千克）：（身高−107）×0.9。

② 标准体重（千克）：身高（厘米）−105（或100），其中男性165cm以上者减105，而女性和男性165cm以下者减100。大于标准体重10%者为超重，大于标准体重20%～30%者为轻度肥胖，大于标准体重30%～50%者为中度肥胖，大于标准体重50%以上者为高度肥胖。

（2）肥胖指数=身高（厘米）−体重（千克）。肥胖指数大于或等于100者为不胖，肥胖指数为90左右的为轻度肥胖，肥胖指数小于或等于80者为过度肥胖。

（3）身体质量指数，即BMI=千克（体重）/米^2（身高的平方），根据世界卫生组织（WHO）发布的亚太地区指标，BMI在23～24.9者属超重，25～29.9者属Ⅰ度肥胖，≥30者属Ⅱ度肥胖。

（4）腰臀比（WHR） 分别测量肋骨下缘至髂前上棘之间的中点的径线（腰围）与股骨粗隆水平的径线（臀围），再算出其比值。正常成人WHR：男性＜0.90，女性＜0.85，超过此值为中心型肥胖。

总之，评价肥胖程度的方法很多，不同的方法测量的部位不同，对同一受试者应用不同的方法可能得出不同的结果。用发展的眼光看，随着生活水平的日益提高，营养更加丰富，身体、体重在同年龄不同年代中也有明显的不同。一种评价标准的应用期限一般为10～15年。

（二）肥胖的危害及并发症

众所周知，肥胖不仅影响形体美，影响工作能力和劳动效率，更重要的是容易并发多种疾病。肥胖问题已经成为影响人类健康的世界性难题，由肥胖引发的、与肥胖密切相关的疾病已经成为发达国家死亡率最高的疾病。目前，全世界每年大约有250万人死于因身体超重引发的疾病。此外，高脂血症、高血压病、心脑血管疾病、脂肪肝和非胰岛素依赖型糖尿病等中老年慢性病越来越呈现出年轻化的趋势。

可以断言，随着时间的推移，肥胖带来的健康问题还将越来越严重地影响人类的生活，而由于肥胖所引发的机体并发症究竟有哪些呢？

1. 高血压病

肥胖是导致高血压病发生发展的危险因素。肥胖者特别是中心型肥胖者即腰/臀比（W/H）越大越容易并发高血压病。就肥胖患者而言，其高血压病发生率是非肥胖患者的2～3倍。有调查表明，肥胖程度在15%以上的50岁肥胖患者中，分别有47%的男性、46%的女性并发高血压病，与非肥胖者相比，分别高出13%～26%和18%～27%。同时，即使血压正常的肥胖患者，以后并发高血压病的可能性也远高于非肥胖者。

肥胖患者并发高血压病的原因并不清楚。根据现代医学的研究结果，认为并发高血压病的原因主要有：肥胖患者交感神经兴奋性增高；血液量和心搏量随体重的增加而增加；高胰岛素血症的出现等。

2. 糖尿病

非胰岛素依赖型糖尿病患者中以肥胖者或以往肥胖的人居多，平均每2个糖尿病的患者中就有1个是肥胖患者，肥胖者更容易罹患糖尿病这是不必争辩的事实。肥胖者因为有胰岛素抵抗的存在，糖耐量低下非常常见。

一些肥胖患者进食量超过机体需要，过多进食刺激胰岛分泌过量胰岛素，出现了高胰岛素血症，由于肥胖症者的细胞对胰岛素不敏感，将进一步促进胰岛素分泌，使胰岛负荷加重，长此以往可导致胰岛功能衰竭而发生糖尿病。另外，肥胖常同时伴有高脂血症，常发生脂肪代谢亢进，使游离脂肪酸升高，加重糖代谢紊乱，更易诱发糖尿病。

3. 高血脂

肥胖与高脂血症的关系也是非常密切的。肥胖症者多有高甘油三酯血症，可造成动脉粥样硬化。体重超重、体表面积增大、脂肪组织过多、心脏负荷加重等因素可引起心脏缺血缺氧，肥胖症者体力活动减少，冠状动脉侧支循环削弱或不足，以上诸因素均可导致动脉硬化和冠心病。

4. 心脏病

肥胖者好发心绞痛、心肌梗死、冠心病等动脉硬化性疾病，肥胖程度越高，这些疾病的发生率越高。研究显示，肥胖者患上心脏病的概率是常人的2.5倍，肥胖症患者比正常人平均早7年罹患动脉硬化、冠心病、心肌梗死等心脏病。因肥胖而引起的高血压，脂肪、糖和尿酸代谢异常都是动脉粥样硬化的危险因素。近年来的研究发现：肥胖的程度以及脂肪在体内的分布都与心脏病有密切的相关关系。

5.脑卒中

研究表明，肥胖带来的许多不利因素是脑血管硬化的危险因子，如高血压病、脂肪代谢异常和糖耐量低下等。有研究认为，肥胖患者的血清胆固醇水平与脑卒中的发生密切相关，肥胖是脑卒中的独立危险因子，并且随着肥胖程度的增加，脑卒中的发生频率也相应增加，而且这个倾向在年轻的肥胖患者中更为明显。临床资料显示，肥胖者发生脑卒中的机会比正常人高出40%，50岁以下的肥胖女性其脑血管病变的发生率大约是正常体重者的4倍，中心型肥胖者随着腰/臀比例的增高，脑血管病变的发生率明显增加。

6.呼吸功能不全

肥胖患者不仅皮下脂肪增加，而且体内内脏器官及其周围组织的脂肪量也明显增加，导致呼吸器官的形态和功能都有所改变。极度肥胖者胸壁和腹壁脂肪过多，呼吸活动受到限制，呼吸浅表，造成二氧化碳潴留，动脉血氧饱和度下降，患者可出现发绀。由于长期缺氧，可继发红细胞增多症，同时血液黏度增加，加重了循环阻力，心脏负荷加重，发生肺动脉高压，发展成慢性肺心病。

7.脂肪肝

肥胖患者由于长期有高碳水化合物和高脂肪饮食习惯，导致甘油三酯的合成原料增加，胰腺胰岛素分泌亢进，出现高胰岛素血症，肝脏合成甘油三酯的速度大大超过了将其转运出肝脏的能力，或引起极低密度脂蛋白运出甘油三酯发生障碍，导致甘油三酯在肝内堆积，最终引发脂肪肝。

8.皮肤和骨关节病

肥胖患者皮肤可有细的淡红色纹，分布在臀外侧、大腿上内侧、上腹部等处。皮肤褶皱处易磨损发生皮炎和癣病。

在临床上，常见到肥胖患者诉说腰痛、关节痛，其实这与肥胖确实有一定的关系。肥胖导致体重的增加，使骨和关节的负荷增加，从物理角度上来说，肥胖对支撑越来越重的体重的骨和关节都有负面影响。但是，肥胖是否影响骨代谢目前还没有直接的证据。

9.癌症

美国癌症协会的一项对100万人的调查表明，肥胖者比正常人癌症发病率高，而且死亡人数也比正常人多。男性多患结肠癌、直肠癌和前列腺癌，女性多患胆囊癌、胆管癌、乳腺癌、子宫癌和卵巢癌。体重超过标准体重20%以上，癌症发病率男性增加16%，女性增加13%。

10.其他慢性病

胆囊和胆道结石、肝硬化、慢性支气管炎、神经性疾病等发病率在肥胖人中比在正常人中都高。

二、合理运动对肥胖的治疗作用

研究发现，热量消耗不足和热量代谢缺陷可能是肥胖发生和持续肥胖的基础。而合理有效的运动，恰恰能够增加热量的消耗和促进物质代谢的正常进行，使人尽快地减肥，使自己的体重保持在正常范围。并且与市场中常见的减肥药、临床手术和其他减肥方法相比，运动减肥具有安全性高、几乎没有副作用的特点。因此，运动针对肥胖的预防和治疗，被认为是最有效、最经济、最安全的方法。

（一）运动的益处

进行合理的运动，就可以达到降低体脂和减轻体重的目的，具体的益处如下。

1.增加热量消耗，促进脂肪分解

研究表明，低强度长时间的有氧运动可增加机体，尤其是肌肉的热量消耗，使体内多余的糖在没有转变为脂肪时就被消耗了，从而减少了脂肪形成的机会。同时运动动员了大量脂肪组织参与分解供能，从而可以逐步消除体内多余的体脂，有效改变身体成分。

2.控制脂肪细胞的分化和增生

成人体内脂肪细胞的数目相对恒定，在运动减少体脂的过程中，虽然不能减少脂肪细胞的数目，但可以抑制脂肪细胞过剩的脂肪积累，减小细胞体积，并抑制脂肪细胞的分化和增生，从而减少体脂，达到减肥的目的。

3.对血脂的积极作用

合理的运动可以有效地降低血脂，使血液中胆固醇及甘油三酯的浓度降低，减少内脏器官脂肪沉积。有资料显示，运动可以改善机体组织，特别是肌肉组织对胰岛素的敏感性，降低血液胰岛素浓度。胰岛素有促进脂肪合成、抑制脂肪分解的功能，它的减少伴有儿茶酚胺和生长激素等的升高，可以加快体内游离脂肪酸的分解，达到减脂的目的。

4.对食欲的控制

热量摄入过多是肥胖的重要原因之一。合理有效的运动不但可以导致热量消耗的增加，还可以有效控制热量的摄入，这在女性肥胖患者中更为常见。运动可抑制其饥饿感，降低食欲，延缓进食时间，减少了食物中热量的摄入，控制食欲的同时降低了体重。

5.对神经内分泌的调节

研究表明，肥胖者多数伴有神经内分泌系统对新陈代谢的调节，特别是对脂肪代谢调节的紊乱。而适当的运动，可以对神经内分泌系统产生积极的影响，恢复其对新陈代谢的正常调节，分泌促进脂肪消耗的激素，从而达到促进脂肪代谢、减轻肥胖程度的作用。最新的研究表明，合理的运动对脂肪组织相关肥胖基因的表达也产生积极的影响，可以产生减少脂肪合成、促进脂肪分解的作用。

6.对心血管系统的影响

合理运动的一个重要作用是改善心肌代谢，增强血管弹性，促进血液循环，从而有效提高人体的心血管功能水平。由于肥胖者容易并发心血管系统疾病，所以这种作用在某种意义上比减轻体重更加重要。有资料显示，坚持锻炼3个月以上，肥胖者的心脏功能就会得到明显的增强，高血压病、冠心病等的症状会得到明显的改善。

7.对呼吸系统的良好影响

合理的运动可以增强呼吸肌的力量，增加胸廓活动范围及肺活量，改善肺通气和肺换气功能，体内气体交换加快，有利于更多氧气的吸入，分解体内多余的脂肪。

8.树立自信，愉悦身心

肥胖患者由于体形和外表的原因多数比较悲观，缺乏自信，尤其女性表现得更加明显，运动减肥可以在某种程度上重新树立其信心，使其心情轻松、愉快，更加乐观积极地面对生活。同时，减肥运动常选取风景优美、空气清新的场所，如大山、海边、室外运动场等，加之运动可以使脑内产生使人欣快的肽类等物质，参加运动的人可以得到身体和心理的双重放松和愉悦。

（二）参加减肥运动的注意事项

1.运动前的医学检查

运动减肥的主要目的是追求健康，切不可以损失健康为代价，片面地追求减肥的效果。初练者须经过必要的医学检查，判定心功能状况及有无心血管系统并发症，以保证锻炼的安全性。特别对于患有冠心病和高血压病等的中老年肥胖者，运动前的体检更为重要。

2.运动前的身体状况

不要空腹参加锻炼。空腹时人体内血糖水平降低，会引起头昏、四肢乏力、甚至昏厥等现象，特点是中老年肥胖合并糖尿病的患者，对血糖调节能力差，更应该注意。空腹锻炼会产生饥饿感，可能出现腹痛，还会抑制消化液的分泌，降低消化功能，容易发生意外。

饭后也不应进行大运动量的锻炼。饭后消化器官活动需要大量的血液供给，这时参加减肥锻炼，由于大量血液流向四肢肌肉，使肠胃部分的血液量减少，因而影响了食物的消化吸收。同时，胃肠受到器械或自身负荷的压迫后，蠕动受到限制，易引起胃痉挛、腹痛、出虚汗或呕吐等现象。因此，一般应在饭后1.5～2h后再开始锻炼。

身体不适时也不应参加锻炼。严重的心脏病和高血压病、活动性肺结核、传染性肝炎、癫痫病、传染性皮肤病患者，有开放性伤口或感冒的人，以及身体过度疲劳、情绪不佳和月经期的妇女等，皆不宜参加减肥锻炼。

3.每次运动前的热身活动

在减肥锻炼时必须通过慢跑、做徒手操和轻器械的力量练习等热身活动，使全身肌肉、韧带和关节得到充分的活动，以便机体在进入正式锻炼时，发挥更大的工作效率，从而避免或减轻心慌、气喘、出冷汗、腹痛、动作变形现象，防止肌肉、韧带和关节在锻炼时出现损伤。

4.运动中的注意事项

运动时，最好结伴进行，既可以相互照顾，又可以排解独自运动的孤独和乏味感。尤其是合并慢性病的中老年肥胖者，应避免单独运动，要有熟悉其健康状况的运动伙伴陪同，随身带好急救药品，以备紧急情况时迅速了解病情，并能及时用药。

锻炼中不要大量饮水。有些肥胖者在锻炼中口渴，是因为口腔和咽喉黏膜的水分蒸发，或尘埃刺激、空气干燥以及唾液分泌减少所致，并不是体内真正缺水，可用漱口来解除渴感。有些人出汗较多，口干舌燥，可少量饮水。如饮水过多，会使胃部膨胀，妨碍呼吸肌活动，影响正常呼吸，并对肠胃、心脏有害，还会反射性引起汗液分泌加强，使体内的盐分丧失过多，导致四肢无力、抽筋等现象的发生。因此，在锻炼中不应大量喝水。

5.树立长期坚持锻炼的决心

体内脂肪沉积是逐渐发生的，要消除这些脂肪同样需要一个过程，一般至少锻炼6周以上才能见到效果。锻炼前要选择自己有兴趣并易于长期坚持下去的运动项目，也可以阶段性地变换锻炼方式。运动时，切不可减肥心切，急于求成，随意加大运动量，练后身体疲劳，不爱吃饭，睡不好觉，导致其他病症的出现，锻炼的结果就会事与愿违。

同时有研究发现，与体重相对的稳定相比，肥胖患者体重的频繁波动对身体健康更加不利。美国麻省法拉明翰心脏研究中心根据40年来追踪5000多人的情况统计出：体重减轻10%的人，患冠心病的机会相对减少20%，体重增加10%的人，患冠心病的机会相应增加30%；体重先减轻10%的人，后又恢复到原来体重的人，患冠心病的机会比增加体重的人的患病概率还要大。

因此，运动减肥应树立长期锻炼的决心，不可减减停停，导致体重的反弹，锻炼贵在坚持，欲速则不达。

6.综合方案进行减肥

大量临床实验研究表明，在运动减肥过程中，应注意改善饮食结构、适当限制热量摄入并改变不良的生活习惯，这是最佳的减肥方案。可用公式表达为：适量的运动+适当的饮食控制+生活方式的改变。

（三）肥胖康复治疗的运动方案及处方范例

运动处方范例1

【个人档案】

××，女，40岁，机关行政人员。2年来体重持续增加，身体质量指数为26，自述与参加体育锻炼少，不注意饮食安排及有吃零食的习惯有关。近来单位组织体检显示：血压150/95mmHg，心电图检查正常，食欲良好，大小便正常。空腹血糖值7.0mmol/L。

医生诊断该患者有Ⅰ度肥胖，并且有患高血压病和Ⅱ型糖尿病的趋势。建议加强体育锻炼，以增加热量的消耗，从而减少脂肪堆积，减轻体重。

【锻炼内容】

1.准备活动

做上肢和下肢的伸展活动，各个关节都要做到（如前所述），时间大约5min。

2.耐力运动

慢跑、骑自行车和游泳等项目。可以根据实际情况选择一项或者两项交替进行，耐力项目的运动强度控制在最大心率的70%～80%，每周锻炼3～5次，每次30min左右。

（1）慢跑　开始可以先进行4000m，适应后逐渐增加到5500m，按照每分钟120步的速度进行。

（2）骑自行车　开始选择5000m，以后逐渐增加到6000m以上，可以按照每小时10千米的骑速进行。

3.跳跃运动

应强度不大，并富有节奏和美感，可以配合音乐完成，尤其适合中青年女性进行减肥练习。

（1）直腿前跳踢　直立，两手叉腰，目视前方。按音乐节奏一拍一动，两腿交替直膝连续做向前跳踢动作，前摆腿踢到与身体的夹角在70°～90°，每组连续跳30次。

（2）直腿侧跳踢　直立，两手叉腰。按音乐节奏一拍一动，两腿交替连续做侧向跳踢动作。腿侧抬高度可量力而行，每组连续跳60～100次。

（3）高抬腿跳　直立，两臂自然下垂。按节奏数“1”时，跳跃中左腿高抬，小腿成90°绷直，用大腿正面触左手，数“2”时，右腿高抬触右手。大腿高抬到与身体成70°～90°，连续做30次。

（4）向后大摆跳　直立，两臂下垂。数“1、2”时，左腿向后踢，两臂向上方摆，重心落在右腿上，挺胸抬头，数“3、4”时，反向做同样动作。腿后踢时腰要伸直，脚面要绷直，注意姿态的美感。连续做4个8拍为一组。

完成（1）～（4）节动作为一大组，主动放松式休息2min后，再进行下一大组的练习。每次练习40～60min，每周进行3～4次。

4.力量练习

女性的力量练习重点侧重于腹部、臀部和腿部的肌肉，包括负重提踵30～40次，仰卧位两头起20～30次，仰卧起坐20～30次，站立后摆腿20～30次。每次练习时根据身体情况灵活掌握次数。这些锻炼穿插在耐力运动或跳跃运动过程中进行，也可单独进行。

5.静力姿势控制练习

健身过程中最常见的两个静力性运动健身动作，分别是侧桥支撑和平板支撑。

（1）侧桥支撑（图11-2）

动作过程：侧身坐在地面，两腿伸直交叉，上面的腿在前。单手支撑身体，胯部缓慢向上抬起，同时抬起同侧手臂，身体要保持在同一平面。完成2～4组，每组12～15个。

要点提示：腹部始终有收紧的感觉。从背部看，头部、双肩两点和髋关节上两点要保持在同一平面上，髋关节有旋转的话，就起不到锻炼的作用。如果用手臂支撑有困难的话，可以先用肘部代替支撑。

动作作用：这组动作主要练习的是肩关节和腰腹的力量，能使健身者拥有美丽的肩膀和平坦的腹部。

（2）平板支撑（图11-3）

动作过程：肘部弯曲支撑身体，躯干伸直，头部、肩部、胯部和踝部保持在同一平面，维持15s。完成4组，每15s休息1min。

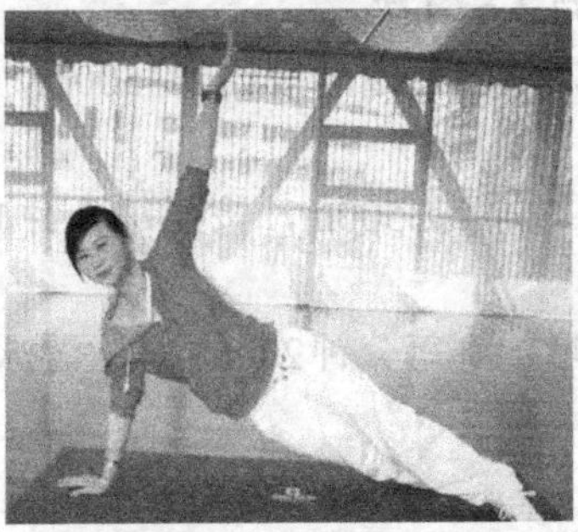

图11-2 侧桥支撑

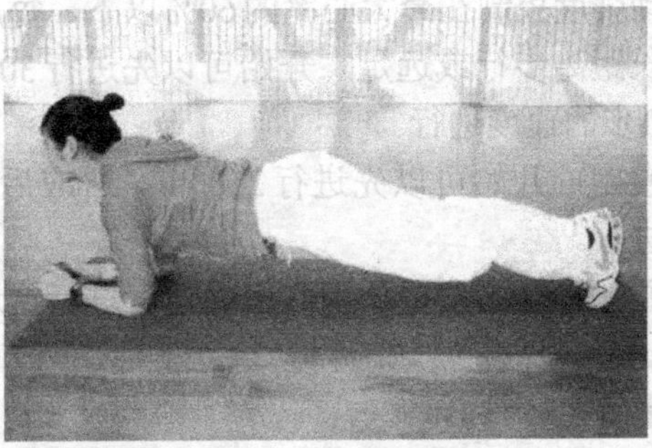

图11-3 平板支撑

要点提示：一定要注意肘关节和肩关节与身体都要保持直角。

动作作用：这个动作主要塑造腰部、腹部和臀部的线条，更重要的是，它可以帮助维持肩胛骨的平衡，让背部线条更迷人。

6.整理运动

放松操、慢走和静力性拉伸等项目（如前所述），每次大约10min。

【专家提示】

（1）该女士应该改变原有的生活习惯和饮食习惯，减少热量的摄入，将体育锻炼与饮食控制结合起来，只有这样才能达到控制体重、有益于身体健康的目的。

（2）减重需要循序渐进地进行，短期加大运动强度和严格控制饮食，可以起到减重的作用，但会出现反弹，因此运动配合饮食控制必须长时间的坚持。

（3）由于该患者较为年轻，没有慢性病史，可以根据具体的运动情况，适当加大运动量，但不要超过最大心率的85%，同时也可以延长每次的运动时间和增加运动频率，运动时间增加到1h左右，甚至更长些，运动频率可以增加到每周5～7次。

（4）减重的运动处方中增加了跳跃运动和力量练习，要注意运动过程中与呼吸配合，同时在每次锻炼后的整理运动中，要特别重视肌肉放松和静力性的拉伸，这样可以使肌肉得到更快的恢复，以便更好地进行下一次练习。

（5）该患者有患高血压病和糖尿病的趋势，在运动过程中要注意身体的反应，同时要定期体检。

运动处方范例2

【个人档案】

×××，男，56岁，公司经理。身高178.4m，体重96kg，安静心率为85次/min，血压150/95mmHg，有时左胸部隐痛、发闷，但心电图未见异常。血胆固醇6.0mmol/L，血甘油三酯2.0mmol/L，空腹血糖6.1mmol/L。自述由于工作原因，经常在外应酬，生活不规律，体重增加明显。

医生诊断该患者有Ⅱ度肥胖，并且血脂高于正常值，有出现高血压病的趋势。建议改变原有的生活习惯，并且加强体育锻炼。

【锻炼内容】

1. 准备活动

做上肢和下肢的伸展活动，时间大约5min。然后是5～10min的步行，步幅逐渐加大，以心跳加快、微微出汗为宜。

2. 耐力运动

如长距离步行或远足、慢跑和游泳等项目。根据身体情况选择一项或者交替进行，耐力项目的运动强度控制在最大心率的60%以下，每周锻炼3～4次。

（1）长距离步行或远足　开始可以先进行3000m，适应后逐渐增加到4500m，按照每分钟80～90步的速度进行。

（2）慢跑　开始可以先进行2500m，适应后逐渐增加到3500m，按照每分钟100～110步的速度进行。

（3）游泳　开始按每分钟10m的速度进行，逐步增加到每分钟20m。每次游泳最好不要超过30min。

3. 力量练习

男性的力量练习重点侧重于腹部和背部的肌肉，具体的练习方式如下。

（1）仰卧位腹肌练习　双手放于体侧臀下，掌心撑地，上体挺直，双腿伸直，双脚背绷直。双腿缓慢上抬，持续数秒钟，保持自然呼吸不闭气，然后恢复原位。

两臂贴于体侧，掌心撑地，半屈膝，脚掌着地。颈、胸部稍微屈曲，身体缓慢一挺，持续数秒钟，保持自然呼吸不闭气，然后恢复原位。

以上动作各进行15～20次为一组。

（2）俯卧位腰肌和臀大肌肌力练习　双膝跪地，两脚并拢，脚背着地，低头弯腰，两臂用力向前伸直，双掌撑地，尽力向后伸背撑腰。

右膝跪地，两臂伸直，两手掌心撑地，上身挺直头向前探，左腿向后上方抬，脚掌心向上。然后左右腿交换练习。

以上动作各进行15～20次为一组。

每次练习3～4一组，每周进行3～4次。

4. 整理运动

每次锻炼结束后，再进行5～10min的慢走放松，并且调整呼吸，使心率趋于稳定，然后进行相应的拉伸和整理活动。

该患者经过2年多的以上练习，体重基本控制在85kg左右，且自觉身体健康状况很好。

【专家提示】

（1）该患者属于中老年人，其血压和血脂都高于正常值，并且肥胖的程度较重，建议在运动的过程中有人陪伴，以便能及时处理可能发生的意外事情。

（2）由于中老年人的各器官功能相对衰退，在运动前和运动后要特别强调做好准备活动和整理运动，防止肌肉和韧带拉伤、关节扭伤等运动性伤病的发生。

（3）鉴于该患者的实际情况，运动强度可适当降低，控制在最大心率的60%左右为宜，每次的运动时间控制在30～40min，每周运动3～4次。不要急于求成，盲目增加运动时间和运动强度，造成过度疲劳，导致意外伤害的发生。

（4）要想达到降低体脂的目的，不但要改变该患者原有的生活习惯，增加体育锻炼，同时应该控制日常的饮食和热量摄入，以保证减肥的效果。

第五节　慢性疲劳综合征的运动康复

一、疾患描述

本病是一种慢性的以高度疲劳为主要表现的、伴有睡眠不佳、肌肉关节疼痛、记忆力减退等多个系统的神经精神症状的综合征。

1.患病率

在美国为10/10万人口，在日本为1.5%。

2.流行病学

多发生在青壮年职业界人士，从事繁忙工作者。

3.病因

未明，可能与下列因素有关。

（1）病毒感染，尤其EB病毒及其他肠道病毒。

（2）情绪抑郁。

（3）肾上腺皮质功能低下。

（4）环境因素。

（5）甲状腺功能低下。

4.危险因素

长期应激影响。

5.诊断标准

慢性疲劳持续出现1个月以上，或反复出现6个月以上，并有以下症状中的≥4种，而无相应的器官疾患者。

（1）肌肉疼痛。

（2）多个关节痛（不伴有红肿）。

（3）睡眠不佳。

（4）记忆力或注意力明显减退。

（5）咽喉不适感。

（6）颈或腋下淋巴结肿大、触压痛。

（7）头痛。

（8）用力不适感持续超过24h。

6.鉴别诊断

注意体内有无恶性病变、局部感染、自身免疫性疾病、慢性肝炎、甲状腺功能低下、糖尿病、慢性咽炎。

二、康复手段

1.建立健康的生活方式

（1）虽觉疲劳及有各种不适，仍应尽可能参加各种工作学习及社会活动，但应注意减慢节奏，劳逸结合。

（2）保证午睡及充分的晚间睡眠休息时间。

（3）避免工作忙乱、紧张。

2.心理治疗

用理喻和信念疗法使患者增加自我保健意识，培养对待疾病的正确态度。

（1）认知-行为治疗：使患者淡化疲劳感受，把注意力转移到从事日常生活和文体活动中来。

（2）说明本病的治疗不能过分依赖药物、家人和其他外界条件，最重要的是克服悲观、焦虑和无助感，以增强机体免疫功能。

（3）说明对待本病既要采取认真的态度，又不能过分敏感，对治疗过分挑剔。运动治疗松弛性运动：散步、打太极拳、轻松跳舞（健身舞）。

（4）有氧运动：如步行、自行车、游泳、轻松慢跑等，有增加耐力作用，可隔日1次，每次2～10min，循序渐进，运动强度宜小，2～4周后，可逐渐增至每次15～20min，运动时每分钟最高心率不超过170−年龄。要在指导和监测下进行。身体明显不适时应暂停有氧运动，要充分休息。

（5）放松功。

3.物理因子治疗

（1）温水浴。

（2）松弛性按摩。

4.作业治疗

（1）采用体能保存法节省体力消耗。

（2）音乐治疗：选用宽心解郁、提神去闷、松静减压之类的音乐，作为聆听欣赏治疗。也可选用力度较大、节奏明快、流畅活泼、情绪热烈的乐曲，因其具有抗疲劳和增益精力的作用。如匈牙利舞曲第5首（勃拉姆斯），春之声圆舞曲（约翰·斯特劳斯）、多瑙河之波（伊凡诺·维奇）、步步高（民族音乐）、彩云追月（民族音乐）等。

5.中药

（1）八珍丸（有助于补益血气，增强体质）。

（2）补中益气丸（尤其适用于四肢无力、长期低热者）。

（3）灵芝胶囊（有助于抗疲劳及调节免疫功能）。

（4）枳实益气汤（枳实、枳壳、黄芪、党参、白术、升麻、陈皮、当归尾），有助于减轻肌肉无力及疲劳感。

（5）复方阿胶浆（具有抗疲劳作用）。

6.西药

（1）支持性治疗：多种维生素、多种矿物质制剂。

（2）对症治疗：如关节肌肉痛用非甾体类消炎药（NSADs）、失眠用催眠药、抑郁用抗抑郁剂等。

（3）褪黑素，临睡前30min服1粒。

（4）一般可在门诊治疗。

（5）必要时转科诊治，如神经科、精神科、风湿科、内分泌科、感染科。

7.饮食治疗+营养补充

均衡膳食，保证有足够营养，并注意：

（1）多吃鱼类，尤其富含不饱和脂肪酸的鱼，如鲈鱼、沙丁鱼、鲭鱼；

（2）深海鱼油丸，每日1～2粒，每次1粒。

【复习思考题】

1. 慢性代谢综合征的概念是什么?
2. 简述心血管疾病的核心内容。
3. 简述糖尿病的概念和诊断标准。
4. 设计糖尿病患者康复治疗的运动处方。
5. 简述脂肪肝的诊断方法。
6. 简述脂肪肝的运动康复方法。
7. 简述肥胖的诊断标准。
8. 制订肥胖康复治疗的运动处方。
9. 简述慢性疲劳综合征的运动康复方法。

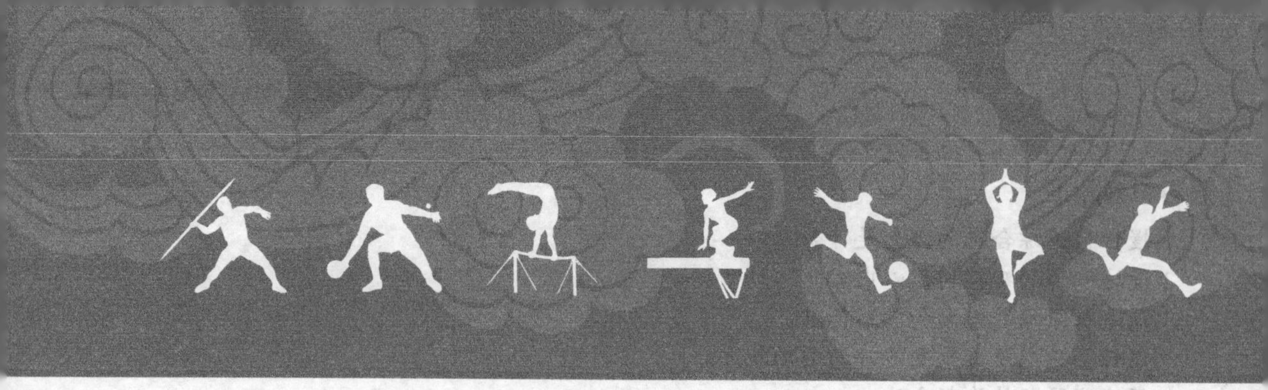

第十二章 神经系统与智能障碍的运动康复

【学习目标及要求】

1. 掌握紧张性头痛的诊断标准。
2. 掌握紧张性头痛的运动治疗方法。
3. 了解脑震荡后遗症的检查、测评及诊断标准。
4. 了解脑震荡后遗症的运动疗法。
5. 掌握帕金森病的康复治疗方法。
6. 掌握坐骨神经痛的运动康复方法。
7. 了解慢性失眠的运动康复方法。
8. 掌握焦虑症的运动康复方法。
9. 了解阿尔茨海默病的诊断、测评和康复方法。

第一节 紧张性头痛的运动康复

一、基础介绍

1. 疾患描述

本病是指由于长期精神紧张所致的慢性的、反复发作的但无特定临床表现的头痛。

2. 同病异名

（1）肌肉收缩性头痛。

（2）心理-肌源性头痛。

（3）压力性头痛。

（4）心源性头痛。

（5）普通头痛。

3. 分类

（1）发作性紧张性头痛。

（2）慢性紧张性头痛。

4. 患病率

本病比偏头痛患病率高7倍。患病率约占头痛患者的40%，多发生于中年阶段及职业阶层，女多于男，但仍接近1 ∶ 1。

5.原因

病因未明。可能是由于心理紧张、精神压力引起颈肩头部骨骼肌强烈收缩甚至痉挛而致痛。

6.危险因素

（1）身体姿势不舒适。

（2）应激（心理-社会）。

（3）疲劳。

（4）有头痛家族史。

（5）过量饮用咖啡。

二、检查、诊断、功能测评

1.诊断标准

（1）病史　发作性，患者曾有最少10次典型的头痛发作（头痛每次持续30min至7天）。常于清晨或午后出现，清晨重于午后。

（2）程度　轻度或中度。

（3）性质　具备以下4个疼痛特点中的两个。

① 双侧头痛，位于双额、双枕或双眶，有时波及后颈和肩部。

② 稳定性痛或压迫性痛（有束带感）。

③ 日常活动不加剧头痛。

④ 不伴恶心、畏光、畏声等症状。

2.肌肉触发点（TrP）压痛检查

（1）斜方肌上部。

（2）胸锁乳突肌。

（3）颞肌。

（4）枕骨下肌。

3.鉴别诊断

注意：与继发性头痛、偏头痛相鉴别。

4.评估

（1）人体功效学评估　主要是工作体位姿势上的评估（如对汽车驾驶员、电脑操作员）。

（2）疼痛评估　用“目测类比疼痛程度评分法”（VAS）评估疼痛程度。

三、心理、行为治疗

（1）生活方式调整：劳逸结合、适当运动、定时及充足睡眠、定时进食、戒烟。

（2）避免长时间颈前伸固定体位。

（3）减轻精神压力，进行松弛治疗。

（4）安排假日休息。

（5）旅游放松。

（6）减轻工作负荷量。

（7）必要时暂时转换工种，只负担较轻松工作。

（8）做工间操或避免长时间不停地工作。

（9）改变不合适的工作体位。

（10）心理调整，减轻心理压力。

四、常用治疗方法

1.物理因子治疗

头痛，尤其兼有颈肩肌肉紧张性疼痛者，可用以下物理因子疗法。

（1）局部热敷。

（2）经皮电神经刺激治疗（TENS）。

（3）干扰电治疗。

（4）按摩治疗（颞部、颈后及肩部）（轻柔及放松手法）。

（5）直流电钩藤、威灵仙离子导入。

（6）针灸疗法。

2.运动治疗

（1）散步或其他轻松文体活动。

（2）温水中游泳。

（3）打太极拳。

（4）保健按摩（尤其头面、肩、颈部按摩）。

（5）颈部运动：放松性、动作慢、幅度小。

（6）放松功。

3.作业治疗

（1）音乐治疗（欣赏松弛性音乐）。

（2）园艺治疗。

（3）轻松的文娱治疗。

4.药物治疗

缓解急性发作药物如下。

（1）阿司匹林0.3g，每日4次（tid）。

（2）对乙酰氨基酚每次0.3～0.6g，1日2～3次。

（3）布洛芬缓释胶囊0.3g，每日2次（bid）。

（4）曲马多50mg tid。

5.预防发作的药物（任选一种）

（1）阿咪替林25mg，qn或bid。

（2）多虑平25mg，qn或bid。

（3）阿普唑仑0.4mg，qn。

6.辅助用肌肉松弛剂

（1）盐酸乙哌立松50mg，tid。

（2）盐酸环苯扎林50mg，qn。

（3）盐酸替扎尼定2～4mg，bid。

以上药物可选用一种服3～5天。

7.中药治疗

养血清脑颗粒（含当归、川芎、熟地黄、白芍、珍珠、决明子、夏枯草等），每日3次，每次4g。

五、转诊、随诊及其他

必要时转诊有关科室排除其他。

第二节　脑震荡后遗症的运动康复

一、基础介绍

1.疾患描述

颅脑轻度闭合性外伤（如挫伤）在急性期过后进入恢复期时，部分患者由于受伤时颅内脑组织受到震荡产生缺血缺氧而遗留一系列身心不适的症状，称为脑震荡后遗症。

2.同病异名

脑外伤后综合征。

3.患病率

多见于轻微脑外伤患者，所见后遗症多少不一，但有一种症状以上者可占这类伤者的78%。

4.原因及危险因素

（1）闭合性脑损伤（轻度）。

（2）心理精神因素。

（3）性格因素。

（4）家庭—社会—经济因素。

二、症状、随诊、测评

1.症状

脑外伤三个月后遗留以下症状。

（1）头痛、头晕（最为常见）。

（2）失眠、劳累感。

（3）抑郁、焦虑。

（4）易忘、学习能力下降。

（5）情绪不稳定、性格改变。

2.检查及测评

（1）通过相关检查排除器质性病变。

（2）脑电图检查：了解有无异常脑电图出现。

（3）CT脑扫描或MRI检查：有无局限性小病灶、出血点、脑萎缩。

（4）神经心理测验：适用于有记忆力减退、学习能力下降者。

（5）焦虑、抑郁量表检查。

3.诊断标准

（1）有脑外伤史。

（2）有上述一种以上后遗症状。

（3）排除器质性病变。

三、康复治疗、转诊及其他

1.心理辅导及健康教育

（1）说明脑外伤后已逐步恢复，经检查未发现有相关的器质性病变，增强患者康复的信心。

（2）说明要遵循良好的生活方式规律生活，劳逸结合，戒烟节酒，避免或控制精神压力（减压）。

（3）自我调节情绪。

2. 运动治疗

（1）松弛性运动：散步、游泳、打太极拳、徒步旅行、放松功、头部松弛性保健按摩。

（2）有氧运动：长距离步行、爬山、功率自行车、保健操。

（3）简易的球类运动及游戏。

3. 物理因子治疗

（1）直流电钩藤离子导入（额枕法）。

（2）温水浴。

（3）头痛用经皮神经电刺激（TENS）（并参考紧张性头痛治疗法）。

（4）头部镇静性按摩。

4. 作业治疗

（1）园艺治疗、手工艺治疗。

（2）认知康复训练（电脑）。

（3）音乐治疗（聆听松弛性音乐）。

5. 药物治疗

（1）西药　对症使用治疗头痛、眩晕、失眠、抑郁等药物。

（2）中药　眩晕方（适用于一般有头痛头晕者）：五味子10g，酸枣仁10g，淮山药10g，当归10g，龙眼肉15g，水煎服（如有气虚，可在该方基础上加党参、黄芪、大枣）。

第三节　帕金森症的康复治疗

一、基础介绍

1. 疾患描述

本病是一种中年以后发病，以静止性震颤、运动迟缓、肌强直与姿势和步态异常为主要特征的慢性进行性黑质-纹状体变性疾病。

2. 同病异名

震颤性麻痹。

3. 患病率

中国65岁以上老人患病率：男性为1.7%；女性为1.6%。

4. 病因与危险因素

（1）年龄老化（促发）　60岁以上多见，发病率随年龄增加而增高。

（2）环境因素暴露（诱发）　长期接触锰、除锈除草剂、CO中毒可致病。

（3）遗传易感因素（基础）　5%～15%的患者有阳性家族史，遗传无固定模式。

二、检查、诊断、功能测评

（一）症状与体征

（1）静止性震颤　静止性、节律性、较粗大“搓丸样”震颤，常是发病最早期的表现，通常从某一侧上肢远端开始，以拇指、食指及中指为主，表现为手指像在搓丸子或数钞票一样的运动。然后逐渐扩展到同侧下肢和对侧肢体，晚期可波及下颌、唇、舌和头部。

（2）肌强直　肌张力增高（铅管样或齿轮样震颤时），与锥体束折刀样增高不同，由锥外障碍至脊髓α-运动神经元过度兴奋所致，常与震颤相伴。

（3）运动迟缓　由肌张力增高引起，表现为随意运动减少（包括始动困难、运动迟缓，严重者“冻结发作”，起身时全身不动）和协调运动障碍。

（4）姿势步态异常　早期，走路下肢拖曳，转弯困难；晚期，坐、卧、起立困难，慌张步态。

（5）其他特殊征象　因肌强直、运动迟缓引起的特殊征象。

① 面具脸　面无表情（表情肌强直，瞬目活动减少）。

② 语言障碍　语音低沉，发音困难（口吃、单调等，舌肌僵硬所致）。

③ 吞咽困难　流涎。

④ 书写困难　写字过小症（写字震颤，手肌强直。越写越小）。

⑤ 手姿势　指间关节伸直，手指内收，拇指对掌，形成路标现象。

⑥ 站立姿势　躯体、头俯屈、手足半屈，髋、膝关节稍弯曲（老年患者肌强直致关节痛）。

⑦ 慌张步态　身体前屈，碎步前冲，渐快欲跃。

（6）自主神经功能障碍　较常见（中脑-边缘回多巴胺系统受累），表现为顽固性便秘、皮脂分泌亢进、出汗异常（汗腺分泌亢进）、直立性低血压（交感神经功能紊乱）。

（二）诊断标准

（1）运动迟缓，加上下列三项中的一项。

① 静止性震颤，4 ～ 6Hz。

② 肌僵直，通常是肌张力呈铅管样或齿轮样增高，存在于肢体、颈部或躯干。

③ 姿势不稳定，排除视觉性、小脑性、深感觉性。

（2）疾患严重程度分级（表12-1）

表12-1　帕金森病分级标准（改良Hoehn-Yahr分级）

级别	特征
0级	无体征
1级	单侧患病
1.5级	单侧患病，并影响到中轴的肌肉
2级	双侧患病，未损害平衡
2.5级	轻度双侧患病，姿势反射稍差，但能自己纠正
3级	轻至中度双侧患病，姿势有些不稳定，身体有些依赖
4级	严重的残疾，但能自己站立或行走
5级	不能起床或生活在轮椅上

三、运动治疗

（一）医疗体操

1.矫正姿势的体操

（1）立位　轮流伸髋（小步幅的弓箭步）。

（2）立位　腰臀（骨盆部）前后摆动（牵伸胸肌及髂腰肌）。

2.增强下肢肌力的体操

（1）坐位　轮流伸膝。

（2）坐位　从座位立起。

（3）立位　原地高抬腿踏步。

（4）扶持立位 直腿轮流向前后摆动。

（5）摆动（髋伸展）。

3. 改善平衡的体操

（1）利用平衡板或平衡反馈训练仪进行练习。

（2）展臂转体练习。

（3）箭步展臂扩胸练习及增大肩、肩带ROM练习。

（4）利用体操棒、滑轮器练习。

（5）功率自行车练习。

4. 步行练习及步态矫正

（1）矫正碎步、小步 练习步幅为30～38cm的普通步行。

（2）矫正拖曳步 练习步行时向前摆动的腿以足跟先支地，然后足掌着地。

（3）练习障碍步行 在步道上设多个可移动的小横栏，训练患腿跨越横栏；矫正快速前冲步，用节律拍击器控制步行节奏。

5. 松弛练习

放松功练习（减轻僵硬）。

6. 改善上肢和手的活动

（1）腕、肘、肩伸展性练习及ROM练习。

（2）手精细活动练习。

（3）手动“自行车”功率计训练。

（4）两臂一前一后协调运动。

（5）日常生活辅助器练习 利用日常生活辅助器具如进食辅助器具、书写辅助器具，改善日常生活活动能力。

（二）音乐治疗

（1）欣赏松弛性音乐，使肢体及心情放松。

（2）倾听节奏性较强的乐曲，改善动作僵硬及不稳。

（三）康复医疗卫生教育

（1）预防跌倒的教育。

（2）家中安全生活建议（如通道不宜放地毯、杂物以防绊倒）。

（3）平日宜坐高椅，减少由坐位立起的困难。

（4）日常生活和工作要注意有多段休息时间。

（四）心理辅导

（1）消除焦虑不安，思虑过多，抑郁症状，必要时可予以抗抑郁药。

（2）克服害怕长期服药有不良反应、花费过多，怀疑是否产生药物依赖性等原因，而拒绝用药。

（3）某些帕金森病患者用药后有改善，为求更多改善，不断自己加药，乃至出现药物不良反应，要注意避免。

（五）语言治疗

（1）提高说话时语音的响度和音高，为此需增大肺活量，可进行腹式呼吸练习，坚持矫正姿势体操。延长呼吸运动（用口发音呼气）。

（2）改善发音器官的灵活性和协调性的练习，如舌伸缩、左右摆，张口、闭口运动等。

（3）必要时做吞咽能力评估。

（4）多巴胺替代治疗——补充多巴胺不足

① 标准片　美多巴。小剂量开始，开始用62.5mg（1/4片），bid～tid。缓慢加量：视症状，日维持量125mg，bid～tid。每天总量控制在1g以内，空腹服用。

② 控释片　息宁控释片，0.125g（1/2片），tid，日维持量0.5～2.0g，分3～5次口服。

以上两药适用于早期轻症，症状波动者。

③ 水溶片　弥散型美多巴。适用于吞咽障碍，清晨运动不能，“开”期延迟，下午“关”期延长，剂末肌张力障碍。

④ DA受体激动剂　兴奋DA受体，提高DA结合率。

常用药培高利特：开始每天0.025mg，每隔5日增加0.025mg，一般日维持量0.375～1.5mg。

泰舒达缓释片，开始50mg，日用量100～150mg。

⑤ 抗胆碱能药，抑制乙酰胆碱能神经元兴奋性，使DA和Ach的消长趋向于平衡，适用于早期轻症患者的治疗和作为左旋多巴的辅助药物。常用药安坦：每日1～2mg，bid～tid。

⑥ B型单胺氧化酶抑制剂，改善症状波动，保护神经元。常用药司兰吉林（丙炔苯丙胺），开始用2.5mg（1/2片），bid。后日用量2.5～5mg，bid。

⑦ 儿茶酚-氧位-甲基转移酶（COMT）抑制剂　柯丹（恩他卡朋）。

（六）饮食治疗

食物多样，多饮水，多吃蔬菜、水果或蜂蜜，防止便秘；常适量吃乳类和豆类，每天喝1杯牛奶或酸奶是补充身体钙质的极好方法，为了避免影响白天的用药效果，建议晚上睡前喝牛奶。另外，吃豆腐、豆腐干等豆制品也可以补充钙质。

限量吃肉类（由于食物蛋白质中的一些氨基酸成分会影响左旋多巴药物进入脑部起作用），每天摄入大约50g的肉类，选择精瘦的畜肉、禽肉或鱼肉。为了使白天的药效更佳，也可以尝试一天中只在晚餐安排富含蛋白质的食物。尽量不吃肥肉、荤油和动物内脏（饮食中过高的脂肪也会延迟左旋多巴药物的吸收，影响药效）。服药半小时后进餐：但是对于初服左旋多巴的患者，可能服药后会出现恶心症状，因此可以在服药的同时吃一些低蛋白质的食物如饼干、水果或果汁等，喝姜汁也有缓解恶心、呕吐的效果。另外有的患者服药后会出现不自主运动症状加重，可以进餐时服药，通过延缓药物吸收减轻症状。

（七）辅助用具

（1）助行车　对步行时有向后倒倾向者，可使用带轮助行架或助行车（类似超级市场购物用车），由患者手扶，上身略前倾推着行。

（2）轮椅　只有在不得已时才使用轮椅代步，凡能在扶助或辅助下步行的，都应尽量坚持步行，不用或少用轮椅。

（八）随访

定时随访以监测病情及适当更改药物治疗，同时进行相应的健康教育和医患沟通。

（九）转诊

外科治疗：药物治疗效果不佳，或不能耐受药物副作用，出现运动障碍（异动症），症状偏一侧为主者效果较好（术后仍需药物治疗）。常用手术方法：苍白球、丘脑毁损术和丘脑底核为目标的脑深部电刺激（deep brain stimulation，DBS）。

第四节 脑卒中及其运动康复

一、认识脑卒中

脑卒中是危害人类健康最常见的疾病之一，是属于发病率高、死亡率高和致残率高的所谓“三高”疾病，它是指各种原因所引起，使脑血管发生病变，引起脑部动、静脉出血或缺血性改变，导致相关区域神经功能缺损的一种疾病。

（一）脑卒中的分类和症状

根据发病性质和病情不同，一般将脑卒中分为缺血性脑卒中、出血性脑卒中和混合性脑卒中三大类，临床中所占的比例分别为70%～80%、10%～15%和5%。

1.缺血性脑卒中

缺血性脑卒中主要分为以下三种：脑血栓、脑栓塞、短暂性脑缺血发作（又称小中风）。其临床表现各有不同。

（1）脑血栓　常常于安静状态发病，多无明显头痛和呕吐，发病较缓慢，病情多呈进行性加重，多和脑动脉硬化有关，也见于动脉炎、血管病等少见病因，出现如半身不遂、一侧肢体感觉障碍、头晕或突然跌倒等颈内动脉和（或）椎-基底动脉症状和体征，腰穿脑脊液一般不含血。

（2）脑栓塞　多急骤起病，无前驱症状，可找到栓子（血凝块）来源，多为心脏或心脏外的栓子突然脱落经血流至脑组织中，堵塞了血管，意识清晰或短暂意识模糊，出现如半身不遂、一侧肢体感觉障碍、头晕或突然跌倒等颈内动脉和（或）椎-基底动脉症状和体征，腰穿脑脊液一般不含血。

（3）短暂性脑缺血发作（又称小中风）　具有短暂性、缺血性、局灶性脑功能障碍的特点。发病多由高血压、动脉硬化引起，急性或亚急性起病，多为颅内小血管堵塞，患者症状都不很严重或无临床症状，多无意识障碍，腰穿无血，每次发作持续通常数分钟至1h，症状、体征在24h内完全缓解或消失；短暂、可逆、局部脑血液循环障碍，可反复发作，从1～2次到数十次发作，但预后较好。

小中风的症状是复杂多样的，但对不同的患者，仅是出现其中的一部分症状，且每次表现基本恒定。一般小中风的常见症状有：脸、臂、小腿或身体一侧突然感到虚弱或麻痹；说话困难、难以理解别人的语意；视物突然模糊或突然失明，且多发生在一侧眼睛；突然无原因的剧烈头痛；无法解释的头晕、步履不稳或突然跌倒等。

2.出血性脑卒中

出血性脑卒中主要分为以下两种：脑出血（又称脑溢血）和蛛网膜下腔出血。

（1）脑出血　常常于体力活动或情绪激动时发病，发作时可有反复头痛、呕吐、血压升高，病情进展迅速，常出现偏瘫、偏身感觉障碍、偏盲、失语和其他神经系统症状和体征。多有高血压、脑动脉硬化史，腰穿脑脊液80%含血或压力增高。

（2）蛛网膜下腔出血　主要由于先天性脑动脉瘤破裂、血管畸形和脑动脉硬化出血引起，出血都在脑表面蛛网膜下腔中，起病急骤，有意识障碍和神经系统症状，有脑膜刺激征，少数可以伴脑神经或轻偏瘫等局部病灶体征，腰穿脑脊液为血性。临床诊断蛛网膜下腔出血的主要依据如下：在用力、情绪激动、咳嗽、排便等诱因下急性发病。突然发生剧烈头痛、呕吐或头晕，躁动不安，定向、记忆障碍等神经系统症状或/和短暂的意识障碍。

3. 混合性脑卒中

混合性脑卒中，目前尚无统一诊断标准，以下几点可作为诊断要点：有高血压和动脉硬化病史。急性起病，具有脑卒中的临床症状和体征，但其临床症状和体征不能用单一病灶来解释者。CT或核磁共振检查，发现新发生的一侧或两侧不同血管区的出血和梗死灶。此种患者在临床中较为少见。

（二）脑卒中的危险因素和先兆

1. 脑卒中的危险因素

医学统计中发现某些病症容易导致脑卒中，因此将这些病症称为脑卒中的危险因素，包括：动脉粥样硬化、高血压病、糖尿病、心脏病（如风湿性心脏病、冠心病，特别是出现心律失常时）、高血脂、高血黏度、脑动脉瘤和动静脉畸形（也可见于脑动脉炎、外伤、血液病及肿瘤等）；年龄增加（特别是40岁以上的中老年人）、家族遗传史、肥胖、高盐高脂饮食、口服避孕药等也是很重要的危险因素。

2. 脑卒中的先兆症状

有以上危险因素存在的中老年人在出现以下先兆症状时应引起注意：有高血压病、动脉硬化病史的人突然出现头痛、头晕、呕吐、眼前发黑，如伴有一侧肢体麻木或软弱无力，嘴角歪斜，流口水，常预示出血性脑血管病的发生；反复发作的说话困难或听不懂别人说话的意思、视物模糊、一侧面部或肢体麻木、沉重感、软弱无力、活动不灵活或轻瘫，是颈内动脉系统短暂性脑缺血发作的典型表现，而常为发生脑梗死的先兆；突然视物旋转、耳鸣、呕吐、语言不清、取物不准、感到眩晕或摇晃不稳、走路不稳、四肢麻木无力甚至突然摔倒，是椎-基底动脉供血不足的表现，预示该系统将要发生严重的缺血性脑卒中。

（三）脑卒中的危害

根据世界卫生组织的调查，脑血管疾病已经成为目前国际上死亡率最高的三大类疾病之一。而脑卒中也成为我国仅次于心血管疾病导致死亡的第二大死因，尤其是北方某些地区，该病的死亡率已经跃居第一位。而脑卒中之所以说是威胁人类健康的常见病，主要是因为它具有发病率高、死亡率高、致残率高、复发率高以及并发症多的“四高一多”的特点。

1. 发病率高

由于社会的进步，人们生活水平的提高，患高血压病以及动脉硬化的人逐渐增加，而高血压病是导致脑卒中的最主要危险因素；另一方面，脑卒中主要发生在中老年人，其发病率从50岁开始随年龄的增长而增高。随着我国人口老龄化程度的不断增强，老年人的比例在逐渐上升，因此脑卒中的发病率亦在不断增高。据流行病学调查，脑卒中的发病率具有上升趋势和发病低龄化倾向，近年来，我国脑卒中发病率每10万人中有400～600人，每年新发病例为220/10万。

2. 死亡率高

脑卒中是目前导致人类死亡的三大类疾病之一。在我国脑卒中致死率占第一位或者第二位。统计资料表明，我国每年死于脑卒中者在80万～120万人，脑卒中的病死率为45%左右，而且脑卒中的病死率随年龄增加而加大，年龄每长5岁，脑卒中死亡率增加1倍；据临床观察，脑卒中幸存者10年存活率仅占50%，且一旦复发，其死亡率会大大增加。

3. 致残率高

大量临床资料表明，脑卒中患者经抢救存活者中一半以上有不同程度的致残性后遗症，如半身不遂、语言障碍、反应迟钝、关节僵硬或阿尔茨海默病，其中75%的患者丧失了劳动能力，60%的患者生活不能自理，15%的患者需要长期卧床或住院，只有10%左右的患者能够基本痊愈。

4.复发率高

据统计，脑卒中经抢救存活者中，有大约50%的人在5年内复发，而1年内复发者最多。如果患者忽视对高血压病、动脉硬化、心脏病的治疗，不消除脑卒中的诱发因素，其复发率会更高，死亡率亦会大大增加。

5.并发症多

脑卒中患者的并发症很多，由于瘫痪、长期卧床或久坐而不变换体位，患者容易发生如褥疮、尿路感染、大便秘结等并发症，并且这些并发症随时都可能威胁患者的生命。

二、合理运动对脑卒中的治疗康复作用

我们知道，脑卒中主要是中枢神经系统受到了损害，往往伴有不同程度的运动、感觉、认知、言语、情感及精神心理等多方面的功能障碍，也就是大脑受损功能区决定了脑卒中发病的症状。这些功能障碍之间相互影响且关系密切。因此，在康复治疗中特别强调采用康复治疗小组的形式，发挥各个相关学科的不同治疗作用，对脑卒中的患者进行综合性康复治疗。

运动功能障碍、肢体瘫痪是伤后影响患者生存质量的重要并发症之一，持续时间相对较长，但脑卒中患者在这方面具有较大的康复潜力，因此，及早进行康复干预，实施运动疗法，积极进行康复训练，有益于缩短功能障碍持续时间，使患者肢体功能尽快得到最大限度的恢复。

1.运动疗法的益处

脑卒中患者的运动疗法是以神经功能的康复为重点，它不但有利于脑卒中后遗症的治疗和恢复，而且可以预防和减少脑卒中的并发病，对于降低脑卒中的致死率、致残率都是很重要的。同时有利于患者的心理复原，从整体上调节肢体的活动功能和精神上的不足与缺陷，最大限度地使其在生活上和工作上得到恢复或改善，坚定战胜疾病与生存的信心。具体地说，运动疗法对脑卒中康复有以下的益处。

（1）运动可以调整中枢神经系统功能，提高大脑活动功能，加速脑功能的恢复。

（2）运动可以增强心脏功能，改善血管弹性，促进全身的血液循环，提高脑的血流量，降低血液黏稠度和血小板聚集性（血小板聚集是形成血栓的重要原因），以减少血栓形成，从而预防脑卒中的复发和减少并发症的出现。

（3）运动可以促进机体脂质代谢，降低血液中低密度脂蛋白含量，提高高密度脂蛋白含量，从而预防和改善动脉硬化的程度。研究显示，长期锻炼还能够降低体重，预防超重、肥胖等脑卒中的危险因素。

（4）运动可以有效对抗活动的不足，防止因长时间坐、卧引发的各系统器官功能低下，预防并发症，改善全身症状。

（5）运动可以降低血压，扩张血管，使血流加速，促进局部的血液循环，防止肌肉萎缩和关节畸形，改善肢体失用，促使运动系统功能最大限度地得以恢复。

（6）坚持运动还能改善脑卒中患者消极、急躁、悲观的情绪，增强对疾病的治疗信心，进一步发挥患者积极参与的主观能动性，对促进功能恢复起到调节作用。

（7）运动可以最大限度地恢复生活自理能力，改善生活质量，降低致残率，更好地回归家庭和社会。

2.运动疗法的注意事项

（1）脑卒中患者的运动康复强调的是一个综合康复治疗过程，运动疗法只是其中一种重

要手段。因此，在实施运动疗法的同时还需进行医学、心理、精神、语言等多方面康复治疗，特别要重视心理和精神康复。在进行某一项功能锻炼之前，医护人员或其家属必须向患者说明其动作要领以及作用，同时应不断地鼓励患者，让他们看到功能锻炼的进步，以坚定其信心。

（2）脑卒中发生后半年之内是康复的黄金时期，半年之后，称为后遗症期，康复的效果会大打折扣。所以，应该在损伤的急性期就开始进行相应的运动康复，这样才能减少并发症及伤残的发生和发展。在临床实践中，患者病情一旦稳定，无进行性加重表现，躺在床上就要对患者进行被动的肢体活动。脑梗死2周后，脑出血3、4周后，病情平稳，就应下床进行被动和主动的活动。

（3）由于主动运动较之被动运动对促进神经功能恢复、活跃局部代谢有更大的作用，因而应鼓励患者尽早主动参与功能训练，因为自行完成各种生活活动具有更加积极的意义。除运动早期可以加入治疗师的辅助和助力的被动活动外，在运动中应鼓励患者尽可能主动参与，从而更有效地促进受损神经的再生和复苏，加快脑神经功能重组，加速肢体运动功能的恢复。

（4）由于脑卒中导致患者肢体功能活动降低，部分关节肌肉处于废用状态，患者关节强直、肌肉萎缩。因此，在运动时要加强关节、韧带和肌肉的保护，特别是对于肌张力较高的肢体，动作要轻柔舒缓，活动范围不可超过正常，以免造成二次损伤。

（5）患者在进行功能锻炼时，衣着应大小合适，应尽量避免穿过小的衣服，影响循环功能，不利于肢体的活动和功能的恢复。同时也应注意，良好的锻炼环境也会对锻炼的效果产生积极的作用。

三、脑卒中康复治疗的运动方案及处方范例

运动处方范例1

［个人档案］

吕××，男，60岁。患有高血压病和糖尿病，服药病情可以控制。于脑卒中前半个月左右出现头痛和头晕的症状，并且伴有单侧肢体麻木。因过节聚会喝酒，当晚出现神志不清、意识障碍、右侧肢体不能活动等症状，马上送医院救治，诊断为高血压病引起的脑出血。经院方积极抢救和治疗，两天后患者神志逐渐清醒，一星期后生命体征趋于稳定，但遗留下了右侧上、下肢的偏瘫症状。药物治疗的同时，在康复医生及体疗师的安排下，开始进行脑卒中的早期运动疗法。

［锻炼内容］

1.床上抗痉挛体位摆放

患者仰卧位，保持头颈的自然状态，臀部及膝下垫软枕，保持上肢外展30°～60°，肘关节伸直，膝关节微屈，踝关节置于中间位，用软枕帮助踝关节放置，避免被褥等压住足趾。

患者左侧卧位，胸前放置一软枕，头与躯干在同一轴线上，右侧上肢放于软枕上并处于伸展位，前臂旋后，拇指指向外侧，左侧下肢伸髋微屈膝，右侧下肢屈髋屈膝并有软枕支撑，呈迈步状。要注意避免下肢伸展，髋关节内外旋，上肢屈曲置于胸前的错误体位。

软瘫期该患者要经常变换体位，一般每1～2h变换一次体位，每次翻身后应对受压部位进行按摩，并继续保持正确的体位和姿势，以预防褥疮、肢体挛缩等并发症的出现。

2.被动运动肢体

先从左侧健肢开始，由肢体的近端到远端逐个关节顺次进行，以简单的关节屈伸运动开始，并着重进行与关节易痉挛方向相反的运动，由大关节到小关节，幅度从小到大，循序渐进，每个关节活动5～10次，每天1～2次，然后再进行右侧肢体活动。注意软瘫早期被动

活动关节的量要适度，不要超过正常范围，避免其他损伤的发生。

3.按摩皮肤，拍打肌肉

治疗师可采用常见的如：点、推、擦、揉捏、按压、拍打、叩击等推拿手法，对患者的右侧肢体进行由舒缓轻柔逐渐到快速强力的肢体皮肤和肌肉的按摩。按照由上而下，先上肢后下肢的顺序进行。上肢的重点部位是肩关节、肘关节、腕关节和手指。下肢的重点部位是膝关节和踝关节。如果条件允许，可以让患者左侧手和足对其右侧的上肢和下肢进行相应的按摩。按摩时间每次20～30min，每天2～4次。

4.上臂上举运动

患者仰卧位，两手十指交叉于胸前，然后左侧手带动右侧手用力前举和上举过头，直至肘关节完全伸直，保持10s后还原，重复20次为一组，每天3～5组。

5.半桥运动

患者仰卧位，两上肢伸展置于体侧，两下肢为屈髋、屈膝位，可由治疗师或用软枕固定右侧下肢，或者直接将右侧腿翘于左侧膝上，然后让患者尽量抬臀离开床面，保持10s后还原，重复10～15次为一组，每天3～5组，注意做动作时不要屏气。

6.直腿抬高

患者仰卧位，左侧下肢直腿抬高30°，保持10s后还原，也可将左侧腿托住，右侧腿直腿抬高，重复10～15次为一组，每天3～5组。

7.床上呼吸练习

患者仰卧位，做缓慢的深吸气和深呼气运动。每天可视情况多次进行，也可在其他运动疗法间隙进行。

【专家提示】

（1）加强保护右侧肢体关节，防止关节的损伤，尤其是肩和髋关节的保护。

（2）练习动作时要自然呼吸，防止屏气性的动作。

（3）在被动活动时，患者要用眼睛注视右侧肢体的活动，尽量体会不同肢体位置时的主观感觉。

（4）由于该患者是脑出血导致的肢体瘫痪，在进行运动疗法的前后要注意其脉搏、血压的变化。一般心率不超过每分钟110次，收缩后血压升高不超过20～40mmHg。

（5）要尽量调动患者的主观能动性，积极配合治疗师的治疗。

第五节　慢性失眠的运动康复

一、基础介绍

（一）疾患描述

难以入睡、睡眠中断且难以续睡，凌晨过早醒来，均属失眠。

1.分类（成人失眠症）

（1）从病程经过分

短暂性失眠（失眠时间小于1个月）。

慢性失眠（失眠时间大于1个月）。

（2）从失眠原因分

① 原发性失眠

a.精神生理性失眠。

b. 反常性失眠。

② 继发性失眠

a. 适应性失眠。

b. 卫生习惯不良性失眠。

c. 精神疾病引起的失眠。

d. 其他疾病引起的失眠。

e. 药物引起的失眠。

2.患病率（中国）

曾经历过不同程度睡眠障碍者占45.4%（2002年调查资料）。

3.原因及危险因素

（1）慢性病（与疼痛、心理因素和消化、呼吸功能障碍有关），如关节炎、原发性纤维肌痛综合征、十二指肠溃疡病、胃-食管反流、睡眠-呼吸暂停综合征等。

（2）精神、智能等障碍 如抑郁症（特别是早醒）、焦虑症、神经分裂症、阿尔茨海默病。

（3）不良的睡眠卫生习惯。

（4）药物（尤其服用多种药物者），如激素类、左旋多巴、大仑丁等。

（5）增龄：50岁以上。

（6）生活中应激事件。

（7）吸烟。

（8）行为及认知因素。

（9）越洋飞行时差效应。

4.症状及诊断

（1）入睡困难 上床后30min内不能入睡，视为入睡困难，称为起始性失眠。

（2）难以维持连续睡眠 睡眠过程中易醒（2次以上），致睡眠中断，且难以再入睡，一夜中实际睡眠时间明显减少，称为中间失眠。

（3）早醒 凌晨醒来时间比一向习惯提早1h以上，醒后觉精神不振，又不能再入睡，称为终末失眠。

（4）睡眠不足日间遗留效应：如头昏、精神不振、嗜睡。

凡有以上症状≥2个，可诊断为失眠。

5.睡眠质量评估

（1）睡眠效率指数（SE）

$$SE（\%）=\frac{实际总睡眠时间}{实际躺在床上时间}\times 100$$

指数越低，睡眠效率越差。

（2）睡眠质量自我评估表 包括：①入睡情况；②睡眠中断情况；③凌晨过早醒来情况；④起床时自我感觉；⑤日间精神状态。

每项分4级评分。

6.睡眠状况客观检查和测评

为分析睡眠障碍原因或记录睡眠全过程各种障碍的具体表现，可借助以下仪器检查。

（1）多导睡眠仪。

（2）多次睡眠潜伏期试验。

（3）体动记录仪。

（4）注意 除非高度怀疑患者有睡眠-呼吸暂停综合征或周期性肢体运动障碍，或患者的失眠经治疗无效，需进一步研究分析，否则通常不需要进行多导睡眠仪（又称睡眠多导仪）检查。

二、运动治疗

1.放松性运动

如太极拳、散步或中速步行，日间或睡前30～60min进行，每次约15min。

2.有氧运动

长距离步行、慢跑、登山、游泳、骑自行车等，视体质和健康情况选择适当运动强度，日间进行，每周3次，每次约30min（包括中间休息时间）。

注意：不要在临睡前进行剧烈运动。

3.按摩治疗

（1）头面部放松性自我按摩，包括擦摩面部和头额、擦摩颈部和肩部。

（2）四肢躯干放松性自我按摩，即干沐浴，用手按摩身体四肢表面皮肤。

（3）穴位按摩　擦足心涌泉、下背部肾俞（可作自我按摩）。

4.物理因子治疗

（1）水疗法　足浴（温水泡脚），或睡前温水沐浴、温泉水浴。

（2）直流电药物离子导入疗法　钩藤离子导入（用钩藤液），额枕法，每次20～30min，每日或隔日治疗1次，20次为1疗程。

（3）放松功治疗

每天练1～2次，也可在临睡前练习，通过放松身心而催眠助睡，具体方法如下。

① 呼吸　自然呼吸。

② 姿势　卧位、坐位、站位皆可。

③ 意念　按着下面介绍的顺序想象身体各部的肌肉，尽量促使肌肉放松，并同时仔细检查肌肉放松时的感觉。

放松肌肉的方法：轻闭双眼，从头顶开始按序一个部位一个部位地想象并放松。

头顶、前额、眼眉、眼睑、眼球、鼻子、嘴唇、面部、下颌、颈部、两肩、上臂、肘关节、前臂、腕关节、两手、十指、前胸、两胁、上腹部、下腹部、项部、后背部、腰部、臀部、大腿、膝关节、小腿、踝关节、两脚。如此放松可反复多次。为加强放松效果，可在想象到每个部位时默念“松”字，也可同时播放轻音乐。

放松功对消除疲劳、恢复体力有较好的效果。对消除紧张情绪、促进睡眠也很奏效。失眠患者可在晚间上床后练习放松功，常可随着心身的放松，很快入眠。

第六节　焦虑症的运动康复

一、基础介绍

1.疾患描述

本病主要表现为持续性紧张与焦虑不安，或发作性惊恐与严重焦虑，大多伴有明显的心悸、出汗、呼吸困难及运动性不安等躯体不适。归属于“神经症”大类。女性稍多于男性。

患病率：国内曾报道的患病率为1.48%（1982）。与国外患病率（5%）差异悬殊的原因之一，乃是国内部分焦虑症被诊断为神经衰弱（张亚林，2000）。

2.病因

病因尚未能阐明，但有一定线索。如一级亲属的患病风险率为17.3%～24.7%，苯二氮革类——γ-氨基丁酸（GABA）、去甲肾上腺素（NE）和5-羟色胺（5-HT）神经递质系统和促肾上腺皮质激素释放与焦虑的生物学改变直接有关。

3.特征性精神症状

主要分为4组。

（1）焦虑表现　焦急惶恐、紧张不安、手足无措、无所适从。

（2）惊恐表现　突发惊吓体验、强烈恐惧，常有窒息感、濒死感、失控感或人格解体等。

（3）运动性不安　可包括坐立不安、搓拳顿足、肢体发抖、紧张性头痛及舌、唇颤动等。

（4）自主神经系统功能失调　如心悸、出汗、胸闷、呼吸迫促、尿频、寒战或潮热等。

二、分型及诊断标准

据《中国精神障碍分类与诊断标准》（第3版）（CCMD-3），分为2型。

1.广泛性焦虑

症状标准为：①符合“神经症”标准；②以持续、原发的焦虑为主；③伴自主神经系统症状或运动性不安。严重标准为社会功能受损。病程标准为符合症状标准至少已6个月。

2.惊恐障碍

症状标准为：①符合“神经症”标准；②突然发作性强烈惊恐与严重焦虑，在发作间歇期，除害怕再发作外，无明显症状；③发作时呈现明显自主神经系统症状并常有人格解体等。严重标准为患者难以忍受而感到痛苦。病程标准为1个月内至少3次发作，或首次发作后持续1个月的焦虑。

3.量表评估

适宜于中国城乡基层的常用量表见表12-2。

汉密顿焦虑量表主要用于评定焦虑症及其他患者焦虑症状的严重程度，共评定14项。

表12-2　汉密顿焦虑量表（Hanmiton Rating Scale for Anxiety，HRSA）

	圈出最适合情况的分数/分
焦虑心境	0　1　2　3　4
紧张	0　1　2　3　4
害怕	0　1　2　3　4
失眠	0　1　2　3　4
认知功能	0　1　2　3　4
抑郁心境	0　1　2　3　4
躯体性焦虑：肌肉系统症状	0　1　2　3　4
感觉系统症状	0　1　2　3　4
心血管系统症状	0　1　2　3　4
呼吸系统症状	0　1　2　3　4
胃肠消化道症状	0　1　2　3　4
生殖、泌尿系统症状	0　1　2　3　4
自主神经系统症状	0　1　2　3　4
与人会谈时的行为表现	0　1　2　3　4

注：0分——无症状；1分——轻；2分——中等；3分——重；4分——极重。

三、康复治疗

1. 心理社会性治疗

（1）支持性心理治疗。

（2）认知治疗（以上两种的主要内容与抑郁症大致相同）。

（3）行为治疗　系统脱敏治疗、焦虑控制训练。

（4）放松训练　先缓慢呼吸训练，再缓慢呼吸时结合肌肉放松，如吸气时握拳、呼气时松开等。

2. 药物治疗

（1）抗焦虑药　通常应用苯二氮䓬类，如劳拉西泮（2～4mg/d）、阿普唑仑（1.2～4mg/d）或氯硝西泮（3～8mg/d）等；对躯体症状效果较好，但长期使用易引起药物依赖及突然撤药可致戒断症状，宜慎用之。另一种为丁螺环酮（15～60mg/d），起效较慢，较少产生药物依赖。

（2）新型抗抑郁药　近年来发现此类药物多半兼具抗焦虑作用，已倾向于较多使用于临床，取得良好疗效，如帕罗西汀、舍曲林、文拉法辛、米氮平等。

（3）三环类抗抑郁药　常用氯米帕明，也有抗焦虑作用，但对躯体症状效果欠佳，又可能有心血管系统不良反应。

第七节　阿尔茨海默病

一、基础介绍

1. 疾患描述

阿尔茨海默病是一种起病隐袭的进行性发展的神经系统退行性疾病，它通常具有慢性或进行性的性质，出现多种高级皮质功能紊乱，包括记忆、思维、定向、理解、计算、学习能力、语言和判断功能。

2. 患病率

我国65岁以上人群阿尔茨海默病患病率为4.8%，是冠心病的4.36倍（2006），又据另一统计，阿尔茨海默病的发病率（指一年中某年龄段新发病的人数占此年龄段总人数的比率）随年龄的增长而增加。70～74岁为3.7%，75～79岁为7.0%，80～84岁为14.4%，85岁为26.2%。

3. 病因

（1）家族史。

（2）一些躯体疾病。

（3）头部外伤。

（4）其他　如免疫系统的进行性衰竭、慢性病毒感染等。

二、检查、诊断、功能测评

1. 症状和体征

（1）记忆力减退。

（2）难以完成熟悉的工作。

（3）语言障碍：说话常找不到合适的词，说出来的话无法让人理解。

（4）时间和地点定向障碍。

（5）判断力受损。
（6）抽象思维困难、理解力或合理安排事物的能力下降。
（7）将物品放错地方。
（8）情绪或行为的改变。
（9）人格改变。
（10）主动性丧失，兴趣丧失。
（11）晚期出现运动障碍。

2.检查和诊断

（1）全身和神经系统体格检查。
（2）实验室检查：如甲状腺功能检查、血清维生素B_{12}水平测定。
（3）神经心理学检查。
（4）神经电生理学检查。
（5）影像学检查：神经系统影像学检查。

3.量表

（1）简明精神状态检查表（MMSE） 总分范围0～30分，划分痴呆标准：文盲（未受教育）组17分；小学程度组20分；中学（包括中专）以上24分。
（2）临床记忆量表。
（3）画钟测验。
（4）临床痴呆评定量表（CDR）。

三、记忆康复训练

1.记忆训练

帮助患者记住居住的环境、周围的人、新近发生的国内外大事，如让患者看电视新闻，然后提问新闻的大概内容，可以经常询问，让患者回答。还可用以下其他类似的训练方法。

（1）图片刺激法 将几张单词组成的系列图片呈现给患者，每个单词占一定时间，之后抽出其中一张，要求患者指出最初此单词出现的顺序号。不断强化和训练患者记忆能力。

（2）滑稽故事联想法 由电脑呈现包含有20个词汇的滑稽故事，然后要求患者记住这个故事，再让患者输入要记住的词汇。若输入有误，则不断提示。

2.思维及记忆训练

让患者做一些简单的分析、判断、推理或是计算的测试，可以让病人围绕某一个物品或动物，尽量说出一些有关的事，比如，可以问“狗会做哪些事？”还可用以下其他类似的训练方法：

（1）人名联想法 刺激物是彩色人像照片，照片上的人和患者有过交往，但患者想不起他们的名字，照片上的人名都配以视觉联想描述，这些描述是通过人名与联想的物体和活动提供一个视觉关联，然后测试和训练患者。

（2）面孔与名字联想法 要求患者首先将要记住的人像外表特征与一个熟人或者名人联系起来。人像由电脑呈现，并由声音读出名字。20min以后将这些人像再次呈现给患者，但没有名字。并要求患者输入所看到的人像的名字。若患者输入不正确，应有提示。

（3）无错学习法 原则主要是消除学习中的错误。在训练中，受试者从容易辨别的项目开始，并且通过逐步增加作业的难度，让其不经历失败，以增强患者康复的信心。

3.语言训练

照料者应让患者多读书看报，多与之交流，可采用让患者读报或者看电视后对报纸和电视的内容进行复述，并就报纸的内容和电视情节和患者交流讨论，让患者记日记等。

4.游戏

用一些小的游戏与患者不断交流和刺激患者，以增加患者训练的趣味性。

四、作业治疗、心理、行为治疗

1.ADL训练

用简单的日常活动和过去习惯的活动项目，明确顺序的一项一项地进行，如洗脸、刷牙、穿衣服等，每天训练可辅以音乐。

2.睡眠训练

患者常有日夜颠倒现象，白天瞌睡，而夜里又不能入睡。针对这种情况，照料者应帮助患者改变这种习惯，白天多安排患者进行感兴趣的活动，减少白天睡眠的时间，晚上临睡前减少不良刺激，不喝浓茶或咖啡，做些睡前按摩，或热水泡脚，有助于入睡。

3.日记训练

让患者通过每天记日记记录日常活动训练，以促进生活自理能力和改善记忆力。

4.心理治疗及健康教育

（1）早期患者症状较轻，多数人尚有一定的自知力。此时应把疾病的性质、治疗和预后告诉患者，帮助患者认识自己病情。指导患者进行记忆训练。同时应告知患者应放弃做需紧张用脑和易出现危险的事情（如驾驶汽车、游泳等）。

（2）中期患者症状已经严重，此时可开展怀旧治疗和音乐治疗。如讲述以往难忘的美好回忆，看老照片，能改善患者心情，平和激越行为，提高残存的记忆力，另外，反复地给予定向和记忆强化（如反复强调时间、空间和人物的训练），与患者闲谈其感兴趣的书报杂志，让患者参加简单的智力游戏（如简单的拼图游戏）。

（3）晚期患者大多数已经不能自理，记忆力大部分丧失。除对患者生活照顾和躯体功能训练外，照料者应多同患者接触，态度要好，尽量满足其要求，以防止其产生“被遗弃”的想法。另外，本病在病程中常出现情绪抑郁、幻觉、妄想、兴奋、躁动等精神症状。对有严重消极、伤人、暴力行为及明显幻觉、妄想等危险行为的患者，如照顾困难，应及时住院并加用相应的药物治疗。对生活不能自理的晚期患者，应建议住老年护理院。

五、药物治疗、饮食治疗

1.药物治疗

脑血管性痴呆应首选脑血管扩张剂、改善脑循环和增加血氧含量的药，同时合用脑代谢赋活剂和降低血黏度药物。而对脑细胞萎缩的患者，应首选抗胆碱能药，同时合用脑血管扩张剂及神经肽类等药物。

（1）胆碱酯酶抑制剂　可提高脑内乙酰胆碱的浓度，从而提高患者的学习与记忆能力。

（2）脑血管扩张剂　这类药具有松弛小动脉血管壁平滑肌的作用，可促使血管舒张和增加脑血流量，提高脑皮质细胞的供血、供氧。如氟桂利嗪（西比灵），每天5～10mg，每晚口服。尼莫地平，剂量为120～180mg/d。

（3）脑代谢赋活剂　常用的有双氢麦角碱（喜得镇）、尼麦角林（脑通）、吡拉西坦（脑复康）、茴拉西坦（三乐喜）、吡硫醇（脑复新）等。

（4）银杏叶提取物　如百路达、脑恩、斯泰隆、天保宁等，有一定的改善认知能力和神经保护作用。

（5）其他　抗氧化剂和自由基清除剂：如维生素E可延迟病情恶化。

2. 食疗

（1）核桃仁是传统的健脑食品，经过炙、烤、炒等加工后，再拌以红糖，可起到健身、健脑、助消化的效果。

（2）海产品　如鱼、海藻等，富含不饱和脂肪酸，有健脑效果。

（3）豆类食品　如大豆，含有丰富的蛋白质、脂肪、碳水化合物、钙、维生素A、B族维生素、谷氨酸等大脑必需的营养物质。

六、康复工程及其他

1. 康复工程

电子辅助记忆器、声音组织器等电子用具可以及时提醒患者需要做的事情或已经记忆的事情；新出的一些电子用具还可以对患者及时定位，防止患者走失。如果患者已经被确诊为痴呆，照料患者应该为患者随身携带患者及疾病的相关资料：如患者姓名、家庭地址、电话号码、联系人的电话号码和一些提示性的识别卡片等，必要时陪同外出防护。

2. 随诊及转诊

对痴呆患者定期的跟踪和随访是痴呆治疗中的重要部分。定期的随访和跟踪可以及早发现患者的异常状况，进行针对性的治疗和照料，减轻照料者的负担，提高患者的生存质量。对一些出现精神症状如妄想、漫游、自残行为等的患者可以考虑及时送到看护院或者痴呆病房。

【复习思考题】

1. 简述紧张性头痛的诊断标准。
2. 简述紧张性头痛的运动治疗方法。
3. 简述脑震荡后遗症检查、测评及诊断标准。
4. 简述脑震荡后遗症的运动疗法。
5. 简述帕金森病的康复治疗方法。
6. 简述脑卒中及其运动康复治疗方案。
7. 简述慢性失眠的运动康复方法。
8. 简述焦虑症的运动康复方法。
9. 简述阿尔茨海默病的诊断、测评和康复方法。

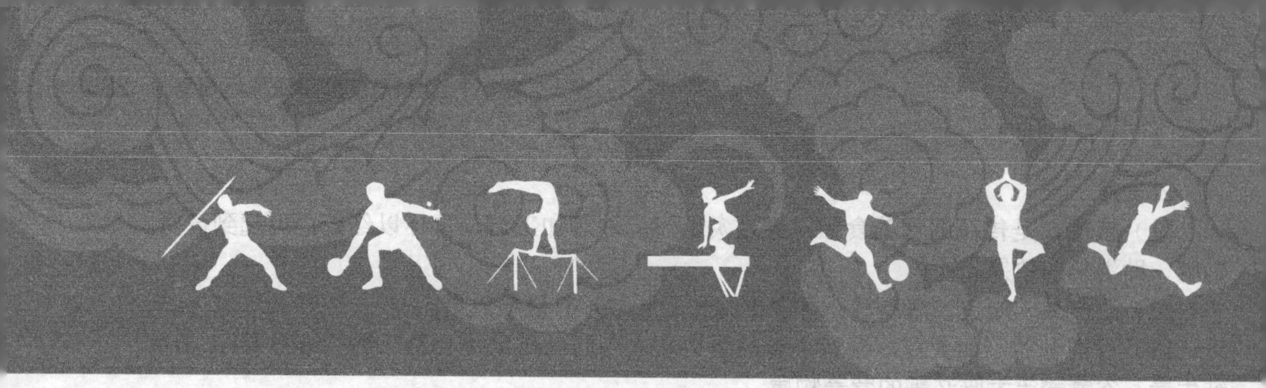

第十三章　亚健康及其运动干预

【学习目标及要求】

1. 掌握亚健康的概念。
2. 了解亚健康易感人群。
3. 了解亚健康的诊断方法。
4. 了解运动对亚健康的益处。
5. 掌握日常简易的健身方法。

第一节　何为“亚健康”

一、认识亚健康

随着工作节奏的加快，物质条件的改善，体力活动的减少，加上一些不良的生活习惯，现代人往往会出现人体新陈代谢紊乱，内脏器官功能减弱，体能下降，导致罹患疾病。但由于自身的调节，大多数人在更多的时候仍处于健康和疾病之间，总感觉哪儿不舒服，但又查不出什么毛病来，中医学称之为“未病状态”，现代医学称之为“第三状态”“次健康”“灰色健康”或“疲劳综合征”。

据世界卫生组织的一项全球性调查结果显示，现代社会中完全符合健康标准的人群仅占人口总数的15%，学者们称这些健康人是“第一状态”；被确诊患有疾病属于不健康的人群也占15%左右，称之为“第二状态”；而介于健康和疾病之间的人群占70%，既非疾病也非健康的状态是“第三状态”，即“亚健康状态”，也称“亚健康”。所谓亚健康，是指人体介于健康与疾病的边缘状态即非病非健康状态，没有器质性病变，但有功能性改变。此时人们尚未患病，但已有不同程度的各种患病危险因素，具有发生某些疾病的高危倾向。

亚健康表现为近似健康，又近似病态。亚健康的人群仍然可以从事正常的工作和学习，不过身体上和心理上常出现某些不适症状，如情绪低落、心情烦躁、忧郁焦虑、胸闷心悸、失眠健忘、精神不振、神经衰弱、疲乏无力、腰背酸痛、易感疾病、社交疲劳、人际关系不协调、家庭关系不和谐和性障碍等。

亚健康（Sub-health）这一概念，是20世纪80年代中期首先由前苏联学者布赫曼教授提出来的。这种似病非病的非健康状态许多人都曾经历过，只是不明白是怎么回事。亚健康是人体处于健康和疾病之间的过渡阶段，在身体、心理上没有疾病，但主观上却有许多不适的症状表现和心理体验。

因为亚健康本身没有任何器质性改变，各项检查又无异常，医院常做出非疾病诊断，所以不易引起患者的重视。应该指出的是，亚健康是一种动态变化的过程，不会停留在原有状态中，它会向着两个方向转变，其一是向疾病状态转化，其二是向健康状态转化。至于向何处转化，那要看机体与环境相互作用的关系如何，即内因与外因的关系。内因，就是机体的抵抗力和免疫力，即身体强壮的程度；外因是致病因素，或叫致病因子。各种外界致病因素经常作用于人体，机体抵抗得住，则人体维持健康状态；假若人体的抵抗力不是很强，则使机体处于亚健康状态。

亚健康概念的提出并非偶然，其根源在于现代人对健康的注重，同时也充分体现出现代人对预防疾病发生、发展过程的重视。虽然亚健康在症状上表现的是医学领域的问题，但从整体看，对亚健康状态的研究已经成为一个由医学、心理学、社会学、哲学、人文科学等多学科交叉，关注人类健康的边缘科学。亚健康理论的提出意味着人们已经开始关注人类长期遭受的莫名苦痛的根源，并有解除这种苦痛的希望和可能。

二、亚健康的状态和易感人群

（一）亚健康的状态

国内外的医学家发现，大部分疾病的产生都不是突然的，从健康到疾病的过程是一个动态的、连续的过程，这个过程虽然表明已经失去健康，但疾病并未到来，这就是亚健康状态。亚健康状态最终不是向健康转化就是向疾病靠拢，但就其本身的发展变化过程，亚健康可以分为以下两种状态。

一种是“潜病态”，即机体内已有潜在的病理信息，但尚没有临床表现，查不出，人们对此时的病理信息长期以来不易或未能识别，现在已有许多方法和手段可于此时加以识别和诊断。例如大便潜血、无症状的血压升高、无症状的尿蛋白阳性、无症状的血糖升高，还有更多的体质虚弱状态，诸如此类，都可视为亚健康。

另一种亚健康是“前病态”，主要见于许多疾病的潜伏期，如通常说的“带菌者”“带病毒者”“乙肝表面抗原携带者”等。从外表看，他是一个健康人，没有任何疾病的表现，但实际上，按健康的定义来讲，他已经不是健康人，属于亚健康者的行列。接下来的发展方向有三条：可能从亚健康走向健康；也可能走向疾病；还可能继续维持亚健康状态。

处于亚健康状态的人，如果对其加以很好地干预，采用合理有效的措施，机体将不会转向疾病，而是恢复健康。所以，防治疾病前的亚健康状态，使其向着恢复健康的方向发展，具有非常重要的现实意义。

（二）亚健康的易患人群

在高度文明的现代社会，人们的生活节奏逐渐加快。在现代社会中，人们不但要面临生老病死的难题，还要面对竞争、就业、工作挫折、人际矛盾和婚恋纠纷压力，更有生态污染、自然灾害等种种难题。在这种情况下，我们中的每个人都可能出现亚健康。国外有研究表明：平均每100个人中有3～5个人处于疾病状态，剩下的95～97个人有大约一半的人处于亚健康状态。据我国卫生部门对10个城市上班族的调查，处于亚健康状态的人占48%，其中沿海城市高于内地城市，脑力劳动者高于体力劳动者，中年人高于青年人。

以我国目前的情况，亚健康的易患人群主要有：白领阶层、知识分子、企业老板、经理、秘书、律师、医生、自由职业者、大中学生等。

1. 中年人

随着年龄的增长，与青年人相比，中年人的生理功能和心理活动及对社会环境的适应能力逐渐降低，一些来自心理或社会环境上的刺激，如工作压力过大，事业上不顺心；下岗、离退休的失落感；生活节奏过快，负担和压力过重；社会中人际关系的不协调，对社会环境不适应等都可诱发情绪或精神方面的各种障碍，表现为精神及身体上的亚健康状态。有器质性病变，这个“潜病态”可以很短，也可以很长，有的甚至长达数年、十数年。

2. 脑力劳动者

由于职业的特点，脑力劳动者多数工作紧张、任务繁多、竞争激烈、压力大，并且长期废寝忘食、夜以继日地工作，时间一长，使得个人的身体状况日渐衰退，出现一系列身体不适、精神萎靡不振和社会适应性差等亚健康表现。

3. 学生

现在的各类学校，学习气氛紧张，学生学习压力大，很容易进入亚健康状态，尤其是那些处于升学压力下的毕业班学生更是如此。他们会出现失眠、腰酸背痛、倦怠等疲劳现象，如果没有及时恢复或纠正，往往导致学习效率降低，心理压力过重，并可破坏身心状态的平衡。

4. 具有不良生活习惯者

如经常酗酒、饮用浓咖啡和吸烟的人；有不良饮食和生活习惯的人；缺乏锻炼，久做少动的人；不重视健康的生活方式、经常熬夜的人以及有其他不良嗜好的人等，都容易进入亚健康状态，出现多种亚健康表现。

三、诊断亚健康的方法

（一）亚健康的表现

由于引起亚健康的原因很复杂，也导致了亚健康的表现多种多样。不同原因引起的亚健康，其表现也不同，常见的亚健康表现可以总结为“三低一下降”，即活力降低、反应能力降低、适应能力降低和免疫功能下降。具体来说，亚健康的表现也包括躯体、心理、社会适应和道德四个方面（表13-1～表13-4）。

表13-1 躯体性亚健康的表现

类别	具体症状
不易入眠，多梦易醒	自觉心慌气短，胸闷憋气，心烦意乱，夜寐不安，多梦易醒，睡觉时间越来越短，醒来也不解乏
肢体松软，力不从心	易于疲乏，或无明显原因地感到精力不足、体力不支
无故出汗，经常感冒	自汗，盗汗，出虚汗，怕冷，易感冒
舌赤苔垢，口苦便燥	舌尖发红，舌苔厚腻，口苦，咽干，大便干燥，小便短赤
面色有滞，目围灰暗	面色无华、憔悴，双目周围，特别是眼下灰暗发青
四肢发胀，目下卧蚕	晨起或劳累后足踝及小腿肿胀，下眼皮肿胀、下垂
指甲外形异常	指甲卷如葱管，剥如竹笋，枯似鱼鳞，屈类鹰爪，半月痕不齐，甲面有白点
潮前胸胀，乳生结节	妇女在月经到来前两三天，四肢发胀，胸部胀满，胸胁窜痛，妇科检查时乳房常有硬结
口吐黏物，呃逆胀满	胸腹胀满，大便黏滞不畅，肛门湿热，食生冷干硬食物常感胃部不适，口中黏滞
体温异常	下午体温常在37～38℃，手心热，口干
视物模糊，头胀头痛	平时视力正常，突感视力下降，且伴有目胀，头痛

表13-2 心理性亚健康的表现

类别	具体症状
精神紧张，焦虑不安	行为：眼睛不敢正视，焦躁不安，失眠 口腔干燥，虚弱，腹痛，腹泻，小便次数增加或解不干净 感情：过分激动，感到无助、害怕、失望

续表

类别	具体症状
注意力分散，思考肤浅	注意力不集中，集中精力的能力越来越差，并且容易疲倦，心算能力越来越差，不明原因地走神
容易激动，无事自烦	做事经常后悔，悲观失望，难于控制自己的情绪，看什么都不顺眼，烦躁，容易激动，动辄发火，常常使人际关系陷入僵局或使自己陷入抑郁苦闷的状态
记忆闭塞，熟人忘名	记忆力下降和减退，对熟悉的事情和人物有陌生感
兴趣变淡，欲望骤减	生活态度消极，心情郁闷，对什么事情都没有兴趣，心情压抑，欲望减淡

表13-3　社会适应性亚健康的表现

类别	具体症状
孤独自卑，忧郁苦闷	忧郁，苦闷，缺乏与他人的交流和沟通
懒于交往，情绪低落	喜欢独处，自闭，懒于交际
疲劳烦躁	感到活得累，特别烦，心理和社交性疲倦
焦虑不安	常有竞争、忙碌、担心、失败的感觉
倍感压力巨大	感到来自家庭、事业、社交、心理、身体的压力
孤独寂寞	没有知心朋友，麻木冷漠，失去目的，有一种空虚感

表13-4　道德性亚健康的表现

类别	具体症状
无聊感	空虚，幻想，无所事事，无助感，不满足又不想做
嫉妒感	嫉妒，多疑，心胸狭窄，斤斤计较
不快感	沮丧，乏力，失眠，坏心情占主导地位，生活没乐趣
仇恨感	对周围的人和事物充满敌意，不满社会，牢骚满腹
失落感	英雄无用武之地，有劲无处使，有失魂落魄的体验
恐惧感	对疾病、死亡、神鬼或回首做过的错事，有恐惧感或犯罪感

需要指出的是，以上提到的四类表现可能单独出现，也可能组合出现，需要根据亚健康患者的实际情况进行综合判断。

（二）诊断亚健康的方法

1.亚健康常用的检测方法

处于亚健康状态的人，虽然可能具有各种临床表现，但许多表现不具有特异性，并且多为主观感觉和判断，要对亚健康进行准确的诊断，还需要更加科学和客观的检查方法。

（1）心血管功能检查　心血管功能与人类的健康关系密切，心血管系统疾病仍然是国内外发病率和死亡率最高的疾病。和其他脏器疾病进程一样，在心血管疾病的发展过程中，也必然经历从功能性变化到器质性变化的过程，而心血管功能某些指标的变化也必然反映机体的健康状况。

临床上，心血管功能及形体指标的检测结果可以作为诊断亚健康常见而敏感的客观指标。比如心肌血流动力学检查，包括心肌泵血能力、血管阻力、血液黏度等，还有血液微循环检查、血压检测等。

（2）一滴血检测法　现在一些医院或者专门的亚健康治疗机构都可以通过末梢血检查的方式检测人体是否处于亚健康状态。

具体方法是：从手指上提取一滴血，制成涂片，在超高倍显微镜下放大1.5万倍进行观察，观察内容有：白细胞、红细胞、细菌、毒素和寄生虫主体形态及游动过程。通过这种检查可以初步看出患者的细胞活力状态。比如，细胞是否缺损、胆固醇斑块多不多、血脂高不高等，为诊断和治疗提供重要依据。

资料显示，采用一滴血检测法能评估和诊断出107种临床亚健康症。因此，这种方法是一种比较科学和简易的诊断亚健康的方法。

（3）生物信息能量检测法　生物信息能量检测法是当前更为先进的亚健康检测法。具体方法如下：开始操作时，受试者左手握住电极，医生持探测笔在受试者的右手手指两侧寻找合适的测定点，通过微电压的诱导，对人体网络系统的经络生物电进行测定，再根据仪器显示出脏器指数与正常值的对比，判断受检测者的健康状况。

该方法无创、简单、快捷，非常适合对亚健康人群的快速筛查和诊断。

（4）量子检测仪　人体器官发生病变时，其细胞会发生两个阶段的变化：第一阶段，虽然细胞内的化学构造没有发生改变，但患者可能已感到诸多不适，传统仪器在此阶段很难检测出问题来，但量子检测仪此时则能测知潜在的人体微弱磁场的变化。到了第二阶段细胞膜开始破裂及变性，这时期患者的病况可能已恶化，症状极为明显，传统仪器到此时才能检查出来。

可以看出，使用量子检测的方法可以在第一阶段也就是亚健康的早期就能够进行准确的判断。虽然该方法还停留在试验阶段，没有真正运用于临床实践，但可以预见，该方法的应用在早期预防和治疗亚健康，使患者尽早恢复健康方面，具有重要的临床和现实意义。

2.自我检测亚健康

亚健康状况测评是在收集健康信息的基础上，对健康信息进行系统、全面的科学分析，形成一份具有指导意义的详细的健康测评报告。同时就个人进行微观局部的健康生理指数分析，形成宏观整体的健康系列分析报告，便于及时针对身体隐患，采取合理措施。

以下是一个有关亚健康的自测问卷。大家可以进行自我测试。

（1）早上起床时，有持续的头发脱落。（5分）

（2）感到情绪有些抑郁，会对着窗外发呆。（3分）

（3）昨天想好的某件事，今天怎么也记不起来了，而且近来经常出现这种情况。（10分）

（4）害怕走进办公室，觉得工作令人厌倦。（5分）

（5）不想面对同事和上司，有自闭症式的渴望。（5分）

（6）工作效率下降，上司已表达了对你的不满。（5分）

（7）工作1h后，就感到身体倦怠，胸闷气短。（10分）

（8）工作情绪始终无法高涨。最令自己不解的是无名火气很大，但又没有精力发作。（5分）

（9）排除天气因素，一日三餐进餐甚少，即使对口味非常适合自己的菜，近来也经常味如嚼蜡。（5分）

（10）盼望早早地逃离办公室，为的是能够回家，躺在床上休息片刻。（5分）

（11）对城市的污染、噪声非常敏感，比常人更渴望到清幽、宁静的山水中休息身心。（5分）

（12）不再像以前那样热衷于朋友聚会，有种强打精神勉强应酬的感觉。（2分）

（13）晚上经常睡不着觉，即使睡着了，又老是在做梦的状态中，睡眠质量很糟糕。（10分）

（14）体重有明显的下降趋势，早上起来发现眼眶深陷，下巴突出。（10分）

（15）感觉免疫力在下降，春秋流感一来，自己首当其冲难逃厄运。（5分）

（16）性能力下降，当妻子（或丈夫）对你明显地表示了性要求，你却经常感到疲惫不

堪，没有性欲望。妻子（或丈夫）甚至怀疑你有外遇了。（10分）

对照上面这些症状，测一测自己是不是出现了亚健康，或是亚健康已经到了怎样的状态（表13-5）。

表13-5 亚健康状态评定

分值/分	建议
30～50	健康已敲响警钟
50～80	好好地反思你的生活状态，加强锻炼和营养搭配等
超过80	尽快去医院，调整自己的心态，或申请休假，好好休息

有专家预言，亚健康状态是21世纪人类健康的头号大敌，也是潜伏在人体内部的“隐形杀手”。因此，认识并了解可能造成亚健康的原因，密切关注随之出现的相关临床表现，及时检查和诊断出亚健康的存在，并采用合理有效的措施加以干预，将有可能预防和阻止亚健康向疾病的转归而恢复到健康状态。

第二节 亚健康的运动干预

保持健康的关键是及时摆脱亚健康，走出生命的第三态，从亚健康走向健康。假如罹患疾病之后再去治疗，就为时已晚，其效果远不如在亚健康时就采取措施。这些措施是一个系统工程，包括加强宣传教育，树立新的健康观，改变不良的生活方式，优化社会环境和自然环境，建立良好的饮食结构，培养健康的心理素质，使社会、生理、心理重新达到完美的状态。而这些措施中，加强体育锻炼，通过运动的方式对亚健康进行干预，会产生许多有益的效果，并对亚健康向健康的恢复产生积极的作用。

一、运动对亚健康的益处

（一）全面增强身体各系统的功能

有规律而适度的体育锻炼是改善和保持身体健康最容易做到的方法之一。通过合理的运动，改善机体神经-内分泌系统，使心血管、呼吸、消化、免疫等多个系统的功能得到提高，人体的体质得到增强，对抗疾病的抵抗力得以提高。体内糖代谢、脂代谢、骨代谢等得到改善，血压调节趋于正常，对某些常见的慢性病，如高血压病、冠心病、糖尿病、肥胖症和骨质疏松症有很好的预防和控制作用。适当的运动还能够减少某些癌症，如直肠癌、胃癌、肺癌等发生的危险性。

坚持经常的体育锻炼还能够改善人体运动系统的功能，增加肌肉体积，增强肌肉力量，增强关节周围韧带的弹性和力量，在加固关节的同时也加大了关节活动幅度，以预防和减少运动损伤及意外的发生。体育锻炼还可以使关节软骨增厚，提高关节缓冲震动的能力，以减少对身体其他脏器的冲击。

（二）对脑功能的有益影响

糖是大脑活动所需的主要能量来源，但大脑本身储备糖极少，主要需要血糖供给。正常情况下，人体每100mL血液含血糖120mg左右，如果血糖降至每100mL 50mg左右时，人就会疲乏、思维迟钝、工作效率下降。食物是血糖的供给源，运动能使人食欲大增，消化功能增强，促进食物中淀粉转化为葡萄糖，再吸收到血液中变成血糖，以源源不断地满足脑神经细胞的需要。

大脑需要氧气和其他营养物质。血管硬化导致血液循环障碍，既是造成脑卒中和冠心病的直接原因，也是造成脑功能失调、思维及记忆力减退的重要元素。研究表明，经常从事体育锻炼的人，心脑血管会更具有弹性，血液循环也会更加通畅。有数据显示，喜欢运动的人每立方毫米血液中的红细胞数量比一般人多100万～150万个，血液循环量也比一般人高出2倍。新增的红细胞数量和血液循环量能够向大脑组织提供更充足的氧气和营养，这样会使大脑功能活动更加自如，思维更加敏捷。

对于经常用脑的亚健康人群来说，运动还是一种积极的休息方式。适量运动能使运动中枢兴奋，使思维中枢被有效、快速的抑制，这样可以使大脑的紧张状态得到缓和，并获得积极的休息，防止大脑过度疲劳。

运动还会促使大脑本身释放脑啡肽等有益的生化物质。实验表明，通过运动后，脑组织中的核糖核酸会增加10%～12%，核糖核酸能促进脑垂体分泌神经激素——多肽，组成的新蛋白质分子，有人称之为“记忆分子”，这种物质对促进人的思维和智力大有益处。

（三）美容

爱美之心人皆有之，人人都想拥有靓丽的外表。而美有三个层次：最低层次的美是化妆的美；其次是吃出来的美；最高层次的美是健康之美。通过运动就可以保持健康自然的美。研究表明，通过体育锻炼，能增加皮肤的血液循环，促进新陈代谢，提高感觉的灵敏度，增强皮肤对冷热刺激的适应能力，从而增强机体的防御能力及免疫力，使皮肤显现出自然光泽，身体焕发出由内向外的质感美，这种自然健康的美丽才更加的真实和持久。

（四）延缓衰老

中国自古就有延年益寿的理论和方法，并予以广泛实践。而运动被认为是延缓衰老最简单、实用、有效的方法。随着年龄的增长，体质由盛趋衰，人体各组织器官的功能由成熟、完善逐渐走向减退和衰弱，机体的功能出现各种衰老的表现，这是正常的自然规律，是无法避免的，如果此时再缺少运动，许多疾病将不期而遇，危害人们的健康。

实践证明，适度地进行体育锻炼，可以推迟人体各组织器官功能的衰弱或减退，延缓人体衰老的进程。亚健康人群，特别是中老年亚健康患者，应选择适合自身实际情况的运动项目，如慢跑、老年健美操、健身气功、太极拳等，通过这些运动，不仅能增强身体各器官系统的功能，延缓人的衰老，而且还可以调整人的生理和心理状态，释放来自外部的压力和紧张感，也促进和保持良好、健康的身心状态。

（五）缓解压力和改善不良情绪

高速度、快节奏的现代生活常令人感到紧张，适度而有趣的运动则可以使人身心处于舒畅、和谐与愉快之中，因而可以转移不愉快的压力源。运动后，由于肌肉收缩结束或激素分泌，还可以使人处于更放松的状态。运动虽然不能从根本上改变压力的来源，但运动可以暂时转移人的注意力，并将有害物质排出体外。

运动使人精神愉快，并可以改善不良情绪，是预防和治疗神经紧张、失眠、烦躁及忧郁等神经性不良情绪的有效方法。国外有资料显示，通过运动和心理暗示相结合来治疗神经紧张、忧郁的患者，会收到显著的治疗效果。这些不良情绪容易使人产生思维迟钝、注意力减退和反应减慢，而运动被认为是很好的“神经安定剂”，它使人心理更健康、头脑更聪明。

（六）陶冶情操，丰富文化生活

在日常的体育锻炼过程中，许多体育项目是集体性活动，需要以团队的形式去参与，因而要求每一个成员都能够关爱和体谅同伴，能够相互鼓励、相互帮助。在这个过程中，人们的社会适应能力得到完善和提高，如“合作”与“交往”、“尊重”与“关心”，都是集体项目所必需和最能充分表现的。而体育运动本身所蕴含的对竞争与公平观念的促进、对意志品质的培养等也有积极的作用。

因此，体育运动是一种自我培养、自我塑造、自我完善、丰富文化生活的实践活动。体育运动不仅可以锻炼身体，增强体质，而且还可提高人的情操和道德水准，促进人的道德健康。

二、亚健康人群运动的注意事项

（一）运动前的注意事项

1. 运动前的医学检查

初次进行锻炼的亚健康人群，特别是有高血压病、冠心病、糖尿病等患病倾向的中老年亚健康人群必须进行相应的医学检查，以判断心血管功能水平状况及其他潜在的疾病和并发症。如果身体条件允许，还可以进行运动功能负荷试验，准确把握其适应的心率阈值，以便更好地指导体育锻炼。

2. 运动前服装和鞋的准备

亚健康人群进行体育锻炼前要准备适宜的服装，最好是选择既吸汗、透气性又好的材质。现在比较提倡运动服装的质地是纯棉加莱卡，这种面料既吸汗透气，穿着又舒适。

运动鞋的选择同样不能忽视，可以根据具体参加的运动，合理选择运动鞋。要注意鞋的大小、鞋底的弹性和鞋整体对脚的保护等因素。但在参与体育锻炼的过程中，切勿光脚穿鞋，以防剧烈运动时造成脚部的擦伤。尤其是有糖尿病倾向的亚健康人群，更应该注意运动鞋的选择。

3. 运动前的热身活动

每次运动前必须进行相应的热身活动。在运动开始之前先做几分钟的热身运动，对身体各器官、系统的功能和大脑的注意力都是很好的准备过程，热身给大脑以刺激，让身体为更强的运动做好准备。热身还可以避免运动中突然用力而拉伤肌肉，而许多其他的损伤也可以通过正确的热身运动来防止。

热身运动最好从系统的拉伸活动开始，对主要的肌肉、肌腱和韧带进行伸展和拉伸活动，同时配合活动身体的各个关节。拉伸时要缓慢，避免突然用力，被拉伸的那部分肌肉一定不要用力。拉伸之后，应该做一些一般性的准备活动，如轻微的原地跑和跳等，既调动了内脏器官，又让全身的关节得到了预热。

（二）运动中的注意事项

1. 运动伙伴和物品准备

亚健康人群进行运动过程中，最好能结伴进行，这样既可以互相帮助，又可以排解独自运动的孤独和寂寞感。尤其是有其他慢性病潜在趋势的中老年亚健康人群更应引起注意，避免进行单独的运动。同时，还应随身带好应急的药品和食品，如速效救心丸、硝酸甘油、糖果和点心等，防止运动过程中可能出现的心脏骤停、低血糖等意外。

2. 注意锻炼过程中身体的状况

亚健康人群参与体育锻炼是为了更加健康，尽快脱离“第三状态”。但如果锻炼过程中感到头晕、胸闷、心慌、气短等不良反应，应及时调整运动量或立刻停止运动，找出原因，再进行相应的运动，以免因为忽视了这些症状，而引起其他疾病的发生。同时，不应带病、带伤参与锻炼身体，这样往往适得其反，达不到促进健康的目的，反而有害于健康。

3. 坚持区别对待的原则

人与人之间必然存在着个体差异，周围的环境因素也存在不同，要因地、因时、因人制宜，坚持区别对待的原则，选择自己适合的、力所能及的锻炼项目和运动量，不要与别人攀比和逞强，盲目提高运动强度和延长运动时间，选择过于剧烈的运动项目对人体的健康会产生不良影响。

4. 全面提高身体素质

亚健康人群往往是多个器官和系统处于“第三状态”，单纯选择一种或者几种运动方式很难达到良好的锻炼效果。在实际锻炼过程中，应该合理地、有目的地选择多个运动方式，采用“交替运动”的方式进行综合锻炼，以便全面提高身体素质。如四肢和大脑交替、动静交替、上下肢左右和前后交替等运动。具体的选择方式也可以是各种跑、跳跃、投掷、体操、体育游戏等相交替和配合的身体素质的综合练习。

5. 运动锻炼的长期性

使健康的身体转变为亚健康状态绝非一日之功，同样，从这种亚健康状态恢复健康也非一朝一夕可以完成。提高身体素质和功能是一个缓慢长期的过程，需要不断地锻炼与坚持，若只是凭着三分钟热血参与锻炼，无法持久进行，其效果必然很小，达不到增强体质、恢复健康的目的。因此，要想尽快脱离亚健康状态，提高身体素质，就必须长期坚持，做好打持久战的准备。

（三）运动后的注意事项

1. 运动后的整理活动

亚健康人群在每次体育锻炼结束后，可再进行5～10min的慢走或放松跑，使身体放松，并调整呼吸，使心率趋于稳定，然后进行相应的拉伸和整理活动，通过积极的整理活动使身体尽快恢复到运动前的状态。

2. 其他注意事项

进行体育锻炼往往容易出汗，所以在运动结束后，要防止当风吹汗，应尽快用干净的毛巾擦干汗水，待心率基本恢复到安静状态后再用温水洗澡，以促进疲劳的恢复。最后要更换被汗水浸透的服装等。

三、运动干预方法介绍

（一）日常简易的健身方法

如果总是长时间伏案工作，用电脑、看文件的时间很多，但缺乏必要的运动，这就很容易使人进入亚健康状态，并具有患上某些慢性病的可能。应当积极参与锻炼，消除疲劳，远离亚健康，预防疾病。

下面介绍一些适于工作节奏快的亚健康人群进行的简易、有效的健身方法。

1. 叩头

每天早晨起床后或晚上睡前轻叩头部，刺激头部穴位。全身直立并放松，用双手手指轻叩头部，从前额向头顶部两侧顺序叩击，再从头部两侧向头中央顺序叩击。次数自定，一般为50次左右。

2. 梳头

用木梳（若无木梳，也可用手指代替）先从前额经头顶部到后部，逐渐加快。不要用力过猛，以免划破头皮。再顺头发梳，最后逆向梳。每分钟20～30下，每日1次，每次3～5min。梳头可以刺激头皮，松弛头部神经，促进头部血液循环，调节经络，达到消除疲劳、强身健体的效果，对处于亚健康状态的脑力劳动者尤为适宜。

3.击掌

双手前平举，五指伸开，用力击掌，越响越好。刺激双手上的相应穴位，一般击20次左右。

4.浴手

取习惯体位，心静神凝，耳不旁听，目不远视，意守丹田，双手合掌由慢到快搓热。

5.搓面

把搓热的手平放在面部，双手中指分别沿鼻两侧向下至鼻翼两旁，反复揉搓，到面部发热为止。然后，闭目，用双手指尖按摩眼部周围。

6.搓耳

耳郭上有很多穴位，用双手食指、中指、环指3指，前后搓擦耳郭。次数视个人情况而定，一般以20次左右为宜。

7.搓颈

用双手食指、中指环指反复按摩颈部的风池和风府等穴，力量由轻到重，直到局部发热。

8.腹式深呼吸

直立，双手叉腰，以腹式呼吸法深吸气。停顿片刻，慢慢呼气，直到呼完为止。再深深吸一口气，反复10余次。

9.弯腰

双脚自然分开，双手叉腰，先左右侧弯数次，再前后俯仰数次，然后双臂左右扩胸数次，次数根据实际情况而定。

10.散步

轻松、从容地散步，把一切琐事暂时抛开，以解疲劳、益神智。散步宜循序渐进，量力而行，做到形劳而不倦。持之以恒，必能振奋精神，兴奋大脑，并使下肢矫健有力。

（二）办公室健身法

在办公室工作的人，长期伏案工作，体育锻炼少，导致周身血液循环不畅，这是多种疾病的导火索。有的办公地点，嘈杂混乱，空气混浊，加之长期精神紧张、思虑过度，导致人们容易疲惫，出现头晕眼花、思维迟钝、记忆力减退等早衰迹象，有可能罹患失眠、高血压病及心脑血管疾病。这里介绍一套可以在办公室进行的简易健身方法。

1.头颈部

坐在沙发上，双手叉腰，头做绕环，正反方向交替做。

双手抱头，用力向胸前压，头尽量向上抬起，然后放松，重复几遍。可以起到活动颈部肌肉、预防和缓解颈椎病的作用。

2.上肢

坐或站立，两臂侧举，手指向上，做直臂向前后绕环。次数不限，做到两臂略感酸胀为止。可以起到增强上肢力量、活动肩关节和预防肩周炎的作用。

3.腰部

站立，双脚分开，手叉腰，做转腰动作，按顺、逆时针交替做，次数不限。使内脏器官得到按摩，对胃肠道疾病有一定的辅助治疗效果。

4. 下肢

坐在大沙发上，双手放在体侧，上身后仰，手支撑住身体，双脚勾脚尖，抬起与地面成45°夹角，做蹬自行车的动作。重点是加强下肢的肌肉力量。

（三）上班族卧室保健操

由于工作的缘故，亚健康人群中的上班族多表现为腰肌和背肌不适或疼痛，为了预防或减缓这种症状，除了在工作时注意姿势并时常起来伸展一下身体外，回家后，利用居家卧室的条件，也可以进行相应的锻炼。

1. 第一式

躺在床上，双手抱住右腿，将右膝盖往胸部方向靠近，头往右膝盖靠近，保持5s，换另一侧，重复10次。躺在床上，双手抱住双腿，将膝盖往胸部方向靠近，头往膝盖靠近，保持5s，重复5次。

2. 第二式

盘腿而坐，身体前倾，上臂往前伸展，直到感觉拉到背部的肌肉，保持5s，要恢复坐姿前，可先将手肘放在膝盖上，再慢慢将身体撑起，重复5次。

3. 第三式

坐姿，两臂弯曲抱在胸前，下巴指向胸部，缓缓前后摇摆，放松，重复5次。

4. 第四式

双膝跪在地板或床上，双手伸直撑地，往胸部收紧下巴，使背部弓起，保持5s，还原，重复10次。

5. 第五式

平躺在床上，使背部平贴在床面上，两腿靠拢，将膝盖转向右侧，再将膝盖转向左侧，保持5s，还原，重复10次。

6. 第六式

平躺在床上，用双手支撑腰部，慢慢将腿带过头部，直到感觉拉到腰部为止，还原，重复10次。

【复习思考题】

1. 简述亚健康的概念。
2. 说出亚健康的易感人群。
3. 简述亚健康的诊断方法。
4. 简述运动对亚健康的益处。
5. 简述日常简易的健身方法。

参考文献

[1] 王荫华. AD的病因与社区预防. 中国全科医学，2001，4（12）：935-937.

[2] 王荫华. AD患者的护理与康复. 中国全科医学，2001，4（12）：944-947.

[3] 赵发国，王荫华. 记忆障碍的康复治疗. 中国康复理论与实践，2002，8（7）：412-415.

[4] 陈晓红，王荫华. AD的治疗新进展. 中国全科医学，2001，4（12）：940-942.

[5] 刘协和. 惊恐障碍，广泛焦虑障碍. 见：沈渔邨主编. 精神病学. 北京：人民卫生出版社，2001：455-462.

[6] 肖泽萍. 焦虑性神经症. 见：张明圆主编. 精神科手册. 上海：上海科学技术出版社，1999：198-204.

[7] Sponseller PD. 美国骨科专家临床会诊. 齐立强等译. 天津：天津科技翻译出版公司，2002：277-278.

[8] Sabate M.，Rodriguez M.，Mendez E，et al. Obstructive and re-striktive pulmonary dysfunction increases disability in Parkinson disease. Archives of Physical Medicine & Rehabilitation，1996，77（1）：29.

[9] Stallibrass C. An evaluation of the Alexander Technique for the management of disability in Parkinson's disease-a preliminary study. Clinical Rehabilitation，1997，11（1）：8.

[10] Yekutiel MP. Patients fall records as an aid in designing and assessing therapy in Parkinsonism. Disability & Rehabilitation，1993，15（4）：189.

[11] 陶恩祥，刘卓霖. 帕金森病患者的康复. 见卓大宏主编. 中国康复医学. 第2版. 北京：华夏出版社，2003：971-980.

[12] 朱连镛. 神经康复学. 北京：人民军医出版社，2001：342-343.

[13] 田得祥，曲绵域. 髌骨软骨病的病理探讨. 中国运动医学杂志，1988，7（3）：134.

[14] 褚立希主编. 运动医学. 北京：人民卫生出版社，2012.

[15] 闫万军等主编. 慢性病的运动康复指南. 吉林：延边大学出版社，2012.

[16] 霍明，陈立嘉主编. 康复治疗技术/神经肌肉关节促进法. 北京：人民军医出版社，2009.

[17] 李连涛主编. 作业治疗技术学习指导及习题集（高职康复配教）. 北京：人民卫生出版社，2010.

[18] 曲绵域，于长隆主编. 实用运动医学. 北京：北京大学医学出版社，2003.